# 临床常见疾病护理程序

LINCHUANG CHANGJIAN JIBING
HULI CHENGXU

主编 陈 静 徐 辉 李 腾 杨玉銮
　　　王春花 赵 红 董光萍

黑龙江科学技术出版社
HEILONGJIANG SCIENCE AND TECHNOLOGY PRESS

图书在版编目(CIP)数据

临床常见疾病护理程序 / 陈静等主编. -- 哈尔滨：黑龙江科学技术出版社，2024.2

ISBN 978-7-5719-2287-0

Ⅰ. ①临… Ⅱ. ①陈… Ⅲ. ①常见病—护理 Ⅳ. ①R47

中国国家版本馆CIP数据核字（2024）第046166号

## 临床常见疾病护理程序
LINCHUANG CHANGJIAN JIBING HULI CHENGXU

| 主　　编 | 陈　静　徐　辉　李　腾　杨玉銮　王春花　赵　红　董光萍 |
|---|---|
| 责任编辑 | 包金丹 |
| 封面设计 | 宗　宁 |
| 出　　版 | 黑龙江科学技术出版社 |
| | 地址：哈尔滨市南岗区公安街70-2号　邮编：150007 |
| | 电话：（0451）53642106　传真：（0451）53642143 |
| | 网址：www.lkcbs.cn |
| 发　　行 | 全国新华书店 |
| 印　　刷 | 山东麦德森文化传媒有限公司 |
| 开　　本 | 787 mm×1092 mm　1/16 |
| 印　　张 | 23.25 |
| 字　　数 | 586千字 |
| 版　　次 | 2024年2月第1版 |
| 印　　次 | 2024年2月第1次印刷 |
| 书　　号 | ISBN 978-7-5719-2287-0 |
| 定　　价 | 238.00元 |

【版权所有，请勿翻印、转载】

# 编委会

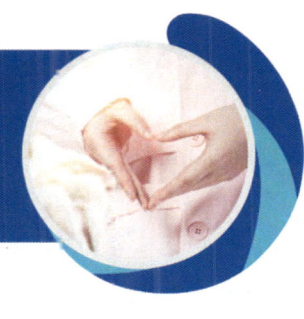

**主　编**

陈　静　徐　辉　李　腾　杨玉銮

王春花　赵　红　董光萍

**副主编**

刘　慧　蔡秀芬　王飞飞　陈美丽

徐　洋　蒋卫芳　童　晶

**编　委**（按姓氏笔画排序）

王飞飞（滨州医学院附属医院）

王春花（诸城市皇华中心卫生院）

刘　慧（泰安市中心医院高新院区）

李　腾（济宁市第二人民医院）

杨玉銮（山东省滨州市无棣县信阳镇便民服务中心）

陈　静（滨州市中医医院）

陈美丽（鄄城马爱云医院）

赵　红（平原县妇幼保健院）

徐　洋（郑州人民医院）

徐　辉（枣庄市立医院）

董光萍（新疆医科大学第四附属医院）

蒋卫芳（东部战区总医院秦淮医疗区）

童　晶（湖北省孝感市第一人民医院）

蔡秀芬（山东省滨州市无棣县信阳镇便民服务中心）

# 前言
## FOREWORD

护理学是整个医学的重要组成部分之一，承担着促进健康、预防疾病、恢复健康、减轻痛苦的任务，在整个医疗工作中发挥着不可替代的作用。随着社会经济的发展、人口结构和疾病谱的变化，护理服务需要不断适应人民群众日益多样化、多层次的健康需求。一方面，要求护理工作者进一步做实责任制整体护理，学会运用专业知识和技能为患者提供病情观察、医疗护理、心理护理、健康指导等服务；另一方面，卫生部门应推动优质护理服务从医疗机构向社区和家庭延伸，向慢性病管理、康复保健、长期照护、安宁疗护等方面拓展，更好地为人民群众提供全方位、全生命周期的专业服务。为了达到以上要求，我们邀请多位护理学专家编写了《临床常见疾病护理程序》一书。

本书对于疾病特点、常见护理问题、护理技术操作及规章制度等问题进行了总结，在总结不同疾病护理经验的同时，加入了新技术、新规范、新业务特色及效用，使得疾病护理与医疗技术发展贴合更紧密，日常护理更趋于科学化、规范化。本书集多位护理人员的多年工作经验于一体，在贴近临床护理工作的同时，又紧密结合国家医疗卫生事业的最新进展。本书适合临床护理人员及医学院校护理专业学生阅读参考。

由于护理学相关知识更新迅速、内容繁多，再加上编者们编写水平有限、编写时间仓促，书中难免存在疏漏或错误之处，恳请广大读者见谅，并望批评指正。

《临床常见疾病护理程序》编委会

2023 年 9 月

# 目 录
## CONTENTS

第一章 护理概述 (1)
  第一节 护理制度 (1)
  第二节 护理文书 (4)

第二章 护理理论 (8)
  第一节 系统理论 (8)
  第二节 需要理论 (11)
  第三节 自理理论 (16)
  第四节 健康系统理论 (19)
  第五节 应激与适应理论 (21)

第三章 护理程序 (26)
  第一节 概述 (26)
  第二节 护理评估 (28)
  第三节 护理诊断 (32)
  第四节 护理计划 (34)
  第五节 护理实施 (38)
  第六节 护理评价 (40)

第四章 护理操作技术 (42)
  第一节 排痰技术 (42)
  第二节 氧疗技术 (46)
  第三节 无菌技术 (49)
  第四节 营养支持技术 (52)
  第五节 铺床技术 (54)

## 第五章　手术室护理 (58)

第一节　手术室护理概述 (58)

第二节　手术室护理中涉及的法律与伦理问题 (64)

第三节　手术室常用消毒灭菌方法 (68)

第四节　手术室的感染控制 (75)

第五节　手术室应急情况处理 (80)

第六节　手术室护士职业危害及防护 (86)

第七节　手术前患者的护理 (91)

第八节　手术中的护理配合 (95)

第九节　手术后患者的护理 (101)

## 第六章　普外科护理 (107)

第一节　门静脉高压症 (107)

第二节　肝性脑病 (112)

第三节　肝硬化 (116)

第四节　肝脓肿 (122)

## 第七章　骨科护理 (126)

第一节　脊髓损伤 (126)

第二节　肩袖损伤 (131)

第三节　急性腰扭伤 (133)

第四节　腰肌劳损 (135)

第五节　腰椎间盘突出症 (136)

第六节　腰椎椎管狭窄症 (142)

第七节　手外伤与断肢(指)再植 (145)

第八节　骨与关节结核 (156)

第九节　骨肿瘤 (162)

## 第八章　妇科护理 (168)

第一节　外阴炎 (168)

第二节　阴道炎 (170)

第三节　子宫颈炎 (173)

第四节　盆腔炎性疾病 (176)

第五节 异常子宫出血 (178)

第六节 痛经 (181)

第七节 闭经 (183)

第八节 阴道发育异常 (186)

第九节 子宫脱垂 (188)

第十节 尿瘘 (192)

第十一节 粪瘘 (194)

第十二节 子宫肌瘤 (196)

第十三节 子宫颈癌 (199)

第十四节 子宫内膜癌 (202)

第十五节 卵巢肿瘤 (205)

## 第九章 产科护理 (209)

第一节 妊娠剧吐 (209)

第二节 异位妊娠 (212)

第三节 过期妊娠 (217)

第四节 早产 (220)

第五节 前置胎盘 (222)

第六节 胎盘早剥 (226)

## 第十章 儿科护理 (231)

第一节 小儿惊厥 (231)

第二节 小儿病毒性脑炎与脑膜炎 (236)

第三节 小儿肠套叠 (239)

第四节 小儿先天性巨结肠 (241)

## 第十一章 传染科护理 (247)

第一节 流行性感冒 (247)

第二节 流行性脑脊髓膜炎 (250)

第三节 流行性乙型脑炎 (251)

第四节 结核性脑膜炎 (253)

第五节 支气管结核 (258)

第六节 肺结核 (263)

第七节　病毒性肝炎 (269)

第八节　传染性单核细胞增多症 (272)

第九节　艾滋病 (273)

第十节　手足口病 (275)

第十一节　肾综合征出血热 (276)

第十二节　细菌性痢疾 (278)

## 第十二章　预防接种护理 (281)

第一节　相关免疫学知识 (281)

第二节　流行性感冒 (283)

第三节　流行性乙型脑炎 (287)

第四节　流行性腮腺炎 (292)

第五节　水痘 (298)

第六节　风疹 (303)

第七节　狂犬病 (307)

## 第十三章　公共卫生护理 (312)

第一节　医疗机构公共卫生基本职能 (312)

第二节　公共卫生与社区护理 (316)

第三节　居民健康档案 (319)

第四节　社区慢性病患者的自我管理 (322)

第五节　高血压患者的健康管理 (332)

第六节　妊娠期妇女的管理 (336)

第七节　分娩期妇女的管理 (345)

第八节　产褥期妇女的管理 (349)

第九节　高危妊娠妇女的管理 (353)

## 参考文献 (358)

# 第一章 护理概述

## 第一节 护理制度

### 一、出、入院管理制度

**(一)患者入院**

(1)患者凭医师开具的住院卡,按制度办理入院手续。

(2)病房接到入院患者通知后,及时接待入院患者并通知负责医师和负责护士,妥善合理安排患者。

(3)责任护士要向患者主动自我介绍,并认真核查新入院患者的住院信息,做好入院指导。责任护士测量新入院患者的生命体征,对新入院患者进行入院护理评估,并及时记录。

(4)要根据评估情况为患者提供必要的清洁、护理和心理支持等护理措施。同时及时与医师沟通患者有关情况。

(5)要遵照医嘱及时完成入院患者的标本采集工作,帮助患者预约检查,并协助医师为入院患者实施及时、有效的治疗或抢救性措施,并正确执行医嘱。

(6)新生儿、急危重症及特殊患者的入院护理服务在遵循上述工作制度的基础上,根据患者病情和实际情况予以细化。

**(二)患者出院**

(1)患者出院应当根据出院医嘱,提前通知患者及家属,并详细指导其做好出院准备工作,告知出院流程及注意事项。

(2)要结合出院患者的健康情况和个体化需求,做好出院指导和健康教育工作。

(3)及时完成出院护理病历和病房结算并交病案复核室复核。

(4)要为出院患者提供必要的帮助和支持,确保患者安全离院。

(5)完成出院患者床单位的清洁消毒等工作。

### 二、查对制度

**(一)医嘱查对**

(1)医师下达医嘱后,护士逐一查对,及时执行,遇有疑问与医师沟通无误后方可执行。

(2)医嘱"五不执行":口头医嘱不执行(抢救除外)、医嘱不全不执行、医嘱不清不执行、用药时间剂量不准不执行、自备药无医嘱不执行。

(3)抢救患者执行口头医嘱时护士应复述一遍,与医师核对无误后方可执行,安瓿保留至抢救结束,以备记录,抢救结束 6 小时内督促医师据实补齐医嘱。

(4)医嘱每班查、每周总查对并签名,发现问题及时补救。

**(二)操作查对**

(1)严格执行"三查七对":操作前、操作中、操作后查;对床号、姓名、药名、剂量、用法、时间、浓度。

(2)操作前严格查对药品质量,名称、标签是否清楚,有无变质、过期。

(3)严格执行操作规程。

(4)药品备好后,须由两人核对后使用。

(5)床旁核对患者床头卡、腕带,询问患者床号、姓名,同时至少使用两种患者身份识别的方法,如姓名、年龄,并用 PDA 扫描核对。

(6)使用易过敏药物前详细询问过敏史,多种药物同时应用时应注意有无配伍禁忌;使用毒麻药品须经两人核对,用后保留安瓿,以备查对并记录。

(7)使用溶媒时,瓶签上要注明开瓶日期和时间,各种溶媒低温保存不得超过 24 小时。

(8)严格按医嘱时间给药。

**(三)输血查对**

(1)输血前检查血制品及输血器包装完整性及有效期,检查血制品质量(有无凝血块或溶血)。

(2)两名护士共同核对血袋信息与输血单上患者姓名、床号、住院号、血袋号、血型、交叉配血试验结果、血液种类及剂量,无误后将血袋标签取下,粘贴于输血单上保存。

(3)护士携输血单至患者床旁询问患者床号、姓名、年龄、血型,PDA 扫描无误后方可输入。

(4)输血后再次核对以上内容,在血袋回收登记本上记录并签名,血袋保存 24 小时以备必要时送检。

## 三、分级护理制度

分级护理是指患者在住院期间,医护人员根据患者病情和/或自理能力进行评定而确定的护理级别。依据患者病情和自理能力分为特级护理、一级护理、二级护理和三级护理。

**(一)特级护理**

1.分级依据

(1)维持生命,实施抢救性治疗的重症监护患者。

(2)病情危重,随时可能发生病情变化需要进行监护、抢救的患者。

(3)各种复杂或者大手术后、严重创伤或大面积烧伤的患者。

2.护理要点

(1)密切观察患者病情变化,监测生命体征,准确记录 24 小时出入液量。

(2)制订护理计划或护理重点,有完整的护理记录,详细记录患者病情变化。

(3)根据医嘱,正确实施治疗、给药措施。

(4)根据患者病情,护理人员正确实施基础护理和专科护理,如口腔护理、气道护理及管路护理等,实施安全措施。

(5)保持患者的舒适和功能体位,遵守床旁交接班制度。

**(二)一级护理**

1.分级依据

(1)病情趋向稳定的重症患者。

(2)病情不稳定或病情随时可能发生变化的患者。

(3)手术后或者治疗期间需要严格卧床的患者。

(4)自理能力重度依赖的患者。

2.护理要点

(1)每半小时巡视患者,根据患者病情,测量生命体征,随时观察患者病情变化,做好护理记录。

(2)根据医嘱,正确实施治疗、给药措施。

(3)根据患者病情,护理人员正确实施基础护理和专科护理,如口腔护理、压疮护理、气道护理及管路护理等,实施安全措施。

(4)提供护理相关的健康指导。

**(三)二级护理**

1.分级依据

二级护理分级依据见表1-1。

表1-1 自理能力分级

| 自理能力等级 | 等级划分标准 | 需要照顾程度 |
| --- | --- | --- |
| 重度依赖 | 总分≤40 | 全部需要他人照护 |
| 中度依赖 | 总分41~60 | 大部分需他人照护 |
| 轻度依赖 | 总分61~99 | 少部分需他人照护 |
| 无须依赖 | 总分100 | 无须他人照护 |

(1)病情趋于稳定或未明确诊断前,仍需观察,且自理能力轻度依赖的患者。

(2)病情稳定,仍需卧床,且自理能力轻度依赖的患者。

(3)病情稳定或处于康复期,且自理能力中度依赖的患者。

2.护理要点

(1)每2小时巡视患者,根据患者病情测量生命体征,一旦患者发生病情变化应及时记录。

(2)根据医嘱,正确实施治疗、给药措施。

(3)根据患者病情,正确实施护理措施和安全措施。

(4)提供护理相关的健康指导。

(5)协助患者进行生活护理。

**(四)三级护理**

1.分级依据

病情稳定或处于康复期,且自理能力轻度依赖或无须依赖的患者。

2.护理要点

(1)每3小时巡视患者,观察患者病情变化。

(2)根据患者病情,测量生命体征。
(3)根据医嘱,正确实施治疗、给药措施。
(4)提供护理相关的健康教育及康复指导。

(陈　静)

# 第二节　护理文书

护理文书是护士在医疗、护理活动过程中形成的文字、符号、图表等资料的总称。病历归档中的护理文书包括体温单、医嘱执行记录、一般患者护理记录、危重患者护理记录、手术护理记录单、ICU护理记录单及其他各类专科护理记录等。根据国务院《医疗事故处理条例》第十条规定,护理相关记录属于医疗机构应患者要求可以复印或复制的病历资料,护理人员必须严肃护理文书书写,严格病历管理,严禁任何人涂改、伪造、隐瞒、销毁护理文书等资料。

## 一、电子体温单

### (一)体温单内容

内容包括患者姓名、入院日期、科别、床号、住院号、日期、住院日数、产后日数、术后日数、时间、体温、脉搏、呼吸、血压、身高、体重、疼痛强度、大便次数、小便次数、总入液量、总出液量等。

### (二)电子输入的项目

1.眉栏

姓名;入院日期:年份必须写4位数,格式为年-月-日,例如,2023-01-06;科别:转科应标明去向,须在科室上方注明新的科室名称,用箭头连接;住院号。

2.日期

每页第一天输入格式为年-月-日,其余6天只填写日。如遇到新的月份,应填写月-日,遇到新的年度,填写年-月-日。

3.住院日数

从入院当天起为第一天写"1",连续写至出院当日。

4.底栏

在体温单绘制图以下,栏内包括血压、身高、体重、大便次数、小便次数、总入液量、总出液量等。

### (三)体温曲线的绘制

用红色绘制符号:口表"●",腋表"×",肛表"○",相邻两次体温用蓝直线连接。体温单中曲线用相应颜色笔标识和连线。

### (四)脉搏、心率曲线的绘制

(1)脉搏以红"●"表示,相邻的脉搏用红线相连。
(2)如脉搏与体温重叠,在蓝叉外画红圈表示;肛温与脉搏重叠时,在蓝圈内画红点表示;口温与脉搏重叠时,在蓝点外画红圈表示。
(3)高热短绌脉以红圈表示心尖冲动,红点表示脉搏,两者之间为短绌,用红色平行线填满。

(4)使用心脏起搏器的患者,心率应以红圈内写红色"H"表示,相邻心率用红线相连。

(5)如脉搏、心率超过 180 次/分,画在 180 次处,并在脉搏右侧同格内用红笔画一向上箭头。例如"●↑"。实际数值记录在相关护理记录单上。

**(五)呼吸**

呼吸以数字来表示,相邻两次呼吸上下错开,先下后上。

**(六)测量频率**

新入院患者每天测体温、脉搏两次(6:00、14:00),连续 3 天,无异常者改为每天 14:00 测体温、脉搏 1 次;体温达到 37.5 ℃ 及以上者,每天测体温、脉搏 4 次(6:00、10:00、14:00、18:00),至体温恢复正常后改为每天 1 次(14:00)。呼吸遵医嘱测量并记录。

**(七)其他**

体温单只能单面使用,不可以正反面印刷和使用。长期住院的精神、康复科患者,体温、脉搏、呼吸、血压等生命体征无异常表现,可采取自制记录单记录生命体征的测量值。

## 二、护理记录单书写规范

护理记录是患者住院期间护理过程的客观记录。内容包括记录日期、时间、病情、护理措施及效果、护士签名。

**(一)记录要求**

(1)护士交接班及危重护理记录实行交接者双签名。

(2)时间:记录时间要具体到小时、分钟。

(3)记录日期:首页第一行填写年-月-日,以后各页均填写月-日,遇有新的年度,填写年-月-日。

(4)日间、夜间均用蓝黑墨水笔记录。

**(二)一般患者护理记录**

一般患者护理记录适用于医嘱为"特级护理""一级护理"中的病危、危重以外的患者。

1.记录频率

患者病情平稳时按护理级别确定记录频次,一级护理患者每天至少记录 1 次,二级护理患者每周记录 2 次,三级护理患者每周至少记录 1 次,病情发生变化随时记录。

2.记录内容

(1)记录内容栏内要求重点记录患者的病情变化、用药反应、主诉、生命体征、皮肤、饮食、排泄等异常情况,护理措施(处置)及效果。

(2)特殊检查、治疗、用药、手术等前后应及时记录。

(3)手术前记录患者病情、心理状态、术前准备(健康教育、注意事项、用药等),有无特殊病情变化。

(4)手术后重点记录麻醉方式、手术名称、患者返回病室时间、麻醉清醒状态、生命体征、伤口、术后体位、饮食、引流、术后医嘱执行、护理需求等情况。

(5)大手术患者,随时观察并记录,每班至少记录 1 次,直至 72 小时。

(6)患者出院时应在 24 小时内完成出院护理记录,内容包括出院日期、护理小结、健康指导及护士签名。

(7)患者转科时,书写转科小结,由转出科室护士书写。内容包括入院诊断、诊疗治疗经过、护理措施、效果评价、目前病情及转科时间。接收科室书写接收记录,内容包括转入诊断、生命体征及评估、转入后护理常规的执行情况。

(8)患者病情转危重时,护理记录的内容及频次,按"危重患者护理记录"的要求填写。

### (三)危重患者护理记录

危重患者护理记录是护士根据医嘱和病情,对危重患者住院期间护理过程的客观记录。凡书写危重患者护理记录的可不再书写"一般患者护理记录"。危重患者护理记录的适用对象是病情危重,需随时观察或监护,以便进行抢救的患者。如严重的创伤、大出血、各种复杂疑难的大手术后、器官移植、大面积灼伤、多脏器功能衰竭、休克、昏迷及早产婴儿等,属于特级护理或一级护理级别中危重患者。

1.记录频率

测量并记录生命体征,日间2小时记录一次,夜间4小时记录一次,病情有特殊变化时,随时记录。因抢救患者未能及时记录的,应在抢救结束后6小时内据实补记所有内容。

2.记录内容

(1)详细记录体温、脉搏、呼吸、血压及意识等情况。

(2)出入量的记录内容与要求。①入量包括每天饮水、食物中的含水量,胃肠内营养、输入液体、输血量等。为准确记录口服入液量,应使用可计量的容器测量。固体食物须记录其数量,再折算含水量予以记录。②出量包括患者的大、小便量,呕吐量、咯血量、痰量、胃肠减压、腹腔抽出液及各种引流量等。对尿失禁患者应设法留置导尿管予以计量;自行排尿者,记录每次尿量或根据病情需要将24小时尿量集中于一个容器中测量记录。③出入量的统计:每天须小结(白班)、总结(24小时)各一次。白班于下班前小结出入量,用蓝黑笔填入所画的两道蓝线中。夜班于次日上午7:00总结24小时出入量,用红笔填入所画的两道红线中。夜班护士同时将24小时出入量转记到体温单上(例如,7月5日7:00总结的24小时出入量记录到体温单7月4日栏内)。④排泄物应记录颜色及性质。

(3)体温若无特殊变化,每天至少记录4次。

(4)每一时间段记录结束,均有护士签字。

(5)病情观察及护理:包括患者的病情变化、药物反应、皮肤、饮食、睡眠、排泄等方面的异常情况,针对异常情况采取的措施,以及处置后患者的反应、结果。

(6)手术后重点记录麻醉方式、手术名称、患者返回病室时间、麻醉清醒状态、生命体征、伤口、术后体位、引流、术后医嘱执行、护理需求等情况。

## 三、手术护理记录书写规范

(1)手术护理记录是指患者在接受手术的过程中,由手术室巡回护士书写的记录。

(2)患者入室后,由巡回护士据实填写患者术前一般情况和术前诊断、手术名称及手术部位等。

(3)手术前,护士应检查手术所用各种无菌包的灭菌时间、有效期限、灭菌效果和责任人,确认符合要求后,在无菌包监测栏内"合格"处打"√"。同时将无菌包灭菌指示卡及植入体内医疗器具的标识,经检验后贴于手术护理记录单的背面。

(4)巡回护士和洗手护士在术前、腔隙关闭前及关闭后对所用器械、辅料的数量进行认真清点、核对,由巡回护士对具体情况进行记录,要求填写具体核对数目。核对无误后巡回护士和洗手护士共同签名,若出现特殊情况,可记录"特殊情况记录"栏内。

(5)手术过程中应详细记录输入的总液体量、输血量,有无使用电刀、术中留取冰冻标本,以及液体出量的数量。

(6)术毕,应如实记录手术患者基本生命体征(应与麻醉记录末次数值一致),有无留置引流管,以及出室时间、去向等。由手术医师、麻醉医师或手术巡回护士与病房护士进行床头交接。

(7)巡回护士应对术中是否留取标本进行记录。标本的送检与交接,另按手术室有关规定执行。

(8)术中液体量情况请按照实际输入量认真记录,若无液体入量,如红细胞、冰冻血浆等,请在相应栏目处画斜线,以示并未输入。

(9)洗手护士、巡回护士在手术结束后,分别在护理记录单上签名,没有洗手护士参加的手术可在"洗手护士"栏目内画斜线,若术中出现交接班情况,请交接班护士分别在相应的栏目内签名,若没有交接班,请在相应的栏目内画横线,以示不用交接班的情况。

(陈　静)

# 第二章 护理理论

## 第一节 系统理论

### 一、系统理论的产生

系统作为一种思想,早在古代就已萌芽,但作为科学术语使用,还是在现代。系统论的观点起源于20世纪20年代,由美籍奥地利理论生物学家路·贝塔朗菲提出,1932—1934年,他先后发表了《理论生物学》和《现代发展理论》,提出用数学和模型来研究生物学的方法和机体系统论概念,可视为系统论的萌芽。1937年,贝塔朗菲第一次提出一般系统论的概念。1954年,以贝塔朗菲为首的科学家们创办了"一般系统论学会"。1968年,贝塔朗菲发表了《一般系统论——基础、发展与应用》。系统论主要解释了事物整体及其组成部分间的关系以及这些组成部分在整体中的相互作用。其理论框架被广泛应用到许多科学领域,如物理、工程、管理及护理等,并日益发挥重大而深远的影响。

### 二、系统的基本概念

#### (一) 系统的概念

系统是由相互联系、相互依赖、相互制约、相互作用的事物和过程组成的,具有整体功能和综合行为的统一体。各种系统,尽管要素有多有少,具体构成千差万别,但由两部分组成:一部分是要素的集合;另一部分是各要素间相互关系的集合。

#### (二) 系统的基本属性

系统是多种多样的,但都具有共同的属性。

1. 整体性

组成系统的每个部分都具有各自独特的功能,但这些组成部分不具有或不能代表系统总体的特性。系统整体并不是由各组成部分简单罗列和相加构成的,各部分必须相互作用、相互融合才能构成系统整体。因此,系统整体的功能大于并且不同于各组成部分的总和。

2. 相关性

系统的各个要素之间相互联系、相互制约,任何要素的性质或行为发生变化,都会影响其他要素,甚至系统整体的性质或行为。如人是一个系统,作为一个有机体,由生理、心理、社会文化等各部分组成,其整体生理功能又由血液循环、呼吸、消化、泌尿、神经肌肉和内分泌等不同系统和组织器官组成。当一个人神经系统受到干扰,就会影响他的消化系统、心血管系统的功能。

3.层次性

对于一个系统来说,它既是由某些要素组成,同时,它自身又是组成更大系统的一个要素。系统的层次间存在着支配与服从的关系。高层次支配低层次,决定系统的性质,低层次往往是基础结构。

4.动态性

系统随时间的变化而变化。系统进行活动,必须通过内部各要素的相互作用,能量、信息、物质的转换,内部结构的不断调整以达到最佳功能状态。此外,系统为适应环境,维持自身的生存与发展,需要与环境进行物质、能量、信息的交流。

5.预决性

系统具有自组织、自调节能力,可通过反馈适应环境,保持系统稳态,这样就呈现某种预决性。预决性程度标志系统组织水平高低。

## 三、系统的分类

自然界或人类社会可存在千差万别的各种系统,可从不同角度对它们进行分类,分类方法如下。

### (一)按组成系统的要素性质分类

系统可分成自然系统与人造系统。自然系统如生态系统、人体系统等;人造系统如机械系统、计算机软件系统等。自然系统与人造系统的结合,称复合系统,如医疗系统、教育系统。

### (二)按组成系统的内容分类

系统可分为物质系统与概念系统。物质系统如动物、仪器等;概念系统如科学理论系统、计算机程序软件等。多数情况下,实物系统与概念系统是相互结合、密不可分的。

### (三)按系统与环境的关系分类

系统可分为封闭系统与开放系统。封闭系统是指与环境间不发生相互作用的系统,即与环境没有物质、信息或能量的交换,事实上绝对的封闭系统是不存在的。与封闭系统相反,开放系统是指通过与环境间的持续相互作用,不断进行物质、能量和信息交流的系统,如生命系统、医院系统等。在开放系统中,按系统有无反馈可分为开环系统与闭环系统。没有反馈的系统称开环系统,有反馈的系统称闭环系统。

### (四)按系统运动的属性分类

系统可分为动态系统与静态系统。动态系统如生物系统、生态系统;静态系统如一个建筑群、基因分析图谱等。

## 四、系统理论的基本原则及在护理实践中的应用

### (一)整体性原则

整体性原则是系统理论最基本的原则,也是系统理论的核心。

1.从整体出发,认识、研究和处理问题

护理人员在处理患者健康问题时,要以整体为基本出发点,深入了解,把握整体,找出解决问题的有效方法。

2.注重整体与部分、部分与部分之间的相互关系

从整体着眼,从部分入手,把护理工作的重点放在系统要素的各种联系关系上。如医院的护理系统从护理部到病区助理护士,任何一个要素薄弱,都会影响医院护理的整体效应。

3.注重整体与环境的关系

整体性原则要求护理人员在护理患者时,要考虑系统对环境的适应性,通过调整人体系统内部结构,使其适应周围环境,或是改变周围环境,使其适应系统发展的需要。

(二)优化原则

系统的优化原则是通过系统的组织和调节活动,达到系统在一定环境下最佳状态,发挥最好功能。

1.局部效应应服从整体效应

系统的优化是与系统整体性紧密联系的,当系统的整体效应与局部效应不一致时,局部效应须服从整体效应。护理人员在实施计划护理中,都要善于抓主要矛盾,追求整体效应,实现护理质量、效率的最优化。

2.坚持多极优化

优化应贯穿系统运动全过程。护理人员在护理患者时,为追求最佳护理活动效果,从确定患者健康问题、确定护理目标、制定护理措施、实施护理计划、建立评价标准等都要进行优化抉择。

3.优化的绝对性与相对性相结合

优化本身的"优"是绝对的,但优化的程度是相对的。护理人员在工作中选择优化方案时,应从实际出发、科学分析、择优而从,如工作中常会遇到一些牵涉多方面的复杂病情的患者或复杂研究问题,往往会出现这方面问题解决较好,而那方面问题却未能很好解决,且难找到完善的方案。这就要在相互矛盾的需求之中,选择一个各方面都较满意的相对优化方案。

(三)模型化原则

预先设计一个与真实系统相似的模型,通过对模型的研究来描述和掌握真实系统的特征和规律的方法称模型化。在模型化过程中须遵循的原则称模型化原则。在护理研究领域中应用的模型有多种,如形态上可分为具体模型与抽象模型。从性质上可分为结构模型与功能模型。在设计模型进行护理研究时,必须遵循模型化原则。模型化原则有以下3个方面。

1.相似性原则

模型必须与原型相似,这样建立的模型才能真正反映原型的某些属性、特征和运动规律。

2.简化原则

模型既应真实,又应是原型的简化,如无简化性,模型就失去它存在的意义。

3.客观性原则

任何模型总是真实系统某一方面的属性、特征、规律性的模仿,因此建模时,要以原型作为检验模型的真实性的客观依据。

(陈　静)

# 第二节 需要理论

## 一、需要概述

每个人都有一些基本的需要,包括生理的、心理的和社会的。这些需要的满足使人类得以生存和繁衍发展。

### (一)需要的概念

需要是人脑对生理与社会要求的反应。人类的基本需要具有共性,在不同年代、不同地区或不同人群,为了自身与社会的生存与发展,必须对一定的事物产生需求,例如:食物、睡眠、情爱、交往等,这些需求反映在个体的头脑中,就形成了他的需要。当个体的需要得到满足时,就处于一种平衡状态,这种平衡状态有助于个体保持健康。反之,当个体的需要得不到满足时,个体则可能陷入紧张、焦虑、愤怒等负性情绪中,严重者可导致疾病的发生。

### (二)需要的特征

1. 需要的对象性

人的任何需要都是指向一定对象的。这种对象既可以是物质性的,也可以是精神性的。无论是物质性的还是精神性的需要,都须有一定的外部物质条件才可获得满足。

2. 需要的发展性

需要是个体生存发展的必要条件,如婴儿期的主要需要是生理需要,少年期则产生了尊重的需要。

3. 需要的无限性

需要不会因暂时满足而终止,当某些需要满足后,还可产生新的需要,新的需要就会促使人们去从事新的满足需要的活动。

4. 需要的社会历史制约性

人的各种需要的产生及满足均可受到所处环境条件与社会发展水平的制约。

5. 需要的独特性

人与人之间的需要既有相同,也有不同,其需要的独特性是个体的遗传因素、环境因素所决定。在临床工作中,护理人员应细心观察患者需要的独特性,及时给予合理的满足。

### (三)需要的分类

常见的分类有两种。

1. 按需要的起源分类

需要可分生理性需要与社会性需要。生理性需要如饮食、排泄等;社会性需要如劳动、娱乐、交往等。生理性需要的主要作用是维持机体代谢平衡;社会性需要的主要作用是维持个体心理与精神的平衡。

2. 按需要的对象分类

需要可分物质需要与精神需要。物质需要如衣、食、住、行等;精神需要如认识的需要、交往的需要等。物质需要既包括生理性需要,也包括社会性需要;精神需要是指个体对精神文化方面的要求。

#### (四)需要的作用

需要是个体从事活动的基本动力,是个体行为积极性的源泉。根据需要的作用,护理人员在护理患者时,既要满足患者的基本需要,又要激发患者依靠自己的力量恢复健康的需要。

### 二、需要层次理论

许多哲学家和心理学家试图将人的需要这一概念发展成理论,并用以解释人的行为。心理学家亚伯拉罕·马斯洛于1943年提出了人类基本需要层次论,这一理论已被广泛应用于心理学、社会学和护理学等许多学科领域。

#### (一)需要层次论的主要内容

马斯洛将人类的基本需要分为5个层次,并按照先后次序,由低向高依次排列,包括生理的需要、安全的需要、爱与归属的需要、尊敬的需要和自我实现的需要。

1. 生理的需要

生理的需要是人类最基本的需要,包括食物、空气、水、温度(衣服和住所)、排泄、休息和避免疼痛。

2. 安全的需要

人需要一个安全、有秩序、可预知、有组织的世界,以使其感到有所依靠,不被意外的、危险的事情所困扰,即包括安全、保障、受到保护以及没有焦虑和恐惧。

3. 爱与归属的需要

人渴望归属于某一群体并参与群体的活动和交往,希望在群体或家庭中有一个适当的位置,并与他人有深厚的情感,即包括爱他人、被爱和有所归属,以免遭受遗弃、拒绝、举目无亲等痛苦。

4. 尊敬的需要

尊敬的需要是个体对自己的尊严和价值的追求,包括自尊和被尊两方面。尊敬需要的满足可使人感到自己有价值、有能力、有力量和必不可少,使人产生自信心。

5. 自我实现的需要

自我实现的需要是指一个人要充分发挥自己才能与潜力的要求,是力求实现自己可能之事的要求。

马斯洛在晚年时,又把人的需要概括为三大层次:基本需要、心理需要和自我实现需要。

#### (二)各需要层次之间的关系

马斯洛不仅将人的需要按照不同层次进行了划分,而且十分强调各层次之间的关系。他指出如下几点。

(1)必须首先满足较低层次的需要,然后再考虑满足较高层次的需要。生理需求是最低层次的,也是最重要的,人在最基本的生理需要满足后,才得以维持生命。

(2)通常一个层次的需要被满足后,更高一层的需要才会出现,并逐渐明显和强烈。例如,人的生理需要得到满足后,会争取满足安全的需要;同样,在安全的需要满足之后,才会提出爱和更高层次的需要。但是,有些人在追求满足不同层次的需要时会出现重叠,甚至颠倒。例如,有的科研工作者为探求科学真理(自我实现),不顾试验场所可能存在危害生命的因素(安全的需要);有的运动员为夺冠军,为祖国争光(自我实现),不考虑自己可能会受伤甚至致残(生理和安全的需要),也要勇往直前。

(3)维持生存所必需的低层次需要是要求立即和持续予以满足的,如氧气;越高层次的需要越可被较长久地延后,如性的需要、尊敬的需要等。但是,这些可被暂时延缓或在不同时期有所变化的需要是始终存在的,不可被忽视。

(4)人们满足较低层次需要的活动基本相同,如对氧的需要,都是通过呼吸运动来满足。而越是高层次的需要越为人类所特有,人们采用的满足方式越具有差异性,如满足自我实现需要的需要时,作家从事写作,科学家进行研究,运动员参加竞赛等。同时,低层次需要比高层次需要更易确认、更易观测、更有限度,如人只吃有限的食物,而友爱、尊重和自我实现需要的满足则是无限的。

(5)随着需要层次向高层次移动,各种需要满足的意义对每个人来说越具有差异性。这是由个人的愿望、社会文化背景以及身心发展水平所决定的。例如,有的人对有一个稳定的职业、受他人尊敬的职位就很满意了,而有的人还要继续学习,获得更高的学位,不断改革和创新。

(6)各需要层次之间可相互影响。例如,有些较高层次需要并非生存所必需,但它能促进生理功能更旺盛,使人的健康状态更佳、生活质量更高,如果不被满足,会引起焦虑、恐惧、抑郁等情绪,导致疾病发生,甚至危及生命。

(7)人的需要满足程度与健康成正比。当所有的需要被满足后,就可达到最佳的健康状态。反之,基本需要的满足遭受破坏,会导致疾病。人若生活在高层次需要被满足的基础上,就意味着有更好的食欲和睡眠、更少的疾病、更好的心理健康和更长的寿命。

**(三)需要层次论对护理的意义**

需要层次论为护理学提供了理论框架,它是护理程序的理论基础,可指导护理实践有效进行。

(1)帮助护理人员识别患者未满足的需要的性质,以及对患者所造成的影响。

(2)帮助护理人员根据需要层次和优势需要,确定需要优先解决的健康问题。

(3)帮助护理人员观察、判断患者未感觉到或未意识到的需要,给予满足,以达到预防疾病的目的。

(4)帮助护理人员对患者的需要进行科学指导,合理调整需要间的关系,消除焦虑与压力。

## 三、影响需要满足的因素

当人的需要大部分被满足时,人就能处于一种相对平衡的健康状态。反之,会造成机体环境的失衡,导致疾病的发生。因此,了解可能引起人的需要满足的障碍因素十分必要。

**(一)生理的障碍**

生理的障碍包括生病、疲劳、疼痛、躯体活动有障碍等,如因腹泻而影响水、电解质的平衡以及食物摄入的需要。

**(二)心理的障碍**

人处于焦虑、恐惧、愤怒、兴奋或抑郁等状态时会影响基本需要的满足,如引起食欲改变、失眠、精力不集中等。

**(三)认知的障碍和知识缺乏**

人要满足自身的基本需要是要具备相关知识的,如营养知识、体育锻炼知识和安全知识等。人的认知水平较低时会影响对有关信息的接受、理解和应用。

### (四)能力障碍

一个人具备多方面能力,如交往能力、动手能力、创造能力等。当个体某方面能力较差,就会导致相应的需要难以满足。

### (五)性格障碍

一个人性格与他的需要产生与满足有密切关系。

### (六)环境的障碍

如空气污染、光线不足、通风不良、温度不适宜、噪声等都会影响某些需要的满足。

### (七)社会的障碍

缺乏有效的沟通技巧、社交能力差、人际关系紧张、与亲人分离等会导致缺乏归属感和爱,也可影响其他需要的满足。

### (八)物质的障碍

需要的满足需要一定的物质条件,当物质条件不具备时,以这些条件为支撑的需要就无法满足。如生理需要的满足需要食物、水;自我实现的需要的满足需要书籍、实验设备等。

### (九)文化的障碍

如地域习俗的影响、信仰、观念的不同、教育的差别等,都会影响某些需要的满足。

## 四、患者的基本需要

一个人在健康状态下能够由自己来满足各类需要,但在患病时,情况就发生了变化,许多需要不能自行满足。这就需要护理人员作为一种外在的支持力量,帮助患者满足需要。

### (一)生理的需要

1.氧气

缺氧、呼吸道阻塞、呼吸道感染等。

2.水

脱水、水肿、电解质紊乱、酸碱失衡。

3.营养

肥胖、消瘦、各种营养缺乏、不同疾病(如糖尿病、肾脏疾病)的特殊饮食需要。

4.体温

过高、过低、失调。

5.排泄

便秘、腹泻、大小便失禁等。

6.休息和睡眠

疲劳、各种睡眠形态紊乱。

7.避免疼痛

各种类型的疼痛。

### (二)刺激的需要

患者在患病的急性期,对刺激的需要往往不很明显,当处于恢复期时,此需要的满足日趋重要。如长期卧床的患者,如果他心理上刺激的需要、生活上活动的需要不满足,那就意味着其心理上、生理上都在退化。因此,卧床患者需要翻身、肢体活动,以减轻或避免皮肤受损、肌肉萎缩等。

长期单调的生活不但引起体力衰退、情绪低落,智力也会受到影响。故应注意环境的美化,安排适当的社交和娱乐活动。长期住院的患者更应注意满足刺激的需要,如布置优美、具有健康教育性的住院环境,病友之间的交流和娱乐等。

### (三)安全的需要

患病时由于环境的变化、舒适感的改变,安全感会明显降低,如担心自己的健康没有保障;寂寞和无助感;怕被人遗忘和得不到良好的治疗和护理;对各种检查和治疗产生恐惧和疑虑;对医护人员的技术不信任;担心经济负担问题等。具体护理内容包括以下两点。

1. 避免身体伤害

应注意防止发生意外,如地板过滑、床位过高或没有护栏、病室内噪声、院内交叉感染等均会对患者造成伤害。

2. 避免心理威胁

应进行入院介绍和健康教育,增强患者自信心和安全感,使患者对医护人员产生信任感和可信赖感,促进治疗和康复。

### (四)爱与归属的需要

患病住院期间,由于与亲人的分离和生活方式的变化,这种需要的满足受到影响,就变得更加强烈,患者常常希望得到亲人、朋友和周围人的亲切关怀、理解和支持。护理人员要通过细微、全面的护理,与患者建立良好的护患关系,允许家属探视,鼓励亲人参与护理患者的活动,帮助患者之间建立友谊。

### (五)自尊与被尊敬的需要

在爱和所属的需要被满足后,患者也会感到被尊敬和被重视,因而这两种需要是相关的。患病会影响自尊需要的满足,患者会觉得因生病而失去自身价值或成为他人的负担,护理人员在与患者交往中,始终保持尊重的态度、礼貌的举止。

注意帮助患者感到自己是重要的、是被他人接受的,如礼貌称呼患者的名字,而不是床号;初次与患者见面时,护士应介绍自己的名字;重视、听取患者的意见;让患者做力所能及的事,使患者感到自身的价值。

在进行护理操作时,应注意尊重患者的隐私,减少暴露;为患者保密;理解和尊重患者的个人习惯、价值观、宗教信仰等,不要把护士自己的观念强加给患者,以增加其自尊和被尊感。

### (六)自我实现的需要

个体在患病期间最受影响而且最难满足的需要是自我实现的需要。特别是有严重的能力丧失时,如失明、耳聋、失语、瘫痪、截肢等对人的打击更大。但是,疾病也会对某些人的成长起到促进作用,从而对自我实现有所帮助。此需要的满足因人而异,护理的功能是切实保证低层次需要的满足,使患者意识到自己有能力、有潜力,并加强学习,为自我实现创造条件。

## 五、满足患者需要的方式

护理人员满足患者需要的方式有3种。

### (一)直接满足患者的需要

对于暂时或永久丧失自我满足某方面需要能力的患者,护理人员应采取有效措施来满足患者的基本需要,以减轻痛苦,维持生存。

### (二)协助患者满足需要

对于具有或恢复一定自我满足需要能力的患者,护理人员应有针对性地给予必要的帮助和支持,提高患者自护能力,促进早日康复。

### (三)间接满足患者的需要

可通过卫生宣教、健康咨询等多种形式为护理对象提供卫生保健知识,避免健康问题的发生或恶化。

(陈　静)

## 第三节　自理理论

奥瑞姆(Dorothea Elizabeth Orem)是美国著名的护理理论学家之一。她在长期的临床护理、教育和护理管理及研究中,形成和完善了自理模式。强调护理的最终目标是恢复和增强人的自护能力,对护理实践有着重要的指导作用。

### 一、自理理论概述

奥瑞姆的自理模式主要包括自理理论、自理缺陷理论和护理系统理论。

#### (一)自理理论

每个人都有自理需要,而且因不同的健康状况和生长发育的阶段而不同。自理理论包括自我护理、自理能力、自理的主体、治疗性自理需要和自理需要等五个主要概念。

(1)自我护理是个体为维持自身的结构完整和功能正常,维持正常的生长发育过程,所采取的一系列自发的调节行为。人的自我护理活动是连续的、有意义的。完成自我护理活动需要智慧、经验和他人的指导与帮助。正常成人一般可以进行自我护理活动,但是婴幼儿和那些不能完全自我护理的成人则需要不同程度的帮助。

(2)自理能力是指人进行自我护理活动的能力,也就是从事自我照顾的能力。自理能力是人为了维护和促进健康及身心发展进行自理的能力,是一个趋于成熟或已成熟的人的综合能力。人为了维持其整体功能正常,根据生长发育的特点和健康状况,确定并详细叙述自理需要,进行相应的自理行为,满足其特殊需要,比如人有预防疾病和避免损伤的需要,在患病或受损伤后,有减轻疾病或损伤对身心损害的需要。奥瑞姆认为自理能力包括十个主要方面。①重视和警惕危害因素的能力:关注身心健康,有能力对危害健康的因素引起重视,建立自理的生活方式。②控制和利用体能的能力:人往往有足够的能量进行工作和日常生活,但疾病会不同程度地降低此能力,患病时人会感到乏力,无足够的能量进行肢体活动。③控制体位的能力:当感到不适时,有改变体位或减轻不适的能力。④认识疾病和预防复发的能力:患者知道引发疾病的原因、过程、治疗方法以及预后,有能力采取与疾病康复和预防复发相关的自理行为,如改善或调整原有的生活方式,避免诱发因素、遵医嘱服药等。⑤动机:是指对疾病的态度。若积极对待疾病,患者有避免各种危险因素的意向或对恢复工作回归社会有信心等。⑥对健康问题的判断能力:当身体健康出现问题时,能做出决定,及时就医。⑦学习和运用与疾病治疗和康复相关的知识和技能的能力。⑧与医护人员有效沟通,配合各项治疗和护理的能力。⑨安排自我照顾行为的能力,能解释自理活动的内容和益处,并合理安排自理活动。⑩从个人、家庭和社会各方面寻求支持和帮助的能力。

(3)自理的主体:是指完成自我护理活动的人。在正常情况下,成人的自理主体是本身,但是儿童、患者或残疾人等的自理主体部分是自己、部分为健康服务者或是健康照顾者如护士等。

(4)治疗性自理需要:指在特定时间内,以有效的方式进行一系列相关行为以满足自理需要,包括一般生长发育的和健康不佳时的自理需要。

(5)自理需要:为了满足自理需要而采取的所有活动,包括一般的自理需要,成长发展的自理需要和健康不佳的自理需要。

一般的自理需求:与生命过程和维持人体结构和功能的整体性相关联的需求。①摄取足够的空气、水和食物。②提供与排泄有关的照料。③维持活动与休息的平衡。④维持孤独及社会交往的平衡。⑤避免对生命和健康有害因素。⑥按正常规律发展。

发展的自理需求:与人的成长发展相关的需求;不同的发展时期有不同的需求;有预防和处理在成长过程中遇到不利情况的需求。

健康不佳时的自理需求:个体在身体结构和功能、行为和日常生活习惯发生变化时出现的自理需求。包括:①及时得到治疗。②发现和照顾疾病造成的影响。③有效地执行诊断、治疗和康复方法。④发现和照顾因医护措施引起的不适和不良反应。⑤接受并适应患病的事实。⑥学习新的生活方式。

(6)基本条件因素:反映个体特征及生活状况的一些因素,包括年龄、健康状况、发展水平、社会文化背景、健康照顾系统、家庭、生活方式、环境和资源等。

## (二)自理缺陷理论

自理缺陷是奥瑞姆理论的核心,是指人在满足其自理需要方面,在质或量上出现不足。当自理需要小于或等于自理主体的自理能力时,人就能进行自理活动。当自理主体的自理能力小于自理需要时,就会出现自理缺陷。这种现象可以是现存的,也可以是潜在的。自理缺陷包括两种情况:当自理能力无法全部满足治疗性自理需求时,即出现自理缺陷;另一种是照顾者的自理能力无法满足被照顾者的自理需要。自理缺陷是护理工作的重心,护理人员应与患者及其家属进行有效沟通,保持良好的护患关系,以确定如何帮助患者,与其他医疗保健专业人士和社会教育性服务机构配合,形成一个帮助性整体,为患者及其家属提供直接帮助。

## (三)护理系统理论

护理系统是在人出现自理缺陷时护理活动的体现,是依据患者的自理需要和自理主体的自理能力制订的。

护理力量是受过专业教育或培训的护士所具有的护理能力。既了解患者的自理需求及自理力量,并做出行动、帮助患者,通过执行或提高患者的自理力量来满足治疗性自理需求。

护理系统也是护士在护理实践中产生的动态的行为系统,奥瑞姆将其分为三个系统:即全补偿护理系统、部分补偿系统、辅助教育系统。各护理系统的适用范围、护士和患者在各系统中所承担的职责如下所述。

### 1.全补偿护理系统

患者没有能力进行自理活动;患者神志和体力上均没有能力;神志清楚,知道自己的自理需求,但体力上不能完成;体力上具备,但存在精神障碍无法对自己的自理需求做出判断和决定,对于这些患者需要护理给予全面的帮助。

2.部分补偿护理系统

这是满足治疗性自理需求,既需要护士提供护理照顾,也需要患者采取自理行动。

3.辅助-教育系统

患者能够完成自理活动,同时也要求其完成;需要学习才能完成自理,没有帮助就不能完成。护士通过对患者提供教育、支持、指导,提高患者的自理能力。

这三个系统类似于我国临床护理中一直沿用至今的分级护理制度,即特级和一级护理、二级护理和三级护理。

奥瑞姆理论的特征:其理论结构比较完善而有新意;相对简单而且易于推广;奥瑞姆的理论与其他已被证实的理论、法律和原则也是一致的;奥瑞姆还强调了护理的艺术性以及护士应具有的素质和技术。

## 二、自理理论在护理实践中的应用

奥瑞姆的自理理论被广泛应用在护理实践中,她将自理理论与护理程序有机地联系在一起,通过设计好的评估方法和工具评估患者的自理能力及自理缺陷,以帮助患者更好地达到自理。她将护理程序分为以下三步。

**(一)评估患者的自理能力和自理需要**

在这一步中,护士可以通过收集资料来确定病种存在哪些自理缺陷以及引起自理缺陷的原因,评估患者的自理能力与自理需要,从而确定患者是否需要护理帮助。

1.收集资料

护士收集的资料包括患者的健康状况,患者对自身健康的认识,医师对患者健康的意见,患者的自理能力,患者的自理需要等。

2.分析与判断

在收集自理能力资料的基础上,确定以下问题:①患者的治疗性自理需要是什么。②为满足患者的治疗性自理需求,其在自理方面存在的缺陷有哪些。③如果有缺陷,由什么原因引起的。④患者在完成自理活动时具备的能力有哪些。⑤在未来一段时间内,患者参与自理时具备哪些潜在能力,如何制定护理目标。

**(二)设计合适的护理系统**

根据患者的自理需要和能力,在完全补偿系统、部分补偿系统和支持-教育系统中选择一个合适的护理系统,并依据患者智力性自理需求的内容制订出详细的护理计划,给患者提供生理和心理支持及适合于个人发展的环境,明确护士和患者的角色功能,以达到促进健康、恢复健康、提高自理能力的目的。

**(三)实施护理措施**

根据护理计划提供适当的护理措施,帮助和协调患者恢复和提高自理能力,满足患者的自理需求。

(陈 静)

# 第四节 健康系统理论

贝蒂·纽曼(Betty Neuman)1970年提出了健康系统模式,后经两年的完善于1972年在《护理研究》杂志上发表了"纽曼健康系统模式"一文。经过多次修改,于1988年再版的《纽曼系统模式在护理教育与实践中的应用》完善地阐述了纽曼的护理观点,并被广泛地应用于临床护理及社区护理实践中。

## 一、健康系统理论概述

纽曼健康系统模式主要以格式塔特心理学为基础,并应用了贝塔朗菲的系统理论、席尔(Selye)压力与适应理论及凯普兰(Caplan)三级预防理论。

主要概念如下。

### (一)个体

个体是指个体的人,也可为家庭、群体或社区。它是与环境持续互动的开放系统,称为服务对象系统。

**1.正常防御线**

正常防御线是指每个个体经过一定时间逐渐形成的对外界反应的正常范围,即通常的健康/稳定状态。正常防御线是由生理的、心理的、社会文化的、发展的、精神的技能所组成,用来对付应激原的。这条防御线是动态的,与个体随时需要保持稳定有关。一旦压力源入侵正常防线,个体发生压力反应,表现为稳定性减低和产生疾病。

**2.抵抗线**

抵抗线是防御应激原的一些内部因素,其功能是使个体稳定并恢复到健康状态(正常防御线)。抵抗线是保护基本结构,并且当环境中的应激原侵入或破坏正常防御线时,抵抗线被激活,例如,免疫机制,如果抵抗线的作用(反应)是有效的,系统可以重建;但如果抵抗线的作用(反应)是无效的,其结果是能量耗尽,系统灭亡。

**3.弹性防御线**

弹性防御线为外层的虚线,也是动态的,能在短期内迅速发生变化。当环境施加压力时,它是正常防御线的缓冲剂,而当环境给以支持并有助于成长和发展时,它是正常防御线的过滤器。其功能会因一些变化如失眠、营养不良或其他日常生活变化而降低。

当这个防御线的弹性作用不能再保护个体对抗应激原时,应激原就会破坏正常防御线而导致疾病。当弹性防御线与正常防御线之间的距离增加,表明系统保障程度增强。

以上三种防御机制,既有先天赋予的,又有后天习得的,抵抗效能取决于心理、生理、社会文化、生长发育、精神等五个变量的相互作用。三条防御线的相互关系是:弹性防御线保护正常防御线,抵抗线保护基本结构。当个体遇到压力源时,弹性防御线首先激活以防止压力源入侵。若弹性防御线抵抗无效,压力源侵入正常防御线,人体发生反应,出现症状。此时,抵抗线被激活。当抵抗有效,个体又恢复到正常防御线未遭受入侵时的健康状态。

## (二)应激原

纽曼将应激原定义为能够产生紧张及潜在地引起系统失衡的刺激。系统需要应对一个或多个刺激。纽曼系统模式中强调的是确定应激原的类型、本质和强度。

1. 个体外的

这是发生在个体以外的力量。如失业,是受同事是否接受(社会文化力量)、个人对失业的感受(心理的)以及完成工作的能力(生理的、发展的、心理的)所影响。

2. 个体间的

发生在一个或多个个体之间的力量。如夫妻关系,常受不同地区和时代(社会文化)、双方的年龄和发展水平(生理和发展的)和对夫妻的角色感觉和期望(心理的)所影响。

3. 个体内的

发生在个体内部的力量。如生气,是一种个体内部力量,其表达方式受年龄(发展的)、体力(生理的)、同伴们的接受情况(社会文化的)以及既往应对生气的经历(心理的)所影响。

应激原可以对此个体有害,但对另一个体无害。因而仔细评估应激原的数量、强度、相持时间的长度以及对该系统的意义和既往的应对能力等,对护理干预是非常重要的。

## (三)反应

纽曼认为保健人员应根据个体对应激原反应情况进行以下不同的干预。

1. 初级预防

初级预防是指在只有怀疑有或已确定有应激原而尚未发生反应的情况下就开始进行的干预。初级预防的目的是预防应激原侵入正常防御线或通过减少与应激原相遇的可能性和增强防御线来降低反应的程度。如减轻空气污染、预防免疫注射等。

2. 二级预防

如果反应已发生,干预就从二级预防开始。主要是早期发现病例、早期治疗症状以增强内部抵抗线来减少反应。如进行各种治疗和护理。

3. 三级预防

三级预防是指在上述治疗计划后,已出现重建和相当程度的稳定时进行的干预。其目的是通过增强抵抗线维持其适应性以防止复发。如进行患者教育,提供康复条件等。

## 二、纽曼系统模式在护理中的应用

纽曼系统模式自正式发表以来得到了护理学术界的一致认同,已被广泛用于护理教育、科研和临床护理实践中。

纽曼系统模式的整体观、三级预防概念以及与个人、家庭、群体、社区护理的广泛适应性,为中专、大专、本科、硕士等不同层次护理专业学生的培养提供了有效的概念框架。除了用于课程设置,此系统模式还可作为理论框架设计护理评估、干预措施和评价工具供学生在临床实习使用,且具有可操作性。

在护理科研方面,纽曼系统模式既已用于指导对相关护理现象的定性研究又已作为对不同服务对象预防性干预效果的定量研究理论框架,而此方面报道最多的是应用纽曼系统模式改善面对特定生理、心理、社会、环境性压力源患者的护理效果研究。

在临床护理实践方面,大量文献报道,纽曼系统模式可用于从新生儿到老年处于不同生长发育阶段人的护理。它不仅在精神科使用,也在内外科、重症监护室、急诊、康复病房、老年护理院等使用。纽曼系统模式已被用于对多种患者的护理,如慢性阻塞性肺疾病、多发性硬化、高血压、肾脏疾病、癌症、急慢性脊髓损伤、矫形整容手术等患者,甚至也用于对艾滋病和一些病情非常危重复杂的患者,如多器官衰竭、心肌梗死患者的护理。

(杨玉銮)

## 第五节　应激与适应理论

### 一、应激及其相关内容

**(一)应激**

应激又称压力或紧张,是指内、外环境中的刺激物作用于个体而使个体产生的一种身心紧张状态。应激可降低个体的抵抗力、判断力和决策力,例如,面对突如其来的意外事件或长期处于应激状态,可影响个体的健康甚至致病;但应激也可促使个体积极寻找应对方法、解决问题,如面临高考时紧张复习、护士护理患者时遇到疑难问题设法查阅资料、请教他人等。人在生活中随时会受到各种刺激物的影响,因此应激贯穿于人的一生。

**(二)应激原**

应激原又称压力原或紧张原,任何对个体内环境的平衡造成威胁的因素都称为应激原。应激原可引起应激反应,但并非所有的应激原对人体均产生同样程度的反应。常见的应激原分为以下3类。

1.一般性应激原

(1)生物性:各种细菌、病毒、寄生虫等。

(2)物理性:温度、空气、声、光、电、外力、放射线等。

(3)化学性:酸、碱、化学药品等。

2.生理病理性应激原

(1)正常的生理功能变化:如月经期、妊娠期、更年期,或基本需要没有得到满足,如饮食、性欲、活动等。

(2)病理性变化:各种疾病引起的改变,如缺氧、疼痛、电解质紊乱、乏力等,以及手术、外伤等。

3.心理和社会性应激原

(1)一般性社会因素:如生离死别、搬迁、旅行、人际关系纠葛及角色改变,如结婚、生育、毕业等。

(2)灾难性社会因素:如地震、水灾、战争、社会动荡等。

(3)心理因素:如应付考试、参加竞赛、理想自我与现实自我冲突等。

**(三)应激反应**

应激反应是对应激原的反应,可分为两大类。

1.生理反应

应激状态下身体主要器官系统产生的反应包括心率加快、血压增高、呼吸深快、恶心、呕吐、腹泻、尿频、血糖增加、伤口愈合延迟等。

2.心理反应

如焦虑,抑郁,使用否认、压抑等心理防卫机制等。

一般来说,生理和心理反应经常是同时出现的,因为身心是持续互相作用的。应激状态下出现的应激反应常具有以下规律:①一个应激原可引起多种应激反应的出现,如当贵重物品被窃后,个体可能出现心悸、头晕,同时感觉愤怒、绝望,此时,头脑混乱无法做出正确决定。②多种应激原可引起同一种应激反应。③对极端的应激原如灾难性事件,大部分人都会以类似的方式反应。

## 二、有关应激学说

汉斯·塞尔耶是加拿大的生理学家和内分泌学家,也是最早研究应激的学者之一。早在1950年,塞尔耶在《应激》一书中就阐述了他的应激学说。他的一般理论对全世界的应激研究产生了影响。他认为应激是身体对任何需要做出的非特异性反应,例如,不论个人是处于精神紧张、外伤、感染、冷热、X线侵害等任何情况下,身体都要发生反应,而这些反应是非特异性的。

塞尔耶还认为,当个体面对威胁时,无论是什么性质的威胁,体内都会产生相同的反应群,他称为全身适应综合征(GAS),并提出这些症状都是通过神经内分泌途径产生的(图2-1)。

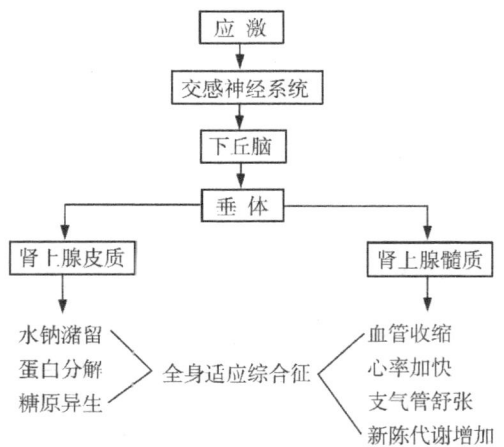

图2-1 应激反应的神经内分泌途径

GAS解释了为什么不同的应激原可以产生相同的应激反应,尤其是生理应激的反应。此外,塞尔耶还提出了局部适应综合征(LAS)的概念,即机体对应激原产生的局部反应,这些反应常发生在某一器官或区域,如局部的炎症、血小板聚集、组织修复等。

无论GAS还是LAS,塞尔耶认为都可以分为3个独立的阶段(图2-2)。

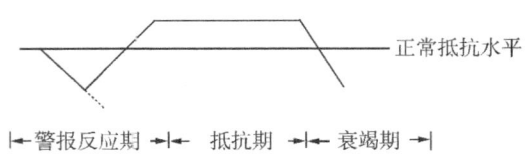

图2-2 应激反应分期

## (一)警报反应期

这是应激原作用于身体的直接反应。应激原作用于人体,开始抵抗力下降,如果应激原过强,可致抵抗力进一步下降而引起死亡。但绝大多数情况下,机体开始防御,如激活体内复杂的神经内分泌系统功能,使抵抗水平上升,并常常高于机体正常抵抗水平。

## (二)抵抗期

若应激原仍然存在,机体将保持高于正常的抵抗水平与应激原抗衡。此时机体也处于对应激适应的阶段。当机体成功地适应了应激之后,GAS将在此期结束,机体的抵抗力也将由原有的水平有所提高。相反则由此期进入衰竭期。

## (三)衰竭期

发生在应激原强烈或长期存在时,机体所有的适应性资源和能力被耗失殆尽,抵抗水平下降。表现为体重减轻、肾上腺增大,随后衰竭、淋巴结增大、淋巴系统功能紊乱。激素分泌先增加后衰竭。这时若没有外部力量如治疗、护理的帮助,机体将产生疾病甚至死亡。

由此可见,为防止应激原作用于机体产生衰竭期的后果,运用内部或外部力量及时去除应激原、调整应激原的作用强度,保护和提高机体的抵抗水平是非常重要的。

塞尔耶认为,不仅GAS分为以上三期,MS也具有这样三期的特点,只是当LAS的衰竭期发生时,全身适应综合征的反应将开始被激活和唤起。

## 三、适应与应对

### (一)适应

适应是指应激原作用于机体后,机体为保持内环境的平衡而做出改变的过程。适应是生物体区别于非生物体的特征之一,而人类的适应又比其他生物更为复杂。适应是生物体调整自己以适应环境的能力,或促使生物体更能适于生存的一个过程。适应性是生命的最卓越特性,是内环境平衡和对抗应激的基础。

### (二)应对

应对即个体对抗应激原的手段。它具有两方面的功能:一个是改变个体行为或环境条件来对抗应激原,另一个是通过应对调节自身的情绪情感并维持内环境的稳定。

### (三)适应的层次

人的适应层次不同于其他生物体,除生理层次的适应外,还有心理、社会文化、知识技术层次的适应。

1. 生理层次

生理适应是指发生在体内的代偿性变化。如一个从事脑力劳动的人进行跑步锻炼,开始会感到肌肉酸痛、心跳加快,但坚持一段时间后,这些感觉就会逐渐消失,这是由于体内的器官慢慢地增加了强度和功效,适应了跑步对身体所增加的需求。

2. 心理层次

心理适应是指当人们经受心理应激时,如何调整自己的态度去认识情况和处理情况。如癌症患者平静接受自己的病情,并积极配合治疗。

3. 社会文化层次

社会适应是调整个人的行为,使之与各种不同群体,如家庭、专业集体、社会集团等信念、习俗及规范相协调。如遵守家规、校规、院规。

**4.知识技术层次**

知识技术层次是指对日常生活或工作中涉及的知识及使用的设备、技术的适应。例如,电脑时代年轻人应学会使用电脑,护士能够掌握使用先进监护设备、护理技术的方法等。

**(四)适应的特性**

所有的适应机制,无论是生理的、心理的、文化的或技术的,都有共同特性。

(1)所有的适应机制都是为了维持最佳的身心状态,即内环境的平衡和稳定。

(2)适应是一种全身性的反应过程,可同时包括生理、心理、社会文化甚至技术各个层次。如护士学生在病房实习时,不仅要有充足的体力和心理上的准备,还应掌握足够的专业知识和操作技能,遵守医院、病房的规章制度,并与医师、护士、患者和其他同学做好沟通工作。

(3)适应是有一定限度的,这个限度是由个体的遗传因素如身体条件、才智及情绪的稳定性决定的。如人对冷热不可能无限制地耐受。

(4)适应与时间有关,应激原来得越突然,个体越难以适应;相反,时间越充分,个体越有可能调动更多的应对资源抵抗应激原,适应得就越好,如急性失血时,易发生休克,而慢性失血则可以适应,一般不发生休克。

(5)适应能力有个体差异,这与个人的性格、素质、经历、防卫功能的使用有关。比较灵活和有经验的人,能及时对应激原做出反应,也会应用多种防卫机制,因而比较容易适应环境而生存。

(6)适应功能本身也具有应激性。如许多药物在帮助个体对付原有疾病时,药物产生的不良反应又成为新的应激原给个体带来危害。

**(五)应对方式**

面对应激原个体所使用的应对方式、策略或技巧是多种多样的。常用的应对方式如下。

**1.去除应激原**

避免机体与应激原的接触,如避免食用引起变态反应的食物,远离过热、过吵及有不良气味的地方等。

**2.增加对应激的抵抗力**

适当的营养、运动、休息、睡眠、戒烟、酒,接受免疫接种,定期做疾病筛查等,以便更有效地抵抗应激原。

**3.运用心理防卫功能**

心理上的防卫能力决定于过去的经验、所受的教育、社会支持系统、智力水平、生活方式、经济状况以及出现焦虑的倾向等。此外,坚强度也应作为对抗应激原的一种人格特征。因为一个坚强而刻苦耐劳的人相信:人生是有意义的;人可以影响环境;变化是一种挑战。这种人在任何困境下都能知难而进,尽快适应。人的一生都在学习新的应对方法,以对抗和征服应激原。

**4.采用缓解紧张的方法**

缓解紧张的方法包括:①身体运动,可使注意力从担心的事情上分散开来而减轻焦虑。②按摩。③松弛术。④幽默等。

**5.寻求支持系统的帮助**

一个人的支持系统是由那些能给予他物质上或精神上帮助的人组成的,常包括其家人、朋友、同事、邻居等,此外,曾有过与其相似经历并很好应对过的人,也是支持系统中的重要成员。当个体处于应激状态时,非常需要有人与他一起分担困难和忧愁,共同讨论解决问题的良策,支持系统在对应激的抵抗中起到了强有力的缓冲剂的作用。

6.寻求专业性帮助

专业性帮助包括医师、护士、理疗师、心理医师等专业人员的帮助。人一旦患有身心疾病,就必须及时寻找医护人员的帮助。由医护人员提供针对性的治疗和护理,如药物治疗、心理治疗、物理疗法等,并给予必要的健康咨询和教育来提高患者的应对能力,以利于疾病的痊愈。

## 四、应激与适应在护理中的应用

应激原作用于个体,使其处于应激状态时,个体会选择和采取一系列的应对方法对应激进行适应。若适应成功则机体达到内环境的平衡;适应失败,会导致机体产生疾病。为帮助患者提高应对能力,维持身心平衡,护理人员应协助住院患者减轻应激反应,措施如下。

(1)评估患者所受应激的程度、持续时间、过去个体应激的经验等。

(2)分析患者的具体情况,协助患者找出应激原。

(3)安排适宜的住院环境。减少不良环境因素对患者的影响。

(4)协助患者适应实际的健康状况,应对可能出现的心理问题。

(5)协助患者建立良好的人际关系,并与家属合作减轻患者的陌生、孤独感。

(杨玉銮)

# 第三章 护理程序

## 第一节 概述

护理程序是一种系统而科学地安排护理活动的工作方法,目的是确认和解决护理对象对现存或潜在健康问题的反应,是指在护理服务活动中,通过一系列有目的、有计划、有步骤的行动,为护理对象提供生理、心理、社会、文化及发展的整体护理。

### 一、护理程序的特征

护理程序作为护理人员照顾护理对象的独特工作方法,具有以下几个方面的特征。

**(一)个体性**

根据患者的具体情况和需求设计护理活动,满足不同的需求。

**(二)目标性**

以识别及解决护理对象的健康问题,以及对健康问题的反应为特定目标,全面计划及组织护理活动。

**(三)系统性**

以系统论为理论框架,指导护理工作的各个步骤系统而有序地进行,每一项护理活动都是系统中的一个环节,保证了护理活动的连续性。

**(四)连续性**

不限于某特定时间,而是随着护理对象反应的变化随时进行。

**(五)科学性**

综合了现代护理学的理论观点和其他学科的相关理论,如控制论、需要论等学说为理论基础。

**(六)互动性**

在整个过程中,护理人员与护理对象、同事、医师及其他人员密切合作,以全面满足服务对象的需要。

**(七)普遍性**

护理程序适合在任何场所、为任何护理服务对象安排护理活动。

## 二、护理程序的理论基础

护理程序在现代护理理论基础上产生,通过一系列目标明确的护理活动为服务对象的健康服务,可作为框架运用到面向个体、家庭和社区的护理工作中。相关的理论基础主要包括系统论、需要层次论、生长发展理论、应激适应理论、沟通理论等,具体见表3-1。

表 3-1 护理程序的理论基础与应用

| 理论 | 应用 |
| --- | --- |
| 一般系统理论 | 理论框架、思维方法、工作方法 |
| 需要层次论 | 指导分析资料、提出护理问题 |
| 生长发展理论 | 制订计划 |
| 应激适应理论 | 确定护理目标、评估实施效果 |
| 沟通理论 | 收集资料、实施计划、解决问题过程 |

## 三、护理程序的步骤

护理程序由评估、诊断、计划、实施和评价五个步骤组成,这五个步骤之间相互联系,互为影响(图 3-1)。

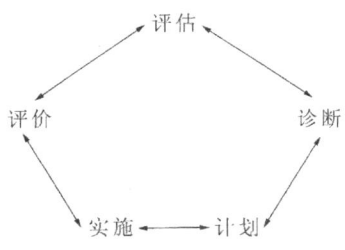

图 3-1 护理程序模式图

(1)护理评估:是护理程序的第一步,收集护理对象生理、心理、社会方面的健康资料并进行整理,以发现和确认服务对象的健康问题。

(2)护理诊断:在评估基础上确定护理诊断,以描述护理对象的健康问题。

(3)护理计划:对如何解决护理诊断涉及的健康问题作出决策,包括排列护理诊断顺序、确定预期目标、制订护理措施和书写护理计划。

(4)护理实施:即按照护理计划执行护理措施的活动。

(5)护理评价:即将护理对象对护理的反应与预期目标进行比较,根据预期目标达到与否,评定护理计划实施后的效果。必要时,应重新评估服务对象的健康状况,引入护理程序的下一个循环(见图 3-1)。

(刘 慧)

临床常见疾病护理程序

# 第二节 护理评估

护理评估是有目的、有计划、有步骤地收集有关护理对象生理、心理、社会文化和经济等方面的资料,对此进行整理与分析,以判断服务对象的健康问题,为护理活动提供可靠的依据。具体包括收集资料、整理资料和分析资料三部分。

## 一、收集资料

**(一)资料的来源**

1.直接来源

护理对象本人,是第一资料来源也是主要来源。

2.间接来源

(1)护理对象的重要关系人,也就是社会支持性群体,包括亲属、关系亲密的朋友、同事等。

(2)医疗活动资料,如既往实验室报告、出院小结等健康记录。

(3)其他医护人员、放射医师、化验师、药剂师、营养师、康复师等。

(4)护理学及其他相关学科的文献等。

**(二)资料的内容**

在收集资料的过程中,各个医院均有自己设计的收集资料表,无论依据何种框架,基本内容主要包括一般资料、生活状况及自理程度、健康检查及心理社会状况等。

1.一般资料

包括患者姓名、性别、出生日期、出生地、职业、民族、婚姻、文化程度、住址等。

2.现在的健康状况

包括主诉、现病史、入院方式、医疗诊断及目前用药情况。目前的饮食、睡眠、排泄、活动、健康管理等日常生活形态。

3.既往健康状况

包括既往史、创伤史、手术史、家族史、有无过敏史、有无传染病。既往的日常生活形态、烟酒嗜好、女性还包括月经史和婚育史。

4.护理体检

包括体温、脉搏、呼吸、血压、身高、体重、生命体征、各系统的生理功能及有无疼痛、眩晕、麻木、瘙痒等,有无感觉(视觉、听觉、嗅觉、味觉、触觉)异常,有无思维活动、记忆能力等障碍等认知感受形态。

5.实验室及其他辅助检查结果

包括最近进行的辅助检查的客观资料,如实验室检查、X线、病理检查等。

6.心理方面的资料

包括对疾病的认知和态度、康复的信心,病后情绪、心理感受、应对能力等变化。

7.社会方面的资料

包括就业状态、角色问题和社交状况;有无重大生活事件,支持系统状况等;有无宗教信仰、享受的医疗保健待遇等。

**(三)资料的分类**

1. 按照资料的来源划分

包括主观资料和客观资料:主观资料指患者对自己健康问题的体验和认识。包括患者的知觉、情感、价值、信念、态度、对个人健康状态和生活状况的感知。主观资料的来源可以是患者本人,也可以是患者家属或对患者健康有重要影响的人。客观资料指检查者通过观察、会谈、体格检查和实验等方法得到或被检测出的有关患者健康状态的资料。客观资料获取是否全面和准确主要取决于检查者是否具有敏锐的观察能力及丰富的临床经验。

当护士收集到主观资料和客观资料后,应将两方面的资料加以比较和分析,可互相证实资料的准确性。

2. 按照资料的时间划分

包括既往资料和现时资料:既往资料是指与服务对象过去健康状况有关的资料,包括既往病史、治疗史、过敏史等。现时资料是指与服务对象现在发生疾病有关的状况,如现在的体温、脉搏、呼吸、血压、睡眠状况等。

护士在收集资料时,需要将既往资料和现时资料结合起来分析。

**(四)收集资料的方法**

1. 观察

观察是指护理人员运用视、触、叩、听、嗅等感官获得患者、家属及患者所处环境的信息并进行分析判断,是收集有关服务对象护理资料的重要方法之一。观察贯穿在整个评估过程中,可以与交谈同时进行。护士应及时、敏锐、连续的对服务对象进行观察,如患者出现面容痛苦、呈强迫体位,就提示患者是否有疼痛,由此进一步询问持续时间、部位、性质等。观察作为一种技能,护理人员在实践中需要不断培养和锻炼,以期得到发展和提高。

2. 交谈

护患之间的交谈是一种有目的的医疗活动,使护理人员获得有关患者的资料和信息。一般可分为两种。①正式交谈:是指事先通知患者,有目的、有计划的交谈,如入院后的采集病史。②非正式交谈:是指护士在日常护理工作中与患者随意自然的交谈,不明确目的、不规定主题、时间,是一种"开放式交流",以便及时了解到服务对象的真实想法和心理反应。交谈时护士应注意沟通技巧的运用,对一些敏感性话题应注意保护患者的隐私。

3. 护理体检

护理人员运用体检技能,为护理对象进行系统的身体评估,获取与护理有关的生命体征、身高、体重等,以更收集与护理诊断、护理计划有关的患者方面的资料,以及时了解病情变化和发现护理对象的健康问题。

4. 阅读

包括查阅护理对象的医疗病历(门诊和住院)、各种护理记录及实验室和辅助检查结果,以及有关文献等。也可以用心理测量及评定量表对服务对象进行心理社会评估。

## 二、整理资料

为了避免遗漏和疏忽相关和有价值的资料,得到完整全面的资料,常依据某个护理理论模式设计评估表格,护理人员依据表格全面评估,整理资料。

### (一)按戈登的功能性健康形态整理分类

**1. 健康感知-健康管理形态**

健康感知-健康管理形态指服务对象对自己健康状态的认识和维持健康的方法。

**2. 营养代谢形态**

营养代谢形态包括食物的利用和摄入情况。如营养、液体、组织完整性、体温调节及生长发育等的需求。

**3. 排泄形态**

排泄形态主要指肠道、膀胱的排泄状况。

**4. 活动-运动形态**

活动-运动形态包括运动、活动、休闲与娱乐状况。

**5. 睡眠-休息形态**

睡眠-休息形态指睡眠、休息及精神放松的状况。

**6. 认知-感受形态**

认知-感受形态包括与认知有关的记忆、思维、解决问题和决策,以及与感知有关的视、听、触、嗅等功能。

**7. 角色-关系形态**

家庭关系、社会中角色任务及人际关系的互动情况。

**8. 自我感受-自我概念形态**

自我感受-自我概念形态指服务对象对于自我价值与情绪状态的信念与评价。

**9. 性-生殖形态**

性-生殖形态主要指性发育、生殖器官功能及对性的认识。

**10. 应对-压力耐受形态**

应对-压力耐受形态指服务对象压力程度、应对与调节压力的状况。

**11. 价值-信念形态**

价值-信念形态指服务对象的思考与行为的价值取向和信念。

### (二)按马斯洛需要层次进行整理分类

**1. 生理需要**

体温 39 ℃,心率 120 次/分,呼吸 32 次/分,腹痛等。

**2. 安全的需要**

对医院环境不熟悉,夜间睡眠需开灯,手术前精神紧张,走路易摔倒等。

**3. 爱与归属的需要**

患者害怕孤独,希望有亲友来探望等。

**4. 尊重与被尊重的需要**

如患者说:"我现在什么事都不能干了""你们应该征求我的意见"等。

**5. 自我实现的需要**

担心住院会影响工作、学习,有病不能实现自己的理想等。

### (三)按北美护理诊断协会的人类反应形态分类

**1. 交换**

交换包括营养、排泄、呼吸、循环、体温、组织的完整性等。

2. 沟通
沟通主要指与人沟通交往的能力。
3. 关系
关系指社交活动、角色作用和性生活形态。
4. 价值
价值包括个人的价值观、信念、宗教信仰、人生观及精神状况。
5. 选择
选择包括应对能力、判断能力及寻求健康所表现的行为。
6. 移动
移动包括活动能力、休息、睡眠、娱乐及休闲状况,日常生活自理能力等。
7. 知识
知识包括自我概念,感知和意念;包括对健康的认知能力、学习状况及思考过程。
8. 感觉
感觉包括个人的舒适、情感和情绪状况。

## 三、分析资料

### (一)检查有无遗漏

将资料进行整理分类之后,应仔细检查有无遗漏,并及时补充,以保证资料的完整性及准确性。

### (二)与正常值比较

收集资料的目的在于发现护理对象的健康问题。因此护士应掌握常用的正常值,将所收集到的资料与正常值进行比较,并在此基础上进行综合分析,以发现异常情况。

### (三)评估危险因素

有些资料虽然目前还在正常范围,但是由于存在危险因素,若不及时采取预防措施,以后很可能会出现异常,损害服务对象的健康。因此,护士应及时收集资料评估这些危险因素。

护理评估通过收集服务对象的健康资料,对资料进行组织、核实和分析,确认服务对象对现存的或潜在的健康问题或生命过程的反应,为作出护理诊断和进一步制订护理计划奠定了基础。

## 四、资料的记录

### (一)原则

书写全面、整洁、简练、流畅,客观资料运用医学术语,避免使用笼统、模糊的词,主观资料尽量引用护理对象的原话。

### (二)记录格式

根据资料的分类方法,根据各医院,甚至各病区的特点自行设计,多采用表格式记录。与患者第一次见面收集到的资料记录称入院评估,要求详细、全面,是制订护理计划的依据,一般要求入院后24小时内完成。住院期间根据患者病情天数,每天或每班记录,反映了患者的动态变化,用以指导护理计划的制订、实施、评价和修订。

(蔡秀芬)

临床常见疾病护理程序

# 第三节 护理诊断

护理诊断是护理程序的第二个步骤,是在评估的基础上对所收集的健康资料进行分析,从而确定服务对象的健康问题及引起健康问题的原因。护理诊断是一个人生命过程中的生理、心理、社会文化发展及精神方面健康状况或问题的一个简洁、明确的说明,这些问题都是属于护理职责范围之内,能够用护理的方法解决的问题。

## 一、护理诊断的概念

1990年,北美护理诊断协会(NANDA)提出并通过了护理诊断的定义:护理诊断是关于个人、家庭、社区对现存或潜在的健康问题及生命过程反应的一种临床判断,是护士为达到预期的结果选择护理措施的基础,这些预期结果应能通过护理职能达到。

## 二、护理诊断的组成部分

护理诊断有四个组成部分:名称、定义、诊断依据和相关因素。

### (一)名称

名称是对服务对象健康状况的概括性的描述。应尽量使用NANDA认可的护理诊断名称,以有利于护士之间的交流和护理教学的规范。常用改变、受损、缺陷、无效或低效等特定描述语。例如,排便异常:便秘;有皮肤完整性受损的危险。

### (二)定义

定义是对名称的一种清晰的、正确的表达,并以此与其他诊断相鉴别。一个诊断的成立必须符合其定义特征。有些护理诊断的名称虽然十分相似,但仍可从定义中发现彼此的差异。例如,压力性尿失禁的定义是"个人在腹压增加时立即无意识地排尿的一种状态";反射性尿失禁的定义是"个体在没有要排泄或膀胱满胀的感觉下可以预见的不自觉地排尿的一种状态"。虽然两者都是尿失禁,但前者的原因是腹压增高,后者的原因是无法抑制的膀胱收缩。因此,确定诊断时必须认真区别。

### (三)诊断依据

诊断依据是作出护理诊断的临床判断标准。诊断依据常常是患者所具有的一组症状和体征,以及有关病史,也可以是危险因素。对于潜在的护理诊断,其诊断依据则是原因本身(危险因素)。

诊断依据依其在特定诊断中的重要程度分为主要依据和次要依据。

1.主要依据

主要依据是指形成某一特定诊断所应具有的一组症状和体征及有关病史,是诊断成立的必要条件。

2.次要依据

次要依据是指在形成诊断时,多数情况下会出现的症状、体征及病史,对诊断的形成起支持作用,是诊断成立的辅助条件。

例如,便秘的主要依据是"粪便干硬,每周排大便不到三次",次要依据是"肠鸣音减少,自述肛门部有压力和胀满感,排大便时极度费力并感到疼痛,可触到肠内嵌塞粪块,并感觉不能排空"。

### (四)相关因素

相关因素是指造成服务对象健康状况改变或引起问题产生的情况。常见的相关因素包括以下几个方面。

1. 病理生理方面的因素

病理生理方面的因素指与病理生理改变有关的因素。例如,"体液过多"的相关因素可能是右心衰竭。

2. 心理方面的因素

心理方面的因素指与服务对象的心理状况有关的因素。例如,"活动无耐力"可能是由疾病后服务对象处于较严重的抑郁状态引起。

3. 治疗方面的因素

治疗方面的因素指与治疗措施有关的因素(用药、手术创伤等)。例如,"语言沟通障碍"的相关因素可能是使用呼吸机时行气管插管。

4. 情景方面的因素

情景方面的因素指环境、情景等方面的因素(陌生环境、压力刺激等)。例如,"睡眠形态紊乱"可能与住院后环境改变有关。

5. 年龄因素

年龄因素指在生长发育或成熟过程中与年龄有关的因素。如婴儿、青少年、中年、老年各有不同的生理、心理特征。

## 三、护理诊断与合作性问题及医疗诊断的区别

### (一)合作性问题——潜在并发症

在临床护理实践中,护士常遇到一些无法完全包含在 NANDA 制订的护理诊断中的问题,而这些问题也确实需要护士提供护理措施,因此,有学者提出了合作性问题的概念。她把护士需要解决的问题分为两类:一类经护士直接采取措施可以解决,属于护理诊断;另一类需要护士与其他健康保健人员尤其是医师共同合作解决,属于合作性问题。

合作性问题需要护士承担监测职责,以及时发现服务对象身体并发症的发生和情况的变化,但并非所有并发症都是合作性问题。有些可通过护理措施预防和处理,属于护理诊断;只有护士不能预防和独立处理的并发症才是合作性问题。合作性问题的陈述方式是"潜在并发症:×××"。如"潜在并发症:脑出血"。

### (二)护理诊断与合作性问题及医疗诊断的区别

1. 护理诊断与合作性问题的区别

护理诊断是护士独立采取措施能够解决的问题;合作性问题需要医师、护士共同干预处理,处理决定来自医护双方。对合作性问题,护理措施的重点是监测。

2. 护理诊断与医疗诊断的区别

明确护理诊断和医疗诊断的区别对区分护理和医疗两个专业、确定各自的工作范畴和应负的法律责任非常重要。两者主要区别见表 3-2。

临床常见疾病护理程序

表 3-2 护理诊断与医疗诊断的区别

| 项目 | 护理诊断 | 医疗诊断 |
|---|---|---|
| 临床判断的对象 | 对个体、家庭、社会的健康问题/生命过程反应的一种临床判断 | 对个体病理生理变化的一种临床判断 |
| 描述的内容 | 描述的是个体对健康问题的反应 | 描述的是一种疾病 |
| 决策者 | 护士 | 医疗人员 |
| 职责范围 | 在护理职责范围内进行 | 在医疗职责范围内进行 |
| 适应范围 | 适用于个体、家庭、社会的健康问题 | 适用于个体的疾病 |
| 数量 | 往往有多个 | 一般情况下只有一个 |
| 是否变化 | 随病情的变化 | 一旦确诊不会改变 |

（董光萍）

## 第四节 护理计划

制订护理计划是如何解决护理问题的一个决策过程，计划是对患者进行护理活动的指南，是针对护理诊断制订具体护理措施来预防、减轻或解决有关问题。其目的是为了确认护理对象的护理目标及护士将要实施的护理措施，使患者得到合适的护理，保持护理工作的连续性，促进医护人员的交流和利于评价。制订计划包括四个步骤。

### 一、排列护理诊断的优先顺序

一般情况下，患者可以存在多个护理诊断，为了确定解决问题的优先顺序，根据问题的轻重缓急合理安排护理工作，需要对这些护理诊断包括合作性问题进行排序。

（一）排列护理诊断

一个患者可同时有多个护理问题，制订计划时应按其重要性和紧迫性排出主次，一般把威胁最大的问题放在首位，其他的依次排列，这样护士就可根据轻、重、缓、急有计划地进行工作，通常可按如下顺序排列。

1. 首优问题

首优问题是指会威胁患者生命，需立即行动去解决的问题。如清理呼吸道无效、气体交换受阻等。

2. 中优问题

中优问题是指虽不会威胁患者生命，但能导致身体上的不健康或情绪上变化的问题，如活动无耐力、皮肤完整性受损、便秘等。

3. 次优问题

次优问题指人们在应对发展和生活中变化时所产生的问题。这些问题往往不是很紧急，如营养失调、知识缺乏等。

### (二)排序时应该遵循的原则

(1)按马斯洛的人类基本需要层次论进行排列,优先解决生理需要。这是最常用的一种方法。生理需要是最低层次的需要,也是人类最重要的需要,一般来说,影响了生理需要满足的护理问题,对生理功能的平衡状态威胁最大的护理问题是需要优先解决的护理诊断。如与空气有关的"气体交换障碍""清理呼吸道无效"、与水有关的"体液不足"、与排泄有关的"尿失禁""潴留",等等。

具体的实施步骤可以按以下方法进行:首先列出患者的所有护理诊断,将每一诊断归入五个需要层次,然后由低到高排列出护理诊断的先后顺序。

(2)考虑患者的需求。马斯洛的理论为护理诊断的排列提供了一个普遍的原则,但由于护理对象的复杂性、个体性,相同的需求对不同的人,其重要性可能不同。因此,在无原则冲突的情况下,可与患者协商,尊重患者的意愿,考虑患者认为最重要的问题予以优先解决。

(3)现存的问题优先处理,但不要忽视潜在的和有危险的问题。有时它们常常也被列为首要问题而需立即采取措施或严密监测。

## 二、制订预期目标

预期目标是指通过护理干预,护士期望患者达到的健康状态或在行为上的改变。其目的是指导护理措施的制订。预期目标不是护理行为,但能指导护理行为,并作为对护理效果进行评价的标准。每一个护理诊断都要有相应的目标。

### (一)预期目标的制订

1.目标的陈述公式

时间状语+主语+(条件状语)+谓语+行为标准。

(1)主语:是指患者或患者身体的任何一部分,如体温、体重、皮肤等,有时在句子中省略了主语,但句子的逻辑主语一定是患者。

(2)谓语:指患者将要完成的行动,必须用行为动词来说明。

(3)行为标准:主语进行该行动所达到的程度。

(4)条件状语:指患者完成该行为时所处的特定条件。如"拄着拐杖"行走 50 m。

(5)时间状语:是指主语应在何时达到目标中陈述的结果,即何时对目标进行评价,这一部分的重要性在于限定了评价时间,可以督促护士尽心尽力地帮助患者尽快达到目标,评价时间的确定,往往需要根据临床经验和患者的情况来确定。

2.预期目标的种类

根据实现目标所需时间的长短可将护理目标分为短期目标和长期目标两大类。

(1)短期目标:指在相对较短的时间内要达到的目标(一般指一周内),适合于病情变化快、住院时间短的患者。

(2)长期目标:是指需要相对较长时间才能实现的目标(一般指一周以上甚至数月)。

长期目标是需要较长时间才能实现的,范围广泛;短期目标则是具体达到长期目标的台阶或需要解决的主要矛盾。如下肢骨折患者,其长期目标是"三个月内恢复行走功能",短期目标分别为:"第一个月借助双拐行走""第二个月借助手杖行走""第三个月逐渐独立行走"。短期目标与长期目标互相配合、呼应。

### (二)制订预期目标的注意事项

(1)目标的主语一定是患者或患者的一部分,而不能是护士。目标是期望患者接受护理后发生的改变,达到的结果,而不是护理行动本身或护理措施。

(2)一个目标中只能有一个行为动词。否则在评价时,如果患者只完成了一个行为动词的行为标准就无法判断目标是否实现。另外,行为动词应可观察和测量,避免使用含糊的不明确的词语;可运用下列动词:描述、解释、执行、能、会、增加、减少等,不可使用含糊不清、不明确的词,如了解、掌握、好、坏、尚可等。

(3)目标陈述的行为标准应具体,以便于评价。有具体的检测标准;有时间限度;由护患双方共同制订。

(4)目标必须具有现实性和可行性,要在患者的能力范围之内,要考虑其身体心理状况、智力水平、既往经历及经济条件。目标完成期限的可行性,目标结果设定的可行性。患者认可,乐意接受。

(5)目标应在护理工作所能解决范围之内,并要注意医护协作,即与医嘱一致。

(6)目标陈述要针对护理诊断,一个护理诊断可有多个目标,但一个目标不能针对多个护理诊断。

(7)应让患者参与目标的制订,这样可使患者认识到对自己的健康负责不仅是医护人员的责任,也是患者的责任,护患双方应共同努力以保证目标的实现。

(8)关于潜在并发症的目标,潜在并发症是合作性问题,护理措施往往无法阻止其发生,护士的主要任务在于监测并发症的发生或发展。潜在并发症的目标陈述为:护士能及时发现并发症的发生并积极配合处理。如"潜在并发症:心律失常"的目标是"护士能及时发现心律失常的发生并积极配合抢救"。

## 三、制订护理措施

护理措施是护士为帮助患者达到预定目标而制订的具体方法和内容。规定了解决健康问题的护理活动方式与步骤。是一份书面形式的护理计划,也可称为"护嘱"。

### (一)护理措施的类型

护理措施可分为依赖性护理措施、协作性护理措施和独立性护理措施三类。

1.依赖性的护理措施

即来自医嘱的护理措施,它描述了贯彻医疗措施的行为。如医嘱"每晨测血压1次"每"小时巡视患者1次"。

2.协作性护理措施

协作性护理措施是护士与他健康保健人员相互合作采取的行动。如患者出现"营养失调:高于机体的需要量"的问题时,为帮助患者达到理想体重的目标,需要和营养师一起协商、讨论,制订护理措施。

3.独立性护理措施

独立性护理措施是护士根据所收集的资料,凭借自己的知识、经验、能力,独立思考、判断后作出的决策,是在护理职责范围内。这类护理措施完全由护士设计并实施,不需要医嘱。如长期卧床患者存在的"有皮肤破损的危险",护士每天定时给患者翻身、按摩受压部位皮肤,温水擦拭等措施都是独立性护理措施。

## (二)护理措施的构成

完整的护理措施计划应包括护理观察措施、行动措施、教育措施三部分。

例如,护理诊断胸痛:与心肌缺血、缺氧致心肌坏死有关。

护理目标:24小时内患者主诉胸痛程度减轻。

制订护理措施如下。

1. 观察措施

(1)观察疼痛的程度和缓解情况。

(2)观察患者心律、心率、血压的变化。

2. 行动措施

(1)给予持续吸氧,2~4 L/min。(依赖性护理措施)

(2)遵医嘱持续静脉滴注硝酸甘油15滴/分。(依赖性护理措施)

(3)协助床上进食、洗漱、大小便。(独立性护理措施)

3. 教育措施

(1)教育患者绝对卧床休息。

(2)保持情绪稳定。

## (三)制订护理措施应注意的注意事项

1. 针对性

护理措施针对护理目标制订,一般一个护理目标可通过几项措施来实现,措施应针对目标制订,否则即使护理措施没有错误,也无法促使目标实现。

2. 可行性

护理措施要切实可行,措施制订时要考虑以下几方面。①患者的身心问题:这也是整体护理中所强调的要为患者制订个体化的方案。措施要符合患者的年龄、体力、病情、认知情况及患者自己对改变目前状况的愿望等。如对老年患者进行知识缺乏的健康教育时,让患者短时间内记忆很多教育内容是困难的。护理措施必须是患者乐于接受的。②护理人员的情况:护理人员的配备及专业技术、理论知识水平和应用能力等是否能胜任所制订的护理措施。③适当的医院设施、设备。

3. 科学性

护理措施应基于科学的基础上,每项护理措施都应有措施依据,措施依据来自护理科学及相关学科的理论知识。禁止将没有科学依据的措施用于患者。护理措施的前提是一定要保证患者的安全。

4. 一致性

护理措施不应与其他医务人员的措施相矛盾,否则容易使患者不知所措,并造成不信任感,甚至可能威胁患者安全。制订护理措施时应参阅其他医务人员的病历记录、医嘱,意见不一致时应共同协商,达成一致。

5. 指导性

护理措施应具体,有指导性,不仅使护理同一患者的其他护士很容易地执行措施,也有利于患者。如对于体液过多需进食低盐饮食的患者,正确的护理措施:①观察患者的饮食是否符合低盐要求。②告诉患者和家属每天摄盐<5 g。含钠多的食物除咸味食品外,还包括发面食品、碳酸饮料、罐头食品等。③教育患者及家属理解低盐饮食的重要性。

不具有指导性护理措施：①嘱患者每天摄盐量<5 g。②嘱患者不要进食含钠多的食物。

## 四、护理计划成文

护理计划成文是将护理诊断、目标、护理措施以一定的格式记录下来而形成的护理文件。不仅为护理程序的下一步实施提供了指导，也有利于护士之间及护士与其他医务人员之间的交流。护理计划的书写格式，因不同的医院有各自具体的条件和要求，所以书写格式也是多种多样的。大致包括日期、护理诊断、目标、措施、效果评价几项内容，见表3-3。

表3-3 护理计划

| 日期 | 护理诊断 | 护理目标 | 护理措施 | 评价 | 停止日期 | 签名 |
| --- | --- | --- | --- | --- | --- | --- |
| 2006－02－19 | 气体交换受阻 | 1、<br>2、 | 1、<br>2、<br>3、 | | | |
| 2006－02－22 | 焦虑 | 1、<br>2、 | 1、<br>2、<br>3、 | | | |

护理计划应体现个体差异性，一份护理计划只对一个患者的护理活动起作用。护理计划还应具有动态发展性，随着患者病情的变化，护理的效果而调整。

（蔡秀芬）

# 第五节　护理实施

实施是为达到护理目标而将计划中各项措施付诸行动的过程。实施的质量如何与护士的专业知识、操作技能和人际沟通能力三方面的水平有关。实施过程中的情况应随时用文字记录下来。

实施过程包括实施前准备、实施和实施后记录三个部分，一般来讲，实施应发生于护理计划完成之后，但在某些特殊情况下，如遇到急诊患者或病情突变的住院患者，护士只能先在头脑中迅速形成一个初步的护理计划并立即采取紧急救护措施，事后再补上完整的护理计划。

## 一、实施前的准备

护士在执行护理计划之前，为了保证护理效果，应思考安排以下几个问题，即"五个W"。

### （一）"谁去做"

对需要执行的护理措施进行分类和分工，确定护理措施是由护士做，还是辅助护士做；哪一级别或水平的护士做；是一个护士做，还是多个护士做。

### （二）"做什么"

进一步熟悉和理解计划，执行者对计划中每一项措施的目的、要求、方法和时间安排应了如指掌，以确保措施的落实，并使护理行为与计划一致。此外，护士还应理解各项措施的理论基础，保证科学施护。

### (三)"怎样做"

(1)三分析所需要的护理知识和技术:护士必须分析实施这些措施所需要的护理知识和技术,如操作程序或仪器设备使用的方法,若有不足,则应复习有关书籍或资料,或向其他有关人员求教。

(2)明确可能会发生的并发症及其预防:某些护理措施的实施有可能对患者产生一定程度的损伤。护士必须充分预想可能发生的并发症,避免或减少对患者的损伤,保证患者的安全。

(3)如患者情绪不佳,合作性差,那么需要考虑如何使措施得以顺利进行。

### (四)"何时做"

实施护理措施的时间选择和安排要恰当,护士应该根据患者的具体情况、要求等多方面因素来选择执行护理措施的时机,例如,健康教育的时间,应该选择在患者身体状况良好、情绪稳定的情况下进行以达到预期的效果。

### (五)"何地做"

确定实施护理措施的场所,以保证措施的顺利实施。在健康教育时应选择相对安静的场所;对涉及患者隐私的操作,更应该注意选择环境。

## 二、实施

实施是护士运用操作技术、沟通技巧、观察能力、合作能力和应变能力去执行护理措施的过程。在实施阶段,护理的重点是落实已制订的措施,执行医嘱、护嘱,帮助患者达到护理目标,解决问题。在实施中必须注意既要按护理操作常规规范化地实施每一项措施,又要注意根据每个患者的生理、心理特征个性化地实施护理。

实施是评估、诊断和计划阶段的延续,需随时注意评估患者的病情及患者对护理措施的反应及效果,努力使护理措施满足患者的生理、心理需要、促进疾病的康复。

## 三、实施后的记录

实施后,护士要对其所执行的各种护理措施及患者的反应进行完整、准确的文字记录,即护理病历中的护理病程记录,以反映护理效果,为评价做好准备。

记录可采用文字描述或填表,在相应项目上打"√"的方式。常见的记录格式有PIO记录方式,PIO即由问题(problem,P)、措施(intervention,I)、结果(outcome,O)组成。"P"的序号要与护理诊断的序号一致并写明相关因素,可分别采用PES、PE、SE三种记录方式。"I"是指与P相对应的已实施的护理措施。即做了什么,但记录并非护理计划中所提出的全部护理措施的罗列。"O"是指实施护理措施后的结果。可出现两种情况:一种结果是当班问题已解决;另一种结果是当班问题部分解决或未解决,若措施适当,由下一班负责护士继续观察并记录;若措施不适宜,则由下一班负责护士重新修订并制订新的护理措施。

记录是一项很重要的工作,其意义在于:①可以记录患者住院期间接受护理照顾的全部经过;②有利于其他医护人员了解情况;③可作为护理质量评价的一个内容;④可为以后的护理工作提供资料;⑤是护士辛勤工作的最好证明。

(杨玉鋆)

# 第六节 护理评价

评价是有计划的、系统的将患者的健康现状与确定的预期目标进行比较的过程。评价是护理程序的第五步,但实际上它贯穿于整个护理程序的各个步骤,如评估阶段,需评估资料收集是否完全,收集方法是否正确;诊断阶段,需评价诊断是否正确,有无遗漏,是否是以收集到的资料为依据;计划阶段,需评价护理诊断的顺序是否合适,目标是否可行,措施是否得当;实施阶段,需评价措施是否得到准确执行,执行效果如何,等等。评价虽然位于程序的最后一步,但并不意味着护理程序的结束,相反,通过评价发现新问题,重新修订计划,而使护理程序循环往复地进行下去。

评价包括以下几个步骤。

## 一、收集资料

收集有关患者目前健康状态的资料,资料涉及的内容与方法同第二节评估部分的相应内容。

## 二、评价目标是否实现

评价的方法是将患者目前健康状态的资料与计划阶段的预期目标相比较,以判断目标是否实现。经分析可得出三种结果:①目标已达到;②部分达到目标;③未能达到目标。

例:预定的目标为"一个月后患者拄着拐杖行走 50 m",一个月后评价结果如下。

患者能行走 50 m——目标达到。

患者能行走 30 m——目标部分达到。

患者不能行走——目标未达到。

## 三、重审护理计划

对护理计划的调整包括以下几种方式。

### (一)停止

重审护理计划时,对目标已经达到,问题已经解决的,停止采取措施,但应进一步评估患者可能存在的其他问题。

### (二)继续

问题依然存在,计划的措施适宜,则继续执行原计划。

### (三)修订

对目标部分实现或目标未实现的原因要进行探讨和分析,并重审护理计划,对诊断、目标和措施中不适当的内容加以修改,应考虑下述问题:收集的资料是否准确和全面;护理问题是否确切;所定目标是否现实;护理措施设计是否得当及执行是否有效,患者是否配合等。

护理程序作为一个开放系统,患者的健康状况是一个输入信息,通过评估、计划和实施,输出患者健康状况的信息,经过护理评价结果来证实计划是否正确。如果患者尚未达到健康目标,则需要重新收集资料、修改计划,直到患者达到预期的目标,护理程序才告停止。因此,护理程序是一个周而复始,无限循环的系统工程(图 3-2)。

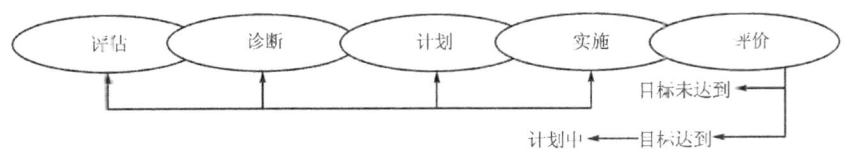

**图 3-2 护理程序的循环过程**

护理程序是一种系统地解决问题的程序,是护士为患者提供护理照顾的方法,应用护理程序可以保证护士给患者提供有计划、有目的、高质量、以患者为中心的整体护理。因此它不仅适用于医院临床护理、护理管理,同时它还适用于其他护理实践,如社区护理、家庭护理、大众健康教育等,是护理专业化的标志之一。

（杨玉銮）

# 第四章 护理操作技术

## 第一节 排痰技术

### 一、有效排痰法

**(一)目的**

对不能有效咳痰的患者进行叩背,协助排出肺部分泌物,保持呼吸道通畅。

**(二)操作前准备**

1.告知患者

操作目的、方法、注意事项、配合方法。

2.评估患者

(1)病情、意识状态、咳痰能力、影响咳痰的因素、合作能力。

(2)痰液的颜色、性质、量、气味。

(3)肺部呼吸音情况。

3.操作护士

着装整洁、修剪指甲、洗手、戴口罩。

4.物品准备

听诊器、隔离衣、快速手消毒剂,必要时备雾化面罩、雾化液。

5.环境

整洁、安静。

**(三)操作步骤**

(1)穿隔离衣,核对腕带及床头卡。

(2)协助患者取侧卧位或坐位。

(3)叩击患者胸背部,手指合拢呈杯状由肺底自下而上、自外向内叩击。

(4)拍背后,嘱患者缓慢深呼吸用力咳出痰液。

(5)听诊肺部呼吸音清。

(6)协助患者清洁口腔。

(7)整理床单位,协助患者取舒适卧位。
(8)整理用物,脱隔离衣。
(9)洗手、记录,确认医嘱。

**(四)注意事项**
(1)注意保护胸、腹部伤口,合并气胸、肋骨骨折时禁做叩击。
(2)根据患者体型、营养状况、耐受能力,合理选择叩击方式、时间和频率。
(3)操作过程中密切观察患者意识及生命体征变化。

**(五)评价标准**
(1)患者能够知晓护士告知的事项,对服务满意。
(2)操作过程规范、安全,动作娴熟。

## 二、经鼻或经口腔吸痰

**(一)目的**
充分吸出痰液,保持患者呼吸道通畅,确保患者安全。

**(二)操作前准备**

1.告知患者和家属
操作目的、方法、注意事项、配合方法。

2.评估患者
(1)病情、意识状态、生命体征、承受能力、合作程度。
(2)双肺呼吸音、痰鸣音、氧疗情况、$SpO_2$、咳嗽能力。
(3)痰液的性状。
(4)义齿、口腔及鼻腔状况。

3.操作护士
着装整洁、修剪指甲、洗手、戴口罩。

4.物品准备
治疗车、治疗盘、吸痰包、一次性吸痰管、灭菌注射用水、负压吸引装置一套、隔离衣、快速手消毒剂、污物桶、消毒桶;必要时备压舌板、开口器、舌钳、口咽通气道、听诊器。

5.环境
整洁、安静。

**(三)操作过程**
(1)穿隔离衣,携用物至患者床旁,核对腕带及床头卡。
(2)协助患者取适宜卧位,取下活动义齿。
(3)连接电源,打开吸引器,调节负压吸引压力 20.0～26.7 kPa(150～200 mmHg)。
(4)戴一次性无菌手套,连接吸痰管。
(5)吸痰管经口或鼻插入气道(进管时阻断负压),边旋转边向上提拉,每次吸痰时间不超过 15 秒。
(6)吸痰过程中密切观察患者生命体征、血氧饱和度及痰液情况,听诊呼吸音。
(7)吸痰结束,用手上的一次性手套包裹吸痰管,丢入污物桶。
(8)冲洗管路。

(9)整理床单位,协助患者取安全、舒适体位。
(10)整理用物,按医疗垃圾分类处理用物;消毒仪器及管路。
(11)脱隔离衣,擦拭治疗车。
(12)洗手、记录、确认医嘱。

### (四)注意事项

(1)观察患者生命体征、血氧饱和度变化及痰液情况,并准确记录。
(2)遵循无菌原则,插管动作轻柔。吸痰管到达适宜深度前避免负压,逐渐退出的过程中提供负压。
(3)选择粗细、长短、质地适宜的吸痰管。
(4)按需吸痰,每次吸痰时均须更换吸痰管。
(5)患者痰液黏稠时可以配合翻身叩背、雾化吸入,患者发生缺氧症状时如发绀、心率下降应停止吸痰,休息后再吸。
(6)吸痰过程中,鼓励并指导清醒患者深呼吸,进行有效咳痰。

### (五)评价标准

(1)患者和家属能够知晓护士告知的事项,并能配合操作。
(2)遵循无菌原则、消毒隔离制度。
(3)操作过程规范、安全、有效,动作轻柔。

## 三、气管插管吸痰

### (一)目的

充分吸出痰液,保持患者呼吸道通畅。

### (二)操作前准备

**1.告知患者和家属**

操作目的、方法、注意事项、配合方法。

**2.评估患者**

(1)病情、意识状态、合作程度。
(2)心电监护及管路状况。

**3.操作护士**

着装整洁、修剪指甲、洗手、戴口罩。

**4.物品准备**

治疗车、负压吸引装置一套、一次性吸痰管、无菌生理盐水、隔离衣、快速手消毒剂、污物桶、消毒桶。

**5.环境**

安静、整洁。

### (三)操作过程

(1)穿隔离衣,携用物至患者床边,核对患者腕带及床头卡。
(2)协助患者取仰卧位,头偏向操作者侧。
(3)吸痰前给予2分钟纯氧吸入。
(4)连接电源,打开吸引器,调节负压吸引压力20.0~26.7 kPa(150~200 mmHg)。

(5)戴一次性无菌手套,连接吸痰管。
(6)正确开放气道,迅速将吸痰管插入至适宜深度,边旋转边向上提拉,每次吸痰时间不超过15秒。
(7)观察患者生命体征、血氧饱和度变化,痰液的性状、量及颜色,听诊呼吸音。
(8)吸痰结束后再给予纯氧吸入2分钟。
(9)吸痰管用手上的一次性手套包裹,丢入污物桶。
(10)冲洗管路并妥善放置。
(11)整理床单位,协助患者取安全、舒适体位。
(12)整理用物,按医疗垃圾分类处理用物。
(13)脱隔离衣,擦拭治疗车。
(14)洗手、记录、确认医嘱。

**(四)注意事项**
(1)观察患者生命体征及呼吸机参数变化,如呼吸道被痰液堵塞、窒息,发绀应立即吸痰。
(2)遵循无菌原则,每次吸痰时均须更换吸痰管,应先吸气管内,再吸口鼻处。
(3)吸痰前整理呼吸机管路,倾倒冷凝水。
(4)掌握适宜的吸痰时间。呼吸道管路每周更换消毒一次,发现污染严重,随时更换。
(5)注意吸痰管插入是否顺利,遇有阻力时,应分析原因,不得粗暴操作。
(6)选择型号适宜的吸痰管,吸痰管外径应小于等于气管插管内径的1/2。
(7)吸痰过程中,鼓励并指导清醒患者深呼吸,进行有效咳痰。

**(五)评价标准**
(1)患者和家属能够知晓护士告知的事项,并能配合操作。
(2)遵循无菌技术、标准预防、消毒隔离原则。
(3)护士操作过程规范、安全、有效。

## 四、排痰机使用

**(一)目的**
协助排出肺部痰液,预防、减轻肺部感染。

**(二)操作前准备**

**1.告知患者**
操作目的、方法、注意事项、配合方法。

**2.评估患者**
(1)病情、意识状态、耐受能力、心理反应、合作程度。
(2)胸部皮肤情况及肺部痰液分布情况。

**3.操作护士**
着装整洁、修剪指甲、洗手、戴口罩。

**4.物品准备**
振动排痰机、叩击头套、快速手消毒剂。

**5.环境**
整洁、安静、私密。

**(三)操作步骤**
(1)携用物至患者床旁,核对腕带及床头卡。
(2)协助患者取适宜体位。
(3)连接振动排痰机电源,开机。
(4)调节强度、频率。
(5)选择排痰模式(自动和手动),定时。
(6)安装适宜的叩击头及套。
(7)叩击头振动后,方可放于胸部背部及前后两侧并给予适当的压力治疗。
(8)治疗结束,撤除叩击头套。
(9)整理床单位,协助患者取安全、舒适卧位。
(10)整理用物,按医疗垃圾分类处理用物。
(11)洗手、记录、确认医嘱。

**(四)注意事项**
(1)注意皮肤感染、胸部肿瘤、心内附壁血栓、严重心房颤动、心室颤动、急性心肌梗死、不能耐受振动的患者禁忌使用。
(2)密切监测患者病情变化,如患者感到不适,应及时停止治疗。
(3)应将叩击头置于叩击部位不动,持续数秒,再更换叩击部位,或叩击头缓慢在身体表面移动,要避免快速移动,以免影响治疗效果。
(4)根据患者情况选择治疗时间,一般为5~10分钟。

**(五)评价标准**
(1)患者和家属能够知晓护士告知的事项,对服务满意。
(2)注意观察患者肺部情况。
(3)护士操作过程规范、准确。

(王飞飞)

# 第二节 氧疗技术

## 一、鼻导管或面罩吸氧

**(一)目的**
纠正各种原因造成的缺氧状态,提高患者血氧含量及动脉血氧饱和度。

**(二)操作前准备**
1.告知患者
操作目的、方法、注意事项、配合方法。
2.评估患者
(1)病情、意识、呼吸状态、缺氧程度、心理反应、合作程度。
(2)鼻腔状况:有无鼻息肉、鼻中隔偏曲或分泌物阻塞等情况。

3.操作护士

着装整洁、修剪指甲、洗手、戴口罩。

4.物品准备

治疗车、一次性吸氧管或吸氧面罩、湿化瓶、蒸馏水、氧流量表、水杯、棉签、吸氧卡、笔、快速手消毒剂、污物桶、消毒桶。

5.环境

安全、安静、整洁。

(三)操作过程

(1)携用物至患者床旁,核对腕带及床头卡。

(2)协助患者取适宜体位。

(3)清洁双侧鼻腔。

(4)正确安装氧气装置,管路或面罩连接紧密,确定氧气流出通畅。

(5)根据病情调节氧流量。

(6)固定吸氧管或面罩。

(7)填写吸氧卡。

(8)用氧过程中密切观察患者呼吸、神志、氧饱和度及缺氧程度改善情况等。

(9)整理床单位,协助患者取舒适卧位。

(10)整理用物,按医疗垃圾分类处理用物。

(11)擦拭治疗车。

(12)洗手、记录、确认医嘱。

(四)注意事项

(1)保持呼吸道通畅,注意气道湿化。

(2)保持吸氧管路通畅,无打折、分泌物堵塞或扭曲。

(3)面罩吸氧时,检查面部、耳郭皮肤受压情况。

(4)吸氧时先调节好氧流量再与患者连接,停氧时先取下鼻导管或面罩,再关闭氧流量表。

(5)注意用氧安全,尤其是使用氧气筒给氧时注意防火、防油、防热、防震。

(6)长期吸氧患者,湿化瓶内蒸馏水每天更换一次,湿化瓶每周浸泡消毒一次,每次30分钟,然后洗净、待干、备用。

(7)新生儿吸氧应严格控制用氧浓度和用氧时间。

(五)评价标准

(1)患者能够知晓护士告知的事项,对服务满意。

(2)操作过程规范、安全,动作娴熟。

## 二、一次性使用吸氧管(OT-MI人工肺)

(一)目的

纠正各种原因造成的缺氧状态,提高患者血氧含量及动脉血氧饱和度。

## (二)操作前准备

**1.告知患者和家属**

操作目的、方法、注意事项、配合方法。

**2.评估患者**

(1)病情、意识、缺氧程度、呼吸、自理能力、合作程度。

(2)鼻腔状况。

**3.操作护士**

着装整洁、修剪指甲、洗手、戴口罩。

**4.物品准备**

治疗车、氧流量表、人工肺、水杯、棉签、快速手消毒剂、吸氧卡、笔,必要时备吸氧面罩。

**5.环境**

安静、整洁。

## (三)操作过程

(1)携用物至患者床旁,核对腕带及床头卡。

(2)协助患者取舒适卧位。

(3)正确安装氧气装置。

(4)清洁鼻腔。

(5)根据病情调节氧流量。

(6)吸氧并固定吸氧管或面罩。

(7)观察患者缺氧改善情况。

(8)整理床单位,协助患者取舒适、安全卧位。

(9)整理用物,按医疗垃圾分类处理用物。

(10)擦拭治疗车。

(11)洗手、签字、确认医嘱。

## (四)注意事项

(1)保持呼吸道通畅,注意气道湿化。

(2)保持吸氧管路通畅,无打折、分泌物堵塞或扭曲。

(3)面罩吸氧时,检查面部、耳郭皮肤受压情况。

(4)吸氧时先调节好氧流量再与患者连接,停氧时先取下鼻导管或面罩,再关闭氧流量表。

(5)注意用氧安全,尤其是使用氧气筒给氧时注意防火、防油、防热、防震。

(6)新生儿吸氧应严格控制用氧浓度和用氧时间。

## (五)评价标准

(1)患者和家属能够知晓护士告知的事项,并能配合,对服务满意。

(2)操作过程规范、安全,动作娴熟。

(童 晶)

# 第三节 无菌技术

## 一、无菌包使用技术

### (一)目的
保持已经灭菌的物品处于无菌状态。

### (二)操作前准备
1. 操作护士

着装整洁、修剪指甲、洗手、戴口罩。

2. 物品准备

无菌包、无菌持物钳及容器、治疗盘。

3. 操作环境

整洁、宽敞。

### (三)操作步骤
(1) 检查无菌包,核对名称、有效灭菌日期、化学指示胶带颜色、包布情况。

(2) 打开无菌包,揭开化学指示胶带或系带,按原折叠顺序逐层打开。

(3) 用无菌钳取出物品,放于指定的区域内。

(4) 包内剩余物品,按原折痕包好。

(5) 注明开包时间。

(6) 包内物品一次全部取出时,将包托在手中打开,另一手将包布四角抓住,使包内物品妥善置于无菌区域内。

(7) 整理用物。

### (四)注意事项
(1) 严格遵循无菌操作原则。

(2) 无菌包置于清洁、干燥处,避免潮湿。

(3) 打开包布时,手不可跨越无菌区,非无菌物品不可触及无菌面。

(4) 注明开包日期,开启后的无菌包使用时间不超过 24 小时。

### (五)评价标准
(1) 遵循无菌操作原则。

(2) 护士操作过程规范、准确。

## 二、戴无菌手套

### (一)目的
执行无菌操作或者接触无菌物品时需戴无菌手套,以保护患者,预防感染。

## (二)操作前准备

1. 操作护士

着装整洁、修剪指甲、洗手、戴口罩。

2. 物品准备

一次性无菌手套。

3. 操作环境

整洁、宽敞。

## (三)操作步骤

(1)检查无菌手套包装、有效期、型号。

(2)打开手套外包装。①分次取手套法:一手掀起口袋的开口处,另一手捏住手套翻折部分(手套内面)取出手套对准五指戴上。掀起另一只袋口,以戴着无菌手套的手指插入另一只手套的翻边内面,将手套戴好。②一次性取手套法:两手同时掀起口袋的开口处,分别捏住两只手套的翻折部位,取出手套。将两手套五指对准,先戴一只手,再以戴好手套的手指插入另一只手套的翻折内面,同法戴好。

(3)双手对合交叉调整手套位置,将手套翻边扣套在工作服衣袖外面。

(4)脱手套方法:①用戴着手套的手捏住另一只手套污染面的边缘将手套脱下。②戴着手套的手握住脱下的手套,用脱下手套的手捏住另一只手套清洁面(内面)的边缘,将手套脱下。③用手捏住手套的里面丢至医疗垃圾桶内。

(5)整理用物,洗手。

## (四)注意事项

(1)严格遵循无菌操作原则。

(2)戴无菌手套时,应防止手套污染。注意未戴手套的手不可触及手套的外面,戴手套的手不可触及未戴手套的手或者另一手套的里面。

(3)诊疗护理不同的患者之间应更换手套。

(4)脱手套时,应翻转脱下。

(5)脱去手套后,应按规定程序与方法洗手,戴手套不能替代洗手,必要时进行手消毒。

(6)操作时发现手套破损时,应及时更换。

## (五)评价标准

(1)遵循无菌原则,符合无菌要求。

(2)操作过程规范、熟练。

(3)手套选择型号大小适宜,外观平整。

# 三、铺设无菌器械台

## (一)目的

将无菌巾铺在清洁、干燥的器械台上,形成无菌区,放置无菌物品,以备手术使用。

## (二)操作前准备

1. 操作护士

着装整洁,修剪指甲,洗手,戴帽子、口罩。

2.物品准备

治疗车、无菌持物钳、无菌敷料包、器械包、手术衣及手术需要的物品。

3.操作环境

宽敞,洁净。

### (三)操作过程

(1)核对、检查无菌包。

(2)打开无菌持物钳,标记开启时间。

(3)依次打开无菌敷料包、无菌器械包、无菌手术衣,分别铺置于治疗车上。

(4)用无菌持物钳夹取无菌手套置于手术衣旁。

(5)穿手术衣,戴无菌手套。

(6)整理台面,器械、敷料分别置于无菌台左、右侧。

(7)废弃物按医疗垃圾处理。

### (四)注意事项

(1)严格执行无菌技术操作原则,预防交叉感染。

(2)无菌物品不超过器械台边缘。

(3)铺无菌台时身体须远离无菌区10 cm以上。

(4)无菌器械台边缘垂下的无菌单前侧比背侧长,无菌单垂缘至少30 cm。

### (五)评价标准

(1)符合无菌操作技术原则及查对制度。

(2)铺置无菌器械台顺序、方向正确。

(3)无菌器械台面平整,无菌物品摆放整齐、合理。

(4)移动无菌台方法正确。

(5)用物处理得当。

## 四、铺无菌盘

### (一)目的

将无菌巾铺在清洁干燥的治疗盘内,形成无菌区,放置无菌物品,以供治疗时使用。

### (二)操作前准备

1.操作护士

着装整洁、修剪指甲、洗手、戴口罩。

2.物品准备

治疗盘、无菌包、无菌持物钳及容器、无菌物品。

3.操作环境

整洁、宽敞。

### (三)操作步骤

(1)检查无菌包,核对名称、有效灭菌日期、化学指示胶带颜色、包布情况。

(2)打开无菌包,使用无菌持物钳取出1块治疗巾,放于治疗盘内。

(3)剩余物品按原折痕包好,注明开包日期及时间。

(4)将无菌治疗巾双折平铺于治疗盘内,将上层呈扇形折叠到对侧,边缘向外。

(5)放入无菌物品。
(6)将上层盖于物品上,上下层边缘对齐,开口处向上翻折,两侧边缘向下翻折。
(7)注明铺盘日期及时间。
(8)整理用物。

**(四)注意事项**
(1)严格遵循无菌操作原则。
(2)铺无菌盘区域清洁干燥,无菌巾避免潮湿、污染。
(3)不可跨越无菌区,非无菌物品不可触及无菌面。
(4)注明铺无菌盘的日期、时间,无菌盘有效期为4小时。

**(五)评价标准**
(1)遵循无菌技术原则。
(2)操作轻巧、熟练、规范。
(3)用物放置符合节力及无菌要求。
(4)无菌物品摆放合理,折边外观整齐。

(王春花)

## 第四节 营养支持技术

### 一、肠内营养

**(一)目的**
(1)全面、均衡、符合生理的营养供给,以降低高分解代谢,提高机体免疫力。
(2)维持胃肠道功能,保护肝脏功能。
(3)提供经济、安全的营养治疗。

**(二)操作前准备**

1.告知患者和家属
操作目的、方法、注意事项、配合方法。

2.评估患者
病情、意识状态、合作程度、营养状态、管饲通路情况、输注方式。

3.操作护士
着装整洁、修剪指甲、洗手、戴口罩。

4.物品准备
肠内营养液、营养泵、肠内营养袋、加温器、20 mL注射器、温水。必要时备插线板。

5.环境
整洁、安静。

**(三)操作过程**
(1)携用物至患者床旁,核对腕带及床头卡。

(2)协助患者取半卧位。
(3)固定营养泵,安装管路,检查并确认喂养管位置,抽吸并评估胃内残留量。
(4)温水冲洗胃肠营养管并与管路连接。
(5)根据医嘱调节输注速度。
(6)加温器连于喂养管上(一般温度调节在37~40 ℃)。
(7)核对。
(8)输注完毕,温水冲洗喂养管。
(9)包裹、固定胃肠营养管。
(10)协助患者取适宜卧位,整理床单位。
(11)整理用物,按医疗垃圾分类处理用物。
(12)擦拭治疗车。
(13)洗手、记录、确认医嘱。

**(四)注意事项**
(1)营养液现用现配,24小时内用完。
(2)长期留置胃肠营养管者,每天用油膏涂擦鼻腔黏膜,每天进行口腔护理。
(3)输注前后或经胃肠营养管注入药物后均用温水冲洗胃肠营养管。
(4)定期(或按照说明书)更换胃肠营养管,对胃造口、空肠造口者,保持造口周围皮肤干燥、清洁。
(5)避免空气入胃,引起胀气。
(6)加温器放到合适的位置,以免烫伤患者。
(7)抬高床头,避免患者平卧引起误吸。
(8)观察并记录输注量及输注中、输注后的反应。
(9)特殊用药前后用约30 mL温水冲洗胃肠营养管,药片或药丸经研碎、溶解后注入胃肠营养管。
(10)注意放置恰当的管路标识。

**(五)评价标准**
(1)患者和家属能够知晓护士告知的事项,对服务满意。
(2)操作规范、安全,动作娴熟。

## 二、肠外营养

**(一)目的**
通过静脉途径输注各种营养素,补充和维持患者的营养。

**(二)操作前准备**
1.告知患者和家属
操作目的、方法、注意事项、配合方法。
2.评估患者
(1)病情、意识状态、合作程度、营养状态。
(2)输液通路情况、穿刺点及其周围皮肤状况。
3.操作护士
着装整洁、修剪指甲、洗手、戴口罩。

4.物品准备

治疗车、穿刺盘、营养液、20 mL注射器、输液泵、营养袋、加温器、温水。必要时备插线板。

5.环境

整洁、安静。

(三)操作过程

(1)携用物至患者床旁,核对腕带及床头卡。

(2)协助患者取舒适卧位。

(3)固定输液泵,连接电源。

(4)营养袋挂于仪器架上,排气。

(5)打开输液泵门,固定输液管,关闭输液泵门。

(6)开机,设置输液速度及预输液量。

(7)将感应器固定在墨菲氏滴管上端。

(8)消毒皮肤,二次排气。

(9)穿刺,启动输液泵,妥善固定管路。

(10)整理床单位,协助患者取舒适卧位。

(11)整理用物,按医疗垃圾分类处理用物。

(12)擦拭治疗车。

(13)洗手、记录、确认医嘱。

(四)注意事项

(1)营养液宜现配现用,若营养液配制后暂时不输注,冰箱冷藏,输注前室温下复温后再输,保存时间不超过24小时。

(2)等渗或稍高渗溶液可经周围静脉输入,高渗溶液应从中心静脉输入,明确标识。

(3)如果选择中心静脉导管输注,注意管路维护。

(4)不宜从营养液输入的管路输血、采血。

(五)评价标准

(1)患者和家属能够知晓护士告知的事项,对服务满意。

(2)遵循查对制度,符合无菌技术、安全给药原则。

(3)操作过程规范,动作娴熟。

(徐 洋)

## 第五节 铺床技术

一、备用床

(一)目的

保持病室整洁,准备接收新患者。

## (二)操作前准备

**1.操作护士**

着装整洁,修剪指甲,洗手,戴口罩。

**2.物品准备**

床、床垫、床褥、棉被或毛毯、枕芯、床罩、床单、被套、枕套。

**3.环境**

整洁、安静。

## (三)操作过程

(1)移开床旁桌椅于适宜位置。

(3)用物按使用顺序放于床旁椅上。

(3)检查床垫。

(4)将床褥齐床头平放于床垫上,并铺平。

(5)铺床单或床罩。

(6)将棉被或毛毯套入被套内。

(7)两侧内折后与床内沿平齐。

(8)尾端塞于床垫下。

(9)套枕套,将枕头平放于床头正中。

(10)移回床旁桌、椅。

(11)处理用物,洗手。

## (四)注意事项

(1)注意省时、节力,防止职业损伤。

(2)铺床时,病室内无患者进食或治疗。

## (五)评价标准

(1)用物准备齐全。

(2)床单位整洁、美观。

## 二、麻醉床

### (一)目的

便于接收和护理麻醉手术后的患者;使患者安全、舒适、预防并发症。

### (二)操作前准备

**1.评估患者**

诊断、病情、手术和麻醉方式。

**2.操作护士**

着装整洁、修剪指甲、洗手、戴口罩。

**3.物品准备**

(1)床上用物:床垫、床褥、棉被或毛毯、枕芯、床罩、一次性中单、被套、枕套。

(2)麻醉护理盘:治疗巾、开口器、舌钳、通气导管、牙垫、弯盘、吸氧管、吸痰管、棉签、压舌板、镊子、纱布。

(3)其他:心电监护仪、听诊器、血压计、吸氧装置、吸痰装置、生理盐水、手电筒、胶布、护理记录单、笔、输液架。

4.环境

安静、整洁。

(三)操作过程

(1)移开床旁桌椅于适宜位置。

(2)用物按使用顺序放于床旁椅上。

(3)从床头至床尾铺平床褥后,铺上床罩、根据患者手术麻醉情况和手术部位铺中单。

(4)将棉被或毛毯套入被套内。

(5)盖被尾端向上反折,齐床尾。

(6)将背门一侧盖被塞于床垫下,对齐床沿。

(7)将近门一侧盖被边缘向上反折,对齐床沿。

(8)套枕套后,将枕头横立于床头正中。

(9)移回床旁桌、椅。

(10)处理用物。

(11)洗手。

(四)注意事项

(1)注意省时、节力,防止职业损伤。

(2)枕头平整、充实。

(3)病室及床单位整洁、美观。

(五)评价标准

(1)用物准备齐全。

(2)操作过程规范,符合省时、省力原则。

(3)床单位整洁、美观,符合术后护理要求。

## 三、卧床患者更换床单

(一)目的

为卧床患者更换床单,保持清洁,增进舒适。

(二)操作前准备

1.告知患者

更换床单的目的及过程,教会患者配合方法。

2.评估患者

(1)病情、意识、身体移动能力及合作程度。

(2)有无肢体活动障碍、偏瘫和骨折。

(3)有无引流管、输液管及伤口,有无尿便失禁。

(4)年龄、性别、体重、心理状态与需求。

3.操作护士

着装整洁、仪表端庄、洗手、戴口罩。

4.物品准备

护理车、清洁的大单、一次性中单、被套、枕套、床刷及半湿状布套、污衣袋等。

5.环境

安静、整洁。

**(三)操作过程**

(1)根据需要移开床旁桌椅。

(2)松开固定在床单上的各种引流管,防止引流管脱落。

(3)移枕头,协助患者移向对侧。

(4)松开近侧各层床单,将其上卷于中线处塞于患者身下。

(5)扫床。

(6)按序依次铺近侧各层床单。

(7)移枕头,协助患者移至近侧。

(8)同法,铺另一侧。

(9)整理盖被,更换枕套。

(10)固定引流管。

(11)协助患者取舒适卧位,必要时上床挡。

(12)整理用物,洗手。

**(四)注意事项**

(1)保证患者安全,体位舒适。

(2)注意节力。

(3)注意观察病情变化。

**(五)评价标准**

(1)用物准备齐全。

(2)操作过程规范,符合省时、省力原则。

(3)床单位整洁、美观、患者安全舒适。

(王飞飞)

# 第五章 手术室护理

## 第一节 手术室护理概述

手术室护理工作的内容主要为手术室管理和手术患者的护理。

手术室管理包括对手术室设施、仪器设备、手术器械、周围环境、常用药品的管理,要求物品配备齐全、功能完好并处于备用状态。手术间内部设施、温控、湿控应当符合环境卫生学管理和医院感染控制的基本要求。

手术室护理工作具有高风险、高强度、高应急等特点,因此必须与临床科室等有关部门加强联系,有效预防手术患者在手术过程中的意外伤害,保证手术患者的安全和围术期各项工作的顺利进行。

手术室护理实施以手术患者为中心的整体护理模式,各岗位人员各司其职,但又需相互密切合作,共同完成护理任务。

### 一、手术室巡回护士

#### (一)手术前一天

1.术前访视

术前一天至病房访视手术患者,有异常、特殊情况及时交班。

2.术前用物检查

检查灭菌手术用物是否符合规范、准备齐全;检查次日手术所用仪器、设备的性能是否正常;检查次日手术的特殊需求是否满足(如骨科和脑外科特殊体位的手术床准备)。

#### (二)手术当天

1.术前

(1)检查手术灭菌包的有效期和室内各类用物、仪器设备、医用气体是否齐全;调节室内温度、湿度,做好环境准备;检查室内恒温箱是否调节至适当温度。

(2)手术室巡回护士核对手术通知单无误后,手术室工作人员(一般为工勤人员)至病房接手术患者。病房护士陪同手术患者至手术室半限制区,与手术室巡回护士进行手术患者交接,共同核对手术患者的身份、手术信息、术前准备情况及所带入用物,正确填写《手术患者交接单》并签名,护理人员适时进行心理护理。

(3)手术室巡回护士将手术患者转运至手术间内的手术床上,做好防坠床措施,协助麻醉医师施行麻醉。

(4)按医嘱正确冲配抗生素,严格执行用药查对制度,并于划皮前30~60分钟给药。

(5)协助洗手护士穿无菌衣。提供手术操作中所需的无菌物品(如手套、缝针)。

(6)与洗手护士共同执行手术物品清点制度。按规范正确清点纱布、器械、缝针等术中用物的数量、完整性,及时、正确地记录清点内容并签字。

(7)严格执行手术安全核查制度。在麻醉前、手术划皮前,手术室巡回护士、手术医师、麻醉医师共同按《手术安全核查表》内容逐项核查、确认并签字。

(8)尽量在手术患者麻醉后进行手术护理操作,如留置导尿管、放置肛温测温装置,尽量减少手术患者的疼痛。操作时注意保护患者的隐私。

(9)正确放置手术体位,充分暴露手术野;妥善固定患者的肢体,将约束带的松紧度调节适宜,维持肢体功能位,防止受压;保持床单平整、干燥、无褶皱;调节头架、手术操作台的高度;调整无影灯的位置、亮度。

(10)正确连接高频电刀、负压吸引器、外科超声装置、腹腔镜等手术仪器设备,划皮前完成仪器设备自检,把仪器脚踏放置在适宜的位置;完成手术仪器使用前的准备工作,例如,正确粘贴高频电刀电极板、环扎止血仪器的止血袖带。

(11)督查手术人员执行无菌操作规范的情况,如手术医师外科洗手、手术部位皮肤消毒、铺无菌手术巾的操作,及时指出违规行为。

2.术中

(1)维持手术间室内环境整洁、安静、有序。严格督查手术医师、洗手护士、麻醉医师、参观手术人员、实习学生遵守无菌操作原则、消毒隔离制度和手术室参观制度。

(2)密切关注手术进展,调整无影灯的灯光,及时供给手术操作中临时需求的无菌物品(如器械、缝针、纱布、吻合器、植入物),并记录。

(3)注意手术患者的生命体征波动。保持静脉输液通路、动脉测压通路、静脉测压通路、导尿管等通畅;观察吸引瓶中的液体量,及时提示手术医师术中出血量;定时检查、调整手术患者的手术体位,防止闭合性压疮的发生。

(4)术中输液、输血、用药必须严格遵守用药查对制度。对紧急情况下执行的术中口头医嘱,手术室巡回护士应复述2遍后经确认再执行,术后手术医师必须补医嘱。

(5)熟练操作术中所需仪器设备。例如,正确调节高频电刀、超声刀、心脏除颤仪等仪器设备的参数,排除变温毯的故障,拆装电钻。

(6)手术中在非手术部位盖大小适宜的棉上衣。术中冲洗体腔的盐水水温必须为35~37℃。在大手术中或对年老体弱的患者,根据现有条件,加用保温装置(温水循环热毯或热空气装置)。

(7)术中及时与洗手护士、手术医师核对手术标本,然后把手术标本放入标本袋(特殊情况除外)。如需快速用手术标本做冰冻切片检查,必须及早送检。

(8)术中发生应急事件(如停电、心脏停搏、变态反应),应及时按照手术室应急预案,积极配合抢救,挽救患者的生命。

(9)与洗手护士在关闭腔隙前、关闭腔隙后及缝皮后共同执行手术物品清点制度,按规范正确清点术中用物,检查其完整性,正确、及时地记录并签字确认。

(10)准确、及时地书写各类手术室护理文件和表单。

3.术后

(1)协助医师包扎手术切口,擦净血迹,评估患者的皮肤情况,采取保暖措施,妥善固定肢体,执行防坠床措施。固定各种引流管及其他管道,防止滑脱,待麻醉医师记录尿量后,将尿袋内的尿液放空。

(2)手术患者离开手术间前,手术室巡回护士、手术医师、麻醉医师、共同再按《手术安全核查表》《手术患者交接单》的内容逐项核查、确认、签字。

(3)手术人员协同将手术患者安全转运至接送车。手术人员将手术患者的病历、未用药品、影像学资料等物品随手术患者带回病房或监护室。

(4)严格执行手术室标本管理制度。手术室巡回护士、手术医师、洗手护士再次核对手术标本,正确保存、登记、送检。

(5)清洁、整理手术间的设施、设备、仪器,填写使用情况登记手册。将所有物品归原位,更换手术床床单及被套,添加手术间常用的一次性灭菌物品,如手套、缝线。若为感染手术,则按感染手术处理规范进行操作。

(6)正确填写各种手术收费单。

## 二、手术室洗手护士

**(一)手术前一天**

(1)了解手术情况:了解次日手术患者的病情、手术方式、手术步骤及所需特殊器械、物品、仪器设备。

(2)协助巡回护士检查术前用物。

**(二)手术当天**

1.术前

(1)协助巡回护士检查灭菌器械、敷料包是否符合规范、准备齐全;准备手术所需的一次性无菌用品,包括各类缝针、引流管、止血用物和特殊器械等。准备次日手术所用仪器、设备。

(2)严格按照查对制度检查无菌器械包和敷料包的有效期、包外化学指示胶带及外包装的完整性,检查无菌器械包和敷料包是否潮湿及被污染。在打开无菌器械包和敷料包后,检查包内化学指示卡。严格按照无菌原则打开器械包和敷料包。

(3)提前15分钟按规范洗手,穿无菌手术衣,戴无菌手套。

(4)与巡回护士共同执行手术物品清点制度。按规范正确清点纱布、器械、缝针等术中用物,检查其完整性,按规范铺手术器械台。

(5)协助并督查手术医师按规范铺无菌巾,协助手术医师系无菌手术衣带、戴无菌手套。

(6)严格按照无菌原则将高频电刀、负压吸引器、外科超声装置、腹腔镜等的连接管路或手柄连接线交予巡回护士连接,并妥善固定在手术无菌区域。

2.术中

(1)严格执行无菌操作,遇打开空腔脏器的手术,需把碘纱布垫于其周围。及时回收处理相关器械,关闭空腔脏器后更换手套和器械。

(2)密切关注手术进展及需求,主动、正确、及时地传递器械、敷料及针线等。

(3)及时取回暂时不用的器械,擦净血迹;及时收集线头;如果无菌巾浸湿,及时更换无菌巾或加盖,手术全程保持手术操作台无菌、干燥、整洁。

(4)密切关注手术进展,若术中突发大出血、心搏骤停等意外情况,沉着冷静,积极配合手术。

(5)密切注意手术器械等物品的功能性与完整性,发现问题及时更换;规范精密器械的使用与操作。

(6)正确与手术医师核对并保管术中取下的标本,按标本管理制度及时交予巡回护士。

(7)妥善保管术中的自体骨、异体骨、移植组织或器官,不得遗失或污染。

(8)正确管理术中外科用电设备的使用,防止电灼伤患者和手术人员。

(9)术中手术台上需用药,按查对制度抽取药物,并传递给手术医师。

(10)术中需使用外科吻合器、手术植入物时,应及时向巡回护士通报型号、规格及数量,与手术医师、巡回护士共同核对后,方能在无菌区域使用。

(11)与巡回护士在关闭腔隙前、关闭腔隙后及缝皮后分别按手术用物清点规范正确清点术中用物并检查其完整性。

3.术后

(1)协助巡回护士做好手术患者的基础护理工作,并协助将患者安全转运至接送车上。

(2)按手术用物清点规范,在手术物品清点记录单上签字。

(3)与手术医师、巡回护士共同核对手术标本。

(4)对常规器械、专科器械和腹腔镜器械等进行规范清洗和处理,对精密器械和贵重器械单独进行规范清洗和处理,若手术为感染手术,则按感染手术处理规范对器械、敷料等物品进行处理。

### 三、手术室器械护士

(1)每天上午检查灭菌物品的有效期、包外化学指示胶带以及外包装情况,清点手术器械包与敷料包,及时补充一次性消毒和灭菌物品。

(2)检查包装,保持灭菌区和无菌物品存放区清洁,保持敷料柜、无菌用品柜上用物排列整齐、定位放置、标签醒目。把无菌用品柜上的无菌包和一次性消毒和灭菌物品按失效日期的先后顺序排列。

(3)检查与核对每包手术器械的清洁度、完好性,对损坏或功能不良的器械进行更换或及时送修。

(4)负责待灭菌器械及物品的包装,选择正确的包装方法及材料,按规定放置包外及包内化学指示物,并填写灭菌物品包装的标识,若遇硬质容器还应检查安全闭锁装置。

(5)负责每天预真空压力蒸汽灭菌、过氧化氢低温等离子灭菌和环氧乙烷灭菌的技术操作,保证及时供应灭菌手术物品。

(6)根据手术通知单准备并发放次日手术用器械、敷料,如需特殊手术器械,应立即灭菌,灭菌后发放。如需植入物及植入性手术器械,应在生物监测合格后发放。

(7)负责外来器械及手术植入物的接收、清点、清洗、核对、消毒、灭菌、登记、发放工作。

(8)负责手术器械的借物管理,严格执行借物管理制度。

(9)对清洗、消毒、灭菌操作过程,日常监测和定期监测进行具有可追溯性的记录,保存清洗、消毒监测资料和记录不少于6个月,保留灭菌质量监测资料和记录不少于3年。

(10)专人负责管理精密器械与贵重器械,并督查各专科组员进行保养管理工作,并做相应的记录。

(11)与各专科组长之间保持沟通,了解临床器械的使用情况,每半年对器械进行一次保养工作。

(12)根据持续质量改进制度及措施,发现问题及时处理,认真执行灭菌物品召回制度。

### 四、手术室值班护士

(1)与日班护士交班前,完成手术间内物品基数、体位垫、贵重仪器以及值班备用物品的清点和核对,做到数量相符、定位放置并登记签名。核对所有术中留取标本,确认手术标本、病理申请单、标本送检登记本的书写内容一致。

(2)与日班护士交班前,按次日手术通知单检查并核对次日手术所需器械、敷料及特殊手术用物;检查灭菌包的有效期、灭菌效果及是否按失效日期进行排列。

(3)与日班护士交接班,全面了解手术室内的各种情况,做到心中有数。

(4)根据轻重缓急,合理安排并完成急诊手术,积极并正确地应对可能出现的各种突发事件,遇到重大问题,及时与医院总值班人员或手术室护士长取得联系。

(5)仔细核对次日第一台手术患者的姓名、病区床号和住院号,如信息缺失或错误,应及时与相关病房护士和手术医师取得沟通。

(6)值班过程中,若接到次日改变手术安排的通知,应及时向手术室护士长及麻醉科汇报,征得同意,通知供应室,更换器械、敷料,准备特殊手术用物,并做好次日的晨交班。

(7)临睡前仔细巡视手术室,负责手术间内所有物品、仪器、设备归于原位。认真检查手术室内所有门、窗、消防通道、中心供气、中心负压、灭菌锅等的开关的关闭情况,及时发现问题并处理。

(8)次日早晨巡视手术间,检查特殊手术用物是否处于备用状态(如C型臂机、显微镜、腹腔镜、体外变温毯)。开启室内恒温箱,调节至适当温度并放置0.9%的生理盐水。检查洗手用品(如手刷、洗手液)是否处于备用状态。

(9)负责检查待灭菌器械的灭菌状况,保证次日第一台手术器械的正常使用。

(10)按照手术通知单顺序,安排接手术患者。迎接第一台手术患者入室,核对手术患者的身份、手术信息、术前准备情况及所带入用物,正确填写《手术患者交接单》并签名。做好防坠床和保暖工作,进行心理护理。

(11)完成手术室护理值班交班本的填写,要书写认真,字迹清楚,简明扼要,内容包括手术室巡视结果、物品及手术标本清点结果、当天手术器械及特殊手术用物的准备情况等。

(12)第一值班护士参加手术室晨间交班,汇报相关值班内容。

### 五、手术室感染监控护士

(1)每天对含氯消毒剂的浓度进行监测。每周至少对戊二醛的浓度监测一次。每月对手术室的空气、无菌物品及器械、化学灭菌剂、物体表面和手术人员的手进行细菌培养监测。每半年对紫外线灯管强度进行监测。

(2)负责收集、整理、分析相关监测数据和结果,将化验报告单按时间顺序进行粘贴并保存,一旦细菌培养监测不合格,应及时告知护士长,查明原因,采取有效措施后,再次进行细菌培养监测,直至合格。

(3)负责将细菌培养监测的数据和结果报告护士长和医院感染控制部门。

(4)监督和检查手术室的消毒隔离措施及手术人员的无菌操作技术,对违反操作规程或可能污染环节应及时纠正,并与护士长一同制定有效的防范措施。

(5)完成手术室及医院感染知识的宣传和教育工作。

## 六、手术室护理教学工作

(1)手术室护士长根据手术室护理教学计划与实习大纲以及实习护士的学历层次,制定手术室临床带教计划,包括确立具体教学目标、教学任务、考核内容与方法,并安排教学日程。

(2)完成手术室环境、规章制度、手术室工作内容、常用手术器械、手术体位、基本手术配合等手术室专科理论教学,达到手术室护理教学计划与实习大纲的要求。

(3)进行手术室专科操作技能教学,完成外科洗手、铺无菌器械台等基本手术室操作的示教与指导;带领实习护士熟悉各种中小手术的洗手及巡回工作,并逐步带实习护士独立参加常见中小手术的洗手工作。

(4)带领实习护士参与腹腔镜手术、泌尿科、脑外科等的大型疑难手术的见习。

(5)带领实习护士参与供应室工作,完成供应室布局、器械护士的工作、常用消毒和灭菌方法及监测等的理论教学,并指导实习护士参与待灭菌器械及物品的包装等操作。

(6)开展手术室专科安全理论教育,防止实习护士发生护理差错和事故。

(7)及时与手术室护士、实习护士进行沟通,了解实习护士的学习效果,反馈信息和思想动态,及时并正确解答实习护士所提问题,满足合理的学习要求。

(8)负责组织实习护士总复习,完成手术室专业理论、专科技术操作考核;完成《实习考核与鉴定意见》的填写。

(9)进行评教评学,征求实习护士对手术室护理教学及管理的建议和意见,提出整改措施,及时向护士长及科护士长反映实习期间存在的情况。

## 七、手术室护理管理工作

手术室护士长作为手术室的主要管理者,全面负责手术室的护理管理工作,保证手术室的工作效率和有效运转。

(1)全面负责手术室的护理行政管理、临床护理管理、护理教研管理以及对外交流。

(2)制定手术室护理工作制度和各级各班各岗位护理人员职责、手术室护理操作常规、护理质量考核标准,督查执行情况,并进行考核。负责组织手术室工勤人员的培训和考核。

(3)合理进行手术室护理人员排班,根据人员情况和手术特点科学地进行人力资源调配。定期评估人力资源的使用情况,负责向护理部提交人力资源申请计划。合理地进行手术室人才梯队建设。

(4)每天巡视、检查并评估手术配合护理质量和岗位职责履行情况,参加并指导临床工作。检查手术室环境的清洁卫生和消毒工作,检查工勤人员的工作质量。

(5)定期组织与开展科室的业务学习并进行考核,关注学科及专业的发展动态。负责组织和领导科室的护理科研成果的推广和护理新技术的应用工作。

(6)对手术室护理工作中发生的隐患、差错或意外事件,组织相关人员分析原因并提出整改措施和处理意见,并及时上报护理部。

(7)填报各类手术量统计报表,与手术医师及其他科室领导进行沟通和合作。

(8)负责手术室仪器设备、手术器械购置的评估和申报。定期检查并核对科室物资、一次性耗材的领用和耗用情况,做好登记,控制成本。

(陈　静)

## 第二节　手术室护理中涉及的法律与伦理问题

手术室是外科手术的中心,人员流动量大,工作节奏快,护理任务繁重,意外情况发生得多。手术既是外科治疗的重要手段,又是一个创伤的过程,会给患者的生理和心理方面带来影响。与护士相关的《护士管理办法》《护士条例》等,为依法行医、保护医患双方的合法权益提供了有力保障。

随着社会进步,生活水平、文化水平提高,人们的法律意识也随之提高,国家相继出台了《最高人民法院关于民事诉讼证据的若干规定》《医疗事故处理条例》《侵权责任法》等法律法规。一旦出现医疗护理纠纷,越来越多的患者会用法律武器保护自己的合法权益。因此在日常工作中手术室护士必须学习安全知识及法律知识,严格遵守法律、法规和规章制度,增强责任心和慎独精神,在维护患者合法权益的同时也维护自身的合法权益,保障护理安全,防止医疗纠纷的发生。

### 一、手术室护理中相关的法律问题

#### (一)手术患者的相关权利

1.生命健康权

生命健康权指患者不仅享有生理健康的权利,还享有心理健康的权利。生命面前人人平等,生命对每个人来讲只有一次,维持健康、提高生存质量是每个人的权利。患者在未被判定为脑死亡前,医务人员应尽一切可能进行救治,不能放弃抢救,避免产生医疗纠纷。如果忽视医学道德及患者的生命权,再好的技术、再先进的设备也是无用的。因此在手术室护理工作中要为手术患者提供规范、快捷、安全、高效率的护理服务,尽最大努力满足患者对健康的需求,尊重每个患者。

2.知情同意权

在《医疗机构管理条例实施细则》《医疗事故处理条例》《侵权责任法》中都有关于知情同意权的说明。法律中规定医疗机构应尊重患者对自己的病情、诊断、治疗的知情权,在实施手术、特殊检查、特殊治疗时护理人员应当向患者做出必要的解释,若因实施保护性医疗措施不宜向患者说明情况,应当将有关情况通知家属。手术患者在术前、术中、术后都有权知道有关自己病情的一切情况、所选手术方法,并有权选择手术方法。强调患者的知情同意权,主要目的在于通过赋予医疗机构及其医务人员相应的告知义务,体现医师对患者的尊重。

3.平等医疗权

平等医疗权是指任何患者都享有平等的医疗保健权,在医疗中都有得到基本的、合理的诊治及护理的权利。患者因身心疾病而就医,希望得到及时、正确的诊治。在医疗护理中,不论患者的权利大小,关系亲疏,地位高低,经济状况好坏等,医务人员应对患者一视同仁,最大限度地满足患者的需要。而极少数医务人员以貌取人,使贫困、偏远地区的患者遭受冷遇,性病患者受到鄙夷和藐视,对待熟人和生人采取不同的服务态度,这种行为可能会激化和加深医患矛盾,导致医疗纠纷的发生。

4.隐私权

隐私权一般是指自然人享有的私人生活安宁与私人信息依法受到保护,不被他人非法侵扰、知悉、搜集、利用和公开的一种人格权。隐私权是人类文明进步的重要标志。《侵权责任法》第62条规定:"医疗机构及其医务人员应当对患者的隐私保密。泄露患者隐私或者未经患者同意公开其病历资料,造成患者损害的,应当承担侵权责任。"因此手术团队成员必须维护手术患者的隐私权,不得泄露手术患者的隐私和秘密,包括手术患者的个人信息、身体隐私、手术患者不愿告知的内容等;手术团队成员不得长时间注视手术患者的生理缺陷,不得谈论涉及手术患者隐私的话题;进行术前准备时,如导尿、放置体位、给手术部位消毒时,减少不必要的裸露,并给患者盖被、关门,做好相应的遮蔽,无关人员不可停留于该手术间;手术结束时,及时为手术患者包扎伤口,穿好衣裤。

5.身体权

身体权是指自然人保持其身体组织完整,支配其肢体、器官和其他身体组织并保护自己的身体不受他人违法侵犯的权利。医务人员有维护患者权利的责任和义务,即使是非正常的组织、器官,在未经患者或其法定代理人同意时,不能将其随意处置,否则就侵犯了患者的身体权。

6.选择权

选择权指患者有选择医院、医师、护士进行诊疗、护理操作的权利,也有选择使用医疗设备、仪器、物品的权利。术中可能选择使用的一次性器械、特殊用药、特殊耗材,手术患者有权选用或不用,手术团队成员不能擅作主张,更不能强迫其使用。

(二)针对涉及法律的手术室护理问题的管理

手术室易发生差错、事故、护理隐患的环节很多,一旦发生,轻者影响手术患者的治疗,延长手术时间,消耗人力与财力;重者可导致手术患者残疾或死亡。手术室护理中涉及法律的常见护理问题包括接错手术患者,把异物遗留在手术患者的体腔或切口内,未执行消毒灭菌制度,使用未灭菌用物,手术部位核对错误,术中仪器使用不当,手术患者坠床,遗失或混淆手术标本,术中用错药,手术体位放置错误等。

1.强化护理安全与法律知识教育

通过开设法制课等方法进行法律知识的培训,加强手术室护士的法制观念和法律意识,了解手术患者的各项合法权利,依法从事手术室护理,正确履行职责,保障手术室护理安全,杜绝医疗差错或事故。

2.严格遵守手术室规章制度,规范护理行为

规章制度是预防和判定差错事故的法律依据,是正常医疗活动的安全保障。建立、健全完整的规章制度,是手术室护理的可靠保证。手术室护士必须严格遵守各项规章制度,遵守无菌操作原则、消毒隔离制度,防止手术部位感染;术前、术中、术后正确清点器械、敷料、缝针及其他物品,防止异物残留;严格执行手术安全核查制度,防止开错手术部位;正确使用电外科设备,防止电灼伤手术患者;严格执行"三查七对"制度,防止术中用药错误等。在工作中不断学习,认真落实各种规章制度,防止医疗纠纷。

3.维护手术患者的合法权益,改善服务态度

以人为本,转变护理观念,尊重手术患者的权益,对手术患者要有强烈的责任感,真心实意地为患者服务,具有同情心和耐心,有效地避免有意或无意的侵权行为。手术室护士应严格规范护理行为,在医疗护理中严格要求自己,杜绝聊天、嬉笑、打闹,杜绝不良的行为和语言;应举止端正,语言文明,衣帽整洁,符合手术室的环境要求。当手术患者进入手术室时,通过亲切的问候,简短而友好的交谈,对手术患者表示安慰并鼓励;在进行护理操作前,要向手术患者解释目的及注意事项,尽量满足患者的要求;手术中不谈论与手术无关的事情,尊重手术患者。

4.严格管理医疗相关证据

(1)书证:凡是以文字、各种符号、图案等来表达人的思想,其内容对事实具有证明作用的物品都是书证。与手术患者有关的书证包括手术及麻醉知情同意书、手术护理及麻醉记录单、手术物品清点单、病理申请单、手术收费单、特殊耗材使用登记单等。对各种文字性的资料,在书写时字迹要清晰,不得涂改、缩写、简写,记录要全面、真实、准确无误、规范、合理。

(2)物证:客观物质实体的外形、性状、质地、规格等证明案件事实的证据为物证。在医疗护理中怀疑输液、输血、注射药物等引起不良后果,医患双方应当共同对现场实物(如液体、药瓶、输液器、血袋)进行封存;怀疑医疗器械引起不良后果,及时保存器械原件等。封存的现场实物由医疗机构保管。

5.实施健康宣教,确保高质量护理

由于手术患者缺乏与手术相关的知识和信息,通常会对手术室及手术有陌生感和恐惧感。手术室护士可以通过术前访视向手术患者介绍手术室环境、术前准备、入手术室后的流程等,使其对手术有大致的了解。手术医师应向手术患者介绍围术期中可能发生的情况及术后注意事项,让患者了解手术的风险性,使其术前对有关情况有全面、正确的了解,对术后可能出现的医疗并发症有充分的思想准备,避免非医务人员技术原因所造成的纠纷。

## 二、手术室护理中的伦理问题

### (一)医学伦理学

1.医学伦理学的基本概念及原则

医学伦理学是研究医学实践中的道德问题的科学,是关于医学道德的学说和理论体系,亦称医德学,是以医务人员的医德意识、医德关系、医德行为为研究对象的科学。医学伦理学的基本原则包含不伤害原则、有利原则、尊重原则和公正原则。

(1)不伤害原则:是指在医学服务中不使患者受到不应有的伤害。

(2)有利原则:是指把有利于患者健康放在第一位,切实为患者谋利益。

(3)尊重原则:是指医患交往时应该真诚地相互尊重,并强调医务人员尊重患者及其家属。

(4)公正原则:是指在医学服务中公平、正直地对待每一位患者。

2.护理伦理

护理伦理是指护理人员在履行自己职责的过程中,调整个人与他人、个人与社会之间关系的行为准则和规范的总和。它要求护理人员尊重患者的生命和权利,维护和履行护理职业的荣誉和责任,兢兢业业,不卑不亢,为维护人民的健康做出贡献。

3.护理伦理学的基本概念

(1)支持维护:是指支持、维护患者的利益和权利。

(2)行动负责:是指根据患者的实际情况采取行动,护理人员对按照标准提供的服务负有责任,对为患者提供的关怀、照顾负有责任。

(3)互助合作:鼓励护士为了患者康复的目标与其他人一起工作,将共同关心的问题置于优先地位,为了维持这种互助关系有时须牺牲个人的利益。

(4)关怀照顾:关怀、照顾患者的健康,在关怀、照顾中提供信息、咨询、药品、技术和服务。

### (二)手术过程的伦理要求

**1.术前准备的伦理要求**

手术医师应严格掌握手术指征。手术治疗前,必须得到手术患者及家属对手术的同意并签订手术协议,这是让手术患者及其家属与医务人员一起承担手术风险。手术团队认真制定手术方案,根据疾病的性质、手术患者的实际情况选择手术方式、麻醉方法,对手术中可能发生的意外制定相应措施,确保手术安全进行。医务人员应帮助手术患者在心理上、生理上做好接受手术治疗的准备。

**2.术中的伦理要求**

手术进行时,手术团队成员不能只盯住手术视野而不顾及患者的整体情况,一旦观察指标出现异常,要及时、冷静地处置,并将情况告诉整个手术团队,以便相互配合,保证手术的顺利进行。手术团队成员的态度决定着手术是否能顺利进行,手术医师对手术的全过程要有全盘的考虑和科学的安排,手术操作要沉着果断、有条不紊。手术医师不应过分在意手术时间,其他手术团队成员不应去催促手术医师而影响其情绪,破坏手术节奏。每一名手术团队成员应对患者的隐私保密,不能随意将患者的隐私当作笑料,传播扩散。不要因为疲惫或方便把手臂或躯体压在患者身上。

**3.术后的伦理要求**

由于患者机体刚刚经历了创伤,虚弱,病情不易稳定。医务人员要严密观察患者病情的变化,发现异常时及时处理。患者术后常常会出现疼痛等不适,医务人员应体贴患者,尽力解除其痛苦,给予精神上的安慰。

### (三)手术知情同意中特殊问题的伦理要求

**1.手术对象为不具备自主选择能力或丧失自主选择能力的患者**

医务人员首先参照我国《民法通则》对患者的自主选择能力进行判断。10周岁以下的患者不具备选择能力,应由其父母或监护人知情同意后代其做出选择;对于16~18周岁已有劳动收入的患者或18岁以上的患者,应由他们自行决定是否同意手术;对于10~18周岁、完全靠父母生活的患者,则应视具体情况而定,一般应征求本人意见,但最终应由其父母或监护人来决定是否同意手术。对病理性自主选择能力丧失的患者(如昏迷患者、精神病患者),应将选择权转移给其家属或监护人,由他们听取医务人员介绍后做出选择。

**2.有选择能力的手术患者拒绝手术治疗**

对非急诊手术患者,医务人员应先弄清患者拒绝的理由,通过劝说、解释、分析利害关系,如仍无效,则应尊重患者的选择,放弃或暂时放弃手术,代之以患者可以接受的其他治疗方案,同时做好详细的书面记录,请患者签字。对急诊患者,当手术是抢救患者的唯一方案时,则可以不考虑患者的拒绝,在征得其家属或监护人的同意后,立即进行手术。这样做虽然违背了当事人的意愿,但不违背救死扶伤的医学人道主义精神,是符合医学道德的。

### (四)器官移植中的伦理问题

(1)使用活体器官的伦理问题：供移植的活体器官只限于人体个数为偶数的器官，活体不能提供个数为奇数的器官。供体身上被摘除一个器官后，其健康是否受到影响，至今仍为专家所争论。

(2)活体器官捐赠的伦理标准：1986年国际移植学会颁布有关活体捐赠者捐献肾脏的准则。①只有在找不到合适的尸体捐赠者，或没有血缘关系的捐赠者时，才可接受无血缘关系的捐赠。②接受者(受植者)及相关医师应确认捐赠者系出于利他的动机，而且应有一位社会公正人士出面证明捐赠者不是迫于压力而在知情同意书上签字。同时应向捐赠者保证，若切除后发生任何问题，均会给予援助。③不能为了个人利益，而向没有血缘关系者恳求，或利诱其捐出肾脏。④捐赠者应已达法定年龄。⑤活体无血缘关系之捐赠者应与有血缘关系之捐赠者一样，都应符合伦理、医学与心理方面的捐赠标准。⑥接受者本人或家属，或支持捐赠的机构，不可付钱给捐赠者，以免误导器官是可以买卖的。不过可以补偿捐赠者在手术与住院期间因无法工作而造成的损失，可以有其他有关捐赠的开支。⑦捐赠者与接受者的诊断和手术，必须在有经验、有资质的医院中施行，而且希望义务保护捐赠者的权益的公正人士，也是同一医院中的成员，但不是移植小组中的成员。

(3)使用尸体器官的伦理问题：利用尸体器官的伦理问题主要存在于心脏移植之中。心脏移植要求供体的心脏必须正常，而且在移植前还要采取各种措施维持供体的生理血压，以保持心跳。心脏是人体的单一器官，器官的供体只能是尸体，决不能是活体，而这具尸体的心脏又必须还在跳动。由于心脏移植涉及死亡标准及道德观念，心脏移植必然在发展过程中遇到道德阻力。可见，确立科学的脑死亡标准，已成为心脏移植的前提。

(4)器官移植高额费用的伦理问题：器官移植技术在实施过程中需消耗高额费用，费用如此之高，而移植后的患者到底能活多久，有多少社会价值，个人的生活质量又是怎样的，对这些问题人们在研究与探讨，尚未得出定论。

(5)每一次移植手术是否可行，必须通过伦理委员会讨论。伦理委员会同意表决后才能实施移植手术。

(陈　静)

## 第三节　手术室常用消毒灭菌方法

作为医院的重点科室，手术室如何做好各项消毒隔离措施是整个手术室工作流程的关键。手术室是进行手术治疗的场所，完善消毒隔离管理是切断外源性感染的主要手段。

### 一、消毒灭菌基本知识

手术室护士应掌握消毒灭菌的基本知识，并且能够根据物品的性能及分类选用适合的物理或化学方法进行消毒与灭菌。

#### (一)相关概念

1.清洁

清洁指清除物品上的一切污秽，如尘埃、油脂、血迹等。

2. 消毒

清除或杀灭外环境中除细菌、芽孢外的各种病原微生物的过程。

3. 灭菌

清除或杀灭外环境中的一切微生物（包括细菌芽孢）的过程。

4. 无菌操作

防止微生物进入人体或其他物品的操作方法。

**（二）消毒剂分类**

1. 高效消毒剂

高效消毒剂指可杀灭一切细菌繁殖体（包括分枝杆菌）病毒、真菌及其孢子等，对细菌芽孢（致病性芽孢）也有一定杀灭作用，达到高水平消毒要求的制剂。

2. 中效消毒剂

中效消毒剂指仅可杀灭分枝杆菌、真菌、病毒及细菌繁殖体等微生物，达到消毒要求的制剂。

3. 低效消毒剂

低效消毒剂指仅可杀灭细菌繁殖体和亲脂病毒，达到消毒要求的制剂。

**（三）物品的危险性分类**

1. 高度危险性物品

高度危险性物品是指凡接触被损坏的皮肤、黏膜和无菌组织、器官及伤液的物品，如手术器械、缝针、腹腔镜、关节镜、体内导管、手术植入物等。

2. 中度危险性物品

中度危险性物品是指凡接触患者完整皮肤、黏膜的物品，如气管镜、尿道镜、胃镜、肠镜等。

3. 低度危险性物品

仅直接或间接地和健康无损的皮肤黏膜相接触的物品，如牙垫、喉镜等，一般可用低效消毒方法或只做一般清洁处理即可。

## 二、常用的消毒灭菌方法

手术室消毒灭菌的方法主要分为物理消毒灭菌法和化学消毒灭菌法两大类，而其中压力蒸汽灭菌法、环氧乙烷气体密闭灭菌法和低温等离子灭菌法是最为普遍使用的手术室灭菌方法。

**（一）物理消毒灭菌法**

1. 干热消毒灭菌法

适用于耐高温、不耐高湿等物品器械的消毒灭菌。

（1）燃烧法：包括烧灼和焚烧，是一种简单、迅速、彻底的灭菌方法，常用于无保留价值的污染物品，如污纸、特殊感染的敷料处理。某些金属器械和搪瓷类物品，在急用时可用此法消毒。但锐利刀剪禁用此法，以免刀锋钝化。

注意事项包括：使用燃烧法时，工作人员应远离易燃、易爆物品。在燃烧过程中不得添加乙醇，以免火焰上窜而致烧伤或火灾。

（2）干烤法：采用干热灭菌箱进行灭菌，多为机械对流型烤箱。适用于高温下不损坏、不变质、不蒸发物品的灭菌，不耐湿热器械的灭菌，以及蒸汽或气体不能穿透的物品的灭菌，如玻璃、油脂、粉剂和金属等。干烤法的灭菌条件为 160 ℃，2 小时；或 170 ℃，1 小时；或 180 ℃，30 分钟。

注意事项包括：①待灭菌的物品需洗净，防止造成灭菌失败或污物炭化。②玻璃器皿灭菌前需洗净并保证干燥。③灭菌时物品勿与烤箱底部及四壁接触。④灭菌后要待温度降到40 ℃以下再开箱，防止炸裂。⑤单个物品包装体积不应超过10 cm×10 cm×20 cm，总体积不超过烤箱体积的2/3，且物品间需留有充分的空间；油剂、粉剂的厚度不得超过0.635 cm；凡士林纱布条厚度不得超过1.3 cm。

2.湿热消毒灭菌法

湿热的杀菌能力比干热强，因为湿热可使菌体含水量增加而使蛋白质易于被热力所凝固，加速微生物的死亡。

(1)压力蒸汽灭菌法：压力蒸汽灭菌法是目前使用范围最广、效果最可靠的一种灭菌方法。适用于耐高温、耐高湿的医疗器械和物品的灭菌；不能用于凡士林等油类和粉剂类的灭菌。根据排放冷空气方式和程度不同，压力蒸汽灭菌法可分为下排式压力蒸汽灭菌器和预真空压力蒸汽灭菌器两大类。预真空压力蒸汽灭菌是利用机械抽真空的方法，使灭菌柜内形成负压，蒸汽得以迅速穿透到物品内部，当蒸汽压力达到205.8 kPa(2.1 kg/cm²)，温度达到132 ℃或以上时灭菌开始，到达灭菌时间后，抽真空使灭菌物品迅速干燥。

预真空灭菌容器操作方法：①将待灭菌的物品放入灭菌容器内，关闭容器。蒸汽通入夹层，使压力达107.8 kPa(1.1 kg/cm²)，预热4分钟。②启动真空泵，抽除容器内空气使压力达2.0～2.7 kPa。排出容器内空气98%左右。③停止抽气，向容器内输入饱和蒸汽，使容器内压力达205.8 kPa(2.1 kg/cm²)，温度达132 ℃，维持灭菌时间4分钟。④停止输入蒸汽，再次抽真空使压力达8.0 kPa，使灭菌物品迅速干燥。⑤通入过滤后的洁净干燥的空气，使灭菌容器内压力回复为零。当温度降至60 ℃以下，即可开容器取出物品。整个过程需25分钟(表5-1)。

表5-1　蒸汽灭菌所需时间(分钟)

|  | 下排气(Gravity)121 ℃ | 真空(Vacuum)132 ℃ |
| --- | --- | --- |
| 硬物(未包装) | 15 | 4 |
| 硬物(包装) | 20 | 4 |
| 织物(包裹) | 30 | 4 |

注意事项包括：①高压蒸汽灭菌须由持专业上岗证人员进行操作，每天合理安排所需消毒物品，备齐用物，保证手术所需。②每天晨第一锅进行B-D测试，检查是否漏气，具体要求如下：放置在排气孔上端，必须空锅做，锅应预热。用专门的B-D测试纸，颜色变化均匀视为合格。③下排式灭菌器的装载量不得超过柜室内容量的80%，预真空的装载量不超过90%。同时预真空和脉动真空的装载量又分别不得小于柜室内容量的10%和5%，以防止"小装量效应"残留空气影响灭菌效果。④物品装放时，相互间应间隔一定的距离，以利蒸汽置换空气；同时物品不能贴靠门和四壁，以防止吸入较多的冷凝水。⑤应尽量将同类物品放在一起灭菌，若必须将不同类物品装在一起，则以最难达到灭菌物品所需的温度和时间为准。⑥难于灭菌的物品放在上层，较易灭菌的小包放在下层，金属物品放下层，织物包放在上层。金属包应平放，盘、碗等应处于竖立的位置，纤维织物应使折叠的方向与水平面呈垂直状态，玻璃瓶等应开口向下或侧放，以利蒸汽和空气排出。启闭式筛孔容器，应将筛孔打开。

(2)煮沸消毒法：现手术室一般较少使用此方法。适用于一般外科器械、胶管和注射器、饮水和食具的消毒。水沸后再煮15～20分钟即可达到消毒水平，但无法做灭菌处理。

注意事项包括：①煮沸消毒前，物品必须清洗干净并将其全部浸入水中。②物品放置不得超过消毒容器容积的3/4。③器械的轴节及容器的盖要打开，大小相同的碗、盆不能重叠，空腔导管需先在管腔内灌水，以保证物品各面与水充分接触。④根据物品性质决定放入水中的时间：玻璃器皿应从冷水或温水时放入，橡胶制品应在水沸后放入。⑤消毒时间应从水沸后算起，在消毒过程中加入物品时应重新计时。⑥消毒后应将物品及时取出，置于无菌容器中，取出时应在无菌环境下进行。

3.光照消毒法

其中最常用的是紫外线灯消毒。适用于室内、物体表面和水及其他液体的消毒。紫外线属电磁波辐射，消毒使用的为C波紫外线，波长为200～275 nm，杀菌较强的波长为250～270 nm。紫外线的灭菌机制主要是破坏微生物及细菌内的核酸、原浆蛋白和菌体糖，同时可以使空气中的氧电离产生具有极强杀菌能力的臭氧。

注意事项包括：①空气消毒采用30 W室内悬吊式紫外线灯，室内安装紫外线灯的数量为每立方米不少于1.5 W来计算，照射时间不少于30分钟，有效距离不超过2 m。紫外线灯安装高度应距地面1.5～2 m。②紫外线消毒的适宜温度范围为20～40 ℃，消毒环境的相对湿度应≤60%，如相对湿度＞60%时应延长照射时间，因此消毒时手术室内应保持清洁干燥，减少尘埃和水雾。③紫外线辐射能量低，穿透力弱，仅能杀灭直接照射到的微生物，因此消毒时必须使消毒部位充分暴露于紫外线照射范围内。④使用过程中，应保持紫外线灯表面的清洁，每周用95%酒精棉球擦拭一次，发现灯管表面有灰尘、油污时应随时擦拭。⑤紫外线灯照射时间为30～60分钟，使用后记录照射时间及签名，累计照射时间不超过1 000小时。⑥每3～6个月测定消毒紫外线灯辐射强度，当强度低于70 μW/cm² 时应及时更换。新安装的紫外线灯照射强度不低于90 μW/cm²。

4.低温等离子灭菌法

低温等离子灭菌法是近年来出现的一项物理灭菌技术，属于新的低温灭菌技术。适用于不耐高温、湿热如电子仪器、光学仪器等诊疗器械的灭菌，也适用于直接进入人体的高分子材料，如心脏瓣膜等，同时低温等离子灭菌法可在50 ℃以下对绝大多数金属和非金属器械进行快速灭菌。等离子体是某些中性气体分子在强电磁场作用下，产生连续不断的电离而形成的，其产生的紫外线、γ射线、β粒子、自由基等都可起到杀菌作用，且作用快，效果可靠，温度低，无残留毒性。

注意事项包括：①灭菌前物品应充分干燥，带有水分湿气的物品容易造成灭菌失败。②灭菌物品应使用专用包装材料和容器。③灭菌物品及包装材料不应含植物性纤维材质，如纸、海绵、棉布、木质类、油类、粉剂类等。

5.电离辐射灭菌法

电离辐射灭菌法又称"冷灭菌"，用放射性核素γ射线或电子加速器产生加速粒子辐射处理物品，使之达到灭菌。目前国内多以核素钴-60为辐射源进行辐射灭菌，具有广泛的杀菌作用，适用于金属、橡胶、塑料、一次性注射器、输液、输血器等，精密的医疗仪器均可用此法。

(二)化学消毒灭菌

化学消毒灭菌法是利用化学药物渗透到菌体内，使其蛋白质凝固变性，酶蛋白失去活性，引起微生物代谢障碍，或破坏细胞膜的结构，改变其通透性，使细菌破裂、溶解，从而达到消毒灭菌作用。现手术室常用的化学消毒剂有2%戊二醛、环氧乙烷、过氧化氢、过氧乙酸等，下面对几种化学消毒灭菌方法进行简介。

### 1. 环氧乙烷气体密闭灭菌法

环氧乙烷气体是一种化学气体高效灭菌剂，其能有效穿透玻璃、纸、聚乙烯等材料包装，杀菌力强，杀菌谱广，可杀灭各种微生物，包括细菌芽孢，是目前主要的低温灭菌方法之一。适用于不耐高温、湿热如电子仪器、光学仪器等诊疗器械的灭菌。此外，由于环氧乙烷灭菌法有效期较长，因此适用于一些呈备用状态、不常用物品的灭菌。但是影响环氧乙烷灭菌的因素很多，例如，环境温湿度、灭菌物品的清洗度等，只有严格控制相关因素，才能达到灭菌效果。

注意事项包括：①待灭菌物品需彻底清洗干净（注意不能用生理盐水清洗），灭菌物品上不能有水滴或水分太多，以免造成环氧乙烷的稀释和水解。②环氧乙烷易燃易爆且具有一定毒性，因此灭菌必须在密闭的灭菌器内进行，排出的残余环氧乙烷气体需经无害化处理。灭菌后的无菌物品存放于无菌敷料间，应先通风处理，以减少毒物残留。在整个灭菌过程中注意个人防护。③环氧乙烷灭菌的包装材料，需经过专门的验证，以保证被灭菌物品灭菌的可靠性。

### 2. 戊二醛浸泡法

戊二醛属灭菌剂，具有广谱、高效杀菌作用，对金属腐蚀性小，受有机物影响小。常用戊二醛消毒灭菌的浓度为2%。适用于不耐热的医疗仪器和精密仪器的消毒灭菌，如腹腔镜、膀胱镜等内镜器械。

注意事项包括：①盛装戊二醛消毒液的容器应加盖，放于通风良好处。②每天由专人监测戊二醛的浓度并记录。浓度＞2.0%（指示卡为均匀黄色）即符合要求，若浓度＜2.0%（指示卡全部或部分白色）即失效。失效的消毒液应及时处置，浸泡缸清洗并高压蒸汽灭菌后方可使用。③戊二醛消毒液的有效期为7天，浸泡缸上应标明有效起止日期。④戊二醛对皮肤黏膜有刺激，防止溅入眼内或吸入体内。⑤浸泡时，应使物品完全浸没于液面以下，打开轴节，使管腔内充满药液。⑥灭菌后的物品需用大量无菌注射用水冲洗表面及管腔，待完全冲净后方能使用。

### 3. 低温湿式灭菌法

使用的灭菌剂为碱性强氧化灭菌剂，适用于各种精密医疗器械，如牙科器械、内镜等多种器械（软式和硬式内视镜、内视镜附属物、心导管和各种手术器械）的灭菌。该法通过以下机制起到灭菌作用：①氧化作用，灭菌剂可直接对细菌的细胞壁蛋白质进行氧化使细胞壁和细胞膜的通透性发生改变，破坏了细胞的内外物质交换的平衡，致使生物死亡。②破坏细菌的酶系统，当灭菌剂分子进入细胞体内，可直接作用于酶系统，干扰细菌的代谢，抑制细菌生长繁殖。③碱性作用，碱性（pH=8）过氧乙酸溶液，使器械的表面不会粘贴有机物质，其较强的表面张力可快速有效地作用于器械的表面及内腔。

注意事项包括：①放置物品时应先放待灭菌器械，后放灭菌剂。②所需灭菌器械应耐湿，灭菌前必须彻底清洗，除去血液、黏液等残留物质，并擦干。③灭菌后工艺监测显示"达到灭菌条件"才能使用。

## 三、器械的清洗、包装和灭菌

正确的清洗、包装、灭菌是保障手术成功的关键之一，手术室护士应严格按规范流程对手术器械进行相应处理。

### （一）器械的清洗流程及注意事项

1. 器械的清洗流程

（1）冲洗：流动水冲洗。

(2)浸泡:将器械放入多酶溶液中预浸泡10分钟,根据污染程度更换多酶溶液,每天至少更换一次。

(3)超声清洗:将浸泡后的器械放入自动超声清洗箱内清洗10分钟。

(4)冲洗:放入冲洗箱内冲洗2次,每次为3分钟。

(5)上油:在煮沸上油箱内加入器械专用油进行煮沸上油。

(6)滤干:将上好油的器械放入滤干器中滤干水分。

(7)烘干:将器械放入烘干箱,调节时间为5~6分钟,温度为150~160℃。

2.清洗器械自我防护措施

应严格按照消毒供应中心个人防护要求进行穿戴防护措施。

3.器械清洗注意事项

机械清洗适用于大部分常规器械的清洗。手工清洗适用于精密、复杂器械的清洗和有机物污染较重器械的初步处理,遇复杂的管道类物品应根据其管径选择合适口径的高压水枪进行冲洗。精密器械的清洗应遵循生产厂家提供的使用说明或指导手册。使用超声波清洗之前应检查是否已去除较大的污物,并且在使用前让机器运转5~10分钟,排出溶解于内的空气。

(二)器械的包装

1.包装材料

包装材料必须符合GB/T19633的要求。常用的包装材料包括硬质容器、一次性医用皱纹纸、一次性无纺布、一次性纸塑袋,一次性纸袋,纺织物等。纺织物还应符合以下要求:为非漂白织物,包布除四边外不应有缝补针眼。

2.包装方法

灭菌物品包装分为闭合式与密封式包装:①闭合式包装适用于整套器械与较多敷料合包在一起,应有2层以上包装材料分2次包装。贴包外指示胶带及标签,填写相关信息,签名确认。②密封式包装如使用纸袋、纸塑袋等材料,可使用一层,适用器械单独包装。待包装物品必须清洁干燥,轴节打开,放入包内化学指示卡后封口。包外纸面上应有化学指示标签。

3.包装要求

(1)无纺布包装应根据待包装的物品大小、数量、重量,选择相应厚度与尺寸的材料,2层分2次闭合式包装,包外用2条化学指示带封包,指示胶带上标有物品名、灭菌期及有效期,并有签名。

(2)全棉布包装应有4层分2次闭合式包装。包布应清洁、干燥、无破损、大小适宜。初次使用前应高温洗条,脱脂去浆、去色。包布使用后应做到"一用一清洗",无污迹,用前应在灯光下检查无破损并有使用次数的记录。

(3)纸塑袋封口密封宽度应≥6 mm,包内器械距包装袋封口处≥2.5 cm。密封带上应有灭菌期及有效期。

(4)用预真空和脉动真空压力蒸汽灭菌器的物品包,体积不能超过30 cm×30 cm×50 cm,金属包的重量不超过7 kg,敷料包的重量不超过5 kg;下排气式压力蒸汽灭菌器的物品包,体积不能超过30 cm×30 cm×25 cm。盆、碗等器皿类物品,尽量单个包装,包装时应将盖打开,若必须多个包装在一起时,应用器皿的开口应朝向一个方向。摆放时,器皿间应用纱布隔开,以利蒸汽渗入。

(5)能拆卸的灭菌物品必须拆卸,暴露物品的各个表面(如剪刀和血管钳必须充分撑开),以利灭菌因子接触所有物品表面;有筛孔的容器,应将盖打开,开口向下或侧放,管腔类物品如导管、针和管腔内部先用蒸馏水或去离子水湿润,然后立即灭菌。

(6)根据手术物品性能做好保护措施,如为尖锐精密性器械应用橡皮套或加垫保护。

**(三)器械的灭菌**

(1)高度危险性物品,必须灭菌;中度危险性物品,消毒即可;低度危险性物品,消毒或清洁。

(2)耐热、耐湿物品灭菌首选压力蒸汽灭菌。如手术器具及敷料等。

(3)油、粉、膏等首选干热灭菌。

(4)灭菌首选物理方法,不能用物理方法灭菌的选化学方法。

(5)不耐热物品如各种导管、精密仪器、人工移植物等可选用化学灭菌法,如环氧乙烷灭菌等,内镜可选用环氧乙烷灭菌、低温等离子灭菌、低温湿式灭菌器。

## 四、手术室的环境管理

手术室环境管理是控制手术部位感染的重要环节,目前手术室环境可分为洁净手术室与非洁净手术室两大类。洁净手术室因采用空气层流设备与高效能空气过滤装置,达到控制一定细菌浓度和空气洁净度级别(动态),无须进行空气消毒。而非洁净手术室在手术前后,通常采用紫外线灯照射、化学药物熏蒸封闭等空气消毒方法(静态)。

**(一)紫外线照射消毒法**

手术室常采用 30 W 和 40 W 直管式紫外线消毒灯进行空气消毒,同时控制电压至 220 V 左右,紫外线吊装高度至 1.8～2.2 m,空气相对湿度至 40%～60%,使消毒效果发挥最佳。紫外线照射消毒方式以固定式照射法最为常见,即将紫外线消毒灯悬挂于室内天花板上,以垂直向下照射或反向照射方式进行照射消毒。照射消毒要求手术前、后及连台手术室连续照射时间均大于 30 分钟,紫外线灯亮 5 分钟后开始计时。

**(二)过氧乙酸熏蒸消毒法**

一般将 15% 的过氧乙酸配制成有效浓度为 0.75～1.00 $g/m^3$ 后加热蒸发,现配现用。要求室温控制在 22～25 ℃,相对湿度控制在 60%～80%,密闭熏蒸时间为 2 小时,消毒完毕后进行通风,过氧乙酸熏蒸消毒法可杀灭包括芽孢在内的各种微生物。由于具有腐蚀和损伤作用,在进行过氧乙酸熏蒸消毒时,应做好个人防护措施。

**(三)甲醛熏蒸消毒法**

常温,相对湿度 70% 以上,可用 25 $mL/m^3$ 甲醛添加催化剂高锰酸钾或使用加热法释放甲醛气体,密闭手术室门窗 12 小时以上,进行空气消毒。由于甲醛可产生有毒气体,该空气消毒方法已逐渐被淘汰。

## 五、无菌物品的存放

**(一)无菌物品存放原则**

无污染、无过期、放置有序等。

**(二)存放环境质量控制**

保证良好的温度(＜24 ℃)、相对湿度(＜70%),每天紫外线灯空气消毒 2 次,每次 ≥30 分钟。

## (三) 无菌物品存放方法

将无菌器材包置于标准灭菌篮筐悬挂式存放(从灭菌到临床使用都如此)。应干式储存,灭菌后物品应分类、分架存放在无菌物品存放区。一次性使用无菌物品应去除外包装后,进入无菌物品存放区。要求载物架离地20~25 cm,离顶50 cm,离墙远于5~10 cm,按顺序分类放置。

## (四) 无菌物品的有效期

无菌物品存放的有效期受包装材料、封口严密性、灭菌条件、存放环境等诸多因素影响。当无菌物品存放区的温度<24 ℃,相对湿度<70%,换气次数为4~10次/小时,使用纺织品材料包装的无菌物品有效期宜为14天;未达到环境标准时,有效期宜为7天。医用一次性纸袋包装的无菌物品,有效期宜为1个月;使用一次性医用皱纹纸、医用无纺布包装的无菌物品,有效期宜为6个月;使用一次性纸塑袋包装的无菌物品,有效期宜为6个月。硬质容器包装的无菌物品,有效期宜为6个月。

(陈　静)

# 第四节　手术室的感染控制

## 一、清洁、消毒与保养

### (一) 清洁制度

(1) 手术室卫生工作应采用湿式清扫。

(2) 手术室地面、墙面及各种物品,应随时保持清洁整齐,每天手术前用清洁湿布、湿拖擦拭手术室无影灯、壁柜、器械车、手术床、托盘、地面及走廊等。

(3) 每台手术后应立即清除污液、敷料和杂物,污染手术后,室内物品及地面应彻底清洁与消毒。每天术毕再彻底擦拭手术室地面、墙面及物表,特殊感染手术,按要求对手术室进行特殊消毒处理。

(4) 每天清洁内外走廊。

(5) 每天用消毒液浸泡清洗隔离鞋,每周擦拭鞋柜,外出更换外出服、外出鞋。

(6) 每天注意清洁交换车,并及时更换床单、被服。

(7) 所有进入手术区的物品、设备,应拆除外包装、擦拭干净方可推入。

(8) 每周擦拭、清洗回风口过滤网,定期检查及更换过滤器。

(9) 手术当日需提前1小时完成手术室物表清洁,并打开空气净化开关。

(10) 严格分离洁、污流线,避免交叉感染。

(11) 进入手术室必须更换手术室专用口罩、帽子、衣裤、鞋,患者应穿病员服进入手术室。

(12) 每月进行医院感染监测。

### (二) 洁净手术室的清洁、消毒与保养

1. 吊塔的清洁、消毒与保养

(1) 进行消毒时,选用以醇类、季铵化合物为基础的溶剂。

(2) 不可选用能释放卤素族、强有机酸、释放氧的复合物为基础的消毒剂。

(3)擦拭消毒时,宜先用湿软布擦去大块污渍,再使用消毒剂擦拭,不能让液体进入到终端单元内。

(4)必须将光学传感器上的窗口擦拭干净。

2.手术灯

(1)进行消毒时,选以酒精、季铵化合物为基础的消毒剂。

(2)不可选用以含苯酚、卤素族的复合物、强有机酸、能释放氧的复合物为基础的消毒剂。

(3)擦拭消毒时,宜用湿布擦除机碱杂质粗粒。①可控中心灯柄的消毒、清洗:每次手术后用软布擦拭;灯柄在最高达134 ℃的蒸汽中灭菌,在灭菌过程中不得使可变中心柄受到机械载荷,否则可能会永久变形。②灯罩的消毒、清洗:每次手术后对盖进行擦拭消毒,不必卸下灯罩。

3.手术床

(1)清洗手术台及其附件,使用不含氯或氯成分的常用多功能除垢剂,清洗后用软布彻底擦干。

(2)切勿使手术床垫与油性物质接触,需要清洗床垫时先正确卸下垫子,使用肥皂水清洗,然后擦干。

(3)如果需要消毒,不能使用可燃制品,金属部分不能使用腐蚀性强的消毒剂。

4.地面及墙面

(1)每天以中性清洁剂、清水拖抹。

(2)地面每半年彻底清洁打蜡一次,每月抛光维护。

5.电动感应门

(1)一般污染和用手造成的污垢时,先用软布浸中性清洁剂擦拭,然后用干布将水分擦干。难以去除的污物或油性污染时先使用酒精擦拭,然后用干布将水分擦干。

(2)附着尘埃时立即用洁净的干布擦净。

(3)不锈钢门框部分注意定期抛光上油。

6.情报多功能控制面板

(1)手触摸造成污染时,必须切断电源后,以湿软布擦拭,再用干布擦干。

(2)开关、按钮若有松动,须切断电源后重新固定。

7.嵌入式不锈钢药品器械柜、传送柜

(1)湿软布擦拭,干布擦干。

(2)污迹可用酒精擦拭。

8.刷手池

(1)感应器表面脏污时,用软布蘸酒精擦净。

(2)不锈钢刷手池每天以中性清洗剂和水软布擦拭。

9.墙面、台面等手术室物表

无明显污染的情况下,采用湿式擦拭。

10.洁净手术部净化空调系统的维护保养

见表5-2。

表 5-2 洁净手术部净化空调系统的维护保养

| 自检、清洁内容 | | 周期 |
| --- | --- | --- |
| 检查、清洁机组内表面 | | 2周 |
| 检查皮带松紧程度 | | 2周 |
| 粗效过滤器 | 清洗或清理 | 阻力已超过额定初阻力60 Pa 1~2个月 |
| | 更换 | 清洗3次后 |
| 中效过滤器 | 更换 | 阻力已超过额定初阻力80 Pa 2~4个月 |
| 亚高效过滤器更换 | | 阻力已超过额定初阻力100 Pa 1年以上 |
| 高效过滤器更换 | | 阻力已超过额定初阻力160 Pa 3年或根据更换报警通知 |
| 高效送风口送风罩清洁 | | 4周 |
| 室内回风口过滤网清洗 | | 1周 |
| 空调机组灭菌灯表面擦洗 | | 2周 |
| 箱门、壁板密封检查 | | 1周 |
| 供水管上过滤器检查、清洗 | | 2周 |
| 电气设备 | 日常检查 | 每天 |
| | 全面安全检查 | 1周 |
| 加湿系统检查 | | 1周 |

## 二、特殊感染手术的处理

### (一)特异性感染手术

破伤风、气性坏疽属于厌氧杆菌芽孢,应实行严密隔离。

1.术前准备

(1)选择负压手术室,并挂上严密隔离标志,注明隔离时间,并保留3天。

(2)手术时全部使用一次性敷料,隔离衣可用一次性衣服代替。

(3)术前将手术室内能移动的用物搬到室外,不能移动的仪器、用物用一次性大单遮盖。

(4)备齐手术必须用物,准备手消毒及擦拭物品的有效氯含量为1 000 mg/L的含氯制剂溶液2桶。

(5)接、送患者的推车不得推出手术室,需进行消毒处理后方可使用。

2.术中配合要点

(1)接触切口的敷料投入黄色医疗垃圾袋内。

(2)由室外专人供应物品,内外人员、用物严格区分,不能相混,以免交叉感染。室内工作人员戴手套、穿隔离衣,手术人员可戴双层手套操作。

(3)手术结束后,所有室内工作人员应更换鞋套、拖鞋、手消毒后才能出手术室,经沐浴更衣后,方可参加其他工作。

(4)由室外人员穿隔离衣、戴手套护送患者回病房。

3.术后处理

(1)手术室空气:启动净化系统,持续消毒3天,做空气培养阴性后方能使用。

(2)布敷料:用清洁大单包好,高压灭菌后送洗。

(3)物体表面(包括墙面、地面):用0.1%含氯制剂溶液擦拭、拖地,拖布使用后应在0.1%含氯制剂溶液中浸泡30分钟。
(4)器械:用2 000 mg/L含氯制剂溶液浸泡消毒60分钟后清洗。
(5)其他:一次性用物、纱布、垃圾、标本等,术后必须使用双层包装后及时送焚烧处理。
(6)污水:用1 000 mg/L的比例加入含氯制剂2小时后排放。

### (二)呼吸道传染疾病

如活动性结核、儿科中的流感嗜血杆菌、脑膜炎双球菌、肺炎双球菌、百日咳杆菌等。

1.操作方法

(1)术前在负压手术室悬挂隔离标志。准备擦拭物品的1 000 mg/L含氯制剂溶液。
(2)注意关闭房门,工作人员戴专用口罩。
(3)工作人员在操作前后均应严格洗手,尤其在接触其他患者之前。
(4)接触切口的一次性敷料投入焚烧垃圾袋内。

2.术后处理

(1)空气:持续消毒1天。
(2)布敷料:用清洁大单包好,高压灭菌后送洗。
(3)墙面、地面:用0.1%含氯制剂溶液拖地、擦拭。
(4)器械:用2 000 mg/L含氯制剂浸泡20分钟。
(5)其他:纱布等小敷料及标本可送焚烧。

### (三)传染性疾病

传染性疾病含肝炎、HIV、铜绿假单胞菌。

1.操作方法

(1)术前在手术室悬挂隔离标志。准备擦拭物品的1 000 mg/L含氯制剂溶液。
(2)工作人员在操作前后均应严格洗手,尤其在接触其他患者之前。在接触患者体液物质时,可戴手套进行操作。
(3)手术人员可戴双层手套进行手术。
(4)接触伤口的敷料应放入有特殊标记的污物袋内。

2.术后处理

(1)空气:必要时消毒。
(2)布类敷料:放入污衣袋,并贴上污染标志。
(3)墙面、地面:用0.1%含氯制剂溶液擦拭、拖地。
(4)物品表面:用0.1%含氯制剂溶液擦拭。
(5)器械:用0.1%含氯制剂溶液浸泡后、清洗、干燥、上油、打包、压力灭菌。
(6)吸引管、瓶:吸入0.1%含氯制剂溶液后,将引流袋、吸引管放入焚烧垃圾袋。
(7)污物:接触到患者体液的垃圾放入焚烧垃圾袋。污水桶内的污水用0.1%含氯制剂溶液处理。

### (四)一般化脓性感染手术

1.操作方法

(1)准备擦拭物品的1 000 mg/L含氯制剂溶液一桶。
(2)工作人员在操作前后均应严格洗手,尤其是在接触其他患者之前。在接触患者体液物质时,可戴手套进行操作。

(3)接触切口的敷料应放入有特殊标记的污物袋。

2.术后处理

(1)敷料:用清洁大单包好,压力灭菌后送洗。

(2)其他:纱布等小敷料及标本可送去焚烧。

### 三、医院感染的监测

#### (一)标本采样要点

(1)采样的时间够长,面积够宽,选样和方法要正确。

(2)原则:采样后必须尽快对样品进行相应指标的检测,送检时间不得超过6小时;若样品保存于0~4℃条件时,送检时间不得超过24小时。

#### (二)标本采样方法

1.空气采样

(1)采样时间:选择消毒处理后或医疗护理活动前进行采样。

(2)采样方法:使用平皿沉降法进行空气消毒效果监测。室内面积<30 m²,设一条对角线上取3点,周边区设对角线取3点。室内面积≥30 m²,手术区取3点,周边区设四角及中央共5点。采样高度为距地面1.5 m,除中点外距门窗、墙壁1 m,采样时将平皿盖轻轻扣放于平皿旁,暴露30分钟后盖好,将平皿放于37℃温箱中培养24小时,计算平均菌落数。

(3)标准:细菌数≤10 cfu/m²。

2.无菌物品的微生物监测

(1)采样时间:在消毒灭菌处理后,存放的有效时间内采样。

(2)采样方法:用无菌方法将拟检测的物品分别投入5 mL的无菌生理盐水中,大件物品用无菌生理盐水的棉拭子反复涂擦采样,面积不低于25 cm²,并将棉拭子投入5 mL无菌生理盐水中送检。

3.物体表面的监测

(1)采样时间:选择消毒处理后4小时内进行。

(2)采样面积:被采样面积不少于25 cm。

(3)采样方法:用5 cm×5 cm的标准灭菌规格板,放在被检物体表面,用浸有无菌生理盐水采样液的棉拭子1支,在规格板内横竖往返各涂5次,连续采样1~4个规格板,剪去手接触部分,装入无菌管内送检,门把手等小型物体则采用棉拭子直接涂抹被检物体。

(4)标准:细菌总数≤5 cfu/cm²。

4.医务人员手采样

(1)采样时间:在接触患者从事医疗护理活动之前进行采样。

(2)采样方法:被采人5指并拢,将浸有无菌生理盐水的棉拭子1支在手指曲面从指根到指端来回涂擦2次(一只手的面积大约25 cm²),随之转动采样棉拭子,剪去手接触部分,放入无菌试管。

(3)标准:细菌总数≤5 cfu/cm²。

5.便携式压力灭菌锅效果的监测

(1)工艺监测:主要项目有物品的包装,装放,排气情况,灭菌的温度,压力及时间等。

(2)化学指示剂监测:有指示卡、指示胶带等。指示卡主要用于各种包装中心的监测,指示胶带主要用于包装的表面。

(3)生物指示剂监测:最可靠的方法是对热耐受较强的嗜热脂肪芽孢杆菌的死亡情况来判断灭菌是否成功。

6.消毒液的监测

(1)监测时间:更换前使用中的消毒液。

(2)监测方法:被检消毒液,用无菌吸管取 1 mL 加到 9 mL 的无菌中和剂中,于 1 小时内送检。

(3)指示纸:戊二醛试纸,含氯制剂试纸,对照标准色块,检验浓度是否达标。

(陈　静)

## 第五节　手术室应急情况处理

### 一、心搏骤停

心搏骤停是指各种原因(如急性心肌缺血、电击、急性中毒)导致心脏突然停止搏动,有效泵血功能消失,造成全身循环中断、呼吸停止和意识丧失而引起全身严重缺血、缺氧。一旦发生手术患者心搏骤停,手术团队成员应第一时间进行快速判断,并实施心肺复苏术。

(一)术中发生心搏骤停的原因

1.各种心脏病

各种心脏病,如心肌梗死、心肌病、心肌炎、严重心律失常、严重瓣膜疾病。

2.麻醉意外

术中麻醉过深,或大量应用肌松剂,或气管插管引起迷走神经兴奋性升高,使原来有病变的心脏突然停跳。

3.药物中毒或过敏

常见的术中药物中毒有局麻药(普鲁卡因胺)中毒,常见的术中过敏有抗生素过敏、术中血液制品过敏等。

4.心脏压塞

心脏外科手术中,如术中未完全止血或术中出血,未及时将血引流出心包,易形成血块而导致心脏压塞。

5.血压骤降

血压骤降,如快速大量失血、失液,或术中使用过量的扩血管药物,可使手术患者的血压骤降至零,心搏骤停。

(二)心肺复苏术的实施

心肺复苏术(cardio pulmonary resuscitation,CPR)是针对呼吸、心跳停止的急症危重患者所采取的关键抢救措施,即胸外按压形成暂时的人工循环并恢复自主搏动,采用人工呼吸代替自主呼吸,快速电除颤转复心室颤动,尽早使用血管活性药物恢复自主循环的急救技术。若手术患者由心脏压塞引起心跳、呼吸骤停,应当马上实行手术,清除心包血块。对心跳、呼吸骤停的急救有效的指标:触及大动脉搏动,收缩压 8 kPa(60 mmHg)以上;皮肤、口唇、甲床的颜色由紫转红;瞳孔缩小,对光反射恢复,睫毛反射恢复;自主呼吸恢复;心电图表现室颤波由细变粗。

1.迅速评估

如果患者为术中已实施麻醉监护的手术患者,可以通过监护仪实时监测数据和触摸颈动脉搏动,判断脉搏和呼吸;但不可反复观察心电示波,丧失抢救时机;如果为术中未实施麻醉监护的手术患者,则手术室护士或手术医师应迅速判断其意识反应、脉搏和呼吸情况,若手术患者意识丧失,深昏迷,呼之不应,手术室护士或手术医师要用 2 根或 3 根手指触摸患者的喉结再滑向一侧,于此平面的胸锁乳突肌前缘的凹陷处,触摸颈动脉搏动,检查至少 5 秒,但不要超过 10 秒,如果 10 秒内没有明确地感受到脉搏,应启动心肺复苏应急预案。

2.启动心肺复苏应急预案

如果麻醉师在场,手术室护士应配合麻醉师和手术医师一同进行心肺复苏。如果患者为局麻手术患者,手术室巡回护士应当立刻呼叫麻醉师来帮助,同时协助手术医师开始心肺复苏术。

3.胸外按压及呼吸复苏

(1)胸部按压:抢救者站于手术患者的一侧,使手术患者仰卧在坚固、平坦的手术床上,如果手术患者取特殊体位(如俯卧位、侧卧位),手术团队应将其翻转为仰卧位,翻转时应尽量使其头部、颈部和躯干保持在一条直线上。抢救者一只手的掌根放在手术患者胸部的中央,另一只手的掌根置于第一只手上,伸直双臂,使双肩位于双手的正上方。要用力、快速按压,胸骨下陷至少 5 cm,按压频率每分钟至少 100 次,每次按压后让胸壁完全回弹,尽量减少按压中断。

(2)开放气道,进行呼吸支持:如果已给手术患者置气管插管,则应使用呼吸机或简易人工呼吸器进行呼吸支持。如果未给手术患者置气管插管,则手术室护士应协助麻醉师或手术医师用仰头提颏法和推举下颌法开放气道,同时给予人工呼吸面罩做呼吸支持,同时应尽快实施气管内插管,连接呼吸器或麻醉机。

仰头提颏法是指抢救者一只手置于手术患者的前额,用手掌推动,使其头部后仰,另一只手的手指置于颏附近的下颌下方,提起下颌,使颏上抬。推举下颌法是指抢救者同时托起手术患者的左下颌、右下颌,无须仰头,当手术患者存在脊柱损伤的可能时,应选择推举下颌法开放气道。

(3)胸内心脏按压:在胸外心脏按压无效的情况下,可实施胸内心脏按压。应用无菌器械,局部消毒,于左第 4 肋间前外侧切口进胸,膈神经前纵向剪开心包,正确地施行单手或双手心脏按压术。一般用单手按压时,拇指和大鱼际紧贴右心室的表面,其余 4 指紧贴左心室后面,均匀用力,有节奏地进行按压和放松,每分钟 60~80 次。双手胸内心脏按压用于心脏扩大、心室肥厚者。抢救者把左手放在右心室面,把右手放在左心室面,用双手手掌向心脏做对合按压,其余与单手胸内心脏按压相同。切勿用手指尖按压心脏,以防止心肌和冠状血管损伤。术后彻底止血,置胸腔引流管。

(三)电除颤

部分循环骤停的手术患者实际上是心室颤动。在心脏按压过程中,对出现心室颤动者随时进行电击除颤,使其恢复窦性节律。

1.胸外除颤

将除颤电极包上盐水纱布或涂上导电膏,把一个电极放在患者胸部右上方(锁骨正下方),把另一个电极放在左乳头下(心尖部),对成人一般选用 200~400 J,对儿童选用 50~200 J。第一次除颤无效时,可酌情加大能量,再次除颤。

2.胸内除颤

术中或开胸抢救时使用胸内除颤电极板,电极板蘸以生理盐水,在左、右两侧夹紧心脏,对成人用10~30 J,放电后立即观察心电监护波形,了解除颤效果。

## 二、外科休克

休克是一种急性的综合征,是指各种强烈致病因素作用于机体,使循环功能急剧减退,组织器官的微循环灌流严重不足,导致细胞缺氧和细胞功能障碍,以至重要生命器官的功能、代谢发生严重障碍的全身危重病理过程。休克分为低血容量性、感染性、心源性、神经性和过敏性休克。其中低血容量休克是在手术患者中最常见的休克类型,由于体内或血管内血液、血浆或体液等大量丢失,有效血容量急剧减少,于是血压降低和产生微循环障碍。脾破裂出血、肝破裂出血、宫外孕出血、四肢外伤、术中大出血等可造成低血容量性休克。

### (一)低血容量性休克的临床表现

早期患者出现精神紧张或烦躁,面色苍白,出冷汗,肢端湿冷,心跳加快,血压稍高。晚期患者出现血压下降,收缩压<10.7 kPa(80 mmHg),脉压<2.7 kPa(20 mmHg),心率加快,脉搏细速,烦躁不安或表情淡漠,严重者出现昏迷,呼吸急促,发绀,尿少,甚至无尿。

### (二)低血容量性休克的急救措施

休克的预后取决于病情的轻重程度、抢救得是否及时、抢救措施是否得力。所以一旦手术患者发生低血容量性休克,手术室护士应采取以下护理措施,协助手术医师、麻醉师,共同对手术患者进行急救。

1.一般护理措施

休克的手术患者被送入手术室后,首先应维持手术患者的呼吸道通畅,同时使其仰卧于手术床上并给予吸氧;选择留置针,迅速建立静脉通路,保证补液速度;调高手术间温度,为手术患者盖棉被,同时可使用变温毯等主动升温装置,维持手术患者的正常体温。

2.补充血容量

治疗低血容量休克的首要措施是迅速补充血容量,短期内快速输入生理盐水、右旋糖酐、全血或血浆、清蛋白以维持有效回心血量。同时正确地评估失液量,可以根据临床症状、中心静脉压、尿量和术中出血量等进行判断。对休克患者术前必须常规留置导尿管,以备记录尿量。术中出血量包括引流瓶内的血量及血纱布上的血量,巡回护士应正确评估、计算术中出血量后告知手术医师。在快速补液时,手术室护士应密切观察手术患者的心肺功能,防止急性心力衰竭;在给手术患者输注库血前,要适当给库血加温,预防术中低体温的发生。

3.积极处理原发病

(1)术前大量出血引起休克:对术前因肝破裂出血、脾破裂出血、宫外孕出血等而休克的患者,手术团队成员应分秒必争,立即实施手术以止血。

(2)四肢外伤引起休克:手术室护士事先准备止血带,并协助手术医师及时环扎止血带,并记录使用的起止时间。

(3)术中大出血:洗手护士在无菌区内做好应急配合,密切关注手术野,协助手术医师采取各种止血措施,传递器械、缝针时应确保动作迅速、准确。巡回护士应及时向洗手护士提供各类止血物品和缝针,与麻醉师共同准备并核对血液制品。

(4)剖宫产术中发生大出血:手术医师可以通过按摩子宫、使用缩宫素、缝扎等方式进行止血,巡回护士应及时准备缩宫素等增强子宫收缩的药物。如遇胎盘滞留或胎盘、胎膜残留的情况,洗手护士应配合手术医师尽快徒手剥离胎盘、控制出血,若未能有效控制出血,在输血、抗休克的同时,行子宫次全切除术或全子宫切除术,巡回护士应及时给洗手护士提供手术器械、敷料及特殊用物,并准确地清点和记录添加的器械和纱布。

**4.及时执行医嘱**

在抢救手术患者的紧急情况下,巡回护士可以执行手术医师的口头医嘱,执行前必须复述,得到确认后方可执行。

**5.做好病情观察及记录**

注意观察手术患者的生命体征,记录出入量(输血量、输液量、尿量、出血量、引流量等),记录各类抢救措施、术中用药及病情变化。

## 三、输血反应

输血是临床抢救患者、治疗疾病的有效措施,在外科手术领域应用较广。一般情况下输血是安全的,但仍有部分患者在输血或输入某些血液制品后出现各种反应,可能由供者、受者的血细胞表面同种异型抗原型别不同所致。常见的输血反应为ABO血型不符导致的溶血反应。除了溶血反应,还有非溶血性反应(即发热反应、变态反应)。

### (一)溶血反应

溶血反应是最严重的输血反应,死亡率高达70%以上。发生溶血反应的患者,临床表现与发病时间、输血量、输血速度、血型、溶血的程度密切相关而且差异性大。术中全麻患者较早出现的征象是手术野出血、渗血和不明原因的低血压、无尿。

### (二)发热反应

发热反应是最常见的非溶血性输血反应,发生率可达40%以上。发热反应通常在输血后1.5~2小时发生,症状可持续0.5~2小时,其主要表现为输血过程中手术患者发热、打寒战。如遇发生发热反应的手术患者,立即终止输血,用解热镇痛药或糖皮质激素处理。造成该不良反应的原因有血液或血制品中有致热原,受血者多次受血后产生同种白细胞或(和)血小板抗体。

### (三)变态反应

变态反应是输血常见的并发症之一,发生在输血过程中或输血后数分钟,临床表现为受血者出现荨麻疹、血管神经性水肿,重者有全身皮疹,喉头水肿,支气管痉挛,血压下降等。造成该不良反应的原因有所输血液或血制品含变应原,受血者本身为高过敏体质或因多次受血而过敏。

### (四)对输血反应的急救措施

一旦发生输血反应,应立即停止输血,更换全部输液管路。遵医嘱进行抗过敏等治疗,紧急情况下,手术医师可以下口头医嘱,但护士必须完整复述口头医嘱,得到确认后方可执行之。将未输完的血液制品及管道妥善保存,送输血科。

## 四、火灾

手术室发生火灾虽然罕见,但是如果手术室工作人员忽视防火安全管理,操作不规范,火灾就可能发生。因此手术室工作人员要充分认识到火灾的危险性,提高手术室火灾防范意识,防止发生火灾,并制定火灾应急预案,一旦发生火灾,将损失降至最低。

### (一)手术室发生火灾的危险因素

**1.火源**

(1)手术室内有多种仪器设备,如电刀、激光、光纤灯源、无影灯、电脑、消毒器,设备及线路老化、破损发生漏电、短路,接头接触不良,使用后忘记关闭电源等,均是手术室发生火灾的导火索。

(2)手术室相对封闭的空间:如果通风不良、湿度过低,物体间相互摩擦极易产生静电,遇可燃物或助燃剂即可能导致火灾。

(3)高危设备的使用不当:如高频电刀在使用时会产生很高的局部温度,输出功率越高,产生温度也越高,遇到高浓度氧和酒精时就会诱发燃烧。

**2.氧气**

氧气是最常见的助燃剂。患者在手术过程中一般需持续供氧,故手术室中特别是在患者头部可有局部高氧环境。术中采用面罩吸氧,密闭不严造成无菌巾下腔隙中的氧达到较高的浓度,可燃物在此环境中很容易燃烧。

**3.可燃物**

手术室内可燃物很多,有酒精、碘酊、无菌巾、纱布、棉球、胶布等,酒精挥发和氧气浓度增大可形成一种极易燃烧的混合物,一旦有火源就能燃烧,严重者可引起爆炸。

### (二)手术室火灾的预防措施

**1.加强手术室管理**

改进手术室的通风设备,防止氧气和酒精在空气中积聚的浓度过高;定期对仪器设备、线路进行维护和检修;氧气瓶口、压力表上应防油、防火,不可缠绕胶布或将其存放在高温处,使用完毕立即关好阀门;制定手术室防火安全制度及火灾应急预案;在手术室内放置灭火器材,保证消防通道通畅。

**2.加强术中管理**

使用电刀时严格控制输出功率,严禁超出电刀使用的安全值范围;使用酒精或碘酊消毒时,不可过湿擦拭,待其挥发完全后再开始使用电刀;使用任何带电的仪器设备前,必须确定不处在高氧环境中,使用完毕及时关闭电源;对需要面罩吸氧的手术患者,应尽量给予低流量吸氧。

**3.加强手术室工作人员的消防安全意识**

树立防患于未然的观念,杜绝火灾隐患,防止发生火灾。组织全体医务人员学习一些基本的防火灭火安全知识,掌握灭火器材的使用方法。手术室配备的灭火器主要是二氧化碳灭火器,适合扑灭易燃液体、可燃气体、带电物质引起的火。

### (三)手术室火灾的应急预案及处理

**1.原则**

原则是早发现,早报警,早扑救,及时疏散人员,抢救物资,各方合作,迅速扑灭火灾。

**2.现场人员应对火灾的4个步骤**

(1)救援:组织患者及工作人员及时离开火灾现场;对于不能行走的患者,采用抬、背、抱等方式转移。

(2)报警:利用就近电话迅速向医院火灾应急部门报警及拨打"119"报警,有条件者按响消防报警按钮,迅速向火灾监控中心报警;在拨打"119"报警时讲清单位、楼层/部门、起火部位、火势大小、燃烧的物质和报警人的姓名,并通知邻近部门关上门窗、熟悉灭火计划和随时准备接收患者;与此同时,即刻向保卫科、院办、主管副院长汇报,并派人在医院门口接应和引导消防车进入火灾现场。

(3)限制:关上火灾区域的门、窗、分区防火门,防止火势蔓延。

(4)灭火或疏散:如果火势不大,用灭火器材灭火;如果火势过猛,按疏散计划,及时组织患者和其他人员撤离现场。

3.救助人员灭火、疏散的步骤

救助人员接到报警而到达后,立即采取以下步骤展开灭火和疏散。

(1)报警通报:立即通知所有相关领导、部门以及可能殃及的区域,要求相关人员到位,启动相应流程,做好灭火和疏散准备。

(2)灭火:①确定火场情况,做到"三查三看"。一查火场是否有人被困,二查燃烧的是什么物质,三查从哪里到火场最近;一看火烟,定风向,定火势,定性质,二看建筑,定结构,定通路,三看环境,定重点,定人力,定路线。②在扑救中,参加人员必须自觉服从现场最高负责人的指挥,沉着、机智,正确地使用灭火器材,做到先控制、后扑灭。③抓住灭火的有利时机,对存放精密仪器、昂贵物资的部位,应集中使用灭火器灭火,一举将火灾扑灭在初起阶段。④有些物品在燃烧过程中可产生有毒气体,扑救时应采取防毒措施,例如,使用氧气呼吸面罩,用湿毛巾、口罩捂住口鼻。

(3)疏散:积极抢救受火灾威胁的人员,应根据救人任务和现有的灭火力量,首先组织人员救人,同时部署一定力量灭火,在力量不足的情况下,应将主要力量投入救人工作。

4.疏散的原则和方法

(1)火场疏散先从着火的房间开始,再向着火层以上各层疏散救人;本着患者优先的原则,医院员工有责任引导患者向安全的地方疏散。即先近后远,先上后下。要做好安抚工作,不要惊慌、随处乱跑,要服从指挥;对于被火围困的人员,应通过内线电话或手机等通信工具,告知其自救办法,引导他们自救脱险。

(2)疏散通道被烟雾所阻时,应用湿毛巾或口罩捂住口鼻,尽量把身体贴近地面,匍匐前进,向消防楼梯转移,离开火场;对火灾中的受伤人员,抢救人员应用担架、轮椅等,及时将伤员撤离出危险区域。

(3)禁止使用电梯,防止突然停电造成人员被困在电梯里。在疏散通道口必须设立哨位指明方向,保持通道畅通无阻;最大限度地分流,避免大量人员涌向一个出口,造成伤亡事故。

(4)疏散与保护物资:对受火灾威胁的各种物资,是进行疏散还是就地保护,要根据火场的具体情况决定,目标是尽量避免或减少财产的损失。在一般情况下,应先疏散和保护贵重的、有爆炸和毒害危险的以及处于下风向的物资。疏散出来的物资不得堵塞通路,应放置在免受烟、火、水等威胁的安全地点,并派人保护,防止丢失和损坏。

## 五、停电

手术室停电通常可分为由人为原因造成的停电和意外情况引起的停电。如维修线路、错峰用电、拉闸限电或打雷时保护性地关闭电源等,应事先告知手术室,手术室工作人员要做好停电准备,保证手术安全。若停电由恶劣天气、火灾、电路短路等意外情况引起,虽无法事先预料,但要提高警惕,完善应急工作。

### (一)手术室停电的预防措施

1.按手术室建筑标准做好配电规划

医院及手术室应建立两套供电系统,当其中一路发生故障时,自动切换至备用系统,保障手术室及其他重要部门的供电。医院及手术室还应备有应急自供电源系统,当两套外供系统全部出现故障时,可紧急启动自供电源系统,维持短时间供电,为抢修赢得时间,为患者的安全提供保障。

2.加强手术室管理

每个手术间配备有足够的电插座,术中用电尽量使用吊塔与墙上的电源插座,少用接线板,避免地面拉线太多。对电插座应加盖密封,防止进水,避免电路发生故障。每个手术间有独立的配电箱及带保险管的电源插座,以防一个手术间故障影响整个手术室的运作。设备科相关人员必须定期对手术室的电器设备进行检测和维护。手术室内严禁私自乱拉、乱接电线。如发生断电,应马上通知相关人员查明原因。

3.加强手术室工作人员的用电安全意识

制定防止术中意外停电制度、停电应急预案,组织学习安全用电知识,术中合理使用电器设备,防止仪器短路。

**(二)手术室停电的应急预案及处理**

1.手术间突发停电

(1)手术室工作人员立即报告科主任、护士长,电话报告医院相关部门。

(2)巡回护士使用应急灯照明,保证手术进行,对清醒的患者做好安抚工作。

(3)断电后麻醉呼吸机、监护仪、微量输液泵等用电设备均停止工作,尽量使用手动装置替代动力装置,如把使用呼吸机改为手控呼吸器,监护仪蓄电池失灵无法正常工作,应手动测量血压、脉搏和呼吸,以及时判断患者的生命体征,保证手术患者的呼吸、循环支持。

(4)防止手术野的出血,维持手术患者的生命体征稳定。如单间手术间停电,可以先将电刀、超声刀等仪器接手术间外的电源;如整个手术室停电,应立即启动应急电源。

(5)关闭所有用电设备的开关(除接房外电源的仪器外),由专业人员查明断电原因,解决问题后恢复供电。

(6)做好停电记录,包括停电时间及过程。

2.手术室内计划停电

(1)医院相关部门提前通知手术室停电时间,手术室工作人员做好停电前准备。

(2)停电前相关部门再次与手术室工作人员确认,以保证手术的安全。

(3)解决问题后及时恢复供电。

(陈　静)

# 第六节　手术室护士职业危害及防护

手术室护士在工作中常需面对各种高危因素,如患者的血液、体液、放射线、有害气体,而且每天工作繁重,节奏紧张,因此手术室护士是容易受到职业危害的群体。手术室护士必须树立职业安全意识,妥善处理现存及突发问题,正当防护,最大限度地保证自己的健康。

## 一、血源性感染

手术室的工作环境特殊，工作人员直接接触患者的血液、分泌物、呕吐物等，因此感染血源性传染病的概率较高。

### (一)血源性感染的危险因素

医院内血源性传播的疾病有20多种，常见且危害性大的是乙型病毒性肝炎、丙型病毒性肝炎、艾滋病。体液按所含病毒浓度从高到低依次为血液、血液成分、伤口感染性分泌物、阴道分泌物、羊水、胸腔积液、腹水。乙型肝炎病毒(HBV)感染是手术室护士意外血源性感染中最常见的，有研究表明手术室护士的HBV感染率明显高于内科及外科护士，其感染率高达30%。目前我国艾滋病发病率呈迅猛增长的趋势，当发生针刺伤时，0.004 mL带有艾滋病病毒(HIV)的血液足以使伤者感染。此外，从感染病毒到发生血常规转移有一定时间，如HBV的为8周，HCV的为8周，HIV的为6个月。从感染病毒到出现症状的时间可能更长，如HBV的为45～60天，HCV的为45～60天，HIV的为12年。这段时间内，伤者作为病毒携带者也成为危险因素之一。

### (二)血源性感染的途径

血源性感染主要分为经非完整性皮肤传播和黏膜传播。经非完整性皮肤传播具体表现为护理操作和传递器械的过程中，意外发生针刺伤、刀割伤，新鲜伤口或皮肤的陈旧性伤口直接接触到沾有患者的体液或血液的敷料、器械后感染病毒。经黏膜传播具体表现为手术配合中患者的体液、血液直接溅入手术室护士的眼内，手术室护士通过角膜感染病毒。血源性感染的途径不包括通过吸入血气溶胶传播。

### (三)血源性感染的防范措施

1.个人防护

手术室护士应定期进行健康检查，接种相关疫苗，加强个人免疫力。定期培训，强调防止意外血源性感染的必要性，增强个人防范意识。

2.术前评估

做好术前访视。除急诊手术外，术前应了解患者相关检查和化验的结果，如肝功能，有无乙型肝炎病毒(HBV)、丙型肝炎病毒(HCV)、梅毒病毒、艾滋病病毒(HIV)。针对检查和化验结果呈阳性的手术患者，手术人员应在术中采取相应的防护措施；针对无化验结果的手术患者，应视其为阳性，手术人员做好标准预防。

3.防护措施

根据具体情况做好充分的自我安全防护。进行有可能接触手术患者体液的护理操作时必须戴手套，手部皮肤有破损者戴两层手套，脱去手套后再用皂液和流动水充分冲洗。手术医师和洗手护士应戴具有防渗透性能的口罩、防护眼镜或带有面罩的口罩，穿具有渗透性能的手术衣，阻挡可能飞溅到面部的血液、体液。手术配合中需保持思想高度集中，避免疲劳操作，正确放置和传递锐器；回收针头等锐器时，避免锐利端朝向接收者，防止刺伤；传递锐器时，应将其放入弯盘进行传递；卸除锐器时必须使用持针器，不能徒手卸除。

4.术后处理

完成感染手术后，参加手术的人员必须脱去污染的手术衣、手套、换鞋(脱鞋套)，完成之后方能离开手术间，沐浴、更换衣裤后才能参加其他手术。术后按规范处理物品，清洗回收器械时，注意先将针头、刀片等锐器卸下,并弃入有特殊警示标记的锐器医疗废弃物桶。手工清洗器械时,应戴护目镜、防渗透性口罩,穿防水隔离衣,戴手套。术后应用含氯溶液或酸水湿式清洁手术间的地面及物品。

**(四)意外血源性感染后的处理**

**1.皮肤接触血液、体液**

立即用皂液和流动水清洗污染皮肤。

**2.黏膜接触血液、体液**

若手术患者的血液或体液溅入眼睛,立即用大量清水或生理盐水冲洗,然后滴含有抗生素的眼药水。

3.针刺或刀割伤

(1)立即脱去手套,向远心端挤出血液并用大量肥皂水或清水清洗伤口,再将手浸泡于3%碘伏内3分钟,最后贴上敷料。

(2)受伤后处理:伤后24小时内报告护士长及预防保健科,登记在册。暴露源不明者按阳性处理。72小时内做HIV/HBV/HCV等基础水平检查,怀疑HBV感染者,立即注射乙肝高价免疫球蛋白和乙肝疫苗;怀疑HIV感染者,短时间内口服大剂量齐多夫定(AZT),然后进行周期性(6周、12周、6个月)复查。

## 二、化学性危害

相对其他临床科室而言,手术室环境封闭,存在多种危害因素,例如,空气中常常存在一定浓度的挥发性化学消毒剂和吸入性麻醉药,这些都直接或间接地影响医务人员的健康。

**(一)化学性危险因素**

**1.化学消毒剂**

手术间及手术物品的消毒与灭菌、标本的浸泡都要用到一些化学消毒剂,如甲醛、戊二醛、含氯消毒剂、环氧乙烷。这些消毒剂对人的神经系统、呼吸道、皮肤、眼睛、胃肠道等有损害。长期吸入高浓度混有戊二醛的空气或者直接接触戊二醛容易引起眼灼伤、头痛、皮肤黏膜过敏等;甲醛会直接损害呼吸道黏膜,引起支气管炎、哮喘,急性大量接触可致肺水肿,使细胞突变,可能致畸、致癌;环氧乙烷侵入人体可损害肝、肾和造血系统。

2.挥发性麻醉气体

目前手术室普遍采用禁闭式麻醉装置,但仍有许多麻醉废气直接或间接排放在手术室内。若麻醉机呼吸回路泄漏以及手术结束后拔除气管导管,患者自然呼吸,可使麻醉气体排放到手术间内,造成空气污染。这对医务人员的听力、记忆力、理解力、操作能力等都会造成一定影响。长期接触该类气体,该类气体的毒性会在人体内的蓄积,影响肝、肾功能,可引起胎儿畸变、自发性流产和生育力降低。

3.臭氧

开启紫外线灯对房间进行消毒时,会产生臭氧。在空气中可嗅知的臭氧浓度为0.02~0.04 mg/L,当臭氧浓度达到5~10 mg/L时可引起心跳加速,对眼、黏膜和肺组织都有刺激作用,能破坏肺表面活性物质,引起肺水肿和哮喘等疾病。

4.化疗药物

肿瘤手术过程中经常需要配制化疗药,巡回护士处理这些化疗药物时不可避免地吸入含有药物的气溶胶,或皮肤沾染药液,虽然剂量较小,但其累积作用可产生远期影响,如白细胞计数减少,自然流产率升高。环磷酰胺在尿液中的代谢物有诱发尿道肿瘤的危险。

### (二)化学性危害的防范措施

**1.化学消毒剂**

减少化学消毒剂的使用,尽量用等离子灭菌替代戊二醛浸泡及环氧乙烷灭菌。医务人员避免接触化学消毒剂,减轻职业损害。工作人员在检查、使用和测试化学消毒剂时,必须戴好帽子、口罩、手套、防护眼罩,准确操作,如不慎把化学消毒剂溅到皮肤和眼睛上,要用清水反复冲洗。应尽量使消毒、灭菌容器密闭,例如,给戊二醛消毒容器加盖,减少消毒剂在空气中挥发;在使用以戊二醛等消毒剂浸泡的器械前,必须将消毒剂冲洗干净;应把环氧乙烷灭菌器置于专门的消毒室内,并安装良好的通风设施,减少有害气体在手术室内残留。

**2.化疗药物**

配制化疗药物时,先要做好自身防护,穿隔离衣、戴手套、口罩、帽子,必要时戴防护眼罩;熟练掌握化疗药物的配制方法,防止药液和雾粒逸出。孕妇禁止接触化疗药物。加强化疗废弃物的管理,将其与其他物品分开管理,将其存放于规定的密闭容器中,送有关部门做专业处理。

**3.麻醉废气管理**

工作人员加强自身防护。选用密闭性良好的麻醉机,进行定期检测,防止气源管道系统泄漏。加强麻醉废气排污设备管理,改善手术室的通风条件。根据手术种类及患者的具体情况,选择合适的麻醉方式,并合理安排手术间。护士在妊娠期间应尽量减少接触吸入性麻醉药的机会。

## 三、物理性危害

手术室内众多物理因素(如噪声、手术过程中产生的烟雾、电灼伤及辐射)威胁着手术室工作人员的健康。

### (一)物理性危险因素

**1.噪声**

手术室内的噪声持续存在,却经常被忽视,噪声常来源于监护仪、负压吸引器、电锯等。手术室工作人员长期暴露于噪声中,可产生头痛、头晕、耳鸣、失眠、焦虑等症状。噪声不仅对人体听觉、神经系统、消化系统、内分泌系统以及人的情绪有负面影响,还可能不利于团队协作及正常工作的开展。

**2.手术烟雾**

术中使用电外科设备、高热能激光、外科超声设备,腔镜手术中二氧化碳气体泄漏等可产生烟雾,对人体产生负面影响。由气溶胶、细胞碎片等组成的手术烟雾,可能引起呼吸道炎症反应、焦虑、眩晕、眼部刺激症状等,此外手术烟雾还可能成为某些病毒的载体,传播疾病。

**3.辐射**

随着外科手术日趋数字化和精细化,C型臂机不只用于骨科手术,已运用于越来越多的科室手术。手术室工作人员如对其放射的X线不进行有效防护,容易导致自主神经功能紊乱以及恶性肿瘤,而且会影响生育能力,导致不孕、流产、死胎、胎儿畸形等。

### (二)物理性危害的防范措施

**1.噪声防护**

为防止或减少手术室内噪声,手术室工作人员走路要轻而稳,不得高声谈笑,说话声音要低。

在实施各类操作或放置物品时,动作应轻柔。定期对手术室所有仪器设备进行普查和检修,淘汰部分陈旧且噪声大的仪器;对器械台、麻醉机、推车的车轮定期维修并上润滑剂,使用时尽量减少推、拉的次数。手术中对电动吸引器等产生较响声音的设备即用即开。严格管理手术过程中的参观及进修人员。

2.手术烟雾防护

手术室工作人员均应正确佩戴外科口罩,遇特殊情况可佩戴 N95 口罩或激光型口罩,以有效隔离手术烟雾。术中使用易产生手术烟雾的仪器设备时,洗手护士应主动或提醒手术医师及时吸尽烟雾。腹腔镜手术时严格检查气腹机与二氧化碳连接处是否密闭,二氧化碳储存瓶是否有泄漏。手术室应配备便携式烟雾疏散系统和便携式吸引电刀,及时吸尽产生的手术烟雾。

3.辐射防护

进行有 X 线透视的手术,手术前手术室工作人员必须穿好铅制护颈和铅袍以保护甲状腺和躯干,并于手术间内设置铅屏风,避免 X 线直接照射身体。孕妇避免接触 X 线辐射。在放射性暴露过程中,所有人员至少离开 X 线射线管 2 m,并且退至铅屏风之后。在放射性暴露中应尽可能使用吊索、牵引装置、沙袋等维持手术患者的正确体位,手术室工作人员不应用手来维持患者的体位,若迫不得已,应佩戴防护性铅制手套。进行X线透视的手术间门外应悬挂醒目的防辐射标识,提示其他人员远离。应把铅袍或铅衣摊平或垂直悬挂。专业人员定期进行测试和检查各类防辐射设施。手术室管理者合理安排手术人员,避免手术室护士短时间内大剂量接受 X 线照射,并要求参加该类手术的护士佩戴 X 射线计量器,定期交防保科监测,以便了解护士接受 X 射线的剂量。

4.电灼伤防护

定期请专业人员检修手术室专用线路和电器设备。手术室护士要严格遵守用电原则,熟悉仪器操作,避免电灼伤,记录各类仪器的使用情况,出现问题及时报告维修。

## 四、身心健康危害

随着医疗技术的发展,高、精、尖技术的广泛应用,手术室护士承担的工作明显加重。手术室护士应在紧张而有序的工作与生活中保持自身的身心健康,应对各种工作压力源,提高工作效率及护理工作质量,同时促进个人身心健康,更好地适应手术室工作。

(一)影响身心健康的危险因素

手术室护理工作繁重,工作的连续性强,机动性强,加班概率高,长期连续工作导致饮食不规律、站立时间长,使许多护士患有胃十二指肠溃疡、下肢静脉曲张、胃下垂、颈椎病等。长期的疲劳与困顿,无疑对工作、学习、生活产生负面影响。

(二)身心健康的维护

1.调整好心态

手术室护士应调整好心态,保持乐观的心境;对工作全身心投入,不把消极情绪带入工作,用积极情绪感染和影响别人;善于学习和积累应对各种困难和挫折的经验,改变自身的适应能力;通过自我调节、自我控制,使自己处于良好的状态。

2.加强业务学习,提高工作能力

手术室护士应掌握手术室护理理论及知识,熟悉手术类别及手术医师的习惯,提高配合手术的能力及应急处理能力,增强工作自信心。

3.保持良好的生理、心理状态

手术室护士应安排好作息时间,保证充足的睡眠;增强自身体质,均衡营养,坚持体能锻炼;建立良好的人际关系,创造和谐的工作氛围,丰富业余生活,缓解精神压力,消除心理疲劳。

4.关爱护士,引导减压

人性化管理,尊重、爱护每一位护士。低年资护士缺少工作经验,害怕应对复杂的手术,常会紧张、失眠,可开展"一对一"传、帮、带活动,设立心理调适课程等,帮助护士自我减压。

5.创造良好的工作环境

管理人员的认知与决策对护士行为起着重要的导向作用,因此在管理上应适当调整护士的工作强度,采取弹性排班制。安排护士依次公休,且保证每位护士的自主公休,安排外出旅游。

(陈　静)

## 第七节　手术前患者的护理

从患者确定进行手术治疗到进入手术室的一段时间,称手术前期。这一时期对患者的护理称手术前患者的护理。

### 一、护理评估

#### (一)健康史

(1)一般情况:注意了解患者的年龄、性别、职业、文化程度和家庭情况等,患者对手术有无思想准备、顾虑等。

(2)现病史:评估患者本次疾病的发病原因和诱因、入院前后的临床表现、诊断及处理过程,重点评估疾病对机体各系统功能的影响。

(3)既往史:①了解患者的个人史、宗教史和生活习惯等情况。②详细询问患者有无心脏病、高血压、糖尿病、哮喘、慢性支气管炎、结核、肝炎、肝硬化、肾炎和贫血等病史,既往对疾病的治疗和用药情况等。③注意既往是否有手术史,有无药物过敏史。

#### (二)身体状况

(1)重要器官功能:了解心血管功能、肺功能、肾功能、肝功能、造血功能、内分泌功能和胃肠道功能等。

(2)体液平衡状况:手术前,了解脱水的性质、程度、类型,电解质代谢和酸碱失衡程度,并加以纠正,可以提高手术的安全性。

(3)营养状况:手术前,若患者有严重营养不良,术后容易发生切口延迟愈合、感染等并发症。应注意患者有无贫血、水肿,可对患者进行身高测量、体重测量、血浆蛋白测定、肱三头肌皮褶厚度测量、氮平衡试验等,并综合分析,以判断营养状况。

#### (三)辅助检查

(1)实验室检查。①常规检查:血常规检查应注意有无红细胞、血红蛋白、白细胞和血小板计数异常等现象;尿常规检查应注意尿液的颜色、比重,尿中有无红细胞、白细胞;大便常规检查应注意粪便的颜色、性状,有无出血及隐血等。②凝血功能检查:包括测定出血时间、凝血时间、血小板计数和凝血酶原时间等。③血液生化检查:包括电解质检查、肝功能检查、肾功能检查和血糖检测等。

(2)影像学检查:查看 X 线、CT、MRI、B 超等检查结果,评估病变的部位、大小、范围及性质,有助于评估器官状态和手术耐受力。

(3)心电图检查:查看心电图检查结果,了解心功能。

**(四)心理社会状况**

术前,应对患者的个人和家庭的心理社会状况充分了解。患者大多于手术前会产生不同程度的心理压力,出现焦虑、恐惧、忧郁等反应,表现为烦躁、失眠、多梦、食欲下降和角色依赖等。

## 二、护理诊断及合作性问题

**(一)焦虑和恐惧**

焦虑和恐惧与罹患疾病、接受麻醉和手术、担心预后及住院费用等有关。

**(二)知识缺乏**

患者缺乏有关手术治疗、麻醉方法和术前配合等的知识。

**(三)营养失调**

营养失调与原发病造成营养物质摄入不足或消耗过多有关。

**(四)睡眠形态紊乱**

睡眠形态紊乱与疾病导致不适、住院环境陌生、担心手术安全性及预后等有关。

**(五)潜在并发症**

潜在并发症有感染等。

## 三、护理措施

**(一)非急症手术患者的术前护理**

1.心理护理

(1)向患者及其家属介绍医院环境、主管医师和责任护士的情况、病房环境、同室病友和规章制度,帮助患者尽快适应环境。

(2)工作态度:态度和蔼,热心地接待患者及其家属,赢得患者的信任,使患者有安全感。

(3)术前宣教:可根据患者的不同情况,给患者讲解有关疾病及手术的知识。对于手术后会有身体、形象改变的患者,应选择合适的方式,将这种情况告知患者,并做好解释工作。

(4)加强沟通:鼓励患者说出感受,也可邀请同病房或做过同类手术的患者,介绍他们的经历及体会,以增强心理支持的力度。

(5)必要时,遵医嘱给予适当的镇静药和安眠药,以保证患者充足的睡眠。

2.饮食护理

(1)饮食:根据治疗需要,按医嘱决定患者的饮食,帮助能进食的患者制定饮食计划,计划包括饮食的种类、性状、烹调方法、量和进食的次数、时间等。

(2)营养:向患者讲解营养不良对术后组织修复、抗感染方面的影响,营养过剩、脂肪过多给手术带来的影响。根据手术需要及患者的营养状况,鼓励和指导患者合理进食。

3.呼吸道准备

(1)吸烟者:术前需戒烟 2 周以上,减少呼吸道的分泌物。

(2)有肺部感染者:术前遵医嘱使用抗菌药物治疗肺部感染。对痰液黏稠者给予超声雾化吸入,每天2次,使痰液稀释,易于排出。

(3)指导患者做深呼吸和有效的咳嗽排痰练习。

4.胃肠道准备

(1)饮食准备:对胃肠道手术患者,入院后即给予低渣饮食。术前1~2天,患者进流质饮食。其他手术患者按医嘱进食。为防止患者在麻醉和手术过程中呕吐,引起窒息或吸入性肺炎,于手术前禁食12小时,禁饮4小时。

(2)留置胃管:对消化道手术患者,术前应常规放置胃管,减少手术后胃潴留引起的腹胀。对幽门梗阻患者,术前3天每晚以温高渗盐水洗胃,以减轻胃黏膜充血水肿。

(3)灌肠:对择期手术患者,术前1天,可用0.1%~0.2%肥皂水灌肠,以防麻醉后肛门括约肌松弛,术中排出粪便,增加感染的概率。急症手术不给予灌肠。

(4)其他:对结肠或直肠手术患者,术前3天遵医嘱给予口服抗菌药物(如甲硝唑、新霉素),减少术后感染的机会。

5.手术区皮肤准备

手术区皮肤准备简称备皮,包括手术区皮肤的清洁、皮肤上毛发的剃除,其目的是防止术后切口感染。手术区皮肤准备的范围如下。①颅脑手术:整个头部及颈部。②颈部手术:由下唇至乳头连线,两侧至斜方肌前缘。③乳房及前胸手术:上至锁骨上部,下至脐水平,两侧至腋中线,包括同侧上臂上1/3和腋窝。④胸部后外侧切口手术:上至锁骨上及肩上,下至肋缘下,从一侧腋中线向对侧腋中线备皮,前胸、后胸都超过中线5 cm以上。⑤上腹部手术:上起乳头水平,下至耻骨联合,两侧至腋中线,包括脐部清洁。⑥下腹部手术:上自剑突水平,下至大腿上1/3前、内侧及外阴部,两侧至腋中线,包括脐部清洁。⑦肾区手术:上起乳头水平,下至耻骨联合,两侧均过正中线。⑧腹股沟手术:上起脐部水平,下至大腿上1/3内侧,两侧到腋中线,包括会阴部。⑨会阴部和肛门手术:自髂前上棘连线至大腿上1/3前侧、内侧和后侧,包括会阴部、臀部、腹股沟部。⑩四肢手术:以切口为中心,上、下方不少于20 cm,一般为整个肢体备皮,修剪指(趾)甲。

手术区皮肤准备的范围见图5-1。

(1)特殊部位的皮肤准备要求。①颅脑手术:术前3天剪短毛发,每天洗头,术前3小时再剃头1次,清洗后戴上清洁帽子。②骨科无菌手术:术前3天开始准备,用肥皂水洗净,并用70%的酒精消毒,用无菌巾包扎;手术前一天剃去毛发,用70%的酒精消毒后,用无菌巾包扎;手术日早晨重新消毒后,用无菌巾包扎。③面部手术:清洁面部皮肤,尽可能保留眉毛,作为手术标志。④阴囊和阴茎部手术:入院后,每天用温水浸泡,并用肥皂水洗净,术前一天备皮,范围与会阴部手术的备皮范围相同,剃去阴毛。⑤小儿皮肤准备:一般不剃毛,只做清洁处理。

(2)操作方法:①先同患者讲解备皮的目的和意义,以取得理解和配合。②将患者接到换药室或者处置室,若在病房内备皮,应用屏风遮挡,注意保暖及照明。③铺橡胶单及治疗巾,暴露备皮部位。④用持物钳夹取肥皂液棉球,涂擦备皮区域,一手绷紧皮肤,一手持剃毛刀,分区剃净毛发,注意避免皮肤损伤。⑤清洗该区域皮肤,对脐部则用棉签清除污垢。

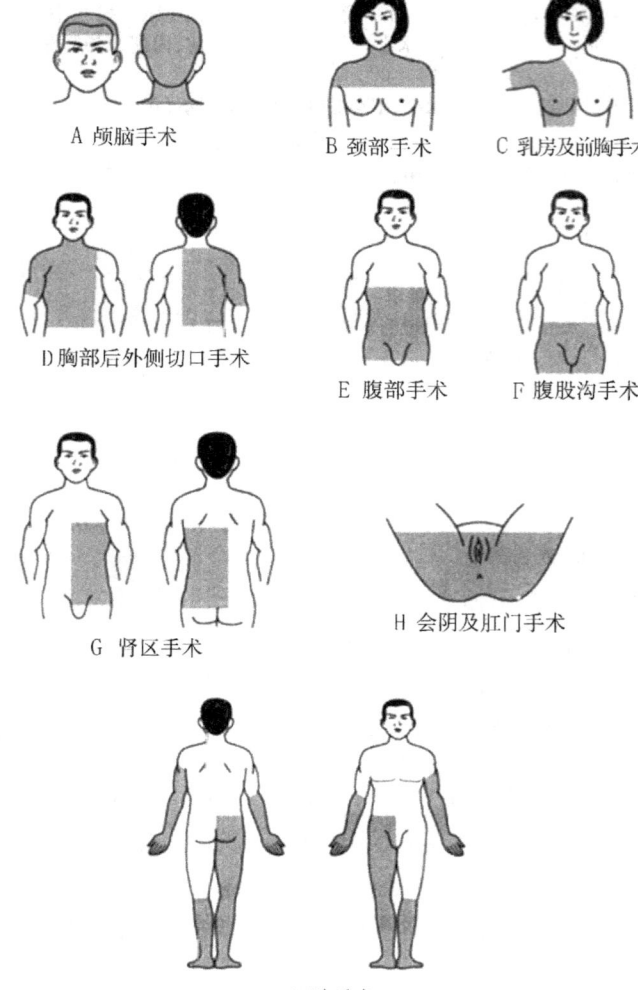

图 5-1 手术区皮肤准备的范围

6.其他准备

(1)做好药物过敏试验,根据手术大小,必要时备血。

(2)填写手术协议书,让患者及其家属全面了解手术过程、存在的危险性、可能出现的并发症等。

7.手术日早晨护理

(1)测量生命体征,若发现发热或其他生命体征波动明显,如女患者月经来潮,应报告医师,由其决定是否延期手术或进行其他处理。

(2)逐一检查手术前各项准备工作是否完善。

(3)遵医嘱灌肠,置胃肠减压管,排空膀胱或留置导尿管,术前半小时给予术前药。

(4)帮助患者取下义齿、发夹、首饰、手表和眼镜等,将钱物妥善保管。

(5)准备手术室中需要的物品,如病历、X线片、CT和MRI片、引流瓶、药品,在用平车护送患者时,一并带至手术室。

(6)与手术室进行交接,必须按照床号、姓名、性别、住院号、手术名称等交接清楚。

(7)做好术后病房的准备,必要时,安排好监护室。

8.健康指导

应注意同患者及其家属介绍疾病及手术的有关知识,如术前用药、准备、麻醉及术后恢复的相关知识;指导患者进行体位训练、深呼吸练习、排痰练习、床上排便练习以及床上活动等,有利于减少术后并发症,促进机体尽快恢复。

### (二)急症手术患者的术前护理

急诊手术是指病情危急,需在最短时间内迅速进行的手术。术前准备须争分夺秒,争取在短时间内做好手术前必要的辅助检查。嘱患者禁食、禁饮;迅速做好备皮、备血、药物过敏试验;完成输液、应用亢菌药物、术前用药等必要准备。在可能的情况下,向患者家属简要介绍病情及治疗方案。

(陈 静)

## 第八节 手术中的护理配合

### 一、洗手护士配合

#### (一)洗手护士的工作流程

洗手护士的工作流程主要包括以下几个步骤:①准备术中所需物品;②外科手消毒;③准备无菌器械台;④清点物品;⑤协助铺手术巾;⑥传递器械、物品,配合手术;⑦清点物品;⑧关闭伤口;⑨清点物品;⑩手术结束,将器械送到消毒供应中心。

#### (二)洗手护士的职责

1.术前准备职责

洗手护士应工作严谨、责任心强,严格落实查对制度和无菌技术操作规程;术前了解手术步骤、配合要点和特殊准备;准备术中所需的手术器械,力求齐全。

2.术中配合职责

洗手护士应提前15分钟洗手,进行准备。具体工作分为器械准备、术中无菌管理和物品清点几个部分。

(1)器械准备包括以下几方面:①整理器械台,定位放置物品;②检查器械的零件是否齐全,关节性能是否良好;③正确、主动、迅速地传递手术医师所需器械和物品;④及时收回用过的器械,擦净血迹,保持器械干净。

(2)术中无菌管理包括以下几方面:①协助医师铺无菌巾;②术中严格遵守无菌操作原则,保持无菌器械台及手术区整洁、干燥,无菌巾如有潮湿,应及时更换或重新加盖无菌巾。

(3)物品清点包括以下几方面:①与巡回护士清点术中所需所有物品,术后确认并在物品清点单上签名;②把术中病理标本及时交予巡回护士管理,防止遗失;③关闭切口前与巡回护士共同核对术中所用的所有物品,正确无误后,告知主刀医师,才能缝合切口;关闭切口及缝合皮肤后再次清点所有物品。

**3.术后处置职责**

术后擦净手术患者身上的血迹,协助包扎伤口;术后确认器械的数量无误后,用多酶溶液将器械浸泡15分钟,然后送消毒供应中心按器械处理原则集中处理,对不能正常使用的器械做好标识并通知相关负责人员及时更换。

## 二、巡回护士配合

### (一)巡回护士的工作流程

巡回护士的工作流程主要包括以下几个步骤:①术前访视手术患者;②核对患者身份、所带物品、手术部位;③检查设备、仪器、器械、物品;④麻醉前实施安全核查;⑤放置体位;⑥开启无菌包,清点物品;⑦协助手术患者上台;⑧配合使用设备、仪器,供应术中物品,加强术中巡视与观察;⑨手术结束前清点物品,保管标本;⑩手术结束后与病房交接。

### (二)巡回护士的工作职责

**1.术前准备职责**

(1)实施术前访视,了解患者的病情、身体状况、心理状况以及静脉充盈情况,必要时简单介绍手术流程,给予心理支持;了解患者的手术名称、手术部位、术中要求及特殊准备等。

(2)术前了解器械、物品的要求并准备齐全,检查所需设备及手术室环境。

(3)认真核对患者的姓名、床号、住院号、手术名称、手术部位、血型、皮试、皮肤准备情况,按物品交接单核对所带物品,用药时认真做到"三查七对"。

(4)根据不同手术和医师要求放置体位,使手术野暴露良好,使患者安全、舒适。

**2.术中配合职责**

(1)与洗手护士共同清点所有物品,及时、准确地填写物品清点单,并签名。

(2)协助手术患者上台,术中严格执行无菌操作,督查手术人员的无菌操作。

(3)严密观察病情变化,在重大手术中做好应急准备。

(4)严格执行清点查对制度,清点、查对各种手术物品、标本等,及时增添所需用物。

(5)保持手术间安静、有序。

**3.术后处置职责**

(1)手术结束,协助医师包扎伤口。

(2)注意给患者保暖,保护患者的隐私。

(3)详细登记患者需带回病房的物品,并与工勤人员共同清点。

(4)整理手术室内一切物品,物归原处,并保证所有仪器、设备完好,呈备用状态。

(5)若手术为特殊感染手术,按有关要求处理。

## 三、预防术中低体温

低体温是手术过程中最常见的一种并发症,60%~90%的手术患者可发生术中低体温。术中低体温可导致诸多并发症,由此增加的住院天数和诊疗措施会导致额外医疗经费的支出。因此手术室护士应采取有效的护理措施来维持手术患者的正常体温,预防低体温的发生。

### (一)低体温的定义和特点

通常当手术患者的核心体温低于36℃时,将其定义为低体温。在手术过程中发生的低体温呈现出3个与麻醉时间相关的变化阶段:即重新分布期、直线下降期和体温平台期。重新分布期:在麻醉诱导后的1小时内,核心温度迅速向周围散布,可导致核心温度下降大约1.6 ℃。直线下降期:在麻醉后的数个小时内,手术患者热量的流失超过新陈代谢所产热量。在这一时期给患者升温能有效限制热量的流失。体温平台期:在之后一段手术期间内,手术患者的体温维持不变。

### (二)与低体温相关的不良后果和并发症

手术过程中出现的低体温,除了给手术患者带来不适、寒冷的感觉外,在术中及术后可能导致一系列不良后果和并发症,包括术中出血增加,导致外源性输血、术后伤口感染率增加、术后复苏时间延长、麻醉复苏时颤抖、心肌缺血、心血管并发症、药物代谢功能受损、凝血功能障碍、创伤手术患者的死亡率增加、免疫功能受损、深静脉血栓发生率增加。

### (三)与低体温发生相关的风险因素

1.新生儿和婴幼儿

由于新生儿和婴幼儿的体积较小,体表面积相对较大,热量快速地通过皮肤流失;同时新生儿和婴幼儿的体温中枢不完善,体温调节能力较弱,其容易受环境温度的影响,当手术房间的室温过低时,其体温会急剧下降。

2.外伤性或创伤性手术患者

失血、休克、快速低温补液、急救时被脱去衣服等多因素导致外伤性或创伤性手术患者极易在手术过程中发生低体温,而且研究显示术中低体温会增加创伤性手术患者的死亡率。

3.烧伤手术患者

被烧伤的组织引起热辐射,暴露的组织与空气进行对流传导以及皮肤保护功能受损伤,都使烧伤手术患者成为发生低体温的高危人群。

4.麻醉

全麻和半身麻醉(包括硬膜外麻醉和脊髓麻醉)过程中使用的麻醉药物尤其是抑制血管收缩类药物,使手术患者的血管扩张,导致核心温度向患者的体表散布。麻醉过程长于1小时,患者发生低体温的风险增加。

5.年龄

老年手术患者器官的功能减退,例如,新陈代谢率降低,对温度的敏感性减弱,对麻醉和手术的耐受性和代偿功能明显下降,因此更容易出现低体温。

6.其他与低体温发生相关的因素

这些因素包括代谢障碍(甲状腺功能减退和垂体功能减退)、使用电动空气止血仪、手术室室温过低、低温补液、输注血液制品等。

### (四)围术期体温监测

1.围术期体温监测的重要性

围术期体温监测能够为手术室护士制定护理计划提供建议;将体温监测结果与风险因素的评估结合,有助于采取有效措施,预防和处理低体温。

2.体温监测方式

能准确监测核心体温的方法是鼓膜监测法、食管末梢监测法、鼻咽监测法和肺动脉监测法,前3种方法在围术期可行性较高。此外,常用的体温监测部位包括肛门、腋窝、膀胱、口腔和体表等。

### (五)围术期预防低体温的护理干预措施

**1. 术前预热手术患者**

进行麻醉诱导前对手术患者进行至少15分钟的预热,能有效缩小患者核心温度和体表温度的温度梯度,同时能减小麻醉药物引起的血管扩张作用,预防低体温的发生。

**2. 使用主动升温装置**

(1)热空气加温保暖装置:临床循证学已证明热空气动力加温保暖装置能安全、有效地预防术中低体温,对新生儿、婴幼儿、病态肥胖患者均有效果。

(2)循环水毯:将循环水毯铺于手术患者身下能有效地将热量通过接触传给患者,维持正常体温。

**3. 加温术中所需的补液或血液**

术中,当手术患者需要大量输液或输血时,尤其当成年手术患者每小时的输液量大于2 L时,应该考虑使用加温器将补液或血液加温至37 ℃,防止输入过量低温补液引起低体温。有研究表明热空气动力加温保暖装置与术中静脉补液加温联合使用,预防低体温的效果更佳。

**4. 加温术中灌洗液**

在进行开放性手术的过程中,当需要进行腹腔、胸腔、盆腔灌洗时,手术室护士可将灌洗液加温至37 ℃左右或用事先放于恒温箱中的灌洗液进行术中灌洗。

**5. 控制手术房间的温度**

巡回护士应有效控制手术间的温度,避免室温过低。在手术患者进手术间前15分钟开启空调,使手术间的室温在手术患者到达时已达到22~24 ℃。

**6. 减少手术患者的暴露**

将大小适宜的棉上衣盖在非手术部位,保证非手术区域的四肢与肩部不裸露,起到保暖的作用。在运送手术患者至复苏室或病房的过程中,选用相应厚薄的被,避免手术患者的肢体或肩部裸露在外。

**7. 维持手术患者的皮肤干燥**

术前进行皮肤消毒时,须严格控制消毒液的剂量,避免过剩的消毒液流至手术患者身下;术中洗手护士应及时协助手术医师维持手术区域的干燥,及时将血液、体液和冲洗液用吸引装置吸尽;手术结束时,应及时擦净、擦干患者的皮肤,更换床单以保持干燥。

**8. 湿化加温麻醉气体**

对麻醉吸入气体进行湿化加温,这对预防新生儿和儿童发生低体温非常有效。

## 四、外科冲洗和术中用血、用药

### (一)外科冲洗

外科冲洗即在外科手术过程中采用无菌液体或药液冲洗手术切口、腔隙及相关手术区域,达到减少感染、辅助治疗的目的。外科冲洗常用于以下两种情况。

**1. 肿瘤手术患者**

常采用1 000~1 500 mL 42 ℃低渗灭菌水冲洗腹腔,或用化疗药物稀释液冲洗手术区域,并保留3~5分钟,可以有效防止肿瘤脱落细胞的种植。

**2. 感染手术患者**

常采用2 000~3 000 mL 0.9%的生理盐水冲洗,或低浓度消毒液体冲洗感染区域,尤其对于消化道穿孔的手术患者可以有效降低术后感染率。

(二)术中用血

1.术中用血的方式

根据患者的病情,可采用以下几种方式。①静脉输血:经外周静脉、颈内静脉、锁骨下静脉进行输血。②动脉输血:经左手桡动脉穿刺或切开置入导管输血,是抢救严重出血性休克患者的有效措施之一。该法不常用,可迅速补充血容量,并使输入的血液首先注入心脏冠状动脉,保证大脑和心脏的供血。③自体血回输:使用自体血回输装置,将术中患者流出的血进行回收,经抗凝、过滤、离心,将分离、沉淀所得的红细胞加晶体液回输给患者。

2.术中用血的注意事项

术中用血具有一定的特殊性,应注意以下几个方面:①巡回护士应将领血单、领取血量、手术房间号等交接清楚;输血前巡回护士应与麻醉医师实施双人核对;核对无误,双方签名后方可输血,以防输错血。②避免快速、大量地输入温度过低的血液,以防患者体温过低而加重休克症状。③输血过程中应做好记录,及时计算出血量和输血量,结合生命体征,为手术医师提供信息以帮助其准确地判断病情。④手术结束而输血没有结束,必须与病房护士当面交班,以防出错。⑤谨防输血并发症及变态反应,特别是在全麻状态下,许多症状可能不典型,必须严密观察。

(三)术中用药

对手术室的药品除了常规管理外,还必须注意以下几点:①应严格区分静脉用药与外用药品,统一贴上醒目标签,以防紧急情况下拿错。②在上锁的专柜中放置麻醉药,严格管理;应妥善保管对人体有损害的药品。建立严格的领取制度,使用时须凭专用处方领取。③对生物制品、血制品及需要低温储存的药品应置于冰箱内保存,定期清点。

## 五、手术物品的清点

手术过程中物品的清点和记录非常重要,应遵循以下原则:①清点遵循"二人四遍清点法"原则,即洗手护士和巡回护士两人,在手术开始前、关闭腔隙前、关闭腔隙后、缝合皮肤后分别进行清点;②在清点过程中,洗手护士必须说出物品的名称、数量和总数,清点后由巡回护士唱读并记录;③清点过程中必须"清点一项、记录一项";④如果在清点手术用物时,发现清点有误,巡回护士必须立即通知手术医师,停止关闭腔隙或缝合皮肤,共同寻找物品的去向,直至物品清点无误,再继续操作。物品清点单作为病史的组成部分具有法律效力,不可随意涂改。

## 六、手术室护理文书记录

护理文书是以书面记录护理工作并保存的档案,是整个医疗文件的重要组成部分,护理文书与医疗记录均属于具有法律效力的证明文件。规范的手术室文书记录对提高手术室护理质量、确保手术安全、提高患者的满意度起到了重要的辅助作用。

(一)手术室护理文书记录的意义

手术护理文书指手术室护士记录手术患者接受专科护理治疗的情况,能客观反映事实。部分手术护理文书需保存在病历内,并且具有法律效力。《医疗事故处理条例》引入了"举证责任倒置"这一处理原则,护理文书书写的规范及质量显得更为重要。手术室护士应本着对手术患者负责、对自己负责的态度,根据原卫生部2010年3月1日印发的《病历书写基本规范》要求及手术室护理相关规范制度,如实、准确地书写各类护理文书。

## (二)手术室护理文书记录的主要内容

手术室护理文书记录的主要内容一般包含:手术患者交接、手术安全核查、术中护理及手术患者情况和手术物品清点情况。

### 1.手术患者交接记录

记录的护理表单是《手术患者转运交接记录单》。手术患者入手术室后,巡回护士与病区护士进行交接,对手术患者的神志、皮肤情况、导管情况、带入手术室的药物及其他物品等交接、记录并签名;手术结束后,巡回护士对手术患者的神志、皮肤情况、导管情况、带回病区或监护室的药物及其他物品等进行记录并签名。

### 2.手术安全核查

记录的护理表单是《手术安全核查表》。手术室巡回护士与手术医师、麻醉师应分别在麻醉实施前、手术划皮前和患者离开手术室前进行手术安全核查,核查必须按照手术安全核查制度的内容和流程进行,每核对一项内容,并确保正确无误后,巡回护士依次在《手术安全核查表》相应核对内容前打钩以表示核对通过。核对完毕且无误后,三方在《手术安全核查表》上签名确认。巡回护士应负责督查手术团队成员正确执行手术安全核查制度和签名确认,不得提前填写《手术安全核查表》或提前签名。

### 3.术中护理及患者情况

记录的护理表单是《手术室护理记录单》。内容主要包括手术体位的放置、消毒液的使用、电外科设备及负压吸引器的使用、手术标本的管理、术前及术中用药、术中止血带的使用和植入物的管理等内容。

### 4.手术物品清点情况

记录的护理表单是《器械、纱布、缝针等手术用品清点单》。手术室护士应记录手术中所使用的器械、纱布、缝针等手术用品的名称和数目,确保所有物品不遗落在手术患者的体腔或切口内。手术过程中如需增加用物,应及时清点并添加记录。手术结束,巡回护士与洗手护士应确认物品清点情况,然后签名确认。

## (三)手术室护理文书的书写要求

根据《病历书写基本规范》,填写手术护理记录单时,应符合以下要求:①使用蓝黑墨水或碳素墨水填写各种记录单,要求各栏目齐全、卷面整洁,符合要求,并使用中文和医学术语,时间应具体到分钟,采用 24 小时制计时。②书写应当文字工整、字迹清晰、表述准确、语句通顺、标点正确;出现错字时在错字上用双划线,不得采用刮、粘、涂等方法掩盖或去除原来的字迹。③内容应客观、真实、准确、完整,重点突出,简明扼要,并由注册护理人员签名;实习医务人员、试用期医务人员书写的病历应当经过本医疗机构合法执业的医务人员审阅、修改并签名。④护士长、高年资护士有审查、修改下级护士书写的护理文件的责任。修改时,应当使用同色笔,必须注明修改日期、签名,并保持原记录清楚、可辨。⑤如果抢救患者,必须在抢救结束后 6 小时内据实补记,并加以注明。

# 七、手术标本的处理

## (一)标本处理流程

### 1.病理标本

手术医师在术中取下标本,交给洗手护士;洗手护士将标本交予巡回护士;巡回护士将标本放入容器,并贴上标签,写明标本名称,术后与医师核对后,加入标本固定液,登记,签名,将标本交给专职人员送病理科,并由接收方核对、签收。

2.术中冰冻标本

手术医师在术中取下标本,交给洗手护士;洗手护士将标本交给巡回护士;巡回护士将标本放入容器,并贴上标签,写明标本名称,立即与手术医师核对,无误后登记、签名,将标本交给专职人员送病理科,并由接收方核对、签收;病理科完成检查后打电话通知手术室护士,同时传真书面报告;巡回护士接到检查结果后立即通知手术医师。

(二)注意事项

(1)应及时把术中取下的标本交予巡回护士。巡回护士及时把标本装入标本容器,贴上标签,分类放置。

(2)应把术中标本集中放置在既醒目又不易触及的地方,妥善保管。传送的容器应密闭,以确保标本不易打翻。

(3)术后手术医师与巡回护士共同核对,确认无误后巡回护士加入标本固定液,登记、签名后将标本置于标本室的指定处。

(4)专职工勤人员清点标本总数,确认准确无误后把标本送到病理室。病理室核对无误后签收。

(陈 静)

## 第九节 手术后患者的护理

从患者手术结束返回病房到基本康复出院阶段的护理,称手术后护理。

### 一、护理评估

**(一)手术及麻醉情况**

了解手术和麻醉的种类和性质、手术的时间及过程;查阅麻醉及手术记录,了解术中出血、输血、输液的情况,手术中病情的变化和引流管的放置情况。

**(二)身体状况**

1.生命体征

局部麻醉及小手术后,可每4小时测量并记录生命体征1次。有影响机体生理功能的疾病、麻醉、手术等因素存在时,应密切观察,每15~30分钟测量并记录1次,病情平稳后,每1~2小时测量并记录1次,或遵医嘱执行。

(1)体温:术后,机体对手术后损伤组织的分解产物和渗血、渗液的吸收,可引起低热或中度热,一般在38.0 ℃,临床上称外科手术热(吸收热),于术后2~3天逐渐恢复正常,不需要特殊处理。若体温升高的幅度过大、时间超过3天或体温恢复后又再次升高,应注意监测体温,并寻找发热原因。

(2)血压:连续测量血压,若较长时间患者的收缩压<10.7 kPa(80 mmHg)或患者的血压持续下降0.7~1.3 kPa(5~10 mmHg),表示有异常情况,应通知医师,并分析原因,遵医嘱及时

处理。

(3)脉搏:术后脉搏可稍快于正常值,一般小于每分钟90次。脉搏过慢或过快均不正常,应及时告知医师,协作处理。

(4)呼吸:术后,可能由于舌后坠、痰液黏稠等,患者呼吸不畅;也可因麻醉、休克、酸中毒等,出现呼吸节律异常。

2.意识

及时评估患者术后意识情况,并根据患者意识恢复的状况安排体位、陪护和其他护理工作。

3.记录液体出入量

术后,护士应观察并记录患者的液体出入量,重点评估失血量、尿量和各种引流量,进而推算出入量是否平衡。

4.切口及引流情况

(1)切口情况:应注意切口有无出血、渗血、渗液、感染、敷料脱落及切口愈合等情况。

(2)引流情况:观察并记录引流液的性状、量和颜色;注意引流管是否通畅,有无扭曲、折叠或脱落等。

5.营养状况

术后,机体处于高代谢状态,且部分患者又需要禁食,应重点评估患者的营养摄入是否能够满足术后的需要,以便进行适当的营养支持,促进患者尽快痊愈和康复。

**(三)心理社会状况**

手术结束,麻醉作用消失,患者度过危险期后,患者的心理有一定程度的焦虑或解脱感。随后又可出现较多的心理反应,术后不适或并发症的发生可引起患者焦虑、不安等不良心理反应;若手术导致功能障碍或身体形象的改变,患者可能产生自我形象紊乱的问题;家属的态度及家庭经济情况也可影响患者的心理。

## 二、护理诊断及合作性问题

**(一)疼痛**

疼痛与手术切口、创伤有关。

**(二)体液不足**

体液不足与术中出血、失液或术后禁食、呕吐、引流和发热等有关。

**(三)营养失调**

营养失调与分解代谢水平升高、禁食有关。

**(四)生活自理能力低下**

生活自理能力低下与手术创伤、术后强迫体位、切口疼痛有关。

**(五)知识缺乏**

患者常缺乏有关康复锻炼的知识。

**(六)舒适的改变**

舒适的改变与术后疼痛、腹胀、便秘和尿潴留等有关。

**(七)潜在并发症**

潜在并发症有出血、感染、切口裂开和深静脉血栓形成等。

## 三、护理措施

### (一) 一般护理

**1. 体位**

应根据麻醉情况、术式和疾病性质等安置患者的体位。①全麻手术:对麻醉未清醒者,采取去枕平卧位,把患者的头偏向一侧,防止误吸口腔分泌物或呕吐物;麻醉清醒后,可根据情况调整体位。②蛛网膜下腔麻醉术:去枕平卧6～8小时,防止术后头痛。③硬膜外麻醉术:应平卧4～6小时。④按手术部位不同安置体位:颅脑手术后,若无休克或昏迷,可取15°～30°头高足低斜坡卧位;颈部、胸部手术后多取高半坐卧位,以利于血液循环,增加肺通气量;腹部手术后,多取低半坐卧位或斜坡卧位,以利于引流,防止发生膈下脓肿,并降低腹壁张力,减轻疼痛;脊柱或臀部手术后,可取俯卧或仰卧位。

**2. 饮食**

术后饮食应按医嘱执行,开始进食的时间与麻醉方式、手术范围及是否涉及胃肠道有关。能正常饮食的患者进食后,应鼓励患者进食高蛋白、高热量和高维生素饮食;对禁食的患者暂时采取胃肠外营养支持。①非消化道手术:局部麻醉或小手术后,不必严格限制饮食;椎管内麻醉术后,若患者无恶心、呕吐,4～6小时给予水或少量流质,之后酌情给半流质或普通饮食;全身麻醉术后可于次日给予流质饮食,以后逐渐给半流质或普通饮食。②消化道手术:一般在术后2～3天禁食,待肠道功能恢复、肛门排气后开始进流质饮食,应少食多餐,后逐渐改为半流质及普通饮食。开始进食时,患者应避免食用牛奶、豆类等产气食物。

**3. 切口护理**

术后常规换药,一般隔天一次,对感染或污染严重的切口应每天换药一次;若敷料被渗湿、脱落或被大小便污染,应及时更换;若无菌切口出现明显疼痛,且有感染迹象,应及时通知医师,尽早处理。

**4. 引流护理**

术后有效的引流是防止术后发生感染的重要措施。应注意:①正确接掌,妥善固定,防止松脱。②保持引流通畅,避免引流管扭曲、受压或阻塞。③观察并记录引流液的量、性状和颜色。④更换引流袋或引流瓶时,应注意无菌操作。⑤掌握各类引流管的拔管指征及拔除引流管的时间。一般于术后1～2天拔除较浅表部位的乳胶引流片;单腔或双腔引流管多用于渗液、脓液较多的患者,多于术后2～3天拔除;胃肠减压管一般在肠道功能恢复、肛门排气后拔除;导尿管可留置1～2天。具体拔管时间应遵医嘱。

**5. 术后活动**

指导患者尽可能地进行早期活动。①术后早期活动的意义:增加肺活量,有利于肺的扩张和分泌物的排出,预防肺部并发症。促进血液循环,有利于切口愈合,预防压疮和下肢静脉血栓形成。促进胃肠道蠕动,防止腹胀、便秘和肠粘连。促进膀胱功能恢复,防止尿潴留。②活动方法:对一般手术无禁忌的患者,在手术后当天麻醉作用消失后即可鼓励患者在床上活动,活动包括深呼吸、活动四肢及翻身;术后1～2天可试着离床活动,先让患者坐于床沿,双腿下垂,然后让其下床站立,稍做走动,之后可根据患者的情况、能力,逐渐增加活动范围和时间;对病情危重、体质衰弱的患者(如休克、内出血、剖胸手术后、颅脑手术后的患者),仅协助患者做双上肢、下肢活动,促进肢体的血液循环;对限制活动的患者(如脊柱手术、疝修补术、四肢关节手术后的患者),协助患者进行局部肢体被动活动。③注意事项：在患者活动时，应注意随时观察患者，不可随便离开患者；活动时，注意保暖；每次活动不能过量；患者活动时，若出现心悸、脉速、出冷汗等，应立即辅助患者平卧休息。

**(二)心理护理**

患者术后往往有自我形象紊乱、担心预后等心理顾虑，应根据具体情况做好心理护理工作。为患者创造良好的环境，避免各种不良的刺激。

**(三)术后常见不适的护理**

1.发热

外科手术热一般不超过38.5 ℃，可暂时不对其做处理；若体温升高幅度过大、时间超过3天或体温恢复后又再次升高，应注意监测体温，并寻找原因。若体温超过39 ℃，可给予物理降温，如用冰袋降温、酒精擦浴。必要时，可应用解热镇痛药物。发热期间应注意维护正常体液平衡，及时给患者更换潮湿的床单或衣裤，以防感冒。

2.切口疼痛

麻醉作用消失后，可出现切口疼痛。一般术后24小时内疼痛较为剧烈，2~3天后逐渐缓解。护士应明确疼痛原因，并对症护理。对于引流管移动所致的切口牵拉痛，应妥善固定引流管；对于切口张力增加或震动引起的疼痛，应在患者翻身、深呼吸、咳嗽时，用手保护切口部位；在对较大创面换药前，适量应用止痛剂；对于大手术后24小时内的切口疼痛，遵医嘱肌内注射阿片类镇痛剂，必要时，可4~6小时重复使用或术后使用镇痛泵。

3.恶心、呕吐

恶心、呕吐多为麻醉后胃肠道功能紊乱的反应，一般于麻醉作用消失后自然消失。腹部手术后频繁呕吐，应考虑急性胃扩张或肠梗阻。护士应观察并记录恶心、呕吐发生的时间及呕吐物的量、颜色和性质；协助患者取合适的体位，把患者的头偏向一侧，防止发生误吸；患者呕吐后，给患者口腔清洁护理，整理床单；可遵医嘱使用镇吐药物。

4.腹胀

术后因胃肠道功能未恢复，故肠腔内积气过多，这可引起腹胀。腹胀多于术后2~3天，胃肠蠕动功能恢复、肛门排气后自行缓解，无须特殊处理。对严重腹胀需要及时处理，方法如下：①遵医嘱禁食，持续性胃肠减压或肛管排气。②鼓励患者早期下床活动。③针刺足三里、气海、天枢等穴位。对非胃肠道手术的患者可给予促进胃肠道蠕动的中药。对肠梗阻、低血钾、腹膜炎等原因引起腹胀的患者，应及时遵医嘱给予相应处理。

5.呃逆

神经中枢或膈肌受刺激时，可出现呃逆，多为暂时性的。术后早期发生暂时性呃逆者，可经压迫眶上缘、短时间吸入二氧化碳、抽吸胃内积气和积液、镇静或解痉药物处理后缓解。若患者在上腹部手术后出现顽固性呃逆，应警惕膈下感染，要及时告知医师。

6.尿潴留

尿潴留多发生在腹部、肛门、会阴部手术后，主要由麻醉后排尿反射受抑制、膀胱和后尿道括约肌反射性痉挛以及患者不适应床上排尿等引起。若患者术后6~8小时尚未排尿或虽有排尿但尿量少，应在耻骨上区叩诊。若叩诊发现有浊音区，应考虑尿潴留。对尿潴留者应及时采取有效措施，缓解症状。护士应稳定患者的情绪，在无禁忌证的情况下，可协助其坐于床沿或站立排尿。诱导患者建立排尿反射，如让患者听流水声。若上述措施均无效，可在严格无菌技术下导尿。若导尿量超过 500 mL 或有骶前神经损伤、前列腺增生，应留置导尿管。留置导尿管期间，应注意导尿管护理及膀胱功能训练。

**(四)并发症的观察及处理**

1.出血

(1)病情观察：一般在术后 24 小时内发生。出血量小，仅有切口敷料浸血，或引流管内有少量出血；若出血量大，则术后早期即出现失血性休克。在输给足够的液体和血液后，休克征象或实验室指标未得到改善，甚至加重或一度好转后又恶化，都提示有术后活动性出血。

(2)预防及处理：对术后出血应以预防为主，手术时严密止血，切口关闭前严格检查有无出血点。对有凝血机制障碍者，应在术前纠正凝血障碍。对出血量小（切口内少量出血）的患者，更换切口敷料，加压包扎，遵医嘱应用止血药物止血；对出血量大或有活动性出血的患者，应迅速加快输液、输血，以补充血容量，并迅速查明出血原因，及时通知医师，完善术前准备，准备进行手术止血。

2.切口感染

(1)病情观察：切口感染常发生于术后 3~4 天。表现为切口疼痛加重或减轻后又加重，局部常有红、肿、热、痛或触及波动感，甚至出现脓性分泌物。全身表现有体温升高、脉搏加速、血白细胞计数和中性粒细胞比例升高等。

(2)预防及处理：严格遵守无菌技术原则；注意手术操作技巧，防止残留无效腔、血肿，切口内余留的线不要过多、过长；加强手术前后处理，术前做好皮肤准备，术后保持切口敷料的清洁、干燥和无污染；改善患者的营养状况，增强抗感染能力。一旦发现切口感染，早期应勤换敷料、局部理疗、遵医嘱使用抗菌药物。若已形成脓肿，应拆除部分缝线，敞开切口，通畅引流，创面清洁后，考虑做二期缝合，以缩短愈合时间。

3.切口裂开

(1)病情观察：切口裂开多见于腹部手术后，发生时间多在术后 1 周。主要原因有营养不良、缝合技术存在缺点、腹腔内压力突然升高和切口感染等。切口裂开包括完全裂开和不完全裂开。完全裂开往往发生在腹压突然升高时，患者自觉切口剧疼和突然松开，有大量淡红色液体自切口溢出，可有肠管和网膜脱出；不完全裂开是指除皮肤缝线完整，深层组织裂开，线结处有血性液体渗出。

(2)预防：手术前纠正营养不良状况；手术时，避免强行缝合，采用减张缝合，术后适当延缓拆线时间；手术后用腹带包扎切口处；患者咳嗽时，注意为其保护切口，并积极处理其他原因引起的腹压升高；预防切口感染。

(3)处理：一旦发现切口裂开，应及时处理。完全裂开时，应立即安慰患者，消除其恐惧情绪，让患者平卧，立即用无菌等渗盐水纱布覆盖切口，并用腹带包扎，通知医师，护送患者进手术室重新缝合；若有内脏脱出，切忌在床旁还纳内脏，以免造成腹腔内感染。切口不完全裂开或裂开较小时，可暂不手术，待病情好转后择期进行切口疝修补术。

4.肺不张及肺部感染

(1)病情观察：肺不张及肺部感染常发生在胸部、腹部大手术后，多见于慢性肺气肿或肺纤维化的患者，还易发生于长期吸烟的患者。这些患者的肺弹性减弱，术后呼吸活动受限，分泌物不易咳出，易堵塞支气管，造成肺部感染及肺不张。开始表现为发热、呼吸和心率加快，持续时间长，可出现呼吸困难和呼吸抑制。体检时，肺不张部位叩诊呈浊音或实音，听诊呼吸音减弱、消失或为管样呼吸音。血气分析显示 $PaO_2$ 下降和 $PaCO_2$ 升高,继发感染时,血白细胞计数和中性粒细胞比例增加。

(2)预防:术前做好呼吸锻炼,胸部手术者加强腹式深呼吸训练,腹部手术者加强胸式深呼吸训练。手术前 2 周患者要停止吸烟,有呼吸道感染、口腔炎症等情况要待炎症控制后再手术。全麻手术拔管前,吸净气管内分泌物;术后鼓励患者深呼吸、有效咳嗽,同时可应用体位引流或给予雾化吸入。

(3)处理:若发生肺不张,做如下处理。遵医嘱给予有效的抗菌药物来预防和控制炎症。应鼓励患者深吸气,有效咳嗽、咳痰,帮助患者翻身,为其拍背,协助痰液排出。对无力咳嗽排痰的患者,用导管插入气管或支气管吸痰,若痰液黏稠,应用雾化吸入稀释。对有呼吸道梗阻症状、神志不清、呼吸困难者,做气管切开。

5.尿路感染

(1)病情观察:手术后尿路感染与导尿管的插入和留置密切相关,尿潴留是基本原因。尿路感染分为下尿路感染和上尿路感染。下尿路感染主要是急性膀胱炎,常伴尿道炎和前列腺炎,主要表现为尿频、尿急、尿痛和排尿困难,一般无全身症状。尿常规检查有较多红细胞和脓细胞。上尿路感染主要是肾盂肾炎,多见于女性,主要表现为畏寒、发热和肾区疼痛,血常规检查白细胞计数升高。中段尿镜检有大量白细胞和脓细胞。做尿液培养可明确菌种,为选择抗菌药物提供依据。

(2)预防与处理:及时处理尿潴留是预防尿路感染的主要措施。鼓励患者多饮水,保持每天尿量在 1 500 mL 以上,并保持排尿通畅。根据细菌培养和药敏试验选择有效的抗菌药物。对残余尿 50 mL 以上者,应留置导尿管,放置导尿管时,应严格遵守无菌操作原则。遵医嘱给患者服用碳酸氢钠以碱化尿液,减轻膀胱刺激症状。

6.深静脉血栓形成和血栓性静脉炎

(1)病情观察:深静脉血栓形成和血栓性静脉炎多发生于术后长期卧床、活动少或肥胖患者,多见于下肢。患者感觉小腿疼痛。检查时可见肢体肿胀、充血,有时可触及索状物,可出现凹陷性水肿。腓肠肌挤压试验或足背屈曲试验结果呈阳性。常伴体温升高。

(2)预防与处理:强调早期起床活动。对不能起床活动的患者,指导患者学会做踝关节伸屈活动的方法,或采用电刺激、充气袖带挤压腓肠肌以及被动按摩腿部肌肉等方法,加速静脉血流。术前,可使用小剂量肝素,皮下注射,连续使用 5~7 天,可以有效防止血液高凝状态。一旦发生深静脉血栓或血栓性静脉炎,应抬高、制动患肢,严禁局部按摩及经患肢输液,同时遵医嘱使用抗凝剂、溶栓剂或滴注复方丹参液。必要时,手术取出血栓。

(五)健康指导

(1)心理保健:某些患者因手术而形象改变,从而心态也发生改变。要指导患者学会自我调节、自我控制,提高心理适应能力和社会活动能力。

(2)康复知识:指导患者进行术后功能锻炼,教会患者自我保护、保健的知识。教会患者缓解不适及预防术后并发症的简单方法。

(3)营养与饮食:指导患者建立良好的饮食习惯,合理地摄入营养,促进康复。

(4)合理用药:指导患者遵医嘱按时、按量服用药物,讲解服药后的毒副反应及特殊用药的注意事项。

(5)按时随访。

(陈 静)

# 第六章 普外科护理

## 第一节 门静脉高压症

门静脉高压症指门静脉血流受阻、血液淤滞、门静脉系统压力升高，继而引起脾大及脾功能亢进、食管和胃底静脉曲张及破裂出血、腹水等一系列症状和体征的疾病。门静脉主干由肠系膜上、下静脉和脾静脉汇合而成，其左、右两干分别进入左、右半肝后逐渐分支。门静脉系与腔静脉系之间存在4个交通支，即胃底-食管下段交通支、直肠下端-肛管交通支、前腹壁交通支和腹膜后交通支，其中以胃底-食管下段交通支为主。正常情况下上述交通支血流量很少，于门静脉高压症时开放。门静脉血流量占全肝血流的60%~80%，门静脉压力超过正常值0.7~1.3 kPa(5~10 mmHg)或肝静脉压力梯度超过0.7 kPa(5 mmHg)就可诊断为门静脉高压症。

### 一、病因与病理生理

门静脉无瓣膜，其压力由流入的血量和流出阻力形成并维持。门静脉血流阻力增加是门静脉高压症的始动因素。按阻力增加的部位，可将门静脉高压症分为肝前型、肝内型和肝后型3类，其中肝内型门静脉高压症在我国最常见。门静脉高压形成后发生下列病理变化。

#### (一)脾大、脾功能亢进

门静脉高压时可见脾窦扩张，单核-吞噬细胞增生和吞噬红细胞现象。外周血细胞计数减少，以白细胞和血小板计数减少明显，称为脾功能亢进。

#### (二)静脉交通支扩张

门静脉高压时正常的门静脉通路受阻，加之门静脉无静脉瓣，因而4个交通支大量开放，并扩张、扭曲形成静脉曲张。其中最有临床意义的是食管下段、胃底形成的曲张静脉，因离门静脉主干和腔静脉最近，压力差最大，因而受门静脉高压的影响最早，最明显。肝硬化患者常因胃酸反流而腐蚀食管下段黏膜，引起反流性食管炎，或由于坚硬、粗糙食物的机械性损伤，以及咳嗽、呕吐、用力排便、重负等因素使腹腔内压力突然升高，造成曲张静脉破裂，可引起致命性大出血。

#### (三)腹水

门静脉压力升高，门静脉系统毛细血管床的滤过压增加，肝硬化引起的低蛋白血症，血浆胶体渗透压下降及淋巴液生成增加,都是促使液体从肝表面、肠浆膜面漏入腹腔而形成腹水的原因,且中心静脉血流量降低,继发性醛固酮分泌增多,导致钠、水潴留而加剧腹水形成。

### (四)门静脉高压性胃病

约 20% 的门静脉高压症患者有门静脉高压性胃病,占门静脉高压症上消化道出血的 5%～20%。门静脉高压性胃病是由于门静脉高压时,胃壁淤血、水肿、胃黏膜下层的动-静脉交通支大量开放,胃黏膜微循环发生障碍,导致胃黏膜防御屏障的破坏而形成。

### (五)肝性脑病

门静脉高压症时由于自身门体血流短路或手术分流,造成大量门静脉血流绕过肝细胞或因肝实质细胞功能严重受损,致使有毒物质(如氨、硫醇和 γ-氨基丁酸)不能代谢与解毒而直接进入体循环,对脑产生毒性作用并出现精神神经综合征,称为肝性脑病或门体性脑病。常因胃肠道出血、感染、过量摄入蛋白质、镇静药和利尿剂而诱发肝性脑病。

## 二、临床表现

门静脉高压症多见于中年男子,病情发展缓慢。主要表现是脾大、脾功能亢进、呕血或黑粪、腹水或非特异性全身症状(如疲乏、嗜睡、畏食)。曲张的食管、胃底静脉一旦破裂,可发生急性大出血。因肝功能损害引起凝血功能障碍,以及脾功能亢进引起血小板计数减少,因此出血不易停止。由于大出血引起肝组织严重缺氧,可导致肝性脑病。

## 三、辅助检查

### (一)血常规

脾功能亢进时,血细胞计数减少,以白细胞计数降至 $3\times10^9/L$ 以下和血小板计数减少至 $70\times10^9/L$ 以下最为明显。

### (二)肝功能检查

肝功能检查表现为血浆清蛋白降低而球蛋白升高,白、球蛋白比例倒置。血清总胆红素 >51 μmol/L(3 mg/dL),血浆清蛋白<30 g/L 提示肝功能严重失代偿。

### (三)影像学检查

腹部超声可显示腹水、肝密度及质地、血流情况;食管吞钡 X 线检查和内镜检查可见曲张静脉形态;腹腔动脉造影的静脉相或直接肝静脉造影,可明确静脉受阻部位及侧支回流情况,对于术式选择有参考价值。

## 四、治疗

### (一)预防和控制急性食管、胃底曲张静脉破裂出血

肝硬化患者中仅有 40% 出现食管、胃底静脉曲张,其中 50%～60% 并发大出血。控制大出血的具体治疗方案需依据门静脉高压症的病因、肝功能储备、门静脉系统主要血管的可利用情况,以及医师的操作技能和经验来制定。

目前常用 Child 肝功能分级评价肝功能储备(表 6-1)。Child A 级、B 级和 C 级患者的手术死亡率分别为 0～5%、10%～15% 和超过 25%。

表 6-1　Child 肝功能分级

| 项目 | 异常程度得分 | | |
|---|---|---|---|
| | 1 | 2 | 3 |
| 血清胆红素(μmol/L) | <34.2 | 34.2～51.3 | >51.3 |
| 血浆清蛋白(g/L) | >35 | 28～35 | <28 |
| 腹水 | 无 | 少量,易控制 | 中等量,难控制 |
| 肝性脑病 | 无 | 轻度 | 中度以上 |
| 凝血酶原延长时间(秒) | 1～3 | 4～6 | >5 |
| (凝血酶原比率%) | (30) | (30～50) | (<30) |

注:总分 5～6 分者肝功能良好(A 级),7～9 分者中等(B 级),10 分以上肝功能差(C 级)。

**1.非手术治疗**

食管胃底曲张静脉破裂出血,肝功能储备 Child C 级的患者,尽可能采用非手术治疗。对有食管胃底静脉曲张但没有出血的患者,不宜做预防性手术。

(1)初步处理:输液、输血、防治休克。但应避免过度扩容,防止门静脉压力反跳性增加而引起再出血。

(2)药物治疗:首选血管收缩药,或与血管扩张药硝酸酯类合用。如三甘氨酰赖氨酸加压素、生长抑素及其八肽衍生物奥曲肽。药物治疗早期再出血率较高,须采取进一步措施防止再出血。

(3)内镜治疗:包括硬化剂注射疗法和经内镜食管曲张静脉套扎术两种方法。但二者对胃底曲张静脉破裂出血无效。

(4)三腔管压迫止血:利用充气的气囊压迫胃底和食管下段的曲张静脉,达到止血目的。常适用于药物和内镜治疗无效的患者。三腔管压迫可使 80% 的食管、胃底曲张静脉出血得到控制,但约 50% 的患者排空气囊后又再出血。

结构:三腔管有 3 腔,一通圆形气囊,充气后压迫胃底;一通椭圆形气囊,充气后压迫食管下段;一通胃腔,通过此腔可行吸引、冲洗和注入止血药。

用法:先向两个气囊各充气约 150 mL,将气囊置于水下,证实无漏气后抽出气体。液状石蜡润滑导管,由患者鼻孔缓慢插管至胃内。插入 50～60 cm,抽出胃内容物为止。此后,先向胃气囊充气 150～200 mL 后,向外拉提管直到三腔管不能被拉出,并有轻度弹力时予以固定;也可利用滑车装置,于尾端悬挂重量 0.25～0.5 kg 的物品做牵引压迫。观察止血效果,如仍有出血可再向食管气囊注气 100～150 mL。放置三腔管后,应抽除胃内容物,并反复用生理盐水灌洗,同时观察胃内有无鲜血吸出。如无鲜血,且脉搏、血压渐趋稳定,说明出血已基本控制。三腔管一般放置 24 小时,持续时间不宜超过 3～5 天。出血停止时先排空食管气囊,后排空胃气囊,观察 12～24 小时,如明确出血已停止,将管慢慢拉出。

并发症及预防:包括吸入性肺炎、食管破裂和窒息等,其发生率为 10%～20%。故应在严密监护下进行三腔管压迫止血,注意下列事项:①置管期间严密观察患者的呼吸情况,慎防气囊上滑或胃囊破裂食管囊堵塞咽喉引起窒息。②做好肺部护理,以防发生吸入性肺炎。③置管期间每隔 12 小时将气囊放空 10～20 分钟,避免食管或胃底黏膜因长时间受压而发生溃烂、坏死、食管破裂。

(5)经颈静脉肝内门体分流术(TIPS):采用介入放射方法,经颈静脉在肝内肝静脉与门静脉主要分支间建立通道,置入支架以实现门体分流。TIPS 用于食管胃底曲张静脉破裂出血经药物和内镜治疗无效,肝功能失代偿(Child C 级)不宜行急诊门体分流手术的患者。并发症包括肝性脑病和支架狭窄或闭塞。

2.手术治疗

手术治疗包括分流手术和断流手术两种方法。此外,肝移植是治疗终末期肝病并发门静脉高压食管胃底曲张静脉出血患者的最理想方法。

### (二)解除或改善脾大、脾功能亢进

对于严重脾大,合并明显的脾功能亢进者,单纯行脾切除术效果良好。

### (三)治疗顽固性腹水

对于肝硬化引起的顽固性腹水,有效的治疗方法是肝移植。

## 五、护理措施

### (一)术前护理

1.休息与活动

肝功能代偿较好的患者应适当休息,注意劳逸结合,肝功能代偿差的患者应卧床休息,避免腹压增加活动,如咳嗽、打喷嚏、用力大便、提举重物等,防止食管、胃底静脉因腹压升高而破裂出血。

2.心理护理

对门静脉高压出血者,应稳定患者的情绪,避免恐惧,防止出血量增多或因误吸而造成窒息。

3.饮食护理

进食高热量、高维生素、无渣软食,避免粗糙、干硬及刺激性食物,以避免诱发大出血。为减少腹水形成,需限制液体和钠的摄入,每天钠摄入量限制在 500~800 mg(氯化钠 1.2~2.0 g),少食含钠高的食物,如咸肉、酱菜、酱油、罐头和含钠味精等。

4.维持体液平衡

定时、定部位测量体重和腹围,了解患者腹水变化情况。遵医嘱使用利尿剂,记录 24 小时出入液量,并观察有无低钾、低钠血症。

5.预防和处理出血

择期手术患者可于术前输全血,补充 B 族维生素、维生素 C、维生素 K 及凝血因子,防止术中和术后出血。术前一般不放置胃管,断流术患者必须放置时应选择细、软胃管,插入时涂大量润滑油,动作轻巧,在手术室放置。当患者出现出血时应迅速建立静脉通路、备血,及时补充液体及输血。肝硬化患者宜用新鲜血,有利止血和预防肝性脑病;严密监测患者的生命体征、中心静脉压和尿量、呕吐物的颜色、性状、量、大便的颜色、性状、量;遵医嘱给予止血药物,注意药物不良反应。

6.预防肝性脑病

急性出血时,肠道内血液在细菌作用下分解成氨,肠道吸收氨增加而导致肝性脑病。故使用弱酸性溶液灌肠(禁忌碱性溶液灌肠)清除肠道内积血,减少氨的吸收;或使用肠道杀菌剂,减少肠道菌群,减少氨的生成。择期手术术前日口服肠道杀菌剂,术前晚灌肠,防止术后肝性脑病。

### (二)术后护理

1.体位

脾切除患者血压平稳后取半卧位;行分流术者,为使血管吻合口保持通畅,1 周内取平卧位或低坡半卧位(<15°),1 周后可逐渐下床活动。

## 2.引流管护理

膈下置引流管者应保持负压引流系统的无菌、通畅；观察和记录引流液的颜色、性状和量。如引流量逐日减少、色清淡、每天少于 10 mL 时可拔管。

## 3.并发症的预防和护理

(1)出血：密切观察血压、脉搏、呼吸及有无伤口、引流管和消化道出血情况。若 1~2 小时经引流管引出 200 mL 以上血性液体应警惕出血的发生。

(2)感染：加强基础护理，预防皮肤、口腔和肺部感染的发生。

(3)静脉血栓：脾切除术后 2 周内隔天检查血小板，注意观察有无腹痛、腹胀和便血等肠系膜血栓形成的迹象。必要时，遵医嘱给予抗凝治疗，注意用药后的凝血时间延长、易出血等不良反应。

## 4.肝性脑病的观察和预防

(1)病情观察：分流术后患者按时监测肝功能和血氨浓度，观察有无性格异常、定向力减退、嗜睡与躁动、黄疸是否加深，有无发热、畏食、肝臭等肝衰竭表现。

(2)饮食：术后 24~48 小时进流质饮食，待肠蠕动恢复后逐渐过渡到普食。分流术后患者严格限制蛋白质摄取量(<30 g/d)，避免诱发或加重肝性脑病。

(3)肠道准备：为减少肠道细菌量，分流术后应用非肠道吸收的抗菌药，采用生理盐水灌肠或缓泻剂刺激排泄；保持大便通畅，促进氨由肠内排出。

## 5.其他

分流术取自体静脉者需观察局部有无静脉回流障碍；取颈内静脉者需观察有无头痛、呕吐等颅内压升高表现，必要时根据医嘱快速滴注甘露醇。

## 六、健康指导

### (一)饮食

少量多餐，养成规律进食习惯。进食无渣软食，避免粗糙、干硬及刺激性食物，以免诱发大出血。进食高热量、丰富维生素饮食，维持足够的能量摄入。肝功能损害较轻者，可酌情摄取优质高蛋白(50~70 g/d)；肝功能严重受损及分流术后患者，限制蛋白质摄入；腹水患者限制水和钠摄入。指导患者戒烟戒酒。

### (二)活动

逐步增加活动量，一旦出现头晕、心慌、出汗等症状，应卧床休息。避免劳累和过度活动，保证充分休息。

### (三)避免腹压升高

避免咳嗽、打喷嚏、用力大便、提举重物等活动，以免诱发曲张静脉破裂出血。

### (四)维持良好心理状态

避免精神紧张、抑郁等不良情绪，保持乐观、稳定的心理状态。

### (五)注意自身防护

避免牙龈出血，用软毛牙刷刷牙，防止外伤。

### (六)观察病情和及时就诊

指导患者及家属注意避免出血的诱因及掌握出血先兆。掌握急救电话号码、紧急就诊的途径和方法。

(徐　辉)

# 第二节 肝性脑病

肝性脑病(hepatic encephalopathy,HE)又称肝昏迷,是严重肝病引起的、以代谢紊乱为基础的中枢神经系统功能失调的综合征。其主要临床表现是意识障碍、行为失常和昏迷。有急性与慢性脑病之分,前者多因急性肝衰竭后肝脏的解毒功能发生严重障碍所致;而后者多见于慢性肝衰竭和门体侧支循环形成或分流术后,来自肠道的有害物质,如氨、硫醇、胺、芳香族氨基酸等直接进入体循环至脑部而发病。肝性脑病的发生机制尚未完全阐明,目前提出的假说主要有氨毒性学说、假性神经递质学说和 r-氨基丁酸(GABA)学说等。肝性昏迷是肝性脑病的最后阶段,是肝衰竭的最终临床表现。

## 一、临床表现与分期

### (一)临床表现

其临床表现因肝病的类型、肝细胞损害的程度、起病的急缓以及诱因的不同而有所差异。由于导致肝性脑病的基础疾病不同,其临床表现也比较复杂、多变,早期症状的变异性是本病的特点。但也有其共性的表现:即反映为神经精神症状及体征,表现为性格、行为、智能改变和意识障碍。现主要就其脑病的临床表现分类简述如下。

(1)起病:可急可缓。急性肝性脑病起病急骤,前驱期极为短暂,可迅速进入昏迷,多在黄疸出现后发生昏迷,也有在黄疸出现前出现意识障碍而被误诊为精神病者。慢性肝性脑病起病隐匿或渐起,起初常不易发现,易误诊和漏诊。

(2)性格改变:常是本病最早出现的症状,主要是原属外向型性格者表现为抑郁,而原属内向型性格者表现为欣快多语。

(3)行为改变:最初可能仅限于一些"不拘小节"的行为,如乱写乱画,乱洒水,乱吐痰,随地便溺,房间内的桌椅随意乱拖、乱放等毫无意义的动作。

(4)睡眠习惯改变:常表现为睡眠倒错,也有人称为近迫性昏迷,此现象提示患者中枢神经系统的兴奋与抑制处于紊乱状态,常预示肝性脑病即将来临。

(5)肝臭:是由于肝衰竭,机体内含硫氨基酸代谢中间产物(如甲硫醇、乙硫醇及二甲硫化物等)经肺呼出或经皮肤散发出的一种特征性气味。

(6)扑翼样震颤:是肝性脑病最具特征性的神经系统体征,具有早期诊断意义。检测方法是嘱患者伸出前臂,展开五指,或腕部过度伸展并固定不动时,患者掌-指及腕关节可出现快速的屈曲及伸展运动,每秒钟常可出现 1~2 次,也有达每秒钟 5~9 次者,且常伴有手指的侧位动作。此时患者可同时伴有整个上肢、舌、下腭、颌部的细微震颤及步态的共济失调。或发于单侧,也可出现于双侧。这种震颤不具有特征性,也可见于心力衰竭、肾衰竭、呼吸衰竭等患者。震颤常于患者睡眠及昏迷后消失,苏醒后仍可出现。

(7)视力障碍:并不常见。

(8)智能障碍。

(9)意识障碍。

## (二)临床分期

为便于早期诊断并指导治疗,常根据患者的临床表现对肝性脑病进行临床分期。目前多数学者赞同 Davidson 根据其临床表现把肝性脑病分为前驱期、昏迷前期、昏睡期、昏迷期4期。

**1. Ⅰ期(前驱期)**

患者可出现轻度性格改变和行为失常。表现为性格改变出现抑郁或欣快,行为改变出现无意识动作,睡眠时间改变出现睡眠颠倒。扑翼样震颤(一),正常反射存在,病理反射(一),脑电图多正常。

**2. Ⅱ期(昏迷前期)**

Ⅱ期(昏迷前期)的患者以意识错乱、睡眠障碍、行为失常为主,表现为定向力障碍,定时障碍,计算力下降,书写缭乱,语言断续不清,人物概念模糊,扑翼样震颤(+),正常反射存在,病理反射(+),常见膝腱反射亢进,踝阵挛(+),肌张力可增强。可出现不随意运动及运动失调,脑电图出现对称性θ波(每秒4~7次)。

**3. Ⅲ期(昏睡期)**

Ⅲ期(昏睡期)的患者以昏睡和精神错乱为主,表现为患者大部分时间处于昏睡状态,反应存在(可被唤醒),或狂躁扰动,扑翼样震颤(+),肌张力明显增强。脑电图同Ⅱ期。

**4. Ⅳ期(昏迷期)**

Ⅳ期(昏迷期)的患者神志完全丧失,不能被唤醒。浅昏迷时,对痛觉刺激(如压眶反射阳性)和不适体位尚有反应,腱反射和肌张力仍亢进,扑翼样震颤由于患者查体不能合作而无法引出。深昏迷时,各种反射消失,肌张力降低,瞳孔常散大,可表现为阵发性抽搐,踝阵挛(+),换气过度,脑电图上出现极慢δ波(1.5~3次/秒)。

但各期之间并无明确的界线,前后期可有重叠,其程度可因病情的发展或治疗好转而变化。少数慢性肝性脑病患者还因中枢神经系统不同部位有器质性损害而出现暂时性或永久性智能减退、共济失调、锥体束阳性或截瘫。

## 二、并发症

(1)脑水肿。
(2)消化道出血。
(3)肾功能不全。
(4)水、电解质和酸碱平衡失调。
(5)感染。

## 三、治疗

本病尚无特效药,宜采用综合治疗措施。

### (一)消除诱因

避免诱发和加重肝性脑病。慎用镇静剂,有躁狂症状可试用异丙嗪、氯苯那敏等抗组胺药物。

### (二)减少肠内有毒物质的产生和吸收

**1.饮食**

严重的肝性脑病应严格限制甚至停止蛋白质摄入,饮食以碳水化合物为主,尚应补充足够的多种维生素。随着病情好转可给少量豆浆、牛奶、肉汤或蛋类,可隔天增加10~20 g,直至每天40~60 g,因植物蛋白质含蛋氨酸、芳香氨基酸较少,对肝性脑病患者较适用。

2.灌肠或导泻

灌肠或导泻以清除肠内积食或积血,口服或鼻饲25%硫酸镁30~60 mL导泻,灌肠禁用碱性肥皂水,而用生理盐水或弱酸性溶液,如生理盐水100 mL加白醋30 mL做保留灌肠,保持肠道呈酸性环境。

3.抑制肠菌生

口服肠道不吸收的抗菌药物如新霉素、甲硝唑。有肾功能损害或忌用新霉素的患者,或需长期治疗者,乳果糖(经细菌分解为乳酸、乙酸,降pH,减少$NH_3$吸收)为首选药物。乳梨醇经结肠细菌分解成乙酸、丙酸也可用于酸化肠道。乳酶生也有减少肠内产氨作用,但不能与抗菌药物同服。

(三)促进有毒物质的代谢,纠正氨基酸代谢紊乱

1.降氨药

(1)谷氨酸钾和谷氨酸钠,每次用4支,总量23 g左右,加入葡萄糖液中静脉滴注,每天1~2次。尿少时慎用钾剂,明显腹水和水肿时慎用钠剂。

(2)精氨酸,能促进肝内鸟氨酸循环,增加尿素的合成而降低血氨,适用于碱中毒。

(3)L-鸟氨酸-L-天门冬氨酸。

(4)γ-氨酪酸,每次2~4 g,稀释后静脉滴注,对兴奋和躁动者治疗效果较好。

2.复方氨基酸溶液

口服或静脉输注以支链氨基酸为主的复方氨基酸溶液,可纠正体内氨基酸代谢的不平衡。

(四)对症治疗

保护脑细胞功能,防治脑水肿;保持呼吸道通畅;防治出血;积极防治各种感染;加强护理,防止压疮;保持大便通畅;注意口腔护理;严密观察病情等。

## 四、健康教育与管理

(一)疾病知识指导

向患者和家属介绍肝脏疾病和肝性脑病的相关知识,指导其认识肝性脑病的各种诱发因素,要求患者自觉避免诱发因素,如戒烟戒酒、避免感染、保持排便通畅等。

(二)用药指导

指导患者严格按照医嘱规定的剂量、用法服药,了解药物的主要不良反应,避免使用有损肝功能的药物,并定期门诊随访。

(三)照顾者指导

指导家属给予患者精神支持和生活照顾,帮助患者树立战胜疾病的信心。使患者家属了解肝性脑病的早期征象,指导家属学会观察患者的思想、性格、行为以及睡眠等方面的改变,以便及时发现病情变化,及早治疗。

## 五、预后

肝性脑病的预后取决于肝细胞功能衰竭的程度,特别是肝细胞变性、坏死的程度及其发展速度,以及残余肝细胞数量及质量。对于肝细胞功能代谢尚可,或伴有门体分流的患者,诱因明确

而又易于袪除者,预后较好。对于肝细胞功能差,伴有明显黄疸、腹水、低清蛋白血症,同时并发严重感染、上消化道大出血、水电解质及酸碱平衡紊乱、肝肾综合征者预后极差。如临床上能够早发现、早治疗或在未出现肝性脑病前积极防治,患者预后相对较好。综合目前国内治疗效果,其病死率仍较高,生存率仍不足30%。对于内科治疗无效而采用人工肝支持治疗后行肝移植者,预后较好,其5年生存率可达70%,最长已达13年。

## 六、护理

见表6-2。

表6-2 肝性脑病的护理

| 日期 | 项目 | 护理内容 |
| --- | --- | --- |
| 入院当天 | 评估 | 1.一般评估:患者的神志、生命体征和皮肤等 |
| | | 2.专科评估:患者的性格、精神状态和行为表现 |
| | 治疗 | 根据病情对患者实施保护措施,建立静脉通道 |
| | 检查 | 按医嘱做相关检查,如脑电图、化验血标本等 |
| | 药物 | 按医嘱正确使用降血氨药物、保肝药物、抗炎药物,注意用药后的观察 |
| | 活动 | 以卧床休息为主。专人护理,防止意外的发生 |
| | 饮食 | 1.合理饮食 |
| | | 2.禁止蛋白质的摄入,昏迷患者可以鼻饲葡萄糖供给热量 |
| | 护理 | 1.做好入院介绍,主管护士自我介绍 |
| | | 2.制定相关的护理措施,如口腔护理、管道留置护理、皮肤、毛发、会阴、肛周护理措施 |
| | | 3.视病情做好各项监测记录 |
| | | 4.根据病情留陪员,上床挡,确保安全 |
| | 健康宣教 | 向患者讲解疾病相关知识、安全知识、服药知识等,各种检查注意事项 |
| 第2天 | 评估 | 神志、生命体征、精神状况及患者的心理状态,对疾病相关知识的了解等情况 |
| | 治疗 | 按医嘱执行治疗 |
| | 检查 | 继续完善检查 |
| | 药物 | 密切观察各种药物作用和不良反应 |
| | 活动 | 家属陪同下适当扩大活动范围,注意安全 |
| | 饮食 | 同前 |
| | 护理 | 1.基础护理、留置管道护理、皮肤、毛发、会阴、肛周护理 |
| | | 2.加强病情观察,重视患者的异常表现,发现肝性脑病的先兆症状时,立即报告医师处理 |
| | | 3.仔细询问病史,找出发病的诱因,通过避免和袪除诱因,减少该病的发作 |
| | | 4.做好情志护理 |
| | | 5.注意保护患者,防止意外的发生 |
| | 健康宣教 | 讲解该病的一般诱发因素及饮食指导,避免和去除病因 |
| 第3~10天 | 活动 | 正常下床活动 |

续表

| 日期 | 项目 | 护理内容 |
|---|---|---|
| | 健康宣教 | 讲解该病的有关知识,指导和认识肝性脑病的各种诱发因素,防止和减少肝性脑病的发生。告知家属肝性脑病发生时的早期征象,以便患者发病时能得到及时的救治 |
| | 其他 | 同前 |
| 出院前1天 | 健康宣教 | 出院宣教:<br>1.服药指导<br>2.饮食指导<br>3.避免肝性脑病发作的诱因<br>4.注意保暖,防外感,节饮食,调情志<br>5.定时专科门诊复诊 |
| | 出院随访 | 出院1周内电话随访第1次,1个月内随访第2次,3个月内随访第3次 |

(徐 辉)

# 第三节 肝 硬 化

肝硬化是长期肝细胞坏死继发广泛纤维化伴结节形成的结果。一种或多种致病因子长期或反复损伤肝实质,致使肝细胞弥漫性变性、坏死和再生,进而引起肝脏结缔组织弥漫性增生和肝细胞再生,最后导致肝小叶结构破坏和重建,肝内血液循环发生障碍。肝功能损害和门脉高压为本病的主要临床表现,晚期常出现严重的并发症。

肝硬化是世界性疾病,所有种族、不论国籍、年龄或性别均可罹患。男性和中年人易罹患。在我国主要为肝炎后肝硬化。血吸虫病性、单纯乙醇性、心源性、胆汁性肝硬化均少见。

## 一、病因

引起肝硬化的病因很多,以病毒性肝炎最为常见。同一病例可由一种、两种或两种以上病因同时或先后作用引起,有些病例则原因不明。

**(一)病毒性肝炎**

病毒性肝炎经慢性活动性肝炎阶段逐步演变为肝硬化,称为肝炎后肝硬化。乙型肝炎和丙型肝炎常见,甲型肝炎一般不发展为肝硬化。由急性或亚急性重型肝炎演变的肝硬化称为坏死后肝硬化。

**(二)寄生虫感染**

感染血吸虫病时,大量血吸虫卵进入肝窦前的门脉小血管内,刺激结缔组织增生引起门脉高压。肝细胞的坏死和增生一般不明显,没有肝细胞的结节再生。但如伴发慢性乙型肝炎,其结果多为混合结节型肝硬化。

## （三）酒精中毒

酒精中毒主要由乙醇的中间代谢产物（乙醛）对肝脏的直接损害引起。酗酒引起长期营养失调，使肝脏对某些毒性物质的抵抗力降低，在发病机制上也起一定作用。

## （四）胆汁淤积

肝外胆管阻塞或肝内胆汁淤积持续存在时，高浓度的胆酸和胆红素对肝组织有损害作用，久之可发展为肝硬化。由于肝外胆管阻塞引起的肝硬化称为继发性胆汁性肝硬化。由原因未明的肝内胆汁淤积引起的肝硬化称为原发性胆汁性肝硬化。

## （五）循环障碍

慢性充血性心力衰竭、缩窄性心包炎和各种病因引起肝小静脉阻塞综合征等，导致肝脏充血、肝细胞缺氧，引起小叶中央区肝细胞坏死及纤维组织增生，最终发展为肝硬化。

## （六）药物和化学毒物

长期服用某些药物如双醋酚汀、辛可芬、异烟肼、甲基多巴、对氨基酸水杨酸钠和利福平等或反复接触化学毒物如四氯化碳、磷、砷、氯仿等均可损伤肝脏，引起中毒性肝炎，最后演变为肝硬化。

## （七）遗传和代谢性疾病

血友病、肝豆状核变性、半乳糖血症、糖原贮积等遗传代谢性疾病，亦可发展为肝硬化，称为代谢性肝硬化。

## （八）慢性肠道感染和营养不良

慢性菌痢、溃疡性结肠炎等常引起消化和吸收障碍，发生营养不良，同时肠内的细菌毒素及蛋白质腐败的分解产物等经门静脉到达肝内，引起肝细胞损害，演变为肝硬化。

## （九）隐匿性肝硬化

病因难以肯定的称为隐匿性肝硬化，其中很大部分病例可能与隐匿性无黄疸型肝炎有关。

# 二、临床表现

肝硬化的病程一般比较缓慢，可能隐伏数年至数十年之久。由于肝脏具有很强的代偿功能，因此，早期临床表现常不明显或缺乏特征性。肝硬化的临床分期为肝功能代偿期和肝功能失代偿期。

## （一）肝功能代偿期

一般症状较轻，缺乏特征性。常有乏力、食欲减退、消化不良、恶心、厌油、腹胀、中上腹隐痛或不适及腹泻，部分有踝部水肿、鼻出血、齿龈出血等。上述症状多呈间歇性，常因过度疲劳而发病，经适当休息及治疗可缓解。体征一般不明显，肝脏可轻度肿大，无或有轻度压痛，部分患者可有脾大。肝功能检查结果多在正常范围内或有轻度异常。

## （二）肝功能失代偿期

随着疾病的进展，症状逐渐明显，肝脏常逐渐缩小，质变硬。临床表现主要是肝功能减退和门脉高压。

### 1.肝功能减退

（1）营养障碍：表现为消瘦、贫血、乏力、水肿、皮肤干燥而松弛、面色灰暗、黝黑、口角炎、毛发稀疏无光泽等。

（2）消化道症状：早期出现的食欲缺乏、腹胀、恶心、腹泻等消化道症状逐渐明显，稍进油腻肉食,即引起腹泻。部分患者还可出现轻度黄疸。

(3)出血倾向:轻者有鼻出血、齿龈出血,重者有胃肠道黏膜弥漫性出血及皮肤紫癜。这与肝脏合成凝血因子减少,脾大及脾功能亢进引起血小板计数减少有关。毛细血管脆性增加是出血倾向的附加因素。

(4)发热:部分患者可有低热,多为病变活动及肝细胞坏死时释出的物质影响体温调节中枢所致。此类发热用抗生素治疗无效,只有肝病好转时才能消失。如持续发热或高热,则提示合并有感染、血栓性门静脉炎、原发性肝癌等。

(5)黄疸:表现为巩膜浅黄、尿色黄。如巩膜甚至全身皮肤黏膜呈深度金黄色,应考虑有肝硬化伴肝内胆汁瘀积的可能。

(6)内分泌功能失调的表现:肝对雌激素灭活作用减退导致脸、颈、肩、手背及上胸处的蜘蛛痣和/或毛细血管扩张。肝掌表现为大、小鱼际和指尖斑点状发红,加压后退色。可出现男性乳房发育、睾丸萎缩、性功能减退,女性月经不调、闭经、不孕等。皮肤色素沉着,面色污黑、晦暗,可能由继发性肾上腺皮质功能减退所致,也可能与肝脏不能代谢黑色素有关。继发性醛固酮、抗利尿激素增加导致水、钠潴留,尿量减少,对水肿与腹水的形成亦起重要促进作用。

2.门脉高压症

在肝硬化发展过程中,肝细胞的坏死、再生结节的形成、结缔组织增生和肝细胞结构的改建,使门静脉小分支闭塞、扭曲,门静脉血流障碍,导致门脉压力升高。

(1)脾大及脾功能亢进:门脉压力升高时,脾淤血、纤维结缔组织及网状内皮细胞增生,使脾大(多为正常的2~3倍,部分可平脐或达脐下)。脾大时常伴有脾功能亢进,表现为末梢血中白细胞和血小板计数减少,红细胞数也可减少。胃底静脉破裂出血时脾缩小,输血、补液后渐增大。关于脾功能亢进的原因,可能由于增生的网状内皮细胞对血细胞的吞噬、破坏作用加强;或由于脾产生某些体液因素抑制骨髓造血功能或加速血细胞的破坏。

(2)侧支循环的形成:因门静脉回流受阻,门静脉与腔静脉间的吻合支渐次扩张开放,形成侧支循环。胃冠状静脉与食管静脉丛吻合,形成食管下段和胃底静脉曲张。这些静脉位于黏膜下疏松组织中,常由于腹压突然升高或消化液反流侵蚀及食物的摩擦而破裂出血。脐旁静脉与脐周腹壁静脉沟通,形成脐周腹壁静脉曲张,有时该处可听到连续的静脉杂音。直肠上静脉与直肠中、下静脉吻合扩张形成内痔。门静脉回流受阻时,侧支循环血流方向(图6-1)。

(3)腹水:腹水的产生表明肝硬化病情较重。初起时有腹胀感,体检可发现移动性浊音(腹水量>500 mL)。大量腹水可使横膈抬高而致呼吸困难和心悸,腹部膨隆,腹壁皮肤紧张发亮,有移动性浊音和水波感。腹压力明显升高时,脐可突出而形成脐疝。在腹水出现的同时,常可发生肠胀气。部分腹水患者伴有胸腔积液,其中以右侧多见,两侧者较少。胸腔积液为腹水通过横膈淋巴管进入胸腔所致。腹水为草黄色漏出液。腹水形成的主要因素有清蛋白合成减少、蛋白质摄入和吸收障碍,当血浆清蛋白<30 g/L时,血浆胶体渗透压降低,促使血浆外渗;门脉压力升高至2.94~5.88 kPa(正常为0.785~1.18 kPa),腹腔毛细血管的滤过压增高,组织液回吸收减少而漏入腹腔;进入肝静脉血流受阻使肝淋巴液增加与回流障碍,淋巴管内压增高,造成大量淋巴液从肝包膜及肝门淋巴管溢出;肝脏对醛固酮、抗利尿激素灭活作用减退;腹水形成后循环血容量减少,通过肾小球旁器使肾素分泌增加,产生肾素-血管紧张素-醛固酮系统反应,醛固酮分泌增多,导致肾远曲小管水钠潴留作用加强,腹水进一步加重。

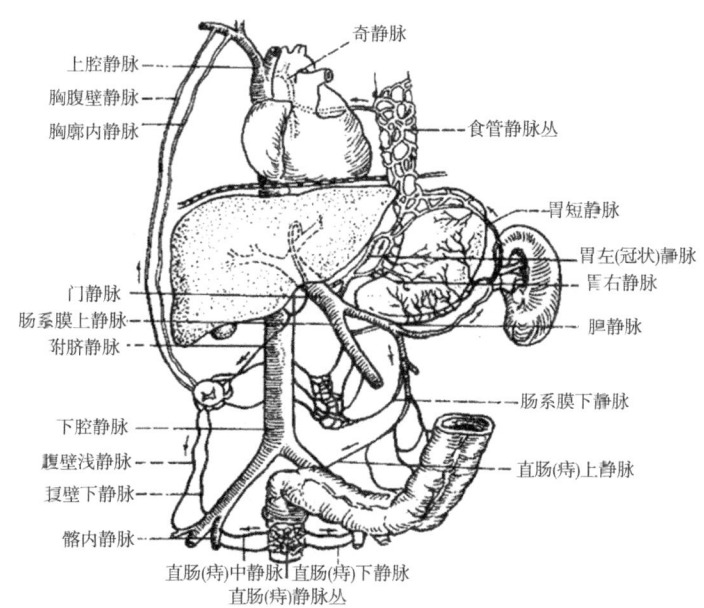

图 6-1　门静脉回流受阻时,侧支循环血流方向

(4)食管和胃底曲张静脉破裂出血:是门脉高压症的主要并发症,死亡率为30%~60%。当门静脉压力超过下腔静脉压力达1.47~1.60 kPa时,曲张静脉就可发生出血。曲张静脉大者比曲张静脉小者更易破裂出血。最常见的表现是呕血。出血可以是大量的,并迅速发生休克;也可自行停止,以后再发。偶尔仅表现为便血或黑便。

3.肝肾综合征

肝肾综合征(功能性肾衰竭)指严重肝病患者出现肾功能不良,并排除其他引起肾功能不良的原因。肝肾综合征的发病机制尚未明确。肝肾综合征通常见于严重的肝脏疾病患者。主要表现为少尿、蛋白尿、尿钠低(<10 mmol/L),尿与血浆肌酐比值≥30∶1,尿与血浆渗透压比值>1。这些尿的改变与急性肾小管坏死不同。肾功能损害的发展不一,一些患者于数天内肾功能完全丧失,另一些患者血清肌酐随肝脏功能逐渐恶化而缓慢上升达数周之久。

4.肝性脑病

肝性脑病指肝衰竭而导致代谢紊乱、中枢神经系统功能失调的综合征。肝性脑病是晚期肝硬化的最严重表现,也是常见致死原因。临床上以意识障碍和昏迷为主要表现。

肝硬化是肝性脑病的最主要原发病因。常见的诱发因素有上消化道出血,感染,摄入高蛋白饮食、含氮药物、大量利尿或放腹水、大手术、麻醉、安眠药和饮酒等。肝性脑病的发病机制尚未明了。主要有氨和硫醇中毒学说,假性神经介质学说、γ-氨基丁酸能神经传导功能亢进等学说。

临床上按意识障碍、神经系统表现和脑电图改变分为4期(表6-3)。

表 6-3　肝性脑病分期

| 分期 | 精神状况 | 运动改变 |
| --- | --- | --- |
| 亚临床期 | 常规检查无变化;完成工作或驾驶能力受损 | 完成常规精神运动试验或床边实验,如画图或数字连接的能力受损 |
| Ⅰ期(前驱期) | 思维紊乱、淡漠、激动、欣快、不安、睡眠紊乱 | 细震颤,协调动作缓慢,扑翼样震颤 |

续表

| 分期 | 精神状况 | 运动改变 |
|---|---|---|
| Ⅱ期（昏迷前期） | 嗜睡、昏睡、定向障碍、行为失常 | 扑翼样震颤，发音困难，初级反射出现 |
| Ⅲ期（昏睡期） | 思维明显紊乱，言语费解 | 反射亢进，巴宾斯基征，尿便失禁，肌阵挛，过度换气 |
| Ⅳ期（昏迷期） | 昏迷 | 去大脑体位，短促的眼头反射，疼痛刺激反应早期存在，进展为反应减弱和刺激反应消失 |

肝性脑病患者呼气中常具有一种类似烂苹果样臭味，这与肝脏不能分解甲硫氨酸中间产物二甲基硫和甲基硫醇有关，肝臭可在昏迷前出现，是一种预后不良的征象。

5.其他

肝硬化患者常因抵抗力降低，并发各种感染，如支气管炎、肺炎、自发性腹膜炎、结核性腹膜炎、尿路感染等。腹膜炎发生的机制可能是细菌通过血液或淋巴液播散入腹腔，并可穿过肠壁而入腹腔。腹水患者易于发生，病死率高，早期诊断非常重要。自发性腹膜炎起病较急者常为腹痛和腹胀。起病缓者则多为低热或不规则的发热，伴有腹部隐痛、恶心、呕吐及腹泻。体检可发现腹膜刺激征，腹水性质由漏出液转为渗出液。

长期低钠盐饮食，利尿及大量放腹水易发生低钠血症和低钾血症。长期使用高渗葡萄糖溶液与肾上腺糖皮质激素、呕吐及腹泻亦可使钾、氯减少，而产生低钾、低氯血症，并致代谢性碱中毒和肝性脑病。

（三）肝脏体征

肝脏大小不一，早期肝大，质地中等或中等偏硬，晚期缩小、坚硬、表面呈颗粒状或结节状。一般无压痛，但在肝细胞进行性坏死或并发肝炎或肝周围炎时，则可有触痛与叩击痛。肝边缘锐利提示无炎症活动，边缘圆钝表明有炎症、水肿、脂肪浸润或纤维化。肝硬化时右叶下缘不易触及而左叶增大。

## 三、检查

（一）血常规

白细胞和血小板计数明显减少。失血、营养障碍、叶酸及维生素 $B_{12}$ 缺乏导致缺铁性或巨幼红细胞性贫血。

（二）肝功能检查

早期蛋白电泳即显示球蛋白增高，而清蛋白到晚期才降低。絮状及浊度试验在肝功能代偿期可正常或轻度异常，而在失代偿期多为异常。失代偿期转氨酶活力可呈轻、中度升高，一般以谷丙转氨酶活力升高较明显，肝细胞有严重坏死时，则谷草转氨酶活力常高于谷丙转氨酶。

静脉注射磺溴酞 5 mg/kg 体重 45 分钟后，正常人血内滞留量应低于 5%，肝硬化时多有不同程度的增加。磺溴酞可有变态反应，检查前应做皮内过敏试验。吲哚靛青绿亦是一种染料，一般静脉注射 0.5 mg/kg 体重 15 分钟后，正常人血中滞留量<10%，肝硬化尤其是结节性肝硬化者的潴留值明显增高，在 30% 以上。本试验为诊断肝硬化的最好的方法，比溴磺酞试验更敏感，更安全可靠。

肝功能代偿期，血中胆固醇多正常或偏低；肝功能失代偿期，血中胆固醇下降，特别是胆固醇酯部分常低于正常水平。凝血酶原时间测定在代偿期可正常，失代偿期则呈不同程度延长，虽注射维生素 K 亦不能纠正。

### (三)影像学检查

B 超检查可探查肝、脾大小及有无腹水。可显示脾静脉和门静脉增宽，有助于诊断。食管静脉曲张时，吞钡 X 线检查可见蚯蚓或串珠状充盈缺损，纵行黏膜皱襞增宽。胃底静脉曲张时，可见菊花样充盈缺损。放射性核素肝脾扫描可见肝摄取减少、分布不规则，脾摄取增加，脾大可明显显影。

### (四)纤维食管镜

纤维食管镜检查可见食管钡餐检查阴性的食管静脉曲张。

### (五)肝穿刺活组织检查

肝活组织检查常可明确诊断，但此为创伤性检查，仅在临床诊断确有困难时才选用。

### (六)腹腔镜检查

可直接观察肝脏表面、色泽、边缘及脾等改变，并可在直视下进行有目的穿刺活组织检查，对鉴别肝硬化、慢性肝炎和原发性肝癌以及明确肝硬化的病因很有帮助。

## 四、基本护理

### (一)观察要点

一般症状和体征的观察：观察患者全身情况，有无消瘦、贫血、乏力、面色灰暗黝黑、口角炎、毛发稀疏无光泽等营养障碍表现。观察皮肤黏膜、巩膜有无黄染，尿色有无变化。注意蜘蛛痣、杵状指、色素沉着、肝臭、水肿、男性乳房发育等体征。了解有无肝区疼痛、食欲缺乏、厌油、恶心、呕吐、排便不规则、腹胀等消化道症状。

### (二)并发症的观察

1.门脉高压症

观察腹水、腹胀和其他压迫症状，腹壁静脉曲张、痔出血、贫血、鼻出血、齿龈出血、瘀点、瘀斑、呕血、黑便。

2.腹水

观察尿量、腹围、体重变化和有无水肿。

3.肝性脑病

注意意识和精神活动，有无嗜睡、昏睡、昏迷、定向障碍、胡言乱语，有无睡眠节律紊乱和扑翼样震颤。

### (三)一般护理

1.合理的休息

研究证明卧位与站立时肝脏血流量有明显差异，前者比后者多 40% 以上。因此合理的休息既可减少体能消耗，又能降低肝脏负荷，增加肝脏血流量，防止肝功能进一步受损和促进肝细胞恢复。肝功能代偿期患者应适当减少活动和工作强度，注意休息，避免劳累。若病情不稳定、肝功能试验异常，则应减少活动，充分休息。有发热、黄疸、腹水等表现的失代偿患者，应以卧床休息为主，并保证充足的睡眠。

2.正确的饮食

饮食营养是改善肝功能的基本措施之一。正确的进食和合理的营养，能促进肝细胞再生，反之则会加重病情，诱发上消化道出血、肝昏迷、腹泻等。肝硬化患者应以高热量、高蛋白、高维生素且易消化的食物为宜。适当限制动物脂肪的摄入。不食增加肝脏解毒负荷的食物和药物。一般要求每天总热量在10.46～12.55 kJ(2.5～3.0 kcal)。蛋白质每天100～150 g,蛋白食物宜多样化、易消化、含有丰富的必需氨基酸。脂肪每天40～50 g。要有足量的B族维生素、维生素C等。为防便秘,可给含纤维素多的食物。肝功能明显减退的晚期患者或有肝昏迷先兆者给予低蛋白饮食,限制蛋白每天在30 g左右。伴有腹水者按病情给予低盐(每天3～5 g)和无盐饮食。腹水严重时应限制每天的入水量。黄疸患者补充胆盐。禁忌饮酒、咖啡、烟草和高盐食物。避免有刺激性及粗糙坚硬的食物,进食时应细嚼慢咽,以防引起食管或胃底静脉破裂出血。教育患者和家属认识到正确饮食和合理营养的意义,并且理解饮食疗法必须长期持续,要有耐心和毅力,使患者能正确的掌握、家属能予以监督。

**(四)心理护理**

肝硬化患者病程漫长,久治不愈,尤其进入失代偿期后,患者心身遭受很大痛苦,承受的心理压力大,心理变化也大,因此在常规治疗护理中更应强调心理护理,须做好以下几方面:①保持病房的整洁、安静、舒适,从视、听、嗅、触等方面消除不良刺激,使患者在生活起居感到满意。②对病情稳定者,要主动指导患者和家属掌握治疗性自我护理方法,包括通过多种形式宣教有关医疗知识,消除他们恐惧悲观感,树立信心;帮助分析并发症发生的诱因,增强患者预防能力;对心理状态稳定型患者可客观地介绍病情及检查化验结果,以取得其配合。③对病情反复发作者,要热情帮助其恢复生活自理能力,增加战胜疾病的信心。对忧郁悲观型患者应予极大的同情心,充分理解他们,帮助他们解决困难。对怀疑类型的患者应明确告知诊断无误,客观介绍病情,并使其冷静面对现实。④根据病情需要适当安排娱乐活动。

**(五)药物治疗的护理**

严重患者特别是老年患者进食少时。可静脉供给能量,以补充机体所需。研究表明,80%～100%的肝硬化患者存在程度不同的蛋白质能量营养不足。因此老年人按每天每千克体重摄入1.0 g蛋白质作为基础要量,附加由疾病相关因素造成的额外丢失。补充蛋白质(氨基酸)时,应提供以必需氨基酸为主的氨基酸溶液。若肝功损害严重,则以含丰富支链氨基酸(45%)的溶液作为氨源为佳。目前冰冻血浆的使用越来越广泛,使用过程中应注意掌握正确的融化方法和输注不良反应的观察。一般融化后不再复冻。

使用利尿剂时,应教会患者正确服用利尿剂。通常需向患者讲述常用利尿剂的作用及不良反应。指导患者掌握利尿剂观察方法,如体重每天减少0.5 kg,尿量每天达2 000～2 500 mL,腹围逐渐缩小。

(徐 辉)

## 第四节 肝 脓 肿

肝脓肿是肝受感染后形成的脓肿。根据致病微生物不同分为细菌性肝脓肿和阿米巴性肝脓肿两种。临床上细菌性肝脓肿最多见,其中胆道感染是最常见的病因,细菌可经过胆道、肝动脉、门静脉、淋巴系统等侵入。细菌性肝脓肿可引起急性化脓性腹膜炎、膈下脓肿、脓胸、化脓性心包炎等并发症,严重者可致心脏压塞。辅助检查包括实验室检查和影像学检查,B超是肝脓肿的首选检查方法。阿米巴性肝脓肿是肠道阿米巴感染的并发症,绝大多数是单发。处理原则:全身营养支持治疗,大剂量、联合应用抗菌药物,穿刺抽脓或置管引流,必要时行切开引流或肝叶切除。

## 一、临床表现

### (一)症状

该病起病急,主要症状是寒战、高热、肝区疼痛和肝大。体温可高达 39～40 ℃,伴恶心、呕吐、食欲缺乏和周身乏力。严重或并发胆道梗阻者,可出现黄疸。阿米巴性肝脓肿起病较缓慢,病程长,可有高热。

### (二)体征

肝区钝痛或胀痛多持续性,有的可伴右肩牵涉痛,右下胸及肝区叩击痛,肿大的肝有压痛。巨大的肝脓肿可使右季肋呈现饱满状态,有时可见局限性隆起,局部皮肤可出现凹陷性水肿。

## 二、常见护理问题

### (一)体温过高
体温过高与肝脓肿及其产生的毒素吸收有关。

### (二)疼痛
疼痛与脓肿导致肝包膜张力增加或穿刺、手术治疗有关。

### (三)营养失调
低于机体需要量与进食减少、感染、高热引起分解代谢增加有关。

### (四)潜在并发症
腹膜炎、膈下脓肿、胸腔感染、出血及胆漏。

## 三、护理措施

### (一)非手术治疗的护理/术前护理

1.高热护理

密切监测体温变化,遵医嘱给予物理降温或药物降温,必要时做血培养;及时更换汗湿的衣裤和床单,保持舒适。

注意降温过程中观察出汗情况,注意保暖等。鼓励患者多饮水,每天至少摄入 2 000 mL 液体,口服不足者应加强静脉补液、补钠,纠正体液失衡,防止患者因大量出汗引起虚脱。

2.用药护理

(1)遵医嘱早期使用大剂量抗菌药物以控制炎症,促使脓肿吸收自愈。注意把握用药间隔时间与药物配伍禁忌。

(2)阿米巴性肝脓肿使用抗阿米巴药物,如甲硝唑、氯喹等。甲硝唑为首选药物,一般用药 2 天后见效,6～9 天体温可降至正常。如"临床治愈"后脓腔仍存在者,可继续服用 1 个疗程甲硝唑。氯喹多用于对甲硝唑无效的病例,但对心血管有不良反应如心肌受损等,应特别注意。

(3)长期使用抗菌药物者,应警惕假膜性肠炎和继发双重感染。糖尿病患者免疫功能低下,长期应用抗菌药物,可能发生口腔、泌尿系统、皮肤黏膜、肠道的各种感染。

3.营养支持

肝脓肿是一种消耗性疾病,应鼓励患者多食高蛋白、高热量、富含维生素及膳食纤维的食物;

进食困难、食欲缺乏、贫血、低蛋白血症、营养不良者应适当给予清蛋白、血浆、氨基酸等营养支持。

4.病情观察

加强对生命体征和胸腹部症状、体征的观察。观察患者体温变化;观察腹部和胸部症状与体征的变化,以及早发现有无脓肿破溃引起的腹膜炎、膈下脓肿、胸腔感染等并发症。肝脓肿患者如继发脓毒血症、急性化脓性胆管炎或出现中毒性休克征象时,应立即通知医师并协助抢救。

**(二)经皮肝穿刺抽脓或脓肿置管引流的护理**

1.术前护理

(1)解释:向患者和家属解释经皮肝穿刺抽脓或脓肿置管引流的方法、效果及配合要求;嘱患者术中配合做好双手上举、平卧位或侧卧位,以利于穿刺操作。

(2)协助做好穿刺药物和物品准备。

2.术后护理

(1)穿刺后护理:每小时测量血压、脉搏、呼吸,平稳后可停止,如有异常及时汇报医师。观察穿刺点局部有无渗血、脓液渗出、血肿等。

(2)引流管护理:如脓液较稠、抽吸后脓腔不能消失、脓液难以抽净者,留置管道引流。要点:①妥善固定,防止滑脱;②取半卧位,以利引流和呼吸;③保持引流管通畅,勿压迫、折叠管道。必要时协助医师每天用生理盐水或含抗菌药物盐水或持续冲洗脓腔,冲洗时严格无菌原则,注意出入量,观察和记录脓腔引流液的颜色、性状及量;④预防感染:适时换药,直至脓腔愈合;⑤拔管:B超复查脓腔基本消失或脓腔引流量少于10 mL/d,可拔除引流管。

(3)病情观察:观察患者有无发热、肝区疼痛等,观察肝脓肿症状和改善情况,适时复查B超,了解脓肿好转情况。位置较高的肝脓肿,穿刺后应注意呼吸、胸痛及胸部体征,及时发现气胸、脓胸等并发症。

**(三)手术治疗的护理**

手术方式有切开引流和肝叶切除两种。

1.术前准备

协助做好术前检查,术前常规准备等。

2.术后护理

(1)疼痛护理:评估疼痛的诱发因素、伴随症状,观察并记录疼痛程度、部位、性质及持续时间等;遵医嘱给予镇痛药物,并观察药物效果和不良反应;指导患者采取放松和分散注意力的方法应对疼痛。

(2)病情观察:行脓肿切开引流者观察患者生命体征、腹部体征,注意有无脓液流入患者腹腔而并发腹腔感染。观察肝脓肿症状和改善情况,适时复查B超,了解脓肿好转情况。

(3)肝叶切除护理:术后24小时内应卧床休息,避免剧烈咳嗽,以防出血。给予氧气吸入,保证血氧浓度,促进肝创面愈合。

**(四)术后并发症的观察和护理**

1.腹腔出血

腹腔出血是肝切除术后常见的并发症之一,术后24小时易发生。术后48小时内应严密观察生命体征变化,严密观察引流液的量、性质及颜色。短时间内引流管引出大量鲜红色血液,1小时内引流出200 mL以上或每小时100 mL持续3小时以上的鲜红色血性液体,应考虑活动性腹腔出血,立即通知医师及时处理。

护理措施:①体位与活动。术后24小时内卧床休息,避免剧烈咳嗽和打喷嚏等,以防止术后肝断面出血。②输液、输血:若短期内或持续引流较大量的鲜红色血性液体,经输血、输液,患者血压、脉搏仍不稳定时,应做好再次手术的准备。③若明确为凝血机制障碍性出血,可遵医嘱给予凝血酶原复合物、纤维蛋白原,输新鲜血等。

2.膈下积液及脓肿

膈下积液及脓肿发生在术后1周。患者术后体温下降后再度升高,或术后发热持续不退,同时伴右上腹胀痛、呃逆、脉速、白细胞计数升高,中性粒细胞百分比达90%以上,应疑有膈下积液或膈下脓肿。B超检查可明确诊断。

护理措施:①协助医师行B超定位引导穿刺抽脓或置管引流,后者应加强冲洗和吸引护理。②患者取半坐位,以利于呼吸和引流。③严密观察体温变化,鼓励患者多饮水。④遵医嘱加强营养支持和抗菌药物的应用护理。

3.胸腔积液

观察患者胸闷、气促、发热情况。

护理措施:①协助医师行穿刺抽胸腔积液,行胸腔闭式引流者,做好胸腔闭式引流护理。②遵医嘱加强保肝治疗,给予高蛋白饮食,必要时遵医嘱给予清蛋白、血浆及利尿剂应用。

4.胆汁漏

观察患者有无腹痛、发热和腹膜刺激征,切口有无胆汁渗出和/或腹腔引流液有无含胆汁。

护理措施:①胆汁渗出者,注意保护局部皮肤。②协助医师调整引流管,保持引流通畅,并注意观察引流液的颜色、量与性状。③如发生局部积液,应尽早行B超定位穿刺置管引流。④如发生胆汁性腹膜炎,应尽早手术。

## 四、健康教育

### (一)预防复发

(1)有胆道感染等疾病者应积极治疗原发病灶。

(2)多饮水,进食高热量、高蛋白、富含维生素和纤维素营养丰富易消化的食物,增强体质,提高机体免疫力。

(3)注意劳逸结合,避免过度劳累。

(4)遵医嘱按时服药,不得擅自改变药物剂量或随意停药。

(5)合并糖尿病患者,让其了解控制血糖在本病治疗中的重要性,应注意维持血糖。嘱遵医嘱按时注射胰岛素或口服降糖药物,定时监测血糖,控制空腹血糖在5.8~7.0 mmol/L,餐后2小时血糖8~11 mmol/L。

(6)注意饮食卫生,不喝生水,不进食不卫生、未煮熟食物。

### (二)自我观察与复查

遵医嘱定期复查。若出现发热、腹部疼痛等症状,警惕有复发的可能,应及时就诊。

(徐 辉)

# 第七章 骨科护理

## 第一节 脊髓损伤

### 一、疾病概述

**(一)概念**

脊髓损伤是脊柱骨折最严重的并发症,由于椎体的移位或碎骨片突出于椎管内,使脊髓或马尾神经产生不同程度的损伤,多发生于颈椎下部和胸腰段。

**(二)相关病理生理**

按脊髓损伤和马尾损伤的程度可有不同的病理生理变化。

1. 脊髓震荡

脊髓震荡属于最轻微的脊髓损伤,损伤后脊髓有暂时性功能抑制,呈弛缓性瘫痪,损伤平面以下的感觉、运动、反射及括约肌功能全部丧失,常在数分钟或数小时内逐渐恢复,最后可完全恢复。无组织形态学病理变化。

2. 脊髓挫伤和出血

脊髓挫伤和出血为脊髓的实质性破坏,脊髓外观完整,但内部可有出血、水肿、神经细胞破坏和神经传导纤维束的中断。脊髓挫伤的程度很大,轻者少量点状出血、水肿,重者有成片脊髓挫伤和出血,导致脊髓软化及瘢痕形成,预后差。

3. 脊髓断裂

脊髓的连续性中断可为完全性或不完全性。不完全性常伴挫伤,又称挫裂伤,脊髓断裂者预后极差。

4. 脊髓受压

骨折移位或破碎的椎间盘和碎骨片挤入椎管可直接压迫脊髓,而后方皱褶的黄韧带与血肿便可压迫脊髓,产生一系列病理变化,若能及时解除脊髓压迫,脊髓功能可望得到部分或完全恢复;若压迫时间过久可发生脊髓软化、萎缩或瘢痕形成,瘫痪难以恢复。

5. 马尾神经损伤

马尾神经起自第 2 腰椎的骶脊髓,一般终止于第 1 骶椎下缘。第 2 腰椎以下的骨折脱位可引起马尾神经损伤,受伤平面以下出现弛缓性瘫痪。

除上述各种病理生理变化外,在各种较重的脊髓损伤后均可立即发生损伤平面以下的弛缓性瘫痪,属失去高级中枢控制的一种病理生理现象,称为脊髓休克。2 周后,随脊髓实质性损伤程度不同而发生损伤平面以下不同程度的痉挛性瘫痪。

### (三)病因与诱因

常见于各种外伤(如交通事故、高空坠落等)所致的椎体移位或碎骨片突出于椎管内,使脊髓或马尾神经产生不同程度的损伤。

### (四)临床表现

脊髓损伤可因损伤部位和程度不同而有不同表现。

**1.脊髓损伤**

其主要表现为受伤平面以下单侧或双侧感觉、运动、反射的全部或部分丧失,可出现随意运动功能丧失。因膀胱平滑肌麻痹和排尿反射消失,可有尿潴留或充盈性尿失禁。$C_8$ 以上水平损伤者可出现四肢瘫,$C_3$ 以下水平损伤可出现截瘫。弛缓性瘫痪患者为肌张力降低和反射减弱;痉挛性瘫痪患者为肌张力增强和反射亢进,瘫痪的早期呈弛缓性瘫痪,胸髓及颈髓损伤患者常在伤后 3~6 周逐渐转变为痉挛性瘫痪。

**2.脊髓半横切损伤时**

损伤平面以下同侧肢体的运动和深感觉消失,对侧肢体的痛觉和温觉消失,称脊髓半切征。

**3.脊髓圆锥损伤**

第 1 腰椎骨折可造成脊髓圆锥损伤。表现为会阴部皮肤鞍状感觉缺失,括约肌功能丧失,大小便不能控制,性功能障碍。两下肢的感觉、运动正常。

**4.马尾神经损伤**

第 2 腰椎以下骨折脱位可造成马尾神经损伤,表现为受伤平面以下弛缓性瘫痪,感觉和运动障碍,括约肌功能丧失,腱反射消失。

### (五)治疗原则

**1.非手术治疗**

(1)固定和制动:一般先采用枕颌带牵引或持续颅骨牵引,以防因损伤部位移位而产生脊髓再损伤。

(2)减轻脊髓水肿和继发性损害。①激素治疗:地塞米松 10~20 mg 静脉滴注,连续 5~7 天,改为口服,0.75 mg/次,3 次/天,维持 2 周左右。②脱水:20%甘露醇 250 mL 静脉滴注,2 次/天,连续 5~7 天。③甲泼尼龙冲击治疗:只适用于受伤 8 小时内者。30 mg/kg 剂量 1 次给药,15 分钟内静脉注射完毕,休息 45 分钟,在以后 23 小时内以 5.4 mg/(kg·h)剂量持续静脉滴注。④高压氧治疗:一般在伤后 4~6 小时应用。

**2.手术治疗**

目的在于尽早解除对脊髓的压迫和稳定脊柱,手术方式和途径需视骨折的类型和受压部位而定。手术指征包括以下 4 种:①脊柱骨折-脱位有关节交锁者。②脊柱骨折复位后不满意或仍有不稳定因素存在者。③影像学显示有碎骨片突至椎管内压迫脊髓者。④截瘫平面不断上升,提示椎管内有活动性出血者。

## 二、护理评估

### (一)一般评估

1.健康史

(1)一般情况:了解患者的年龄、职业特点、运动爱好、日常饮食结构、有无酗酒等。

(2)受伤情况:了解患者受伤的原因、部位和时间,受伤时的体位、症状和体征、搬运方式、现场及急诊室急救情况,有无昏迷史和其他部位复合伤等。

(3)既往史与服药史:有无脊柱受伤或手术史,近期是否因其他疾病而服用激素类药物,以及应用的剂量、时间和疗程。

2.生命体征与意识

评估患者的呼吸、血压、脉搏、体温及意识情况。其包括呼吸型态、节律、频率、深浅,呼吸道是否通畅,患者能否有效咳嗽和排出分泌物;有无心动过缓和低血压;有无出汗,患者皮肤的颜色、温度;有无体温调节障碍。对伴有颅脑损伤的患者,可用格拉斯哥昏迷量表评估患者的意识情况。排尿和排便情况:患者有无尿潴留或充盈性尿失禁;尿液颜色、量和比重;有无便秘或大便失禁。

3.患者主诉

受伤的时间、原因和部位,受伤时的体位、症状和体征、搬运方式、现场及急诊室急救的情况,有无昏迷史和其他部位的合并伤。

4.相关记录

疼痛评分、全身皮肤及其他外伤情况。

### (二)身体评估

1.视诊

受伤部位有无皮肤组织破损,局部肤色和温度,有无活动性出血及其他复合性损伤的迹象。

2.触诊

评估感觉和运动情况:患者的痛、温、触及位置觉的丧失平面及程度。

3.叩诊

患肢神经反射是否正常。

4.动诊

肢体感觉,活动和肌力的变化,双侧有无差异,有无腹胀和麻痹性肠梗阻征象。

5.神经系统检查

躯体痛觉、温度觉、触觉及位置觉的丧失平面及程度,肢体运动、反射和括约肌功能损伤情况。

脊髓功能丧失程度评估:可以用截瘫指数来表示。"0"代表功能完全或接近正常;"1"代表功能部分丧失;"2"代表完全或者接近完全瘫痪。一般记录肢体的自主运动、感觉及两便的三项功能情况,相加即为该患者的截瘫指数,范围为0~6。

### (三)心理-社会评估

评估患者有无恐惧、紧张心理;评估患者和亲属对疾病的心理承受能力和对相关康复知识的认知程度,家庭及社会支持情况。

## (四)辅助检查阳性结果评估
评估患者的影像学检查和实验室检查结果有无异常,以帮助判断病情和预后。

## (五)治疗效果的评估
(1)患者躯体感觉、运动和各项生理功能康复情况。
(2)患者有无呼吸系统或泌尿系统功能障碍、压疮等并发症发生。
(3)患者是否按计划进行功能锻炼,有无活动障碍引起的并发症。

## 三、护理诊断(问题)

### (一)低效性呼吸型态
其与脊髓损伤、呼吸肌无力、呼吸道分泌物存留有关。

### (二)体温过高或体温过低
其与脊髓损伤、自主神经系统功能紊乱有关。

### (三)尿潴留
其与脊髓损伤、逼尿肌无力有关。

### (四)便秘
其与脊髓神经损伤、液体摄入不足、饮食和活动受限有关。

### (五)有皮肤完整性受损的危险
其与肢体感觉及活动障碍有关。

### (六)体象紊乱
其与受伤后躯体运动障碍或肢体萎缩变形有关。

## 四、主要护理措施

### (一)甲泼尼龙冲击治疗的护理

1.适应证

只适用于受伤8小时内者。

2.用法及用量

30 mg/kg剂量,一次给药,15分钟内静脉注射完毕,休息45分钟,在以后23小时内以5.4 mg/(kg·h)剂量持续静脉滴注。

3.注意事项

严格遵医嘱按要求输液,同时必须使用心电监护仪和输液泵,密切观察患者的生命体征变化,同时观察患者有无消化道出血、心律失常等并发症。

### (二)术后护理

1.体位

瘫痪肢体保持关节于功能位,防止关节屈曲、过伸或过展。用矫正鞋或支足板固定足部,以防足下垂。

2.观察感觉与运动功能

脊髓受手术刺激易出现水肿反应,术后严密观察躯体及肢体感觉、运动情况,当出现瘫痪平面上升、肢体麻木、肌力减弱或不能活动时,应立即通知医师,及时处理。

3.引流管护理

观察引流量与引流液颜色,保持引流通畅,以防积血压迫脊髓。

4.活动

对于瘫痪肢体每天被动的全范围关节活动和肌肉按摩,以防止肌萎缩和关节僵硬,减少截瘫后并发症。对于未瘫痪部位,可以通过举哑铃和拉拉力器等方法增强上肢力量,通过挺胸和俯卧撑等增加背部力量,为今后的自理活动做准备,增强患者的信心和对生活的热爱。

(三)并发症的预防与护理

1.呼吸衰竭与呼吸道感染

(1)病情观察:观察患者的呼吸功能,如呼吸频率、节律、深浅,有无异常呼吸音、呼吸困难等。若患者呼吸>22次/分、鼻翼煽动、摇头挣扎、嘴唇发绀等,则立即吸氧,寻找和解除原因,必要时协助医师气管插管、气管切开或呼吸机辅助呼吸等。

(2)给氧:给予氧气吸入,根据血气分析结果调整给氧浓度、流量和持续时间,改善机体的缺氧状态。及时处理肠胀气、便秘,不用沉棉被压盖胸腹,以免影响患者呼吸。

(3)减轻脊髓水肿:遵医嘱给予地塞米松、甘露醇、甲泼尼龙等治疗,以避免因进一步脊髓损伤而抑制呼吸功能。

(4)保持呼吸道通畅:预防因气道分泌物阻塞而并发坠积性肺炎和肺不张。指导患者深呼吸和咳嗽咳痰,每2小时协助翻身叩背1次,遵医嘱雾化吸入,经常做深呼吸和上肢外展运动,以促进肺膨胀和有效排痰。对不能自行咳嗽咳痰或有肺不张者及时吸痰。对气管插管或气管切开者做好相应护理。

(5)控制感染:已经发生肺部感染者应遵医嘱选用合适的抗生素,注意保暖。

2.高热和低温

颈脊髓损伤后,自主神经系统功能紊乱,受伤平面以下毛细血管网舒张而无法收缩,皮肤不能出汗,对气温的变化丧失了调解和适应能力。室温>32℃时,闭汗使患者容易出现高热(>40℃);若未有效保暖,大量散热也可使患者出现低温(<35℃),这些都是病情危险的征兆。

患者体温升高时,以物理降温为主,如冰敷、酒精或温水擦浴、冰盐水灌肠等,必要时予输液和冬眠药物。夏季将患者安置在阴凉或设有空调的房间。对低温患者以物理复温为主,如使用电热毯、热水袋或电烤架等逐渐复温,但要防止烫伤,同时注意保暖。

3.泌尿系统感染和结石

(1)留置导尿管或间歇导尿管:在脊髓休克期间应留置导尿管,持续引流尿液并记录尿量,以防膀胱过度膨胀。2~3周后改为每4~6小时开放1次尿管,或白天每4小时导尿1次,晚间6小时导尿1次,以防膀胱萎缩。

(2)排尿训练:根据脊髓损伤部位和程度不同,3周后部分患者排尿功能可逐渐恢复,但是脊髓完全损伤者则需要进行排尿功能训练。当膀胱胀满时,鼓励患者增加腹压,用右手由外向内按摩下腹部,待膀胱缩成球状,紧按膀胱底向前下方挤压,在膀胱排尿后用左手按在右手背上加压,待尿不再排出时,可松手再加压1次,待尿排尽,训练自主性膀胱排尿,争取早日拔去导尿管,这种方法对马尾神经损伤者特别有效。同时,根据患者病情训练膀胱的反射排尿功能。

(3)预防感染:鼓励患者每天饮水量最好达3 000 mL以上,以稀释尿液;尽量排尽尿液,减少残余尿;每天清洁会阴部;根据需要更换尿袋及导尿管;必要时做膀胱冲洗,以冲出膀胱中积存的沉渣;定期检查残余尿量、尿常规和中段尿培养,及时发现泌尿系统感染征象。一旦发生感染,抬高床头,增加饮水或输液量,持续开放导尿管,遵医嘱使用广谱抗生素。需长期留置尿管而又无法控制泌尿系统感染者,教会患者遵循无菌操作方法进行间歇导尿,也可做永久性耻骨上膀胱造瘘术。

4.便秘

指导患者多食富含膳食纤维的食物、新鲜水果和蔬菜,多饮水。在餐后30分钟做腹部按摩,从左到右,沿大肠行走的方向,以刺激肠蠕动。对顽固性便秘者可遵医嘱给予灌肠或缓泻剂。部分患者通过持续的训练可逐渐建立起反射性排便,方法为用手指按压肛门周围或者扩张肛门,刺激括约肌,反射性引起肠蠕动。当反射建立后用手指按压肛门时即可有大便排出。

(四)心理护理

帮助患者掌握正确的应对技巧,提高其自我护理能力,发挥其最大潜能。家庭成员和医护人员相信并认真倾听患者的诉说。可让患者和家属参与制订护理计划,帮助患者建立有效的社会支持系统,包括家庭成员、亲属、朋友、医护人员和同事等。

(五)健康教育

(1)指导患者出院后继续康复锻炼,并预防并发症的发生。

(2)指导患者练习床上坐起,使用轮椅、拐杖或助行器等移动工具,练习上下床和行走方法。

(3)指导患者和家属应用清洁导尿术进行间歇导尿,预防长期留置导尿管而引起泌尿系统感染。

(4)告知患者需定期返院检查,进行理疗有助于刺激肌肉收缩和功能恢复。

### 五、护理效果评估

(1)患者能否保持呼吸道通畅,维持正常呼吸功能。

(2)患者的体温能否维持在正常范围。

(3)患者是否能有效排尿或建立膀胱的反射性排尿功能。

(4)患者是否能有效排便。

(5)患者的皮肤是否清洁、完整,未发生压疮。

(6)患者是否能接受身体及生活改变的现实。

(李 腾)

## 第二节 肩 袖 损 伤

### 一、概述

肩袖为包绕于肩关节周围的冈上肌、冈下肌、小圆肌和肩胛下肌4块肌肉的总称,肩袖损伤指此4块肌肉损伤。肩袖的作用主要为参与肩关节外展、内收、上举等活动。肩袖损伤后,患者出现肩关节功能障碍,外展上举困难,出现疼痛弧。肩部疼痛或酸困不适,夜间疼痛尤甚,姿势不对时疼痛加重不能入睡,常放射至三角肌止点、大结节处及上臂中段外侧,肱二头肌肌间沟压痛。多发生于创伤后,并发有骨折或脱位。

## 二、治疗原则

### (一)非手术治疗

肩袖不完全损伤,采用保守治疗,外展架或石膏固定于外展位,采用理疗,口服非甾体抗炎药、活血药等,1个月后进行肩关节功能锻炼;关节镜治疗,关节镜治疗只对一些小撕裂、不全层撕裂有效。

### (二)手术治疗

肩袖撕裂较重或肩袖全层断裂,或陈旧性肩袖损伤患者,采用手术切开肩袖修补术。

## 三、护理措施

### (一)入院评估

患者入院后,认真观察患者疼痛性质、部位及肢体感觉、运动情况。

### (二)心理护理

加强心理护理,了解心理所需,解除心理障碍。

### (三)半卧位训练

入院后即给予患肢外展架固定,床头抬高半卧位训练,每天2次,1次30～120分钟,以适应术后体位。

### (四)中药熏洗

术前4～7天给予中药熏洗,将中药加水2 000 mL煮沸,煎30分钟后,取药汁放入中药熏洗机中,打开电源继续加热保持温度在70 ℃左右。让患者仰卧在熏洗床上并充分暴露患肩,肩部用双层治疗巾覆盖,保持药液的蒸汽能充分蒸到患者的肩部。每次熏蒸30分钟,每天2次。熏蒸30分钟后关闭电源停止加热,待药液温度在40～45 ℃时,给患者洗患肩,在熏洗的过程中配合关节功能锻炼,活动肩关节,主动询问患者的适应程度。熏蒸时注意保持药液温度,不可过热防止烫伤皮肤,也不可过凉影响治疗效果。

### (五)饮食护理

手术前尊重患者的生活习惯,建议进食高蛋白、高维生素、高纤维等易消化饮食,每天饮鲜牛奶250～500 mL,手术当天根据麻醉方式选择进食时间,术前4～6小时禁食,术后第2天根据患者饮食习惯,宜食高维生素、清淡可口易消化食物,如新鲜蔬菜、香蕉、米粥、面条等;忌食生冷、辛辣、油腻、煎炸、腥发的食物,如辣椒、鱼、牛肉、羊肉等。以后根据患者食欲及习惯进食高蛋白、高营养之饮食,如牛奶、鸡蛋、水果、新鲜蔬菜等,中后期多食滋补肝肾之品,如动物肝脏、排骨汤、鸡汤等,注意饮食节制。

### (六)体位护理

手术前3天指导患者进行抬肩练习,每天2次,每次10～15分钟,且可在患者平卧时于患肢下垫棉垫或软枕。手术后患者取半卧位,患肢置于外展60°、前屈30°,保持床铺清洁、平整,防止压伤(石膏固定者按石膏固定的护理措施),术后第2天下床时(石膏干后),先坐起30分钟,站立2分钟,再活动,防止因手术后体质虚弱或直立性低血压而致晕倒。

### (七)病情观察

手术及石膏、外展架固定后,如发现指端严重肿胀、发绀、麻木、剧痛、发凉、桡动脉搏动异常,及时报告医师处理。观察手术部位有无渗血情况,对于术后采用管型肩胸石膏固定的患者,观察石膏上血迹的范围是否扩大或渗血是否从石膏的边际流出。

### 四、功能锻炼

手术当天麻醉消失后,做伸屈手指、握拳及腕关节功能锻炼。术后第 2 天可做易筋功,主动收缩肱二头肌及前臂肌肉,做握拳、伸指、伸掌等活动。术后第 3 天开始,做掌屈背伸、上翘下钩、五指增力、左右摆掌等,活动要循序渐进,每天 2～3 次,每次 5～10 分钟。6～8 周石膏及外展架固定拆除后,进行肩、肘关节全方位功能锻炼,加大活动强度,如屈肘耸肩、托手屈肘、肘关节的屈伸活动,也可做弯腰划圈、后伸探肩等,逐渐做提重物等活动。活动要循序渐进,逐渐增加次数,以不疲劳为度。必要时做后伸探背,手指爬墙,肩关节的外展、内收、上举。

### 五、出院指导

(1)嘱患者加强营养,增强机体抵抗力,多食核桃、瘦肉、骨头汤、番薯、黑芝麻等补肝肾强筋骨的食物。

(2)肩袖损伤保守治疗外展架固定最少 4 周,术后固定最少 6 周,固定期间勿随意调节松紧、高度,勿随意拆除。

(3)继续进行手、腕、肘部功能锻炼,持之以恒,忌盲目粗暴活动。

(4)慎起居,避风寒,保持心情愉快,生活有规律,按时用药。

(5)出院 1 周后门诊复查,不适时来诊。

(6)3 个月可恢复正常活动,并逐渐恢复工作。

(李　腾)

## 第三节　急性腰扭伤

### 一、概述

急性腰扭伤是腰部肌肉、筋膜、韧带、椎间小关节及腰骶关节的急性损伤,多是突然遭受间接外力所致。俗称"闪腰""岔气",损伤可使腰部肌肉、筋膜、韧带、关节囊等组织受到过度牵拉、扭转,甚至撕裂。急性腰扭伤临床常见于急性腰肌筋膜损伤、急性腰部韧带损伤和急性腰椎后关节紊乱等。其临床表现为受伤后腰部立即出现剧烈疼痛,疼痛为持续性,休息后可减轻但不能消除,咳嗽、打喷嚏、用力大便时可使疼痛加剧,腰部不能挺直,行走不便;严重者卧床不起,辗转困难,压痛明显,压痛最明显的部位即多为损伤之处。

### 二、治疗原则

#### (一)其他治疗

手法治疗、针灸治疗、局部注射治疗。

#### (二)物理治疗

磁疗、TDP 照射、中药离子导入。

### (三)药物治疗

活血化瘀、理气止痛、醋治疗、消炎止痛。

### (四)康复治疗

加强腰背肌功能锻炼。

## 三、护理措施

### (一)心理护理

协助患者做好各项生活所需,介绍本病的有关知识、治疗方法及康复的过程,解除思想顾虑,增加患者战胜疾病的信心。

### (二)休息

绝对卧硬板床休息1~2周,以减轻疼痛,缓解肌肉痉挛,防止继续损伤。

### (三)疼痛

观察患者疼痛的性质、部位、发作时间、发作规律、伴随症状及诱发因素评估疼痛程度,及时正确应用药物,观察用药的反应,消除患者疼痛。

### (四)预防感染

局部封闭时,保持针眼处干燥清洁,防止感染。

### (五)健康教育

患者掌握正确的劳动姿势,如扛、抬重物时,要尽量让胸部挺直,提重物时,应取半蹲位,使物体尽量贴近身体,在做扛、抬、搬、提等体力劳动时,应佩戴腰围。

### (六)加强腰背肌功能锻炼

治疗2周后指导患者做功能锻炼。

1.燕飞式

取俯卧位两手后伸,把上身和两腿同时后伸抬起,膝部不能弯曲,尽量在一种姿势下维持一段时间,约半分钟,每天2次,每次5~10分钟,不疲劳为度。

2.拱桥式

取仰卧位,以头、双肘、双足为着力点,用力将躯干和下肢离开床面做过伸锻炼,维持1分钟,每天2~3次,每次5~10分钟。

## 四、出院指导

(1)掌握日常生活中扛、抬、搬、提的正确姿势,保护腰部,减少慢性腰部损伤的发生。

(2)佩戴腰围1个月。

(3)继续腰背肌锻炼。

(4)加强营养,增强机体抵抗力,根据患者不同体质进行饮食调护。一般患者可食核桃、番薯、黑芝麻等补肾之品;阳虚者嘱其多食温补之品,如羊肉、狗肉、鳝鱼、桂圆等;肝肾阴虚者可嘱其多食滋补肝肾之品,如山药、鸭肉、牛肉、百合、枸杞等。

(李　腾)

# 第四节 腰肌劳损

## 一、概述

腰肌劳损是指腰部肌肉、筋膜、韧带等软组织的慢性损伤,有人称为功能性腰痛,是由于长期下蹲,弯腰工作,腰背肌经常性过度负重与疲劳,或工作时姿势不正确,并有腰部解剖特点缺陷等所致,可因腰部急性损伤治疗不及时或治疗不当,反复受伤后,遗留为慢性腰痛。临床表现为腰背疼痛,多为隐痛,时轻时重,反复发作休息后疼痛减轻,劳累后或阴雨天疼痛加重,喜用双手捶腰。

## 二、治疗原则

一般采用非手术疗法,手法治疗包括揉按、捏拿、理筋,从而达到舒筋活血,解痉止痛的目的。针灸配合艾灸、火罐、封闭疗法、穴位注射疗法、理疗、中药熏洗、药物治疗等。

## 三、护理措施

**(一)休息**

急性腰痛患者宜卧硬板床休息,平时可佩戴腰围保护。

**(二)观察病情变化**

深入病房,观察患者的疼痛性质、部位、规律、缓解或加重的原因,给予心理安慰,必要时口服活血化瘀或通络止痛的药物,观察药物作用及不良反应。

**(三)推拿按摩**

治疗时让患者排空大小便,稳定情绪,全身放松;在治疗过程中随时观察患者病情,如有不良反应,应停止治疗。

**(四)理疗护理**

(1)保持室内清洁、安静、空气流通,遮挡患者,保护隐私。

(2)加强巡视,注意倾听患者的主诉,观察患者面色、呼吸等。

(3)注意温热度,以患者舒适为宜,以防烫伤。

(4)根据个体的耐受能力调节电流强度。

(5)使用电极者,应观察安放电极处皮肤的反应,有无接触性皮炎,治疗完毕后除去电极片,清洁皮肤。

**(五)中药熏洗**

中药熏洗时,按中药熏洗护理措施护理。

**(六)加强腰背肌锻炼**

如拱桥式、燕飞式,每天2~3次,每次5~10分钟,以不疲劳为度。

## 四、出院指导

(1)继续腰背肌锻炼。

(2)慎起居,避风寒,禁止吸烟。

(3)掌握正确搬重物的姿势,弯腰搬重物时屈髋屈膝。

(4)工作中避免久坐,适当活动。工作一段时间后应站起来活动变换姿势。

(5)长时间站立时,避免将身体的重心放在一侧肢体上。

(6)专业体育运动者,每天剧烈运动前要做充分的准备活动,活动后不宜立即行冷水浴。

(7)睡眠姿势以侧卧为宜,让髋膝处于适当的屈曲位。使腰部肌肉、韧带处于松弛状态,床垫不宜过软。

(李 腾)

# 第五节 腰椎间盘突出症

## 一、疾病概述

### (一)概念

腰椎间盘突出症是腰椎间盘变性纤维环破裂,髓核突出刺激或压迫神经根、马尾神经所表现的一种综合征,是腰腿疼痛最常见的原因之一。腰椎间盘突出中以腰4~5、腰5~骶1间隙发病率最高,占90%~96%,多个椎间隙同时发病者仅占5%~22%。

### (二)分型及病理

腰椎间盘突出症的分型方法较多,各有其根据及侧重面。从病理变化及CT、MRI发现,结合治疗方法可做如下分型。

1.膨隆型

纤维环有部分破裂,而表层完整,此时髓核因压力而向椎管局限性隆起,但表面光滑。这一类型经保守治疗大多数可缓解或治愈。

2.突出型

纤维环完全破裂,髓核突向椎管,但有后纵韧带或一层纤维膜覆盖,表面高低不平或呈菜花状。常需手术治疗。

3.脱垂游离型

破裂突出的椎间盘组织或碎块脱入椎管内或完全游离。此型不单可引起神经根症状,还易压迫马尾神经。非手术治疗往往无效。

4.Schmorl结节及经骨突出型

前者是指髓核经上、下软骨终板的发育性或后天性裂隙突入椎体松质骨内;后者是髓核沿椎体软骨终板和椎体之间的血管通道向前纵韧带方向突出,形成椎体前缘的游离骨块。这两型临床上仅出现腰痛,而无神经根症状,无须手术治疗。

### (三)病因

1.椎间盘退行性变

椎间盘退行性变是椎间盘突出的基本病因。随年龄增长,纤维环和髓核含水量逐渐减少,使髓核张力下降,椎间盘变薄。同时,透明质酸钠及角化硫酸盐减少,低分子量糖蛋白增加,原纤维变性及胶原纤维沉积增加,髓核失去弹性,椎间盘结构松弛、软骨板囊性变。

2.损伤

积累伤力是椎间盘变性的主要原因,也是椎间盘突出的诱因。积累伤力中,反复弯腰、扭转动作最易引起椎间盘损伤,故本症与某些职业、工种有密切关系,例如,驾驶员、举重运动员和从事重体力劳动者。

3.遗传因素

有色人种本症发病率较低;<20岁的青少年患者中约32%有阳性家族史。

4.妊娠

妊娠期盆腔、下腰部组织充血明显,各种结构相对松弛,而腰骶部又承受较平时更大的重力,这样就增加了椎间盘损害的机会。

5.其他

如遗传、吸烟以及糖尿病等诸多因素。

上腰段椎间盘突出症少见,其发生多存在下列因素:①脊柱滑脱症。②病变间隙原有异常。③过去有脊柱骨折或脊柱融合术病史。

(四)临床表现

腰椎间盘突出症常见于20~50岁患者,男女之比为(4~6):1。20岁以内占6%左右,老人发病率最低。患者多有弯腰劳动或长期坐位工作史,首次发病常是在弯腰持重或突然扭腰动作过程中,其症状、体征如下所述。

1.症状

(1)腰痛:是大多数本症患者最先出现的症状,发生率约91%。由于纤维环外层及后纵韧带受到突出髓核刺激,经窦椎神经而产生下腰部感应痛,有时亦影响到臀部。

(2)坐骨神经痛:虽然高位腰椎间盘突出(腰2~3,腰3~4)可引起股神经痛,但其发病率不足5%。绝大多数患者是腰4~5、腰5~骶1间隙突出,故坐骨神经痛最为多见,发生率达97%左右。典型坐骨神经痛是从下腰部向臀部、大腿后方、小腿外侧直到足部的放射痛。约60%患者在打喷嚏或咳嗽时由于增加腹压而使疼痛加剧。早期为痛觉过敏,病情较重者出现感觉迟钝或麻木。少数患者可有双侧坐骨神经痛。

(3)马尾神经受压:向正后方突出的髓核或脱垂、游离椎间盘组织可压迫马尾神经,出现大小便障碍、鞍区感觉异常。发生率0.8%~24.4%。

2.体征

(1)腰椎侧凸:一种为减轻疼痛的姿势性代偿畸形,具有辅助诊断价值。如髓核突出在神经根外侧,上身向健侧弯曲,腰椎侧凸向患侧可松弛受压的神经根;当突出的髓核在神经根内侧时,上身向患侧弯曲,腰椎凸向健侧可缓解疼痛。如神经根与脱出的髓核已有粘连,则无论腰椎凸向何侧均不能缓解疼痛。

(2)腰部活动受限:几乎全部患者都有不同程度的腰部活动受限。其中以前屈受限最明显,是由于前屈位时进一步促使髓核向后移位并增加对受压神经根的牵张之故。

(3)压痛及骶棘肌痉挛:89%患者在病变间隙的棘突间有压痛,其旁侧1cm处压之有沿坐骨神经的放射痛。约1/3患者有腰部骶棘肌痉挛,使腰部固定于强迫体位。

(4)直腿抬高试验及加强试验:患者仰卧、伸膝、被动抬高患肢。正常人下肢抬高到60°~70°始感腘窝不适。本症患者神经根受压或粘连,下肢抬高在60°以内即可出现坐骨神经痛,称为直腿抬高试验阳性。其阳性率约90%。在直腿抬高试验阳性时,缓慢降低患肢高度,待放射痛消失,这时再被动背屈患肢踝关节以牵拉坐骨神经,如又出现放射痛则为加强试验阳性。有时因突出髓核较大,抬高健侧下肢也可因牵拉硬脊膜而累及患侧诱发患侧,坐骨神经发生放射痛。

**(五)辅助检查**

1.X线平片

单纯X线平片不能直接反应是否存在椎间盘突出。片上所见脊柱侧凸,椎体边缘增生及椎间隙变窄等均提示退行性变。如发现腰骶椎结构异常(移行椎、椎弓根崩裂、脊椎滑脱等),说明相邻椎间盘将会由于应力增加而加快变性,增加突出的机会。

2.CT和MRI检查

CT可显示骨性椎管形态,黄韧带是否增厚及椎间盘突出的大小、方向等,对本病有较大诊断价值,目前已普遍采用。MRI可全面地观察各腰椎间盘是否病变,也可在矢状面上了解髓核突出的程度和位置,并鉴别是否存在椎管内其他占位性病变。

3.其他检查

电生理检查(肌电图、神经传导速度及诱发电位)可协助确定神经损害的范围及程度,观察治疗效果。

**(六)治疗原则**

1.非手术治疗

腰椎间盘突出症中多数患者可经非手术疗法缓解或治愈。其目的是使椎间盘突出部分和受到刺激的神经根的炎性水肿加速消退,从而减轻或解除对神经根的刺激或压迫。非手术治疗主要适用于:①年轻、初次发作或病程较短者。②休息后症状可自行缓解者。③X线检查无椎管狭窄。方法包括:绝对卧床休息,持续牵引,理疗,推拿、按摩,封闭,髓核化学溶解法等。

2.经皮髓核切吸术

经皮髓核切吸术是通过椎间盘镜或特殊器械在X线监视下直接进入椎间隙,将部分髓核搅碎吸出,从而减轻椎间盘内压力,达到缓解症状的目的。主要适用于膨出或轻度突出型的患者,且不合并侧隐窝狭窄者。对明显突出或髓核已脱入椎管者仍不能回纳,与本方法原理和适应证类似的尚有髓核激光气化术。

3.手术治疗

已确诊的腰椎间盘突出症患者,经严格非手术治疗无效,马尾神经受压者或伴有椎管狭窄者可考虑行髓核摘除术。手术治疗有可能发生椎间盘感染、血管或神经根损伤,以及术后粘连症状复发等并发症,故应严格掌握手术指征及提高手术技巧。

近年来采用微创外科技术使手术损伤减小,取得良好效果。

**(七)预防**

由于腰椎间盘突出症是在退行性变基础上受到积累伤力所致,而积累伤又是加速退变的重要因素,故减少积累伤就显得非常重要。长期坐位工作者需注意桌、椅高度,定时改变姿势。职业工作中常弯腰劳动者,应定时伸腰、挺胸活动,并使用宽腰带。治疗后患者在一定期间内佩戴腰围,但应同时加强腰背肌训练,增加脊柱的内在稳定性。长期使用腰围而不锻炼腰背肌,反可因失用性肌萎缩带来不良后果。如需弯腰取物,最好采用屈髋、屈膝下蹲方式,减少对椎间盘后方的压力。

## 二、护理评估

### (一)一般评估

**1.健康史**

(1)一般情况:了解患者的性别、年龄、职业、营养状况、生活自理能力等。

(2)既往史:是否有先天性的椎间盘疾病、既往有无腰部外伤、慢性损伤史,是否做过腰部手术。

(3)外伤史:评估患者有无急性腰扭伤或损伤史。询问受伤时患者的体位、外来撞击的着力点、受伤后的症状和腰痛的特点及程度、致腰痛加剧或减轻的相关因素、有无采取制动和治疗措施。

(4)家族史:家中有无类似病史。

**2.生命体征**

按护理常规监测生命体征。

**3.患者主诉**

有无腰背痛、下肢痛、麻木、大小便障碍等症状。

**4.相关记录**

疼痛部位及程度,疼痛与腹压、活动、体位有无明显关系,有无跛行、脊柱畸形及活动受限,有无压痛、反射痛,双下肢肢体感觉运动情况等。

### (二)身体评估

**1.术前评估**

(1)视诊:观察步态有无跛行、摇摆步态等;椎旁皮肤有无破损,肢体有无肿胀或肌萎缩;脊柱有无畸形。

(2)触诊:棘突、椎旁有无压痛,下肢、肛周感觉有无减退,肛门括约肌功能等。

(3)动诊:腰椎活动范围,腰部有无叩击痛,双下肢的运动功能、肌力、肌张力的变化,对比双侧有无差异等。

(4)量诊:肢体长度测量、肢体周径测量及腰椎活动度测量。

(5)特殊检查试验:直腿抬高试验、股神经牵拉试验、肛门反射等。

**2.术后评估**

(1)视诊:患者手术切口、步态、肢体有无肿胀或肌萎缩等。

(2)触诊:切口周围皮温有无增高,下肢有无肌肉萎缩,下肢、肛周感觉情况。

(3)动诊:双下肢的运动功能、肌力的变化,双侧有无差异,腰椎活动范围。

(4)量诊:肢体长度测量、肢体周径测量。

(5)特殊检查试验:直腿抬高试验、股神经牵拉试验、肛门反射等。

### (三)心理-社会评估

观察患者的情绪变化,了解其对疾病的认知程度及对手术的了解程度,有无紧张、恐惧心理;评估患者的家庭及支持系统对患者的支持帮助能力等。

### (四)辅助检查阳性结果评估

X线片显示腰椎生理曲度消失、侧凸畸形、椎间隙变窄及椎体边缘骨质增生等。CT、MRI显示椎间盘突出的部位、程度及有无神经根受压。

### (五)治疗效果的评估

**1.非手术治疗评估要点**

(1)病史评估:了解与患者相关的情况,例如,职业、有无外伤、发病时间、治疗经过等。

(2)影像资料评估:查看CT、MRI,了解椎管形态、观察腰椎间盘髓核突出的程度和位置等,分析是否需要手术治疗。

**2.手术治疗评估要点**

(1)心理评估:向患者介绍与疾病相关的知识,说明手术的重要性,解释手术的方式、术前术后的配合事项及目的,耐心解答问题,消除不良心理,使其增加战胜疾病的信心,积极配合治疗。

(2)既往史:了解患者全身情况,是否有心脏病、高血压、糖尿病等,如有异常,积极治疗,减少术后并发症的发生。

(3)疼痛评估:评估患者疼痛诱发因素、部位、性质、程度和持续时间,并进行疼痛评分。

(4)神经功能评估:严密观察双下肢感觉运动及会阴部神经功能情况,并进行术前术后对比,可了解神经受压症状有无改善或加重。

## 三、护理诊断(问题)

### (一)疼痛
其与髓核受压水肿、神经根受压及肌痉挛有关。

### (二)躯体移动障碍
其与椎间盘突出或手术有关。

### (三)便秘
其与马尾神经受压或长期卧床有关。

### (四)知识缺乏
其与对疾病的认识有关。

### (五)潜在并发症
脑脊液漏、椎间隙感染。

## 四、主要护理措施

### (一)减轻疼痛

**1.休息**

长时间站立或坐位使腰椎负荷增加,神经根受压症状加重,故减轻腰椎负荷的方法就是卧床休息,卧硬板床,采取舒适、腰背肌放松体位。翻身时保持脊柱成一直线。

**2.心理护理**

指导患者放松心情,可让患者听音乐、看电视或与人聊天,分散其注意力。

**3.药物镇痛**

根据医嘱使用镇痛药或非甾体抗炎药。

### (二)患者活动能力改善、舒适度增加

(1)体位护理:术后平卧2小时后即可协助患者轴线翻身,四肢呈舒适体位摆放。

(2)按摩受压部位,避免压疮发生,更换床单时避免拖、拉、推等动作。指导患者进行功能锻炼。

(3)协助患者做好生活护理。

#### (三)预防便秘

1.排便训练

多数患者不习惯床上排便而导致便秘,应指导患者床上使用便盆,指导床上排便。

2.饮食指导

指导患者多饮水,给予富含膳食纤维的易消化饮食,多食新鲜蔬菜、水果。

3.药物通便

根据医嘱使用开塞露、麻仁软胶囊等通便药物。

4.适宜环境及心理疏导

可在患者排便时挡上屏风,尽可能减少病房人员,并给予患者心理支持,给其提供适宜的环境和时间。

#### (四)功能锻炼

向患者说明术后功能锻炼对预防深静脉血栓、防止神经根粘连及恢复腰背肌功能的重要性。功能锻炼的原则:幅度由小到大、次数由少到多,以身体无明显不适为宜。

1.术后第1天

(1)踝泵运动:全范围地伸屈踝关节或360°旋转踝关节,在能承受的范围内尽可能多做,200~300次/天,以促进血液循环,防止深静脉血栓的形成。

(2)股四头肌舒缩运动:主动收缩和放松大腿肌肉,每次持续5~10秒,如此反复进行,100~200次/天,锻炼下肢肌力。

2.术后第2天

(1)直腿抬高运动:患者平卧于床上,伸直膝关节并收缩股四头肌后抬高患肢,抬到最高点时停留10~15秒,再缓慢放下,双下肢交替进行,每天3~4次,每次20分钟。

(2)屈膝屈髋运动:患者平卧于床上,下肢屈曲,双手抱住膝关节,使其尽可能向胸前靠近。

3.术后1周

腰背肌锻炼:采用5点支撑法,患者仰卧,屈肘伸肩,然后屈膝伸髋,以双脚、双肘及头部为支点,使腰部离开床面,每天坚持数十次。

#### (五)并发症的护理

1.脑脊液漏

表现为恶心、呕吐和头痛等,伤口引流量大、色淡。给予去枕平卧、头低脚高位,伤口局部用沙袋压迫,同时放松引流负压,将引流瓶放置于床缘水平,遵医嘱补充大量液体。必要时探查伤口,行裂口缝合或修补硬膜。

2.椎间隙感染

椎间隙感染是椎节深部的感染,表现为腰背部疼痛和肌肉痉挛,并伴有体温升高。一般采用抗生素治疗。

#### (六)用药护理

遵医嘱按时、按量口服止痛药、神经营养药物。

#### (七)健康教育

1.起卧方法

术后坐位或下床时需戴腰围,起床时先平卧戴好腰围,然后侧卧,用双上肢慢慢撑起身体坐立。禁止平卧位突然起床的动作。由坐位改为卧位时先双手支撑慢慢侧卧,然后平卧,松开腰围。

2.维持正常体重

因肥胖会加重腰椎的负荷,超重或肥胖者必要时应控制饮食和减轻体重。

3.休息

术后注意劳逸结合,避免长时间坐位或站立,三个月内避免弯腰负重、提重物等活动,戴腰围6～8周。

## 五、护理效果评估

(1)患者舒适度增加,疼痛症状减轻或消失。
(2)患者躯体活动能力改善。
(3)患者下肢肌力增强。
(4)患者无并发症发生,或发生后得到及时处理。

(李　腾)

# 第六节　腰椎椎管狭窄症

## 一、概述

凡造成腰椎椎管、神经根管及椎间孔变形或狭窄而引起马尾神经或神经根受压、并产生相应的临床症状者,称为腰椎椎管狭窄症。它是由先天性或后天性等各种原因使椎管前后、左右内径缩小或断面形状异常,而使腰椎椎管狭窄。这种狭窄可能是骨的变化,如腰椎骨质增生、小关节突肥大等,也可能是软组织的改变,如腰椎间盘后突、黄韧带肥厚所引起。患者的主要症状是腰、腿疼痛和间歇性跛行,腰痛多在站立位或走路过久时出现,若躺下或蹲位及骑自行车时,疼痛多能缓解或自行消失,腿疼是一侧、双侧或双下肢交替出现,鞍区麻木、肢体感觉减退。X线、CT、MRI检查能进一步确定并定性。

## 二、治疗原则

### (一)非手术治疗

骨盆牵引、推拿按摩、手法复位、骶管注射。

### (二)手术治疗

全椎板切除术、椎管扩大成形术及植骨内固定术。

## 三、护理措施

### (一)心理护理

患者病情重、病程长,容易出现焦虑悲观情绪,多与患者交谈,给患者以安慰和必要的解释。介绍治疗成功的病例,增强其战胜疾病的信心。

## (二)牵引护理

嘱患者仰卧于硬板床上行胸腰对抗牵引,牵引带松紧适宜,以不影响患者呼吸为度,髋部的牵引带应在髂前上棘稍上的位置,以患者能忍受不滑脱为度,牵引过程中要加强巡视,保持有效牵引,询问患者有无疼痛加重,给予及时处理,牵引后嘱患者卧床休息10～20分钟。

## (三)骶管注射护理

简单介绍骶疗的过程,解除患者紧张不安心理,将其血糖控制在正常范围内。骶管注射过程询问患者有无特殊不适,如双下肢感觉、运动等情况。骶管注射后嘱患者卧床休息30～60分钟,观察小便及双下肢感觉运动,针眼处保持干燥清洁,避免感染。

## (四)腰部中药熏蒸护理

熏蒸时应巡视患者情况,调节适宜的温度,防止烫伤。如年老患者合并心脏病、高血压病,熏蒸时有头晕、心慌、乏力等不适,应及时处理。熏蒸完毕,用干毛巾擦干,并用衣物围腰,局部保暖,防止受凉感冒,忌用凉水或凉性药物外洗及外敷。

## (五)手法复位前后患者护理

(1)复位前嘱患者在床上练习大小便。
(2)腰椎复位后,嘱其绝对卧床制动72小时,协助其直线翻身,平卧时腰部加垫厚约2 cm。
(3)观察大小便及双下肢感觉运动情况。
(4)做好皮肤护理,防止压伤。
(5)指导行双下肢肌肉等长收缩锻炼,每天2次,每次10～20分钟。
(6)初次由医护人员指导佩戴腰围下床,观察是否有头晕等不适,并及时处理。

## (六)术前训练

指导患者床上练习大小便,进行四肢的各项锻炼及俯卧位训练,坚持每次30分钟,循序渐进至俯卧位2小时,使其适应手术。

## (七)饮食护理

手术前,尊重患者的饮食习惯,进食高蛋白、高维生素、高纤维素易消化的食物,每天饮鲜牛奶250～500 mL。准备手术的患者应在麻醉前6～8小时禁食,4小时禁水。手术当天根据麻醉方式选择进食的时间,硬膜外麻醉禁食4小时后进流食,全麻手术6小时后无胃肠道反应者可先进流食,逐渐改为半流食或普食。术后第2天可根据患者的食欲习惯,宜食清淡高维生素的易消化食物,如新鲜蔬菜、香蕉、稀饭、面条等;忌食生冷、辛辣、油腻、煎炸食物。以后可指导其进食高蛋白、高营养的食物,如牛奶、鸡蛋、瘦肉、骨头汤等,节制饮食,鼓励少食多餐,防止腹胀、便秘。

## (八)体位护理

手术后患处制动,搬动时平抬平放,保持脊柱平直,避免腰部扭曲。指导正确的翻身方法,防止发生畸形或进一步损伤,滚动式翻身,每2小时翻身1次。

## (九)病情观察

手术后,严密观察患者的肢体感觉运动情况,注意大小便情况,并与术前相比较,发现异常,通知医师处理。观察伤口渗血情况,引流管是否通畅以及引流量和颜色,如果刀口处渗血较多,通知医师及时更换敷料。若24小时引流量超过300 mL且色淡呈血清样,伴有恶心、呕吐,可能有脑脊液漏,应报告医师关闭或拔除引流管,抬高床尾,俯卧与侧卧位交替,局部加压,并注意观察神志、瞳孔、生命体征及是否有颈项强直等症状出现。

### (十)预防并发症

**1. 尿潴留**

尿潴留者给予局部热敷、刺激、按摩、诱导,必要时留置导尿管,引流袋不能高于膀胱水平,勿用力挤压,同时注意关闭开关,定时放尿,引流袋应放置妥当,固定牢靠,避免引流管弯曲受压,保持通畅。保持会阴部清洁干燥,尿道外口及接近尿道口段的导尿管应每天用0.5%碘伏擦拭消毒2遍;若有大便污染或女性月经期时,应及时清洗消毒,保持干燥;告知患者禁饮浓茶和咖啡等,多饮水,每天2 500~3 000 mL,以便有足够的尿液自然冲洗尿道。

**2. 坠积性肺炎**

卧床患者协助进行翻身拍背,鼓励主动排痰、咳嗽,指导进行深呼吸和吹气球锻炼,鼓励患者早期进行主动活动,经常改变体位,病房内定时通风。

**3. 血栓性静脉炎**

术后6小时协助患者做下肢伸屈运动,改善肢体及足趾的血运,协助患者翻身,鼓励在床上做肢体活动;活动不便者,应做肢体被动活动或按摩;对于手术大、时间长,或有下肢静脉曲张者,应密切观察病情,早发现及时治疗;如发生血栓性静脉炎时,应绝对卧床休息,避免肢体活动忌按摩,保持患肢抬高,以利于静脉回流。

**4. 压疮**

卧床患者保持床铺平整、松软、清洁、干燥,保持皮肤的清洁;条件允许的情况下,最好每天用温水擦浴,使局部皮肤血液循环得到改善,定时翻身,防止局部长期受压。在为患者翻身、按摩、床上使用大小便器时,应注意不要推、拉、拖,以免损伤局部皮肤,增加营养,多食富含高蛋白、脂肪,维生素等营养食物,增强机体抵抗力。必要时卧气垫床。

**5. 便秘**

术后应指导患者保证足够的饮水量,注意饮食搭配,在保证营养摄入的基础上,进食新鲜的水果和富含纤维素的蔬菜,如芹菜、韭菜、青菜等;还可以嘱患者服用适量的蜂蜜,养成定时排便的习惯,在不影响病情的条件下,改变体位,以利通便。对卧床时间较长的患者进行腹部按摩,以一手示、中、无名指放于患者右下腹,另一手三指重叠于上,按顺时针方向,沿升结肠、横结肠、降结肠方向依次按摩,促进肠管蠕动,必要时可使用药物或灌肠等方法解除便秘。

## 四、功能锻炼

手术当天做踝关节的背伸跖屈旋转,上肢的伸屈外展、抓举等活动,术后第1天主动加被动直腿抬高以及双下肢各关节活动,每天2~3次,每次5~10分钟,以后逐渐增加次数,以不疲劳为度。根据病情术后2~3周,指导进行腰背肌功能锻炼,每天2~3次,每次5~10分钟,逐渐增加次数,以不疲劳为度,坚持1年以上。

## 五、出院指导

(1)慎起居,避风寒,腰部注意保暖。保持日常生活的正确站姿、坐姿及行走姿势,避免久坐久站,弯腰扭腰。

(2)加强营养,增加机体抵抗力,根据不同体质进行饮食调护,如肾阳虚者多食温补之品,如羊肉、猪肉、桂圆等;肝肾阴虚者,多食清补之品,如山药、鸭肉、牛肉、百合、枸杞等;一般患者可食核桃、瘦肉、骨头汤、黑芝麻等补肝肾强筋骨的食物。

(3)继续佩戴腰围1～3个月。
(4)继续进行双下肢及腰背肌功能锻炼,进行倒走锻炼,3个月内避免弯腰,拾取低处物品应先下蹲,6个月内避免挑抬重物。宜多躺,不宜久坐,经常变换姿势,适当卧床休息。保持正确的站姿,坐姿及行走姿势。
(5)定期复查。

(李　腾)

## 第七节　手外伤与断肢(指)再植

### 一、手部骨折与脱位

**(一)病史**

(1)了解是因直接暴力还是间接暴力所致伤,手部受伤时姿势如何。
(2)受伤后手部疼痛及肿胀范围。
(3)有无运动障碍和异常活动。

**(二)检查**

**1.体检**

(1)舟状骨骨折:①腕部肿胀,以桡侧为重,鼻咽窝消失。②腕舟骨结节及鼻咽窝内有明显压痛。

(2)月骨脱位:①腕关节活动受限,手指呈半屈曲立,被动伸展手指时,正中神经支配区出现麻痛感。②脱位的月骨在腕管内压迫或损伤正中神经,出现感觉和运动障碍。③第3掌骨头塌陷,并有纵向叩击痛。

(3)经舟骨-月骨周围脱位:①腕关节伸直立固定,腕部活动受限。②腕部周围有明显肿胀及压痛。

(4)掌骨骨折:①手背部有明显肿胀及压痛。②第1掌骨干骨折,因内收肌牵拉,可向桡背侧成角畸形,拇指呈内收状。③第1掌骨基底部骨折伴掌腕关节脱位(Bernnett骨折),则可出现第1掌骨基底部向桡背侧突出,按压即可复位,松开后第1掌骨基底部又弹出。拇指呈内收状,外展及对掌功能受限。④第2～5掌骨干骨折,常因屈指肌腱及骨间肌牵拉,向背侧成角,也可产生侧方移位。

(5)掌指关节脱位:受伤处有明显肿胀及压痛。掌指关节背伸,指间关节半屈立畸形,若伴有侧副韧带损伤时,可出现尺、桡偏畸形。脱位的掌骨头于皮下可触及。

(6)近侧指间关节脱位:局部肿胀,可出现侧偏畸形,伴有侧副韧带断裂时,关节侧方活动度增大。患者缩短畸形,指骨头突出于皮下可触及。此关节呈弹性固定。

(7)指骨骨折:骨折处有明显畸形。当骨折发生在近节指骨时,骨折的近端受骨间肌、蚓状肌牵拉,形成向掌侧成角畸形。中节指骨骨折时,若骨折处位于指浅屈肌腱止点近端,则骨折向背侧成角畸形,当骨折处位于指浅屈肌腱止点的远端,骨折向掌侧成角畸形。末节指骨骨折常为粉碎性骨折,多移位不大,仅有局部肿胀。

2.影像学检查

手部 X 线拍片,可证实骨折与脱位,并了解移位的情况。

(三)处理

1.舟状骨骨折

(1)早期一旦发现,应及时采用无衬垫前臂管形石膏于腕关节轻度背伸、尺偏位、拇指对掌位固定,做到固定可靠,3 个月后复查。

(2)有明显的外伤史及上述体征,虽经 X 线拍片未发现骨折,但仍要按舟状骨骨折固定,两周后再行 X 线拍片复查。然后根据复查结果,做出下一步处理。如无骨折时,可以拆除固定,发现有骨折时,则继续上述固定。

(3)陈旧性舟状骨骨折不愈合,如症状轻微,无须特殊处理,做功能锻炼。

(4)桡骨茎突切除术适用于舟状骨腰部骨折、骨折线无明显硬化者。

(5)自体骨栓植骨术适用于骨折线清晰、两侧有轻度硬化、腕关节桡偏活动好且桡骨茎突不触及骨折部者。

(6)近排腕骨切除术适用于同时伴有月骨或头状骨病变、复位不满意而无明显的创伤性关节炎者,术后尚可保留一定的腕关节活动度。

(7)腕关节融合适用于舟状骨骨折不连接伴有严重的创伤性关节炎者。

2.月骨脱位

(1)早期的闭合性脱位,采用手法复位,复位后,石膏托固定腕关节屈曲位 3 周,然后行功能锻炼。

(2)手法复位有困难时,可行手术复位。也可在 X 线透视下,用细克氏针经皮肤穿刺,直接推动月骨使之复位。

(3)陈旧性月骨脱位手法难以复位,可行手术复位,术中应注意保护月骨与桡骨相连的韧带,保证月骨的血液供应,防止月骨坏死。在手术复位亦有困难时,可以摘除脱位的月骨。

(4)月骨脱位后伴有无菌性坏死者,手术切除坏死的月骨,术后腕关节功能位固定 3 周,然后再行功能锻炼。

3.经舟骨-月骨周围脱位

(1)要求做到早期、及时处理。

(2)早期可以手法复位,复位后以石膏托或夹板在屈腕位固定 3 周,然后再按舟状骨骨折处理。

(3)手法复位有困难时,改用手术复位。

(4)陈旧性经舟骨-月骨周围脱位,可以考虑做近排腕骨切除术。

4.掌骨骨折

(1)第 1 掌骨干骨折经手法复位后,采用石膏托于前臂旋后,腕背伸,拇指背伸及外展位固定 4～6 周。

(2)第 1 掌骨基底部骨折伴掌腕关节脱位复位容易,但固定难,经手法复位后,在第一掌骨外展位固定,必须注意保证掌骨外展,防止仅做掌指关节外展,如固定不可靠,可用细克氏针经皮闭合穿刺复位内固定,仍不满意者,可行切开复位内固定。

(3)第 2～5 掌骨骨折无移位者,可用石膏或铝板固定 4 周。骨背侧成角或侧方移位时,经手法复位后稳定者,仍采用上法固定。掌骨斜面形骨折为不稳定骨折,在手法复位以后,采用管形石膏加铅丝胶布持续牵引,其方法是在前臂管形石膏上加两条铅丝,待石膏结晶后,将置于掌面的铅丝连同手指一起至功能位,此时即可借用屈曲的力量予以牵引,然后固定于屈曲位持续牵引。

(4)掌骨颈骨折常产生骨折向背侧成角,掌指关节过伸畸形,因此复位后,用石膏托固定掌指关节屈曲90°位,以保证掌指关节侧副韧带紧张状态,限制手指活动,使复位后不再发生移动。固定时间4~6周。

(5)以上骨折经手法复位后,固定有困难时,可采用手术复位及内固定术。开放性骨折,经清创后同时完成手术复位内固定术。

(6)陈旧性第2~5掌骨骨折对功能影响较小者,无须特殊处理。对手部功能影响较大时,可重新手术复位,并予以内固定。

(7)陈旧性第1掌骨基底部骨折伴掌腕关节脱位,严重影响第1掌骨外展时可做关节功能位融合术。

5.掌指关节脱位

(1)先行手法复位,牵引患指后,同时推挤脱位的掌骨头和指骨基底部,使其复位。复位后,掌指关节半屈曲位固定3周。

(2)脱位的掌骨头有时被四周的肌腱及韧带卡住,手法复位不易成功,此时可以考虑手术切开复位,同时修补破裂的侧副韧带。术后固定方式同上。

(3)陈旧性掌指关节脱位伴有损伤性关节炎时,掌指关节活动受限,可行关节成形术或人工关节置换术。

6.近侧指间关节脱位

(1)早期采用手法复位多无困难,复位后用小夹板或铝板将指间关节固定于屈曲40°~60°位3周。3周后拆除固定,开始功能锻炼。

(2)如有破裂的韧带卡在关节内而致手法复位不满意时,应予以手术切开复位,同时修复损伤的关节囊及侧副韧带。术后屈曲位固定3周。

(3)陈旧性近侧指间关节脱位若对功能影响较小时,不必做特殊处理。若关节疼痛、无力,影响工作时,行手术复位或关节融合术。条件允许时也可做人工关节置换术。

7.指骨骨折

(1)多为开放性骨折,可按开放性损伤的处理原则进行处理;不稳定的骨折,可用克氏针内固定。

(2)无移位的指骨骨折经复位后较稳定时,可用铝板固定4~6周。

(3)向背侧成角的骨折,应固定于伸直位,但这种非功能位固定时间不宜太长。向掌侧成角的骨折,可固定于手指半屈曲位。

(4)末节指骨骨折多无移位,可按软组织损伤处理。若为背侧基底部撕脱性骨折,则按锤状指进行处理。

(四)护理措施

1.术前护理

(1)心理护理:意外致伤,顾虑手术效果,易产生焦虑心理。应给予耐心地开导,介绍治疗方法及预后情况,并给予悉心地护理,同时争取家属的理解与支持,减轻或消除心理问题,积极配合治疗。

(2)体位:平卧位,患手高于心脏,有利于血液回流,减轻水肿和疼痛。

(3)症状护理:手部创伤常伴有明显疼痛,与手部神经末梢丰富、感觉神经末端的位置表浅(特别是在桡侧与尺侧)、腕管内容相对拥挤有关。剧烈的疼痛会引起血管痉挛,还可引起情绪、凝血机制等一系列的变化,因此,应及时遵医嘱使用止痛药。

(4)病情观察:包括生命体征及患肢局部情况,尤其应警惕失血性休克,正确使用止血带。

2.术后护理

(1)体位:平卧位,抬高患肢,以利静脉回流,防止和减轻肿胀。手部尽快消肿,可减少新生纤维组织的形成,防止关节活动受限。

(2)饮食:宜高能量、高蛋白、高维生素、高铁、粗纤维饮食。

(3)局部保温:应用60~100 W照明灯,距离30~40 cm照射局部,保持室温在22~25 ℃(当室温接近30 ℃时可免用烤灯),使局部血管扩张,改善末梢血液循环。术后3~4天进行持续照射,以后可以在早晨、夜间室温较低时照射,术后1周即可停用。

(4)用药护理:及时、准确地执行医嘱,正确使用解痉、抗凝药物,如罂粟碱、妥拉苏林、右旋糖酐-40,以降低红细胞之间的凝集作用和对血管壁的附着作用,并可增加血容量,减低血液的黏稠度,利于血液的流通及伤口愈合;用药过程中,注意观察药物不良反应(如出血倾向等)。

(5)病情的观察与处理。①全身情况:伤员经受创伤和手术后,失血较多而致低血压。而低血压容易使吻合的血管栓塞,直接影响肢体的成活。因此,术后要及时补充血容量,纠正贫血。②局部情况:手部皮肤颜色、温度、毛细血管回流反应、有无肿胀等。损伤后的肿胀程度与损伤部位的结缔组织特征和血管分布有关,即结缔组织、血管丰富的部位肿胀明显。疼痛与损伤的程度和局部活动度有关:损伤越严重,局部活动度越大,疼痛越剧烈。疼痛一般在伤后2~3天开始缓解,1周左右可适应。此时,若疼痛未减轻且有加重趋势,应考虑感染的可能。

(6)潜在并发症的预防。

感染:①患者入院后,注意保护患手,避免或防止污染程度增加;妥善固定患肢,防止加重损伤;②术前认真细致地备皮;③及时应用破伤风抗毒素和广谱抗生素。

关节活动障碍:①手指尽量制动在功能位;②尽量缩小固定范围和缩短固定时间,如血管吻合后固定2周,肌腱缝合后固定3~4周,神经修复后固定4~6周;③一旦拆除固定,及时进行患肢功能练习,以免造成关节僵直。

肌肉失用性萎缩:①患肢充分进行肌力练习;②新近修复的肌腱肌肉,在静息约2周后应随着缝合处抗扩张强度的恢复而逐渐开始由轻而重的主动收缩;③肌力为1~2级时进行感应电刺激;④肌力达3级以上时必须进行抗阻练习,如揉转石球、捏皮球或海绵卷及挑皮筋网。

(7)功能锻炼。①主动练习法:一般可在术后3~4周开始。主动充分地屈曲和伸直手的各关节,以减少肌腱粘连。对于肌腱移位术后的患者,在主动锻炼其移位的肌腱功能时,应结合被移植的肌腱原先的功能进行锻炼。②被动活动法:被动活动开始的时间及力量大小,要依手术缝合方法、愈合是否牢固而定。如编织法缝合可在术后5~6周开始被动活动,力量由小到大,缓慢进行,不可用力过猛;在开始锻炼之前先做物理疗法,如理疗、按摩等。术后5周内不做与缝合腱活动方向相反的被动活动及牵拉肌腱活动,可做被动牵拉肌腱活动,使轻度的粘连被动拉开,但不可用力过猛,以防肌腱断裂。③作业疗法:为患者提供有助于改善关节活动度、肌力及手部协调运动的练习,如包装、木工、装配、编织、镶嵌、制陶、园艺、弹奏乐器、玩纸牌、球类活动等。

## (五)健康指导

(1)讲究卫生,及时修剪指甲,保持伤口周围皮肤清洁。

(2)注意营养,有利神经、血管的修复。

(3)坚持康复训练,改善手部功能用两手相对练习腕背伸,两手背相对练掌屈,手掌平放桌上练腕背伸,腕放桌边练掌屈,拇指外展练习虎口,手部关节按压练习等。避免过度用力,以防神经损伤、肌腱断裂。

(4)复诊:①神经损伤的患者,3周时进行肌电图检查,此后每隔3个月复查1次,观察神经功能恢复情况。同时测试患指的感觉和运动情况;②肌腱损伤患者出院后3周复查。此后可在1.5个月、3个月、6个月复查。

## 二、断肢(指)再植

### (一)病史

(1)了解离断肢体或手指是属于压砸伤、撕脱伤,还是切割伤。

(2)了解受伤时间,估计离断的肢体或手指缺血时间的长短。

(3)断肢或断指的保存方法,是否经过特殊处理。

(4)是否合并有颅脑、胸部、腹部等重要脏器损伤。

(5)有无全身性慢性疾病,能否耐受较长时间的再植手术。

### (二)检查

1.体检

(1)离断肢体或手指的近端创面是否有活动性出血。

(2)断肢或断指可分为完全性或不完全性两种,不完全性断肢或断指可有少许组织相连,但肢体远端完全无血运或严重缺血。

(3)严重出血时发生失血性休克。

2.实验室检查

必要时做手部和上肢X线检查。

### (三)处理

1.断肢或断指的现场处理

(1)近端创面活动性出血,采用局部加压包扎,一般均可止血。如经加压包扎仍不能止血时,可应用止血带止血。手指离断后可用橡皮条在指根部加压止血。前臂或手掌等处离断,最好选取用气囊止血带,在上臂近端加压,压力不得超过39.99 kPa(300 mmHg),并记录好止血带的时间,每小时放松一次,防止止血带以下的组织缺血时间过长,切忌用止血钳任意夹止血,以免加重神经、血管等重要组织的损伤。

(2)创面用无菌敷料或清洁布类包扎,防止再度污染。

(3)不完全离断的肢体,必须采用夹板固定,避免在转送患者过程中加重组织损伤。

(4)离断的肢体或手指应采用干燥冷藏法保存。用无菌纱布包好后,装入塑料袋内密封,周围放置冰块。防止肢体与冰块直接接触或浸泡在液体中。

(5)密切观察全身情况。

(6)根据医疗条件就近治疗,减少肢体缺血时间,有利再植成功。

2.再植禁忌证

(1)年老体弱或有全身性疾病,不能耐受长时间手术者。

(2)缺血时间过长,特别是天气炎热又未能很好冷藏者。

(3)多段性离断伤者。

(4)离断部分的血管床损伤严重,如严重的挤压伤、皮下广泛淤血等。

(5)严重组织挫伤,再植需要缩短肢体过多,或神经根撕脱伤,虽然可以再植,但是再植后无法恢复功能者。

(6)经过低渗、高渗或消毒溶液长时间浸泡过的肢体。

3.再植适应证

(1)全身情况允许,无头、胸和腹部等重要脏器损伤。

(2)肢体的离断部分保持一定的完整性。

(3)肢体离断后的缺血时间在室温下最好不超过6～8小时。

(4)患者有再植要求,同时估计再植后能恢复一定的功能。

(5)具备再植的技术条件。

4.再植手术的要求

(1)选用连续硬膜外麻醉或连续臂丛麻醉。

(2)彻底清创不能因为要保留再植的长度而采用姑息的方法清创,使清创不彻底,导致术后感染,造成再植失败。

(3)恢复骨支架缩短要适当,应用必要的内固定,做到切实可靠。

(4)缝接血管如缺损过多,可采用血管移植,避免张力过大。静脉的吻合数应多于动脉的吻合数。

(5)如果一期修复肌腱和神经有困难时,可做好标记,固定于伤口附近,防止挛缩,留待二期修复。

(6)要有良好的皮肤覆盖,但应避免张力缝合,影响再植部位的静脉回流。

(7)适当的外固定。

5.术后处理

(1)严密观察患者全身情况,定时测血压、脉搏及体温,定期查血、尿常规,肝、肾功能及血液生化检查等,并做出及时处理。

(2)维持室温20～25 ℃,室内严格消毒。

(3)患者平卧10天,患肢抬至略高于心脏位。

(4)严密观察再植肢体或手指皮温、毛细血管充盈、肢体肿胀及皮肤颜色等情况,并做好记录。

(5)联合应用抗生素,防止感染。

(6)解痉常用方法有:硬膜外或臂丛持续给药3～5天,减轻疼痛,扩张血管;山莨菪碱静脉滴注;罂粟碱30 mg肌内注射,每6小时1次;其他口服药的应用。

(7)抗凝常用药物为右旋糖酐-40 250～500 mL,每天2次静脉滴注。当出血较多时,可以减少用量。肝素的应用要慎重。

(8)破伤风抗毒素1 500 U,经皮试无变态反应后,肌内注射。

(9)给予多种维生素和轻泻剂通便。

### (四)护理

**1.术前护理**

(1)心理护理:由于再植手术风险大、再植肢体存在功能难以完全复原、外观不同程度的破坏甚至再植肢体不能成活,患者对手术效果担忧。应对患者进行心理护理,使其正视现实,树立信心。

(2)体位:患肢或受伤局部抬高、制动,避免不必要的搬动,以减少出血或再损伤。

(3)术前准备:改善患者全身情况,如补充血容量等,争取尽早手术。

**2.术后护理**

(1)体位:绝对卧床休息,避免肢体受压,预防血管痉挛。

(2)局部情况的观察与处理。

皮肤温度。①正常指标:再植肢(指)皮温应在33～35℃,一般比健侧低2℃以内。手术结束时皮温一般较低,通常在3小时内恢复。②变化规律之平行曲线:移植组织与健侧组织的皮温相差0.5～2℃,0℃以上呈平行变化,说明动、静脉吻合口通畅,移植组织血液循环良好;骤降曲线:移植组织与健侧组织的皮温突然相差3℃以上时,为动脉栓塞所致,应立即行手术探查;分离曲线:移植组织与健侧组织的皮温相差逐渐增大,一般24～48小时皮温相差达3℃,为静脉栓塞所致。③干扰因素。其一,室温及患肢局部温度干扰:再植的肢体为失神经组织,温度调节功能已丧失,易受外界温度的影响,局部有烤灯时皮温的高低不能反映实际情况;其二,暴露时间的干扰:移植组织一般均用多层纱布、棉垫包裹而保暖。一旦暴露后,皮温即随外界温度的变化而变化,暴露的时间越长,皮温变化越大;其三,因血液循环危象而行减张切开后,组织的渗血、渗液也可干扰皮温的测定。④测量要点:测量皮温(包括再植组织和健侧组织)的部位应固定,可用圆珠笔标出,以便定位观察;测量先后次序及每次测量时间要恒定;压力也要恒定。一般应用半导体点温测量计,当压力较大时,点的接触面积较大,测出的温度也较高。

皮肤颜色。①正常指标:再植肢体的皮肤颜色与健侧一致。②变化规律:皮肤颜色变淡或苍白,提示动脉痉挛或栓塞;皮肤出现散在性瘀点,提示静脉部分栓塞或早期栓塞;随着栓塞程度的加重,散在性瘀点相互融合成片,并扩展到整个再植组织表面,提示栓塞已近完全;移植组织的皮肤颜色大片或整片变暗,乃至变为紫黑色,提示静脉完全性栓塞。③干扰因素:光线的明暗。在自然光线下观察皮肤颜色比较可靠;皮肤色素的影响随民族、地域及个体不同而有所差异。

肿胀程度。①正常指标:一般患肢均有微肿为(-);皮肤肿胀但皮纹存在为(+);肿胀明显,皮纹消失为(++);极度肿胀,皮肤上出现水疱为(+++)。②变化规律:当血管痉挛或吻合口栓塞时,动脉血液供应不足,组织干瘪;静脉回流受阻或栓塞时,组织肿胀明显;当动、静脉同时栓塞时,肿胀程度不发生变化。③干扰因素:再植肢体的肿胀程度很少受外界因素干扰,因此,肿胀是比较可靠的血液循环观察指标。

毛细血管回流测定。①正常指标:指压皮肤后,皮肤毛细血管迅速回流充盈,在1～2秒恢复。②变化规律:动脉栓塞时回流消失;静脉栓塞时回流早期增快,后期消失;而不论动脉痉挛或静脉痉挛,肢体毛细血管回流均不会消失,故毛细血管回流是鉴别栓塞或痉挛最重要的指标。③干扰因素:毛细血管很少受外界干扰,对临床判断再植肢体有无血液循环障碍有最直接的价值。

(3)并发症的观察与处理。

休克:患者经过创伤和长时间的再植手术后,失血较多,加之血液循环恢复后肢体的灌注,术后创面不可避免地渗出等,均可出现血容量不足导致休克。早期表现为烦躁不安或表情淡漠、皮肤黏膜苍白、湿冷、尿量减少、脉搏快而弱。而血压下降后,周围血管痉挛,引起血流变慢,血管吻合口容易栓塞,使再植手术失败。因此,应每 10～15 分钟观察术后患者的呼吸、血压、神志、皮肤黏膜色泽 1 次,观察每小时尿量和尿相对密度,以便及早发现休克迹象,从而采取积极有效的措施:补液、输血以纠正贫血与休克。患者还可因肢体严重创伤,缺血时间长而致中毒性休克,可出现中枢神经刺激症状,如神志不清、四肢痉挛、抽搐、口吐白沫、牙关紧闭。不宜使用升压药物,因其对周围血管引起收缩性痉挛,会造成再植肢体和肾脏等脏器的缺血,加重再植肢体组织缺氧,并增加急性肾衰竭发生机会。

急性肾衰竭:是术后的严重并发症,也是导致死亡的主要原因之一。相关因素有长时间低血压、肢体挤压伤、断离肢体缺血时间长、清创不彻底并发感染、升压药物的滥用等。因此应严密观察尿量与尿相对密度、血钾、非蛋白氮、血 pH 等,并准确记录液体出入量。应遵医嘱预防性应用抗生素等药物。

脂肪栓塞综合征:在创伤性断肢患者中有一定的发病率,应引起重视。观察患者有无咳嗽、呼吸困难和低氧血症,皮下、结膜下及眼底有无出血点,是否神志不清、谵语、昏迷,少尿或尿中检查出脂肪滴等。一旦出现,立即报告医师给予抢救。

(4)功能训练。

上肢(尤其是断掌、断腕)离断再植后:①术后 5 天,即可开始在控制下被动轻度活动手指,包括掌指关节和指间关节。否则,极易发生肌腱粘连,影响功能恢复。应指导和协助患者有控制地进行,活动的力量和幅度由小到大,循序渐进。②术后 3 周,缝合的肌腱已基本愈合,主动和被动活动力量和幅度即可加大。但切忌做粗暴的被动活动或用力主动活动,以免将缝合的肌腱撕脱。并注意防止拇指内收、掌指关节伸直及腕关节屈曲等非功能位,以免严重影响手的功能。

断指再植后:①术后 3 周,对再植手指的关节开始功能锻炼。锻炼的幅度由小到大,次数由少到多。对已行理想内固定的骨折部位也可以做轻度的被动活动,待指骨连接、克氏针拔除后锻炼每天 3～5 次,每次 10～20 分钟,并逐渐加大活动量,用伤手做捏、握、抓的训练,如捏皮球,握擀面棍、拣核桃、火柴梗、花生米等。②术后 3 个月可恢复正常生活与劳动,从而使伤手的功能获得较满意的恢复。

**(五)健康指导**

1.饮食

合理饮食,增加营养,提高机体抵抗力。

2.药物

对继续进行神经营养药物治疗的患者,详细介绍药物的用法、剂量、作用,以及可能发生的不良反应和停药指征。

3.强调功能锻炼

对患者及其家属反复进行指导,嘱其按照功能训练计划进行功能锻炼。

4.复查

定期复查再植肢(指)体功能恢复情况。

## 三、手外伤与断肢(指)的康复护理

### (一)常见手外伤的康复

1.肌腱损伤后的康复

肌腱手术很多,常用的有肌腱损伤后一期缝合、肌腱移植修复、肌腱松解术及肌腱移位术等,术后常发生肌腱粘连、肌肉萎缩、关节僵硬。肌腱移位术后更有运动协调功能破坏,这都需要康复治疗积极配合,以争取手术效果圆满实现。应该像重视手术一样重视康复医疗。

肌腱断裂后修复手术一期缝合或肌腱移植术后需局部固定3~4周。肌腱愈合常伴有肌腱周围粘连形成,造成远端手指功能障碍。这种粘连的防治迄今无圆满的方法,早期正确的康复可获得一定效果。牢固的粘连形成则需进行手术松解,再进行康复锻炼。

指屈肌腱在无人区最容易发生粘连,需特别注意,腕管内次之,掌心及前臂周围组织疏松,较少形成粘连。

肌腱在腱鞘内要有一定的滑行幅度,才能保证正常的握拳、伸指运动,这一滑行幅度可称为"肌腱活动度"。在腕部各肌腱的正常活动度为:指深屈肌 70 mm,指浅屈肌 64 mm,指总伸肌 50 mm,拇长屈肌 52 mm,拇长伸肌 58 mm,拇短伸肌 28 mm,拇长展肌 28 mm,腕屈伸肌 33 mm。

肌腱在向远端滑行的位置发生粘连会妨碍本肌腱的功能发挥,如在近端滑移的位置发生粘连,则牵制其拮抗肌限制其功能的发挥。例如,屈指肌腱在向远端滑移位发生粘连,则不能主动屈指,在向近端滑移位置发生粘连则牵制指伸肌腱的伸指运动。此时远端关节的被动活动度可能完好。肌腱修复后康复治疗分期如下。

(1)早期:即固定期,术后尽可能缩小固定范围,缩短固定时间。尽可能固定于功能位,避免在极端的屈或伸位固定。立即开始未被固定的手指及近端的肘、肩等关节的主动和被动运动,但需严格防止引起修复肌腱张力增高的主动或被动运动。此期常用理疗消肿,促进渗液吸收以减少粘连形成。有报道称超声可延缓肌腱的修复,故不宜早期使用。肌腱修复术后2周左右已有一定的抗张力强度,有人设想在此期开始每天取下外固定,做小心的主、被动运动,然后再固定,使肌腱在低张力牵引下上下滑动,可能使肌腱周围形成疏松的粘连以代替致密的粘连,以利于以后的康复。此方法尚在探索之中。

(2)中期:术后3~4周,肌腱基本愈合,外固定去除后,开始关节活动度练习、肌腱活动度练习和肌力练习。在肌腱愈合之初,为了迅速恢复关节的活动度,同时避免大力牵拉刚愈合的肌腱,在屈指肌腱修复后主动及被动伸腕时,应使掌指关节及指间关节保持屈曲;在伸掌指关节时,应使腕及指间关节保持屈曲,避免同时作用力使腕及手指伸展;指伸肌腱修复后则反之。

肌腱活动度练习:为了恢复肌腱活动度,需做同时屈曲或同时伸展腕、掌指及指间关节的练习,用力程度逐步增加。此时使用关节功能牵引法或加热牵引法,牵引肌腱修复处远端各个关节,使其同时屈或同时伸,可获得较佳的效果。远端关节的被动运动或拮抗肌的压力收缩都只能牵引被粘连的肌腱使其向远端滑移,由于肌腱的柔顺性,无法从远端推送使其向近端滑移,只有本身肌肉的主动收缩能促使肌腱向近端滑移,故肌腱在下移位置粘连时,康复治疗方法较少,作用也有限。

理疗:关节及肌腱活动度练习常与理疗结合进行,软化瘢痕组织的各种疗法如热疗、超声、音频电疗、直流电碘离子导入等都可以应用。利用热疗使局部组织温度升高,同时进行关节及肌腱活动度练习效果更好。

按摩:先做温和的油剂按摩,逐渐加大按摩的力度和深度,增加纵向及环行摩擦及横向拨动,有助于裂解粘连组织。常在主动或被动练习前进行。

肌力练习:此期应开始肌肉抗阻练习,先用较低阻力做较小的亚极量收缩,数周内逐步增大用力程度,一直进展到最大用力地练习。同时进行作业疗法,以助改善关节活动度、肌力及手部运动的协调性,进行手内在肌肌力练习,恢复生活自理能力。

(3)后期:指经康复治疗一段时间后,手功能不再进步,此时如手功能恢复尚满意,治疗即告结束。如牢固的肌腱粘连未能松解,致功能恢复未能满足日常生活及工作要求,则应考虑肌腱松解手术。此类手术一般在肌腱修复手术后3个月以上时进行。

肌腱松解术后:肌腱松解术后常在肌腱与其周围组织的相对面上留下粗糙的创面,极易再次发生粘连,其粘连甚至比松解术前更为广泛。故松解术后极其重要的是不失时机地进行肌腱活动度练习,力求保持术中达到的肌腱活动度,防止再次粘连。为此,不可再做持续制动,也不可等待皮肤切口愈合。在术后2~3天,创面渗血基本停止时即应开始用前述方法进行肌腱活动度练习。如屈指肌腱松解后,应同时主动或被动地伸展掌指关节及指间关节,牵引肌腱向远端滑动;用屈指肌的主动收缩牵动肌腱向近端滑动。指伸肌腱松解后则反之。应做全手主动运动配合理疗以消除肿胀,促进渗液吸收,减少瘢痕形成。练习时往往有明显疼痛,应积极止痛,以便于运动。为此可做热疗、TENS治疗或服用镇痛剂。

肌腱移位术后:因神经损伤引起肌肉永久性瘫痪时,或其他原因使肌肉严重损伤不能恢复其功能时,常做肌腱移位手术,将较次要的肌腱移位以重建损伤肌肉的功能。例如,桡神经损伤致腕下垂时,常以部分腕屈肌腱移向背侧以重建伸腕功能;正中神经损伤致大鱼际瘫痪时,常以掌长肌腱移位重建拇指对掌功能等。肌腱移位术后康复治疗基本上与肌腱修复术后相同。但术后移位肌腱要求发挥的功能与术前不相同,运动中枢中原有的运动模式不再适用,导致运动协调破坏,需要通过运动训练建立新的运动模式。例如,腕屈肌背移后,腕欲屈时反伸、欲伸时反屈,须经训练使移位肌的功能从腕屈肌变成腕伸肌。其方法是在视觉监督下以被动运动做引导,使移位肌在伸腕时收缩,屈腕时放松,经反复练习达到熟练,以后就不须被动引导或视觉监督。这种训练可以在日常生活中自然完成。

移植的肌腱被切断、移位缝合,再固定数周,必然引起肌肉的萎缩,肌肉肌腱的走向改变可能损害其力学效果,缝合时松紧度也可能不尽合适,可使移位肌肌力下降1~2级,结果难以起到预期的作用。为此在术前要检查待移位肌肉的肌力,必须正常或基本正常,并在术前予以训练加强。术后肌腱愈合后也要着重进行恢复移植肌肉肌力的训练。

2.手部骨折后的康复

手部骨折后的康复要充分考虑到骨折的类型和固定的方式,对于单纯的稳定性良好的骨折,在有效固定的前提下可尽早进行功能锻炼;对于复杂骨折或软组织损伤严重(如肌腱、韧带、肌肉等)的,即使固定牢固,功能锻炼时也必须在手术医师的指导或建议下进行。常见手部骨折后的康复治疗分述如下。

(1)掌骨骨折。①掌骨基底部骨折:一般不做严格固定,肿胀疼痛减轻时做早期活动,通常不引起明显的功能障碍;②掌骨干骨折:复位后固定3周,固定期间鼓励未受累手指活动及全上肢活动,去除外固定后开始令患手活动,鼓励用患手从事日常生活活动。一般3~4周可基本恢复功能。有明显移位或多处骨折做克氏针固定时,也可早期活动;③掌骨颈部骨折:多见于第2指和第5指,需良好复位以免损害掌弓及使掌指关节僵硬。固定3周后可积极活动,必要时进行关节活动度练习及手部肌肉练习。

(2)指骨骨折:复位后固定2周,待肿胀及疼痛消退,去除固定后适当活动,可于2~3周恢复功能。复位不稳时用克氏针固定,尽可能早期活动。耽误早期活动,致关节僵硬时,2~3个月做理疗及关节活动度练习,一般仍可迅速恢复其功能。

(3) Bennett 骨折：圆满的临床治疗后一般没有持久的功能障碍，不需特殊的康复治疗。在继发骨关节炎时，疼痛与肌力软弱引起严重功能障碍，早期治疗可先用皮质激素关节内注射，每周1次，一般2～3次可消除症状，改善功能。但须保护关节，不要过于压力或过度使用。症状迁延不消时，适当应用支具局部制动数周，甚至数月，或在休息时取下、工作时戴上，再配合理疗。以上治疗失败时考虑作关节固定术或大多角骨切除术，术后再酌情做康复治疗。

(4) 舟状骨骨折：在腕骨骨折中最常见。需较长时间固定方可愈合，去除外固定后，一般无持久的功能障碍，不需特殊的康复治疗。舟状骨坏死做手术治疗后，酌情做康复治疗。未手术或术后症状延续者，也可用支具固定腕与拇指，包括掌指关节，然后进行活动或作业疗法。

3. 手外伤运动康复

(1) 肌腱松解术后功能锻炼：不存在骨折稳定性和固定可靠性问题，主要为软组织受损，皮肤及肌腱周围组织轻微的破坏，故在运动锻炼时基本可安全进行运动训练。手术24小时后可去除敷料，指导患者做主动屈伸运动，每天3～5次，每次屈伸25次左右，以后逐渐增加锻炼次数及时间，直至患指活动范围及力量均已与健指相当为止，可有效防止肌腱再粘连。

(2) 肌腱吻合或移植后功能锻炼：由于无骨折存在，局部稳定性良好，且手术后须固定可靠（早期须辅助石膏外固定）。因为存在软组织较大的受损，所以在功能锻炼时应慎重运动训练。肌腱吻合术后主动功能锻炼应在解除石膏托固定后进行，锻炼前可行超声波、红外线照射。因过早的肌腱活动可以破坏腱鞘与肌腱之间刚刚建立起来的血管供应，致肌腱变性坏死。3周后可采用牵挂橡皮条的方法去进行锻炼，术后5周后进行被动活动，手法应轻，力量由小到大循序渐进，直至能正常活动为止。如有瘢痕增生，可在瘢痕处揉捏按摩配以理疗，以促进瘢痕软化，粘连松解。

(3) 皮肤缺损带蒂皮瓣移植术后锻炼：患者早期锻炼须慎重，3周后可根据软组织修复情况制订运动训练幅度。带蒂皮瓣固定至少需要3周，术后伤口包扎时要尽量将健指外露，以免影响活动。皮瓣移植术断蒂前应以活动健指为主，术后第3天起帮助患者健指做被动活动，1周后做健指最大限度的主动屈伸活动，锻炼时注意不能引起皮瓣牵拉。手术部位炎性水肿消退，开始患指的屈伸活动，以不引起局部疼痛为限。皮瓣断蒂后，健指做最大幅度的屈伸锻炼，患指做被动和主动活动。在拆除皮瓣缝线后，进一步加大活动幅度，如握拳、伸指，用手握橡皮圈等活动，尽快恢复手的灵活性。

(4) 骨折和关节脱位的功能恢复：根据骨折和脱位程度以及软组织损伤程度进行运动考量，由临床医师或手术医师评定安全指数，根据具体得分情况制订运动训练幅度。早期以加速骨折愈合为主，患手患指开始以被动活动为主，用健手辅助进行各关节的屈伸，活动量以不引起再损伤为限，待疼痛消失后变被动为主动。解除制动后，指导患者做缓慢的主动屈伸活动。对已出现关节僵硬、肌肉萎缩的患者，除采用上法外，应加以理疗、蜡疗。

(二) 断指（肢）再植后的康复

肢体离断是包括肢体所有组织损伤的极严重创伤。再植成活后常遗留关节挛缩、肌肉瘫痪、肌肉肌腱粘连、感觉恢复不良等问题，严重时使肢体成活而无功能。因此，提高手术质量外，进行一系列的康复治疗非常重要。

断指（肢）再植后的康复是一个艰巨的过程，必须使患者及时稳定情绪，正视现实，做好长期从事功能锻炼的思想准备。康复治疗综合应用骨折、神经损伤及肌肉肌腱损伤的各种治疗手段，以运动疗法、作业疗法为主，辅以必要的支具及特制用具。理疗应用很广，为了消肿、改善淋巴血液循环、减轻肌肉萎缩和组织粘连,可选用直流电离子透入、超短波、微波、超声、音频电疗及肌肉电刺激等疗法,骨折处存在金属内固定时不做高频及超高频电疗。感觉丧失区慎防灼伤,血液循环恢复不完善时防止组织温度过于升高加重组织缺氧。康复程序大致如下。

1. 早期康复

再植后手术区在固定中,组织愈合正在进行。应抬高患肢,在近端做按摩、理疗以促进消肿,2周后做适度用力地手指主动、被动运动以防止肌腱粘连。近端未受累关节做主动和助力运动。术后3~4周软组织基本愈合,骨折固定良好时,按骨折及神经损伤后早期的康复原则做康复治疗。特别注意保持掌指关节屈、指间关节伸、拇指外展及对掌活动度。近端肌肉做主动及抗阻运动,远端肌肉做电刺激及传递冲动练习。做综合屈曲及综合伸展腕、掌指、指间各关节的主动及被动运动以扩大指屈伸肌腱的活动度。

2. 中期康复

骨折愈合、外固定去除后,着重进行恢复关节活动度和肌腱活动度的练习,同时按周围神经损伤后肌肉功能训练的原则做远端的肌力训练,感觉有所恢复时做感觉训练。

3. 后期康复

断指再植后神经肌肉功能恢复常不完善,特别是手内部肌功能极难恢复,常需进行多种后期功能重建手术。于手术后做相应康复治疗。

(李 腾)

## 第八节 骨与关节结核

骨与关节结核曾经是很常见的感染性疾病,常继发于肺结核(约90%),少数继发于消化道或淋巴结结核。好发于儿童及青少年,30岁以下患者占80%以上。好发部位为脊柱,其次为膝、髋及肘关节。随着科技的进步、抗结核药物的出现,骨与关节结核的发病率明显下降。但是由于流动人口的大量增加以及耐药菌的出现,骨与关节结核的发病率又有所回升,应引起重视。

### 一、脊柱结核

在骨关节结核病中,脊柱受累占50%左右,脊柱结核中,以椎体结核占绝大多数(约99%),其中腰椎为最高,胸椎、胸腰段其次,颈椎及骶尾椎较少见,但颈椎结核致残率较高。男性比女性略多见;儿童、成人均可发生,应引起注意。

(一)病因与发病机制

人型结核分枝杆菌是主要病原菌。主要继发于肺或胃肠道结核。当机体抵抗力下降时,潜伏的结核菌引起感染。椎体承重大、骨松质多、肌肉附着少、血液供应容易被感染。

(二)病理变化

椎体被破坏以后出现脓肿并伴干酪样物质,因缺乏急性化脓性感染的红、热,形成寒性脓肿,有两种表现。①椎旁脓肿:脓液多汇集椎体两侧和前方。脓液可沿着韧带间隙向上下蔓延,使几个椎体的边缘都出现骨侵蚀,进入椎管内可压迫脊髓和神经根。②流注脓肿:椎旁脓液积聚至一定量后可穿破骨膜,向下方流动,在远离病灶的部位出现脓肿。下胸椎及腰椎病变所致的椎旁脓肿穿破骨膜后,形成腰大肌脓肿。浅层腰大肌脓肿向下流动积聚在髂窝内,成为髂窝脓肿。还可形成腹股沟深部脓肿。甚至脓液还可下流至膝上部位。

椎体结核可分为中心型和边缘型两种(图7-1)。①中心型椎体结核:多见于儿童,好发于胸椎。病变进展快,一般只侵犯一个椎体,椎体被压缩成楔形。可穿透椎间盘累及邻近椎体。②边缘型椎体结核:多见于成人,好发于腰椎。病变部位局限在椎体的上下缘,很快侵犯椎间盘和相邻的椎体。本病的特征是椎间盘破坏、椎间隙变窄。

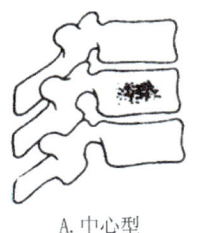 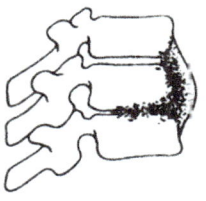

A. 中心型　　　　　　B. 边缘型

图7-1　椎体结核

### (三)临床表现

**1.症状**

起病缓慢,早期症状不明显,可有低热、自汗、消瘦、食欲缺乏、全身不适等。病变部位钝痛,休息时减轻,劳累时加重。

**2.体征**

局部肌痉挛和脊柱活动受限,患者可有姿势异常,如拾物试验阳性、托马斯试验阳性、颈椎结核时抬头困难。可伴有脊柱后凸、侧凸、腰椎生理前凸消失、胸椎后凸可引起驼背等畸形。

寒性脓肿和窦道的形成,脓肿破溃后出现窦道与体外相通,可有干酪样分泌物排出。结核的脓液、干酪样坏死、死骨、被破坏的椎体和椎间盘都可压迫脊髓,出现截瘫。其中以胸椎和颈椎结核截瘫发生率高。此外,颈椎结核还有上肢麻木等神经根受刺激的表现,有咽后壁脓肿者出现呼吸与吞咽困难,胸椎结核有背痛症状,而下胸椎病变引起的疼痛表现为腰骶部疼痛。

### (四)实验室及其他检查

**1.影像学检查**

(1)X线检查:早期表现为骨质变薄。随着病情的发展,表现为骨质破坏和椎间隙变窄,与化脓性脊柱炎相似。前方椎体多个节段受累,椎体被侵蚀为扇贝状。中央型的病变与肿瘤类似,表现为椎体中央变薄和骨质破坏,接着出现椎体塌陷。偶见小死骨,椎体呈楔状改变。边缘型的骨质破坏集中在椎体上缘或下缘,椎间隙变窄或消失,脊柱各段结核可见寒性脓肿的阴影。

(2)CT检查:清晰显示软组织病灶的界限、骨质破坏的程度以及小脓肿。

(3)MRI检查:在多个切面水平上显示骨和软组织的病变,以及脊髓受压情况,另外增强的MRI可以区别脓肿与肉芽组织。

**2.结核菌素试验**

在机体免疫力严重低下时可为阴性。

**3.血常规检查**

仅约10%患者有血白细胞计数升高。血沉可检测病变是否静止和活动。活动期明显增快,静止期一般正常。

4.脓肿穿刺或病变部位的组织学检查

脓肿穿刺或病变部位的组织学检查是结核感染确诊的重要途径。通过培养或组织学检查，70%～90%的患者可以确诊，但混合性感染时结核杆菌培养阳性率极低。

(五)诊断要点

根据上述临床表现及影像学检查，结合患者血沉增快、结核菌素试验阳性，应考虑本病。确诊需要做椎体病灶或软组织的活检。CT引导下的细针穿刺活检非常有诊断价值。皮下脓肿穿刺发现病原菌，可不必再做脊柱活检。

(六)治疗要点

脊柱结核治疗的目标是根除感染、恢复神经功能、防止脊柱畸形。抗结核药物化疗是治疗脊柱结核的重要部分。

1.非手术治疗

(1)一般处理：改善全身营养状况，加强休息。局部制动：适用于病变静止而脊柱尚不够稳定者，如颅骨牵引、石膏背心、腰围等。

(2)抗结核药物治疗：异烟肼、利福平、链霉素、对氨基水杨酸钠、乙胺丁醇等一线抗结核药物治疗。脊柱结核一般要用药2年左右。有窦道出现混合感染者，应结合药敏试验，应用敏感的抗生素。

2.手术治疗

手术适应证为死骨、脓肿较大不易吸收和窦道经久不愈；结核病灶压迫脊髓出现症状；晚期结核引起的迟发性瘫痪。

(1)病灶清除术：结核病灶的彻底清除是控制感染的关键。把死骨和干酪样坏死物完全清除，直至露出正常松质骨。

(2)脊柱功能重建：通过植骨或结合内固定。早期重建的效果主要通过内固定维持，后期(一般1年以后)主要依靠植骨融合完成。自体骨植骨可靠并且愈合率高。

(七)护理要点

1.术前及非手术治疗的护理

包括局部制动、遵医嘱抗结核、加强营养和休息。

(1)用药护理：可同时使用2～3种抗结核药物，密切观察用药反应，定期监测血常规。

(2)体位的护理：严格平卧硬板床，选择适合石膏固定或牵引，石膏或牵引带内面加垫小毛巾，保证患者舒适，防止局部长期受压，产生压疮。为患者翻身时，注意要有2人以上合作，保证其颈、胸、腰椎的平直，预防脊柱的再损伤。

(3)术前训练：训练床上大小便、有效咳嗽、深呼吸，为手术后适应做好准备。

2.术后护理

(1)体位：术后6～8小时可翻身，翻身时应防止脊柱扭曲，3人协助患者轴式翻身。

(2)病情监测：脊柱结核患者椎管狭窄，椎管内神经易受压，术后24小时内应密切观察上下肢感觉、有无异常，运动、排尿有无障碍。

3.健康指导

(1)主动活动：腰椎结核患者术后第一天，可做双下肢直腿抬高训练，每天3～5次，每次10分钟。可指导患者1周后做床上抬臀运动以锻炼腰背肌，预防神经根粘连。

(2)被动活动：颈椎结核截瘫患者，对四肢肌肉进行向心按摩，做上、下肢各关节的被动活动，以防肌肉萎缩。

(3)出院指导：出院在家仍需要卧硬板床，可平卧或侧卧；颈椎结核者，避免头颈用力转动，腰椎胸椎结核者，避免久坐，防止胸腰部屈曲或极度扭曲；行骨融合术者，在植骨融合时可下床活动，骨融合一般颈椎术后3个月，腰椎术后需4～5个月。

## 二、膝关节结核

膝关节结核发病率占全身骨与关节结核的第二位，仅次于脊柱结核。患者多为儿童及青壮年。

### (一)病因与发病机制

膝关节病变以滑膜结核多见，滑膜结核发病缓慢，症状轻微，很多患者就诊时滑膜已完全被结核性肉芽组织破坏，关节面软骨、骨质受到不同程度的侵犯和破坏，发展为全关节结核。形成死骨、空洞。脓液可侵入髌上囊、腘窝或膝关节两侧，后期形成脓肿。若脓肿破溃，继发混合感染，可形成经久不愈的窦道。儿童膝关节结核骨骺遭到破坏后，影响下肢的发育，可引起明显肢体短缩畸形。病变累及关节韧带时，可出现膝关节病理性半脱位或脱位，病变静止后，可有膝关节挛缩畸形。

### (二)临床表现

**1.全身症状**

起病缓慢，有低热、乏力、疲倦、食欲缺乏、消瘦、贫血、夜间自汗等全身症状。血沉可增快。

**2.局部症状**

(1)关节弥漫性肿胀是早期单纯滑膜结核的症状，局部疼痛多不明显。由于膝关节位置表浅，肿胀和积液通常很明显。检查可发现膝部肿胀饱满，浮髌试验阳性。

(2)单纯骨结核的局部症状轻微，仅有病灶周围肿胀和压痛，关节功能多不受限。

(3)全关节结核症状明显，肿胀、疼痛和关节功能受限都比较明显。脓肿破溃，继发混合感染，形成窦道。晚期股四头肌萎缩，关节肿胀、骨质破坏和韧带松弛，可发生膝外翻畸形。骨骺破坏后，骨生长受到影响，致使患肢发生短缩畸形。

### (三)实验室及其他检查

**1.X线检查**

(1)单纯性滑膜结核放射学表现常不典型。仅病程较长者可见软组织肿胀和骨组织疏松。

(2)在单纯骨结核中，中心型表现为骨质模糊，呈磨砂玻璃样，后期可形成死骨及空洞；边缘型则表现为边缘骨质被侵蚀破坏。

(3)在全关节结核，表现为骨质广泛疏松，骨质被侵蚀破坏，关节间隙变窄。窦道长期不愈可出现骨硬化。

**2.CT、MRI检查**

可较早地发现局部小脓肿、软组织增厚、死骨块等，对关节内早期病变有诊断价值。

**3.关节镜检查**

对诊断早期膝关节滑膜结核有重要价值，可取关节液培养做组织活检，也可进行滑膜切除术。

### (四)诊断要点

根据结核接触史、患病史、临床表现、X线检查、关节镜及实验室检查可明确诊断。

## (五)治疗要点

**1.局部制动**

十分重要,无论是手术或非手术治疗,固定时间一般不少于3个月。

**2.抗结核治疗**

单纯滑膜结核者,多可以通过应用全身抗结核药治愈,并能够保留基本正常的关节功能。

**3.局部治疗**

(1)抽出关节积液并注入抗结核药物。

(2)若治疗无效,可施行滑膜切除术。

(3)单纯骨结核当骨质破坏较重时,应施行病灶清除术,病灶清除后可用松质骨填充。术后管型石膏固定3个月。

(4)对全关节结核,15岁以下的患者仅做病灶清除术;15岁以上者在清除病灶后,可同时行膝关节加压融合术,术后4周拔除加压钢针,改用管型石膏固定2个月。

## (六)护理要点

**1.术前及非手术患者护理**

(1)心理护理:因为病程长,患者心理负担重,医护人员要鼓励患者及家属正确认识疾病,增加战胜疾病的信心,积极配合治疗。

(2)局部制动:肿胀、疼痛明显者,可用石膏托固定。固定期间,石膏托可以每天解下1~2次,并适当活动膝关节,以防关节粘连,肌肉萎缩。可在伸膝位做股四头肌收缩训练。

**2.术后护理**

(1)制动:患者术后回病室时要注意平稳搬移,防止石膏变形或折断。

(2)伤口引流护理:观察伤口渗血及引流管的通畅情况,防止引流管脱落及管内引流液倒流,注意无菌操作。记录引流液的颜色、性质、量,发现异常及时通知医师并妥善处理。引流液正常为淡红色,每天引流液≤200 mL。引流管持续引流24~48小时,引流液≤50 mL,可拔管。

(3)术后用软枕抬高患肢20°~30°,以促进血液循环,减轻肿胀。密切观察患肢血液循环、皮肤温度、神经感觉情况,并与健侧进行比较。发现问题及时处理。

(4)行关节加压融合术者,应注意保持关节夹的松紧度,预防加压针眼感染。

**3.健康指导**

(1)预防深静脉血栓形成:手术第一天,可行健侧肢体和患侧踝关节的主动运动。

(2)指导肢体活动:滑膜切除术后,皮牵引1周后可在床上练习屈伸膝关节,一个月后可下床拄双拐活动;单纯骨结核清除病灶松质骨填充术后,石膏固定2~3周,早期行股四头肌静力收缩,一个月后拄双拐练习行走;全关节结核行关节加压融合术后,4周可除去石膏和关节夹,在床上练习肢体抬高,35天后可拄双拐下地活动。

(3)出院后嘱患者继续加强患肢的功能锻炼,劳逸结合,避免过早负重。定期复查。

## 三、髋关节结核

髋关节结核发病率在骨与关节结核中居第三位,仅次于脊柱和膝关节。多为单侧发病,多见于儿童和青少年。

### (一)病因与发病机制

早期髋关节结核以单纯滑膜结核和单纯骨结核多见。大多发展成全关节结核。单纯骨结核的病灶常位于髋臼上缘、股骨头和靠近骺板处的股骨颈。病灶处骨质破坏，出现死骨和空洞，易形成脓肿。随着病变发展，可穿破关节面软骨，进入关节腔，造成全关节感染。股骨头部分被破坏、吸收后可发生病理性脱位，多为后脱位。髋臼结核产生的脓液可向周围流注，向后常形成臀部脓肿。穿破骨盆内壁，形成盆腔内脓肿。

### (二)临床表现

**1.全身症状**

起病缓慢，可有低热、自汗、食欲缺乏、消瘦、乏力、倦怠、贫血等。

**2.局部症状**

(1)典型的临床表现有跛行和放射至膝的患髋疼痛。

(2)早期又表现为跛行和患髋不适感。患儿常有"夜啼"，因为熟睡后髋部保护性肌痉挛消失，患髋移动时引起疼痛所致。髋关节活动因疼痛而受限，托马斯征阳性。

(3)可出现髋关节屈曲、内收、内旋畸形，患肢短缩，于腹股沟或臀部可出现肿胀或肿块，有压痛。患肢及臀部肌萎缩。

### (三)实验室及其他检查

**1.X 线检查**

X 线片早期显示有局限性的骨质疏松，疾病后期，全关节结核可见关节间隙变宽，出现空洞和死骨。严重者股骨头几乎完全消失，可出现病理性脱位。

**2.CT 与 MRI 检查**

有助于早期诊断，可清楚显示髋关节内积液量和微小的骨破坏病灶。

### (四)诊断要点

髋关节结核的早期诊断极为重要，根据病史、症状、体征和 X 线检查，不难诊断。骨盆正位片对两侧髋关节进行反复比较，仔细观察，关节间隙轻度狭窄应引起注意，以防漏诊。

### (五)治疗要点

**1.全身支持疗法**

休息，增加营养以增强机体抵抗力，改善患者的全身状况。

**2.局部处理**

(1)单纯滑膜结核：早期行关节穿刺抽液并注入抗结核药物，对患肢进行皮牵引、石膏固定。无效者行滑膜切除术。术后用皮牵引和"丁字鞋"制动 3 周。

(2)单纯骨结核：有死骨或无效腔者，应尽早行病灶清除术，清除死骨、清理无效腔，遗留的空腔可用松质骨充填，术后皮牵引或髋人字石膏固定 4～6 周。

(3)全关节结核：早期及时进行病灶清除术，术后皮牵引 3～4 周。晚期则行病灶清除术，同时作关节植骨融合术，术后髋人字石膏固定 3～6 个月。病情稳定者可选择全髋关节置换术。

### (六)护理要点

**1.术前及非手术治疗的护理**

(1)关节腔抽液、注入抗结核药物时，要严格执行无菌操作。

(2)关节疼痛皮牵引时，保持患肢外展 30°中立位。严格卧床休息，预防病理性骨折。

**2.术后护理**

(1)注意观察生命体征的变化，必要时进行心电监护。

(2)由于髋关节手术后出血较多，要注意观察伤口敷料渗血情况，保持引流管的通畅。

(3) 对于石膏固定者,观察患肢血液循环情况,倾听患者主诉,如有肢体远端苍白、厥冷、疼痛、麻木等异常及时通知医师妥善处理。行石膏"人"字形固定者,注意保护石膏周围的皮肤,尤其是女患者会阴部皮肤的清洁干燥。

(4) 定时翻身、按摩皮肤防治压疮。指导有效咳嗽,经常深呼吸,预防肺感染、肺不张。

3.健康指导

(1) 术后第1天,上肢、健侧下肢的主动活动,以防深静脉血栓形成。术后2~3天可进行股四头肌等长收缩,但要避免主动屈髋练习。

(2) 皮牵引3周后可去除,患者可进行髋、膝关节的主动锻炼。石膏固定6周后,X线摄片复查,病变愈合,可拆除石膏,持双拐下床练习行走,但患肢不能负重。

(3) 指导患者及家属正确用药、合理饮食、有计划的功能锻炼、定期复查。

(李 腾)

## 第九节 骨 肿 瘤

### 一、骨软骨瘤

骨软骨瘤是指骨表面被覆软骨帽的骨性突起物,来源于软骨,是常见的良性骨肿瘤。多发生于青少年,随人体发育增大,当骨骺线闭合后,其生长也停止。多见于10~20岁青少年,男性多于女性。骨软骨瘤可分为单发性与多发性两种,以单发性骨软骨瘤多见,也叫外生骨疣,约1‰的单发性骨软骨瘤可恶变;多发性骨软骨瘤也叫骨软骨瘤病,多数有家族遗传病史,具有恶变倾向。多见于长骨干骺端,如股骨远端、胫骨近端和肱骨近端。

(一) 护理评估

1.一般评估

(1) 健康史。①一般情况:了解患者的职业、工作环境和生活习惯,有无外伤史和骨折史。②既往史:既往有无其他部位肿瘤史,家中有无类似病史者。

(2) 生命体征:按护理常规监测生命体征。

(3) 患者主诉:发现局部包块。

(4) 相关记录:包块部位、大小、质地、皮温、边界、有无压痛、与周围组织有无粘连、关节活动度等。X线拍片及实验室检查等结果记录。

2.身体评估

(1) 术前评估。①视诊:包块部位、肢体有无畸形。②触诊:包块质地、皮温、边界、有无压痛、与周围组织有无粘连。③动诊:关节活动度。④量诊:包块周径大小,肢体周径大小。

(2) 术后评估。①视诊:伤口愈合情况、局部有无突起。②触诊:局部皮温、有无压痛。③动诊:关节活动度。④量诊:肢体周径大小。

3.治疗效果的评估

(1) 非手术治疗评估要点:定期复查,严密观察肿块有无增大,有无影响相关部位生理功能。

(2) 手术治疗评估要点:肿块的部位、大小及其与周围组织的关系。

## (二)护理措施

**1.休息**

以卧床休息为主,避免患肢负重,防止病理性骨折。

**2.饮食**

鼓励患者进食高热量、高蛋白、高维生素食物。

**3.心理护理**

患者一旦确诊肿瘤,心理会受到严重的刺激,常表现为焦虑、恐惧、悲观的心理,应主动与患者沟通,了解其产生焦虑、恐惧的具体原因。解释骨软骨瘤属良性骨肿瘤,无症状者,无须治疗;有症状者,可手术切除,向患者介绍治疗方法。

**4.缓解疼痛**

为患者提供安全舒适的环境,并与其讨论疼痛的原因和缓解方法。指导患者应用非药物方法缓解疼痛,若疼痛不能控制,可遵医嘱应用镇痛药物,观察镇痛药物的效果,注意其不良反应。

**5.提供术后康复的相关知识**

术后抬高患肢,预防肿胀,观察敷料有无渗血,肢体远端有无感觉和运动异常,若发现异常,应立即配合医师处理并采取相应护理措施。骨软骨瘤手术一般对关节功能的影响较小,术后伤口愈合后即可下地开始功能锻炼。

**6.并发症护理**

(1)预防病理性骨折:提供无障碍环境,教会患者正确使用拐杖等助行器,避免肢体负重,预防病理性骨折。

(2)防止医源性神经损伤:肿瘤分离和切除时易损伤神经,麻醉清醒后密切观察神经症状和体征,下肢手术者,注意观察小腿处有无疼痛、麻木,嘱咐患者活动足趾及踝关节,以观察踝关节的背伸、跖屈、伸趾功能并与术前比较。上肢手术者,观察手指及腕关节活动、麻木情况。尽早发现医源性神经损伤的表现,及时处理。

**7.健康教育**

(1)功能锻炼:上肢手术者,可行用力握拳、伸指运动。下肢手术者,指导行踝关节背伸、股四头肌等长收缩活动及主动伸屈各关节。

(2)出院指导:讲解康复期功能锻炼的重要性,避免摔倒,术后定期复查X线,以了解肿瘤切除部位的骨修复及早期发现有无肿瘤原位局部复发。

## (三)护理效果评估

(1)患者伤口恢复良好,未影响生活质量及生理功能。

(2)患者未发生相关并发症。

# 二、骨巨细胞瘤

骨巨细胞瘤是较常见的原发性骨肿瘤,以往认为骨巨细胞瘤是介于良、恶性之间的溶骨性肿瘤,后来发现其复发率较高且有低转移率,故认为本病属于潜在恶性或低度恶性肿瘤。发病年龄多在20~40岁,女性多于男性,好发部位为股骨远端和胫骨近端,其次为肱骨近端和桡骨远端。

## (一)护理评估

**1.一般评估**

(1)健康史。①一般情况:了解患者的职业、工作环境和生活习惯,特别注意有无长期接触化学致癌物质、放射线等,有无外伤史和骨折史。评估患者的肢体疼痛的性质、程度。②既往史:既往有无其他部位肿瘤史,家中有无类似病史者。

(2)生命体征:按护理常规监测生命体征。

(3)患者主诉:局部疼痛、肿胀,关节活动受限。

(4)相关记录:疼痛的部位及性质、持续时间,肿块部位、大小、质地、皮温、边界、有无压痛、与周围组织有无粘连、关节活动度等。X线拍片及实验室检查等结果记录。

2.身体评估

(1)术前评估。①视诊:肢体的肿胀部位及程度、肢体有无畸形。②触诊:包块质地、皮温、边界、有无压痛、与周围组织有无粘连。③动诊:关节活动度。④量诊:包块周径大小,肢体周径大小。

(2)术后评估。①视诊:伤口愈合情况、肢体肿胀程度。②触诊:局部皮温、有无压痛。③动诊:关节活动度。④量诊:肢体周径大小。

3.治疗效果的评估

(1)非手术治疗评估要点:定期复查,严密观察肿块有无增大、恶变,有无影响相关部位生理功能。

(2)手术治疗评估要点:肿块的部位、大小及其与周围组织的关系,有无转移。

(二)护理措施

1.心理护理

骨巨细胞瘤为潜在恶性肿瘤,患者担心手术和预后。多与患者沟通,建立良好的护患关系,了解患者的问题所在,有针对性地予以指导,耐心解答问题,消除不良心理,保持患者情绪稳定,能接受并配合治疗。

2.减轻疼痛

保持病房安静,指导患者保持舒适体位,转移患者的注意力。疼痛较轻者可采用放松疗法、理疗等;对疼痛严重者,可遵医嘱应用芬太尼、哌替啶等止痛药物,以减轻疼痛。尽量减少护理操作中的疼痛,避免不必要的搬动。

3.增强舒适感

抬高患肢 20°～30°,避免腘窝受压。鼓励患者进行功能锻炼,预防肌萎缩和关节僵硬。协助生活护理。

4.并发症的护理

防止病理性骨折,对骨破坏严重者,应用小夹板或石膏固定患肢;对股骨近端骨质破坏严重者,除固定外,还应同时牵引,以免关节畸形。为避免骨折的发生,需告知患者避免跑、跳等剧烈运动,护理上要求搬运患者要轻柔,避免暴力,活动不便者应协助翻身。一旦发生骨折,应按骨折患者进行护理。

5.健康教育

(1)功能锻炼:鼓励患者进行功能锻炼,预防肌萎缩和关节僵硬。术后病情平稳即可开始患肢肌的等长收缩和足趾活动;术后1～2周逐渐开始关节活动。人工髋关节置换者练习外展运动,术后2周扶拐下地,训练站立负重;人工膝关节置换者练习伸屈运动;异体骨与关节移植者,根据愈合程度,逐渐增加活动量,以防异体骨发生骨折。

(2)出院指导:讲解康复期功能锻炼的重要性及意义,使患者出院后能自觉地坚持功能锻炼。

除住院期间注意的问题外,出院后还要注意在练习行走时不可跌倒。术后定期复查X线,以了解肿瘤切除部位的骨修复及早期发现有无肿瘤复发。

(三)护理效果评估

(1)患者情绪稳定,积极乐观地配合治疗。
(2)患者疼痛减轻或消失。
(3)肢体的活动功能得到最大程度的促进,以及在此期间无病理性骨折发生。
(4)患者能复述患肢功能锻炼和放疗的相关知识。

## 三、骨肉瘤

骨肉瘤是最常见的原发性恶性骨肿瘤,其组织学特点是瘤细胞直接形成骨样组织或未成熟骨。瘤体一般呈梭形,恶性程度高,预后差。可累及骨膜、骨皮质及髓腔,病灶切面呈鱼肉状,棕红或灰白色。骨肉瘤最多发于10~20岁青少年,40岁以上发病多为继发性,男性多于女性。好发部位为股骨远端、胫骨近端和肱骨的干骺端。病因不明,研究显示与遗传学因素、病毒感染、放射线损伤相关。

(一)护理评估

1.一般评估

(1)健康史。①一般情况:了解患者的职业、工作环境和生活习惯,特别注意有无长期接触化学致癌物质、放射线等,有无外伤史和骨折史。评估患者的肢体疼痛的性质、程度。②既往史:既往有无其他部位肿瘤史,家中有无类似病史者。

(2)生命体征:按护理常规监测生命体征。

(3)患者主诉:呈进行性加重的疼痛,局部可触及肿块。

(4)相关记录:疼痛的部位及性质、持续时间,肿块部位、大小、质地、皮温、边界、有无压痛、与周围组织有无粘连、表浅静脉怒张等。肢体有无畸形,关节活动是否受限。患者有无消瘦、体重下降、营养不良等恶病质表现,重要脏器功能是否正常,能否耐受手术和化疗。

2.身体评估

(1)术前评估。①视诊:肢体的肿胀部位及程度、肢体有无畸形。②触诊:包块质地、皮温、边界、有无压痛、与周围组织有无粘连。③动诊:关节活动度。④量诊:包块周径大小,肢体周径大小。

(2)术后评估。①视诊:伤口愈合情况、肢体肿胀程度。②触诊:局部皮温、有无压痛。③动诊:关节活动度。④量诊:肢体周径大小。

3.治疗效果的评估

(1)非手术治疗评估要点。①化疗前评估:做好解释工作,了解患者的心理承受能力;测量体重,由于化疗药物大多是按体重计算,应严格准确测量体重。②化疗中评估:评估化疗所带给患者的不良反应,如胃肠道反应、心脏毒性、肾脏毒性、骨髓抑制、皮肤毒性、脱发等。③化疗后评估:严密观察白细胞、血小板及肝、肾功能的变化,做好防护措施。

(2)手术治疗评估要点。①影像资料评估:观察肿块的大小、了解肿瘤有无与周围组织粘连、了解有无肿瘤转移。②病理检查评估:确认肿瘤穿刺活检结果。

(二)护理措施

1.休息

肿瘤对骨质的破坏大,易发生病理性骨折,故应卧硬板床,避免下地负重等。

**2. 疼痛护理**

卧床休息,采取舒适的体位。观察疼痛的程度、性质、时间,并进行疼痛评分,指导患者采用转移注意力、听音乐等放松技巧,操作时动作轻柔,按医嘱予止痛药。可采用三阶梯止痛法。

**3. 改善营养状况**

鼓励患者进食高蛋白、高热量、高维生素、易消化饮食,多饮水,饮食应清淡,避免进食辛辣、煎炸、腌制食品,多吃水果蔬菜。必要时可遵医嘱提供肠内或肠外营养。

**4. 增强舒适感**

观察患肢肢端感觉、活动、血液循环情况,抬高患肢20°～30°,避免腘窝受压,协助患者每2小时轴线翻身。鼓励患者进行功能锻炼,预防肌萎缩和关节僵硬。协助生活护理,满足患者日常生活需要。

**5. 促进患者对自我形象的认可**

向患者解释脱发只是暂时现象,停药后再生,也可以戴假发或帽子修饰。

**6. 化疗护理**

(1) 化疗前:向患者解释化疗的目的、可能出现反应及预防措施,取得患者的配合。

(2) 化疗中:了解患者检验、检查结果,如血常规、血生化、胸片等;观察化疗药物的不良反应,如骨髓抑制、胃肠道反应、口腔溃疡、心脏毒性、肾脏毒性、皮肤毒性、脱发等。如白细胞计数$<4\times10^9$/L或血小板计数$<6\times10^9$/L应暂停化疗。观察尿量,24小时尿量$>3500$ mL。观察体温的变化,病房每天紫外线灯消毒,减少探视。

(3) 化疗后:定时检查血常规及血生化的变化,避免去人多聚集的地方。进食清淡、富有营养的饮食,增强体质。

**7. 并发症的护理**

(1) 防止病理性骨折:骨肉瘤患者多伴患处局部肿块,关节功能活动受限等,使患者行走不便,易造成病理性骨折。为避免骨折的发生,需告知患者避免跑、跳等剧烈运动,护理上要求搬运患者要轻柔,避免暴力,活动不便者应协助翻身,对已有骨折的患者在给予石膏固定或牵引后按常规护理。

(2) 防止深静脉血栓:深静脉血栓形成是下肢手术常见的并发症,由于术后卧床、肢体制动,使下肢静脉血流缓慢,密切观察患肢皮肤的颜色、温度、活动、感觉、肿胀、疼痛等情况。抬高患肢,早期指导患者行踝泵运动、股四头肌等长收缩,并采用气压治疗、穿抗血栓压力袜或使用抗凝剂,可有效地防止深静脉血栓。

(3) 防止医源性神经损伤:肿瘤分离和切除时易损伤神经,麻醉清醒后密切观察神经症状和体征,下肢手术者,注意观察小腿处有无疼痛、麻木,嘱咐患者活动足趾及踝关节,以观察踝关节的背伸、跖屈、伸趾功能并与术前比较。上肢手术者,观察手指及腕关节活动、麻木情况。尽早发现医源性神经损伤的表现,及时处理。

**8. 截肢术后护理**

(1) 体位:术后24～48小时应抬高患肢,预防肿胀。下肢截肢者,每3～4小时俯卧20～30分钟,并给予残肢枕头支托,压迫向下;仰卧位时,不可抬高患肢,以免造成膝关节的屈曲挛缩。

(2) 观察和预防术后出血:由于术中止血不彻底,组织处理不妥当,血管断端结扎线脱落,残端受到意外创伤,均可造成残端大出血。注意观察截肢术后肢体残端的渗血情况,创口引流液的性质和量。对于渗血较多者,可用棉垫加弹性绷带加压包扎;若出血量较大,应立即扎止血带止血,并告知医师,配合处理。故截肢术后患者床边应常规放置止血带,以备急用。

(3)幻肢痛:绝大多数截肢患者在术后相当长的一段时间内感到已切除的肢体仍然在疼痛或其他异常感觉,称为幻肢痛。这是由于术前肿瘤侵袭压迫附近组织造成剧烈的疼痛,对皮层中枢刺激形成兴奋灶,术后未能一时消失,疼痛多为持续性,尤以夜间为甚,属精神因素性疼痛。引导患者注视残肢,接受截肢的现实。应用放松疗法等心理治疗手段逐渐消除幻肢感。对于持续时间长的患者,可轻叩残端,或用理疗、封闭、神经阻断的方法消除幻肢痛。

(4)残端护理:观察残端伤口的皮肤愈合情况,注意有无压痛。术后两周开始用弹性绷带每天反复包扎,均匀压迫残端,促进软组织收缩;残端按摩、拍打及蹬踩,增加残端的负重能力。指导患者每天用中性肥皂清洗残端,但不能浸泡或在残端上涂擦冷霜或油,以免软化残端的皮肤,也不可擦乙醇,以免皮肤干裂。制作临时义肢,鼓励患者拆线后尽早使用,可消除水肿,促进残端成熟,为安装义肢做准备。

9.心理护理

护士理解患者的心理变化,给予心理安慰和支持,消除害怕和焦虑,使患者情绪稳定,耐心向患者解释病情,根据患者的心理状态,注意保护性医疗措施。解释治疗措施尤其是手术治疗对于挽救生命、防止复发和转移的重要性。通过语言、表情、举止和态度给患者良性刺激,使患者乐观的对待疾病和人生。

(三)护理效果评估

(1)患者安全度过化疗期。
(2)患者疼痛缓解,无疼痛症状和体征。
(3)患者肌肉、关节功能得以恢复,能满足日常活动需要。
(4)患者能正确面对自我形象改变。
(5)保肢治疗患者:假体关节活动良好,患者可下床活动。
(6)截肢治疗患者:残端愈合塑形好,利于安装义肢。

(李　腾)

# 第八章 妇科护理

## 第一节 外 阴 炎

### 一、非特异性外阴炎

**(一)定义**

非特异性外阴炎指由非特异性细菌(如葡萄球菌、大肠埃希菌、链球菌、阴道嗜血杆菌、阴道棒状球菌等)感染,或由粪便、尿液、阴道分泌物,或者其他物理、化学因素刺激下引起的外阴皮肤黏膜炎症。

**(二)病因**

主要是由于外阴受到阴道炎、子宫颈炎的炎性白带和宫颈癌分泌物;月经血或产后恶露;糖尿病患者的糖尿;粪瘘、尿瘘患者的粪、尿的长期刺激所致;其次是穿紧身化纤内裤、经期使用不适当卫生巾(如不洁、化纤材料过敏、不透气等)、误用高浓度药物,如升汞、苯扎溴铵等。

**(三)临床表现**

一般炎症局限于小阴唇内外侧,严重时整个外阴受累。患者自觉局部皮肤黏膜瘙痒、疼痛、烧灼感,于性交、排尿时加重。外阴充血、肿胀,重者有糜烂、成片的湿疹,甚至有溃疡形成(应排除外阴癌或结核)。病程长可使皮肤增厚、粗糙、皲裂、奇痒,甚至苔藓样变。

**(四)治疗**

(1)保持局部清洁、干燥,避免搔抓或摩擦外阴。

(2)急性期应注意休息,禁止性生活。

(3)消除病因:治疗糖尿病、尿瘘、粪瘘、生殖道炎症等;停止使用擦洗外阴的药物,不穿化纤的内裤。

(4)局部可用1∶5 000高锰酸钾溶液坐浴,尤其是大小便以后;必要时应用抗生素;可选用微波、红外线或超短波等局部物理治疗。

**(五)护理评估**

1.健康史及相关因素

了解生殖系统手术史、性生活史、糖尿病史、个人卫生情况等。

2.症状体征

外阴皮肤瘙痒疼痛、红肿、灼热感,于性交、活动、排尿、排便时加重。检查见局部充血肿胀、糜烂,常有抓痕,严重者形成溃疡或湿疹。

3.辅助检查

了解妇科检查、阴道分泌物检查、宫颈刮片等阳性结果。

4.心理和社会支持状况

评估患者出现症状后相应的心理反应,有无害羞、恐惧等心理。

(六)护理诊断

1.皮肤完整性受损

皮肤完整性受损与皮肤、黏膜充血,脓肿自行破溃或手术有关。

2.疼痛

疼痛与炎性分泌物刺激、脓肿形成有关。

(七)护理措施

(1)教会患者坐浴的方法,包括液体的配制、温度、坐浴的时间及注意事项。取高锰酸钾结晶加温开水配成1∶5 000,肉眼观为淡玫瑰红色。每次坐浴15～30分钟,每天2次。注意配制的溶液温度不宜过浓,以免灼伤皮肤。坐浴时要使会阴部浸没于溶液中。月经期停止坐浴。

(2)指导患者注意个人卫生,勤换内裤,保持外阴清洁、干燥,做好经期、孕期、分娩期及产褥期卫生。勿饮酒,少进辛辣食物,局部严谨搔抓,勿用刺激性药物或肥皂擦洗。外阴溃破者要预防继发感染,使用柔软无菌会阴垫,减少摩擦和混合感染的机会。

## 二、前庭大腺炎

(一)定义

前庭大腺位于两侧大阴唇后1/3深部,腺管开口在处女膜与小阴唇之间,易受感染而产生炎症。

(二)病因

主要病原体为葡萄球菌、大肠埃希菌、链球菌、肠球菌。随着性传播疾病发病率的增加,淋病奈瑟菌及沙眼衣原体感染也增加。急性炎症时,病原体首先侵犯腺管,腺管开口因肿胀或渗出物凝聚而阻塞,脓液不能外流积存而形成脓肿,称为前庭大腺脓肿。

(三)临床表现

急性炎症发病多为一侧,初起表现为大阴唇下方肿胀、疼痛、灼热感,有时会致大小便困难。当脓肿形成时,疼痛加剧,局部触及波动感。可伴寒战、发热、腹股沟淋巴结增大等全身症状。脓肿增大时,可自行破溃排脓,若引流不畅,则炎症持续不消退,并可反复急性发作,或形成前庭大腺囊肿。

(四)治疗

(1)药物治疗:急性期未化脓,局部可用1∶5 000高锰酸钾溶液或清热解毒中药液外敷或坐浴;同时应全身运用抗生素,急性期可由腺管开口取分泌物或穿刺液做细菌培养,确定病原体选用口服或肌内注射抗生素。

(2)急性炎症发作时,需卧床休息,局部保持清洁;多食蔬菜、水果。

(3)脓肿或囊肿形成后需行切开引流及造口术,并放置引流条。如感染反复发作,可行单侧前庭大腺摘除手术。

**(五)护理评估**

1.健康史及相关因素

了解个人卫生及患者的全身情况,测量生命体征等。

2.症状体征

炎症多发生于一侧,局部肿胀、疼痛、灼烧感,行走不便,有时会致大小便困难。检查见局部皮肤红肿、发热、压痛明显。当脓肿形成时,疼痛加剧,脓肿直径为3～6 cm,可触及波动感。部分患者出现发热等全身症状,腹股沟淋巴结可呈不同程度增大。

3.辅助检查

了解妇科检查、前庭大腺开口处分泌物细菌培养和药敏试验等阳性结果。

4.心理和社会支持状况

评估患者出现症状后相应的心理反应,有无害羞、恐惧。

**(六)护理诊断**

1.皮肤完整性受损

皮肤完整性受损与脓肿自行破溃或手术切开引流有关。

2.疼痛

疼痛与局部炎症刺激有关。

**(七)护理措施**

(1)急性期应卧床休息,注意局部清洁卫生,局部可热敷,或用1∶5 000高锰酸钾溶液坐浴,每天2次,并选用抗生素。

(2)脓肿或囊肿形成,可行切开引流并做造口术。以往对前庭大腺脓肿多行切开引流术,但单纯切开引流只能暂时缓解症状,切口闭合后,仍可以形成囊肿或反复感染,故目前多主张在脓肿形成后也应行造口术。该术方法简单,损伤小,术后还能保留腺体功能。术前除一般护理外,需准备引流条。术后局部保持清洁,每天用1∶1 000氯已定棉球擦洗2次,每天更换引流条,直至伤口愈合。以后继续用1∶5 000高锰酸钾溶液坐浴,每天2次。

(赵 红)

# 第二节 阴 道 炎

## 一、滴虫阴道炎

**(一)定义**

滴虫阴道炎是由阴道毛滴虫引起的阴道炎。

**(二)病因**

在温度25～40 ℃、pH 5.2～6.6的潮湿环境中最适宜阴道毛滴虫生长。病原体可经性交直接传播,也可经公共浴池、浴巾、浴盆、游泳池、衣物、坐式便器、污染的器械及敷料等间接传播。

### (三)临床表现

男性感染可无症状,但易成为感染源。主要症状是阴道分泌物增多,呈稀薄脓性、黄绿色、泡沫状,有臭味。外阴瘙痒,部位主要为阴道口及外阴。可伴外阴灼热、疼痛、性交痛等。若合并尿道感染,可有尿频、尿痛、血尿。阴道毛滴虫能吞噬精子,脓性分泌物影响精子存活和活动,致不孕。检查见阴道及宫颈黏膜充血,散在出血点和红色草莓样突起,见多灰黄色、黄白色稀薄泡沫状液体或黄绿色脓性分泌物。阴道分泌物悬滴检查或分泌物培养找到滴虫即可确诊。

### (四)治疗

治疗首选抗厌氧菌类药物如甲硝唑,轻症以局部用药为主,合并泌尿道感染则需全身用药。采用弱酸性液体清洗外阴、阴道可提高用药疗效。患者应避免重复感染,性伴侣应同时治疗。治疗期间禁止性交。患者常在经后复发,疗程结束后应于每次经净后复查白带,连续3次阴性为治愈。

### (五)护理评估

**1.健康史及相关因素**

了解既往阴道炎病史,发作与月经周期的关系,治疗经过,了解个人卫生习惯,分析感染途径。

**2.症状体征**

外阴瘙痒、灼热、疼痛。白带量增多,脓样,有泡沫、腥臭味。检查见阴道黏膜充血,严重者有散在出血斑点,甚至宫颈有出血斑点,形成"草莓样"宫颈,后穹隆有液性泡沫状或脓性泡沫状分泌物。

**3.辅助检查**

了解妇科检查、阴道分泌物检查等阳性结果。

**4.心理和社会支持状况**

评估患者出现症状后的心理反应,是否有治疗效果不佳致反复发作造成的烦恼,接受盆腔检查的顾虑,丈夫同时治疗的障碍等。

### (六)护理诊断

**1.舒适的改变**

舒适的改变与阴部瘙痒及白带增多有关。

**2.自我形象紊乱**

自我形象紊乱与阴道分泌物异味有关。

**3.排尿异常**

排尿异常与尿道口感染有关。

### (七)护理措施

**1.指导患者自我护理**

注意个人卫生,保持外阴部清洁、干燥,尽量避免搔抓外阴部致皮肤破损。治疗期间禁止性生活、勤换内裤。内裤、坐浴及洗涤用物应煮沸消毒5~10分钟以消灭病原体,避免交叉和重复感染的机会。

**2.指导患者配合检查**

做分泌物培养之前,告知患者取分泌物前24~48小时避免性交、阴道灌洗或局部用药。分泌物取出后应及时送检并注意保暖,否则滴虫活动力减弱,造成辨认困难。

**3.指导患者正确阴道用药**

告知患者各种剂型的阴道用药方法,酸性药液冲洗阴道后再塞药的原则。在月经期间暂停坐浴、阴道冲洗及阴道用药。由于甲硝唑抑制酒精在体内氧化而产生有毒的中间代谢产物,故用药期间应禁酒。甲硝唑可透过胎盘到达胎儿体内,亦可从乳汁中排泄,故孕20周前或哺乳期妇女禁用。

(4)观察用药反应:患者口服甲硝唑后偶见胃肠道反应,如食欲减退、恶心、呕吐。此外,偶见头痛、皮疹、白细胞计数减少等,一旦发现应报告医师。

## 二、外阴阴道假丝酵母菌病

### (一)定义

外阴阴道假丝酵母菌病是由假丝酵母菌引起的外阴阴道炎症。

### (二)病因

病原体为假丝酵母菌,在全身及阴道局部细胞免疫能力下降,阴道酸度增高,假丝酵母菌大量繁殖,并转变为菌丝相,才出现症状。常见诱因有妊娠、糖尿病、大量应用免疫抑制药、长期服用雌激素或避孕药、长期运用广谱抗生素等。此外穿紧身化纤内裤、气候潮湿、过度冲洗阴道、经常使用卫生棉条、不良卫生习惯及肥胖等也可诱发。

### (三)临床表现

患者主要表现为外阴瘙痒、灼痛,性交、排尿时加重。阴道分泌物增多,白色、稠厚,呈凝乳或豆腐渣样。外阴、阴道黏膜充血水肿,小阴唇内侧及阴道黏膜上附有白色膜状分泌物。

### (四)治疗

治疗时应注意消除诱因,积极治疗相关疾病,如糖尿病及身体其他部位假丝酵母菌病感染;性伴侣同时治疗;停用广谱抗生素、雌激素及类固醇皮质激素;勤换洗内裤等。药物治疗主要选择局部或全身应用抗真菌药。本病易在月经前复发,故治疗后应在月经前复查阴道分泌物。治愈标准为3次月经前复查阴道分泌物均为阴性。

### (五)护理评估

**1.健康史及相关因素**

了解有无糖尿病,使用抗生素、雌激素的种类、时间,是否在妊娠期,了解个人卫生习惯等。

**2.症状体征**

外阴瘙痒、灼痛性交痛以及尿痛。典型的白带为白色、凝乳块或豆渣样。小阴唇内侧面及阴道黏膜附有白色薄膜,擦去后,可见阴道黏膜红肿或糜烂面及浅表溃疡。

**3.辅助检查**

了解妇科检查、阴道分泌物检查等阳性结果。

**4.心理和社会支持状况**

评估患者出现症状后的心理反应,是否有治疗效果不佳致反复发作造成的烦恼,接受盆腔检查的顾虑等。

### (六)护理诊断

**1.睡眠型态改变**

睡眠型态改变与阴部奇痒、烧灼痛有关。

2.焦虑
焦虑与疾病反复发作有关。
3.知识缺乏
缺乏疾病及防护知识。
4.皮肤黏膜完整性受损
皮肤黏膜完整性受损与炎症引起的阴道黏膜充血、破损有关。

**(七)护理措施**

护理基本同滴虫阴道炎,为提高效果,可用2%～4%碳酸氢钠液坐浴或阴道冲洗。鼓励患者坚持用药,不随意中断疗程。约15%男性与女性患者接触后患有龟头炎,对有症状男性也应进行检查及治疗,无症状者无须治疗。妊娠期合并感染者,为避免胎儿感染,应禁用口服唑类药物并坚持局部治疗,甚至到妊娠8个月。

(赵 红)

# 第三节 子宫颈炎

子宫颈炎(简称宫颈炎)是妇科常见疾病之一。正常情况下,宫颈具有黏膜免疫、体液免疫及细胞免疫等多种防御功能,是阻止阴道内病原菌侵入上生殖道的重要防线。宫颈受到性生活、分娩、经宫腔操作损伤、阴道炎等多种因素影响,易诱发炎症。宫颈炎包括宫颈阴道部炎症及宫颈管黏膜炎症。临床多见的宫颈炎是急性宫颈管黏膜炎症,若急性炎症未经过及时诊治或病原体持续存在,可导致慢性宫颈炎或上生殖道感染。

## 一、急性宫颈炎

**(一)定义**

急性宫颈炎指宫颈发生急性炎症,多发生于感染性流产、产褥感染、宫颈急性损伤或阴道内异物并发感染。

**(二)病因**

急性宫颈炎多由性传播疾病的病原体如淋病奈瑟菌及沙眼衣原体感染所致,淋病奈瑟菌感染时约50%合并沙眼衣原体感染。葡萄球菌链球菌、大肠埃希菌等较少见。此外也有病毒感染所致,如单纯疱疹病毒、人乳头瘤病毒、巨细胞病毒等。

**(三)临床表现**

白带增多是急性宫颈炎最常见的、有时是唯一的症状,常呈脓性甚至脓血性白带。分泌物增多刺激外阴而伴有外阴瘙痒、灼热感,以及阴道不规则出血、性交后出血等。由于急性宫颈炎常与尿道炎、膀胱炎或急性子宫内膜炎等并存,可不同程度出现下腹部不适、腰骶部坠痛及尿急、尿频、尿痛等膀胱刺激症状。急性淋菌性宫颈炎时可有不同程度的体温升高和白细胞计数增多;炎症向上蔓延可导致上生殖道感染,如急性子宫内膜炎、盆腔结缔组织炎。妇科检查可见宫颈充血、水肿、黏膜外翻,宫颈有触痛,触之容易出血,可见脓性分泌物从宫颈管内流出。淋病奈瑟菌感染的宫颈炎,尿道、尿道旁腺、前庭大腺可同时感染,而见充血、水肿甚至脓性分泌物。沙眼衣原体性宫颈炎可无症状，或仅表现为宫颈分泌物增多，点滴状出血。妇科检查可见宫颈外口流出黏液脓性分泌物。

**（四）治疗**

急性宫颈炎治疗以全身治疗为主，需针对病原体使用有效抗生素。未获得病原体检测结果可根据经验性给药，对于有性传播疾病高危因素的年轻妇女，可给予阿奇霉素 1 g，单次口服或多西环素 100 mg，每天 2 次口服，连续 7 天。已知病原体者针对使用有效抗生素。

**（五）护理评估**

1.一般情况

患者月经情况、生育情况；有无感染性流产、产褥感染、宫颈损伤或阴道异物并发感染等，有无妇科手术史；有无阴道分泌物增多，分泌物的颜色、性状是否正常，外阴是否瘙痒；有无月经量增多、月经间期出血、性生活后出血等症状；是否伴有腰骶部不适及下坠感、体温升高等。

2.辅助检查

接受的检查及结果，如宫颈分泌物涂片检查和妇科检查等。

**（六）护理诊断**

1.舒适的改变

舒适的改变与阴道分泌物增多、腰骶部疼痛及下腹部坠痛有关。

2.焦虑

焦虑与对疾病诊断的担心有关。

3.排尿形态改变

排尿形态改变与炎症刺激产生尿频、尿急、尿痛症状有关。

4.知识缺乏

缺乏急性宫颈炎病因、治疗及预防等相关知识。

**（七）护理措施**

1.注意个人卫生

保持外阴清洁、干燥，增强体质，提高机体抵抗力。急性期应卧床休息，避免劳累，指导进食高热量、清淡饮食，忌食辛辣食物，发热时要多饮水。

2.指导用药

合理应用抗生素，急性期应全身用药，并且要规范彻底，同时治疗性伴侣。

3.做好心理护理

耐心向患者解释治疗、护理方案，告知及时就医的重要性。急性期不提倡局部应用物理治疗，避免使炎症扩散，防止造成盆腔炎症。

## 二、慢性宫颈炎

**（一）定义**

慢性宫颈炎是指子宫颈间质内有大量淋巴细胞、浆细胞等慢性炎细胞浸润，可伴有子宫颈腺上皮及间质的增生和鳞状上皮化生。

**（二）病因**

慢性宫颈炎多见于分娩、流产或手术损伤宫颈后，病原菌侵入宫颈黏膜，此处皱襞多，病原体易于隐居，形成本病。本病致病菌主要是葡萄球菌、链球菌、大肠埃希菌和厌氧菌。

### (三)临床表现

慢性宫颈炎患者多无症状。少数患者可有阴道分泌物增多,呈乳白色黏液状,也可为淡黄色或脓性,可有性交后出血,偶有分泌物刺激引起外阴瘙痒不适。患者可有腰骶部疼痛,下坠感。因黏稠脓性白带不利于精子穿透,故可致不孕。妇科检查可见宫颈肥大,有不同程度糜烂、宫颈息肉等。

### (四)治疗

本病治疗以局部治疗为主,可采用物理治疗、药物治疗及手术治疗,而以物理治疗最为常用。药物治疗适用于糜烂面积较小,炎症浸润较浅者。药物治疗目的是消除炎症、促使上皮生长。物理治疗适用于糜烂面积大,炎症浸润较深的病例,是治疗宫颈柱状上皮异位较好的方法。手术治疗适用于保守治疗无效,宫颈肥大、糜烂面深广且宫颈管受累者。

### (五)护理评估

**1.健康史及相关因素**

了解患者年龄、性生活史,宫腔内手术操作后、产后、流产后有无感染史,了解白带性状、量、气味,有无外阴瘙痒、灼热及膀胱刺激症状。

**2.症状体征**

阴道分泌物增多、外阴瘙痒及灼热感、月经间期出血、性交后出血、尿路刺激症状。妇科检查时可见宫颈充血、水肿、黏膜外翻,有黏液脓性分泌物黏附甚至从宫颈管流出。

**3.辅助检查**

了解妇科检查、阴道分泌物检查、宫颈刮片、阴道镜、宫颈活检等阳性结果。

**4.心理和社会支持状况**

评估患者出现症状后的心理反应,是否有治疗效果不佳致反复发作造成的烦恼,接受盆腔检查的顾虑等。

### (六)护理诊断

**1.焦虑及恐惧**

焦虑及恐惧与缺乏相关知识及担心癌变有关。

**2.舒适改变**

舒适改变与分泌物增多、下腹及腰骶部不适有关。

**3.组织完整性受损**

组织完整性受损与宫颈面有糜烂有关。

### (七)护理措施

**1.一般护理**

(1)向患者解释积极治疗宫颈炎的必要性。

(2)协助患者在治疗前常规做宫颈刮片细胞学检查,以排除早期宫颈癌。

(3)协助患者做好宫颈上药、物理治疗和手术治疗的护理配合。

**2.检查护理**

向患者解释检查的方法和必要性,协助医师进行宫颈刮片或宫颈活组织检查,以排除癌变。

**3.物理治疗护理**

常用的设施有激光、冷冻、红外线凝结及微波等。生殖器官急性炎症时禁行物理治疗,治疗时间宜选择在月经干净后3~7天进行。协助医师做好物理治疗准备,术后告知患者物理治疗的注意事项。

(1)术后阴道分泌物增多,甚至有大量水样排液,在术后1~2周脱痂时可有少量出血。特别注意保持外阴清洁。

(2)术后2个月内禁盆浴、性生活及阴道冲洗。

(3)一般于2次月经干净后3~7天到医院复查,未痊愈者可择期再行第2次治疗。

(4)对接受物理治疗后的患者若有异常阴道流血或感染,应立即就诊。

4.手术治疗护理

包括息肉摘除术和宫颈锥形切除术,手术时间为月经干净后3~7天,术后应及时送病理检查。

5.药物治疗护理

子宫颈局部涂药物等,注意保护正常组织。

6.心理护理

向患者讲解有关宫颈炎的知识,解除患者的思想顾虑与恐癌心理,使其接受和配合治疗。

(赵　红)

# 第四节　盆腔炎性疾病

## 一、定义

盆腔炎性疾病是病原体感染导致女性上生殖道及其周围组织(子宫、输卵管、卵巢、宫旁组织及腹膜)炎症的总称,包括子宫炎、输卵管炎、输卵管卵巢炎、盆腔腹膜炎及盆腔结缔组织炎,其中以输卵管炎、输卵管卵巢炎最常见。既往盆腔炎性疾病被分为急性或慢性盆腔炎两类,但慢性盆腔炎实际为盆腔炎性疾病的后遗症,如盆腔粘连、输卵管阻塞,从而导致不孕、异位妊娠、慢性盆腔疼痛。

## 二、病因

盆腔炎性疾病的病原体可达20多种,主要有2个来源:①内源性病原体,99%的盆腔炎性疾病是由阴道或宫颈的菌群上行性感染引起,包括需氧菌和兼性厌氧菌,以两者混合感染多见。主要的需氧菌和兼性厌氧菌有溶血性链球菌、金黄色葡萄球菌、大肠埃希菌和厌氧菌。厌氧菌有脆弱类杆菌、消化球菌、消化链球菌。厌氧菌感染容易引起盆腔脓肿。②外源性病原体,主要为性传播疾病的病原体,如淋病奈瑟菌、沙眼衣原体、支原体,前两者只感染柱状上皮及移行上皮,尤其衣原体感染常导致严重输卵管结构及功能破坏,并引起盆腔广泛粘连。

## 三、临床表现

可因炎症轻重及范围大小而有不同的临床表现。衣原体感染引起的盆腔炎性疾病常无明显临床表现。炎症轻者无症状或症状轻微。常见症状为阴道分泌物增多、下腹痛、不规则阴道流血、发热等;下腹痛为持续性,可于活动或性交后加重。若病情严重可有寒战、高热、头痛、食欲缺乏等症状。月经期发病可有经量增多、经期延长的表现。若有腹膜炎,则出现消化系统症状如恶心、呕吐、腹胀、腹泻。若有脓肿形成,可有下腹包块及局部压迫刺激症状;包块位于子宫前方可出现膀胱刺激症状如排尿困难、尿频,若引起膀胱肌炎,可出现尿痛等;若包块位于子宫后方可有直肠刺激症状;若在腹膜外可导致腹泻、里急后重和排便困难。若有输卵管炎的患者同时有右上腹部疼痛,应怀疑有肝周围炎存在。

盆腔炎性疾病患者体征差异大,轻者无明显异常发现,或妇科检查仅发现宫颈举痛或宫体压痛或附件区压痛。严重病例呈急性病容,体温升高,心率增快,下腹有压痛、反跳痛及肌紧张,叩诊鼓音明显,肠鸣音减弱或消失。盆腔检查:阴道内可见脓性分泌物;宫颈充血、水肿,若见脓性分泌物从宫颈口流出,说明宫颈管黏膜或宫腔有急性炎症。穹隆触痛明显,须注意是否饱满;宫颈举痛;宫体稍大有压痛,活动受限;子宫两侧压痛明显,若为单纯输卵管炎,可触及增粗的输卵管,压痛明显;若为输卵管积脓或输卵管卵巢脓肿,可触及包块且压痛明显,不活动;宫旁结缔组织炎时,可扪及宫旁一侧或两侧片状增厚,宫旁两侧宫骶韧带高度水肿、增粗、压痛明显;若有盆腔脓肿形成且位置较低时,可扪及后穹隆或侧穹隆有肿块且有波动感,三合诊能协助进一步了解盆腔情况。

## 四、治疗

治疗的目的首先是减轻急性期症状,减少远期并发症;而保留生育能力是盆腔炎性疾病治疗中的另一个目标。治疗原则:选择广谱抗生素,联合抗厌氧菌药物治疗,根据药敏试验选择最有效的抗生素,疗程应持续14天。

## 五、护理评估

### (一)健康史及相关因素

了解患者年龄、性生活史,宫腔内手术史、产后、流产后有无感染史,有无下生殖道感染、经期卫生不良及个人卫生情况等。

### (二)症状体征

1.急性盆腔炎性疾病

(1)起病时下腹疼痛,呈持续性,活动后加重,发热,阴道分泌物增多。
(2)腹膜炎时可出现恶心、呕吐、腹胀、腹泻。
(3)月经期发病可有经量增多、经期延长。
(4)脓肿形成时可有下腹包块及局部压迫刺激症状。
(5)典型体征呈急性病容,体温升高,下腹部压痛、反跳痛、肌紧张。
(6)妇科检查:阴道黏膜充血,脓性分泌物自子宫颈口外流。子宫颈抬举痛,子宫体略大、压痛、活动受限,输卵管增粗并有压痛,如为输卵管卵巢脓肿,可触及包块。

2.盆腔炎性疾病后遗症

临床多表现为不孕、异位妊娠慢性盆腔痛或盆腔疾病反复发作等症状。

### (三)辅助检查

了解血常规、腹腔穿刺、妇科B超检查等阳性结果。

### (四)心理和社会支持状况

患者常因突发的疾病、未知的诊断及治疗,特别是需要手术治疗而感到紧张和恐惧,若其配偶或主要家属不在身边,多感到无助和绝望。未婚女性可能担心疾病对婚姻、性生活及生育的影响,已婚尚无子女的患者可能担心影响正常生育。

## 六、护理诊断

### (一)疼痛

疼痛与生殖器官及周围结缔组织炎症有关。

### (二)体温过高

体温过高与盆腔炎症有关。

### (三)知识缺乏

缺乏经期卫生知识。

### (四)舒适的改变

腹胀与盆腔腹膜炎症使肠蠕动减慢有关。

### (五)自理缺陷

自理缺陷与卧床休息、输液有关。

## 七、护理措施

(1)疼痛时注意休息,防止受凉,必要时可遵医嘱给予镇静止痛药,以缓解症状。

(2)保持生活规律,劳逸结合,若患者睡眠不佳,可在睡眠前用热水泡脚、饮热牛奶等,保持室内安静或在睡前进行按摩,必要时服用安眠药。

(3)预防护理:①及时、彻底治疗急性盆腔炎,防止扩散、迁延转为慢性盆腔炎。②注意经期卫生、性生活卫生,减少感染机会。③加强营养与锻炼,增强体质。

(4)治疗护理:①指导患者服用药物,遵医嘱帮助患者以不同途径用药,如口服、保留灌肠和外敷等;灌肠后嘱患者俯卧休息30分钟以上。②协助医师进行物理治疗,此法有利于炎症吸收和消退,可选用短波、超短波、微波、激光、离子透入(可加入各种药物如青霉素、链霉素等),或食盐炒热放入袋中,热敷下腹部。③盆腔炎性肿块体积大或经药物、物理治疗无效,可考虑手术切除病灶,做好术前准备、术中配合、术后护理。

(5)心理护理:耐心讲解疾病的病因、发生发展和治疗,倾听患者诉说不适和烦恼,提供心理支持,减轻患者压力,增强治疗信心,鼓励按流程治疗。

(赵 红)

# 第五节 异常子宫出血

## 一、定义

异常子宫出血是青春期和育龄期女性最常见的妇科症状,给患者健康及生活造成了严重的不良影响。排卵障碍性异常子宫出血是无排卵、稀发排卵和黄体功能不足引起的异常子宫出血,多与下丘脑-垂体-卵巢轴功能异常有关。

## 二、病因

### (一)无排卵性异常子宫出血

因排卵障碍引起的异常子宫出血称为无排卵性异常子宫出血,从青春期到绝经前,女性均可发生。无排卵时卵巢只分泌雌激素,不分泌孕激素。在无孕激素对抗的雌激素长期作用下,子宫内膜增殖变厚。当雌激素水平急速下降时,大量子宫内膜脱落,子宫出血很多,这种情况称为雌激素撤退性出血。在雌激素水平下降幅度小时,脱落的子宫内膜量小,子宫出血也少,这种出血被称为雌激素突破性出血。另外,当增殖变厚的内膜需要更多的雌激素而卵巢分泌的雌激素却未增加使也会出现子宫出血,这种出血也属于激素突破性出血。

### (二)排卵性异常子宫出血

排卵性异常子宫出血较无排卵性少见,多见于生育期女性。患者有周期性的排卵,主要包括黄体功能不足、子宫内膜不规则脱落和子宫内膜局部异常所致的异常子宫出血。

## 三、临床表现

### (一)无排卵性异常子宫出血

1.症状

临床上表现为月经周期紊乱,经期长短不一,出血量时多时少。出血少时患者可以没有任何自觉症状,出血多时会出现头晕、乏力心悸等贫血症状。

2.体征

与出血量多少有关,大量出血导致继发贫血时,患者皮肤、黏膜苍白,心率加快;少量出血无上述体征。妇科检查无异常发现。

### (二)排卵性异常子宫出血

1.黄体功能不足

黄体期缩短,常伴不孕或孕早期流产。

2.子宫内膜不规则脱落

月经周期正常,但经期延长,可长达10天,或伴经量增多。

3.排卵性月经过多

月经量多,周期正常。

4.排卵期出血

月经中期或在基础体温开始上升时出现少量阴道流血。

5.稀发排卵

表现为月经后期、量少。

## 四、治疗

### (一)无排卵性异常子宫出血

根据具体病因选择合适的治疗方案,尽量做到对因治疗,例如,高雄激素血症者首选抗高雄激素治疗,年轻高催乳素血症者首选多巴胺受体激动剂治疗等。可是大多数患者无法做到对因治疗,只能对症处理。急性出血时以止血为首要治疗,出血停止后应选择适当的孕激素或以孕激素为主的治疗方案调整后期,减少远期并发症的发生;有生育要求者选择促排卵治疗。

### (二)排卵性异常子宫出血

月经过多可以用止血药、孕激素或口服避孕药;经间出血使用氯米芬促排卵或孕激素治疗;排卵期出血可以用雌孕激素序贯疗法或口服避孕药。

## 五、护理评估

### (一)健康史及相关因素

(1)详细询问发病年龄、月经周期、经期变化、出血持续时间、出血量、出血性质、病程长短及伴随症状,并与发病前月经周期相比较。

(2)了解出血前有无停经,有无早孕反应。

(3)了解有无慢性病如肝病、高血压、血友病等。

(4)了解孕产史、避孕情况,有无不良精神刺激。

(5)了解就诊前是否接受过内分泌治疗,有无感染和贫血征象。

### (二)症状体征

1.无排卵性功血

表现为子宫不规则出血,特点是月经周期紊乱,经期长短不一,出血量时多时少。出血多或时间长的患者常伴贫血甚至休克。

2.有排卵性功血

表现为月经过多或月经间期出血。

### (三)辅助检查

了解全血细胞计数、凝血功能检查、盆腔 B 超检查、诊断性刮宫、宫腔镜检查、基础体温测定、血清性激素测定等阳性结果。

### (四)心理和社会支持状况

患者常因害羞或其他顾虑而不及时就诊,随着病程延长并发感染或止血效果不佳,易产生恐惧和焦虑的心理。

## 六、护理诊断

### (一)潜在并发症

贫血、休克等。

### (二)舒适改变

舒适改变与月经紊乱、性激素治疗的不良反应有关。

### (三)有感染的风险

感染与子宫不规则出血、出血量多导致严重贫血,机体抵抗力下降有关。

### (四)焦虑

焦虑与担心疾病性质及治疗效果有关。

## 七、护理措施

### (一)出血护理

护士应密切观察出血量,注意收集会阴垫,准确计算出血量。积极观察药物使用效果:性激素治疗 8 小时内见效,24~48 小时出血基本停止,若 96 小时以上仍不止血,应立即报告医师,及时给予处理。

### (二) 防治休克

对大量出血患者,应快速建立静脉通道,遵医嘱给予输血、补液治疗,维持正常血压并纠正贫血状态。密切观察生命体征变化情况,发现问题,及时报告,及时处理。

### (三) 诊断性刮宫护理

刮宫后注意观察患者阴道出血情况,并嘱患者卧床休息,避免过度疲劳和剧烈运动,保证充分的休息。给予抗生素预防感染,出血时间长者适当应用凝血药物以减少出血量。

### (四) 会阴护理

注意保持会阴部卫生清洁,每天给予会阴擦洗1次,出血多时根据病情增加擦洗次数,防止发生感染。

### (五) 预防感染

严密观察与感染有关的征象,如体温、脉搏、子宫体压痛等,检测白细胞计数和分类,同时做好会阴部护理,保持局部清洁。

### (六) 按医嘱使用性激素

(1) 按时按量正确服用性激素,保持药物在血中的稳定水平,不得随意停服或漏服。

(2) 必须按医嘱规定在血止后才能开始药物减量,每3天减量1次,每次减量不得超过原剂量的1/3,直至维持量。

(3) 维持量服用时间,通常按停药后发生撤退性出血的时间与患者上一次行经时间相应考虑。

(4) 指导患者在治疗期间如出现不规则阴道流血应及时就诊。

### (七) 体温护理

指导患者测基础体温,观察有无排卵性双向曲线。

### (八) 饮食护理

患者体质往往较差,呈贫血貌,应加强营养,改善全身状况,给予含铁剂、维生素C和蛋白质较多的饮食。

### (九) 心理护理

鼓励患者表达内心感受,耐心倾听患者的诉说,了解患者的疑虑。向患者解释病情及提供相关信息,帮助患者澄清问题,解除思想顾虑,摆脱焦虑。也可交替使用放松技术,如看电视、听广播、看书等分散患者的注意力。

（赵　红）

# 第六节　痛　经

## 一、定义

痛经是指伴随月经的疼痛,分为原发性和继发性两种。原发性痛经是指不伴有其他明显盆腔疾病的单纯性功能性痛经;继发性痛经是指因盆腔器质性疾病导致的痛经。

## 二、病因

原发性痛经的发病原因尚不清楚,研究发现原发性痛经发作时有子宫收缩异常,而造成收缩异常的原因有局部前列腺素、白三烯类物质、血管升压素、催产素的增高等。继发性痛经多发生在月经初潮若干年后的育龄妇女,子宫内膜异位症、子宫腺肌病、子宫肌瘤、子宫畸形等均可引起继发性痛经。

## 三、临床表现

疼痛发生在月经来潮前后来潮后,在月经期的48~72小时持续存在,疼痛呈痉挛性,集中在下腹部,有时伴有腰痛,严重时伴有恶心、呕吐、面色苍白、出冷汗等,影响日常生活和工作。

## 四、治疗

对痛经患者尤其是青春期少女,必须进行有关月经的生理知识教育,消除对其月经的心理恐惧。痛经时可卧床休息,热敷下腹部,还可用非特异性的止痛药。药物治疗主要包括前列腺素合成酶抑制剂、避孕药物。还可采用物理治疗、中药治疗。对原发性痛经药物治疗无效的顽固性病例,可采用骶前神经切切除术,效果良好,但有并发症。

## 五、护理评估

### (一)健康史及相关因素

了解年龄、月经史、婚育史、诱发痛经的因素、疼痛与月经的关系,以及疼痛发生的时间、部位、性质、程度、伴随症状及用药情况等。

### (二)症状体征

月经期下腹痛,以坠痛为主,重者呈痉挛性。可伴随恶心、呕吐、头晕、乏力等症状,严重时面色苍白、出冷汗。

### (三)辅助检查

妇科检查无阳性体征,可做超声检查、腹腔镜检查、宫腔镜检查等。

### (四)心理和社会支持状况

评估有无因疼痛引起的心理反应,有些患者对疼痛较为敏感,反应强烈,甚至出现神经质的性格。

## 六、护理诊断

### (一)舒适的改变

恶心、呕吐与痛经有关。

### (二)疼痛

疼痛与月经期子宫痉挛性收缩有关。

### (三)恐惧

恐惧与长时期痛经症状造成的精神紧张有关。

## 七、护理措施

### (一)一般护理

经期疼痛明显时应多卧床休息,避免剧烈运动,注意经期卫生。

## (二)对症护理

(1)腹部热敷和进食热饮,有助于缓解疼痛。

(2)疼痛剧烈者,要注意观察患者的面色、脉搏、血压及出汗等情况,如患者出现面色苍白,出冷汗,脉搏细弱,血压下降,应立即取平卧位,给予保暖,及时报告医师并协助急救。

(3)增加营养,如多补充蛋白质、维生素、铁剂等,忌食辛辣、生冷、酸涩等刺激性食物。疼痛伴有呕吐者,可给予生姜红糖茶热服。

## (三)治疗护理

### 1.治疗原则

以对症治疗为主。疼痛难忍时可使用镇痛、镇静、解痉药。口服避孕药物有治疗痛经的作用。未婚少女可行雌激素、孕激素序贯疗法减轻症状。

### 2.治疗配合

疼痛不能忍受时,可按医嘱给解痉止痛药,如阿托品等。如每次月经期都习惯性服用止痛药,应防止药物依赖性和成瘾性。痛经妇女可按医嘱给予口服避孕药和前列腺素合成酶抑制剂(如布洛芬)。观察用药后的反应。

## (四)心理护理

消除患者对疼痛的恐惧心理,安定情绪,避免急躁、忧郁,保持心情愉快,为患者讲解有关痛经的生理知识。

(赵 红)

# 第七节 闭 经

## 一、定义

任何因素导致的月经从未来潮或月经来潮后异常停止称为闭经,可分为生理性闭经和病理性闭经。本部分主要介绍病理性闭经。

## 二、病因

以下按闭经发生的部位概述导致闭经的原因。

### (一)子宫或下生殖道闭经

子宫是形成月经的器官,由于先天的子宫缺如、发育异常或后天损伤导致其对卵巢性激素无反应,不能周期性发生内膜增殖和分泌期变化,导致闭经。该类型的闭经通常生殖内分泌正常,第二性征正常。

### (二)卵巢性闭经

卵巢性闭经是由于卵巢先天性发育异常或后天因素导致功能过早衰退,雌、孕激素等卵巢激素水平下降,卵泡刺激素(FSH)和黄体生成素(LH)反馈性升高。

### (三)垂体性闭经

垂体的器质性病变或功能失调均可导致月经紊乱或闭经。

## (四)下丘脑性闭经

下丘脑性闭经是指包括中枢神经系统、下丘脑疾病或功能紊乱引起的促性腺激素释放激素(GnRH)脉冲分泌异常或分泌不足导致的闭经。其原因分为先天性因素和后天性因素,先天性因素包括下丘脑 GnRH 神经元先天性发育异常导致的功能低下,如卡尔曼综合征特发性低促性腺素性腺功能低下;后天因素主要是环境因素、精神心理因素、营养、运动等导致的继发性低促性腺素性腺功能低下。

## 三、临床表现

### (一)症状

闭经是主要的症状。

### (二)体征

1.全身检查

注意发育、营养、胖瘦及智力等情况;测体质量及身高;注意四肢、躯干的比例;检查第二性征发育程度;检查毛发多少及分布;检查乳房发育,轻挤乳房,观察有无泌乳。

2.妇科检查

注意有无生殖道先天性畸形,外生殖器发育情况,阴蒂是否肥大,子宫及卵巢是否增大,子宫附件处有无包块或结节等。

## 四、治疗

引起闭经的原因复杂多样,有先天和后天因素,更有功能失调和器质性因素之分,因此治疗上要按照患病病因制订出不同的治疗方案,病因治疗和激素补充治疗相结合。全身治疗和心理调节对闭经患者十分必要。

## 五、护理评估

### (一)健康史及相关因素

(1)了解有无先天性缺陷。

(2)详细询问月经史,包括初潮年龄、第二性征发育情况、月经周期经期、经量、闭经前月经情况、闭经期限及伴随症状等。

(3)了解有无精神因素、环境改变、体重增减、疾病及用药影响等诱因。

### (二)症状体征

无月经或月经停止。

### (三)辅助检查

了解妇科检查、子宫功能检查(诊断性刮宫、子宫输卵管碘油造影、子宫镜检查、药物撤退试验)、卵巢功能检查(基础体温测定、阴道脱落细胞检查、宫颈黏液结晶检查、激素测定、B超监测、卵巢兴奋试验)、垂体功能检查(血催乳素、FSH、LH 放射免疫测定、垂体兴奋试验及其他)等阳性结果。

### (四)心理和社会支持状况

评估有无心理压力,患者常表现为情绪低落,对治疗和护理丧失信心。

## 六、护理诊断

### (一)功能障碍性悲哀
功能障碍性悲哀与长期闭经及治疗效果不明显有关。

### (二)焦虑
焦虑与不了解疾病发展结果,不了解诊断结果出现精神上的紧张,缺乏安全感有关。

### (三)恐惧
恐惧与不了解检查方法和检查结果,使患者有风险感有关。

### (四)自尊紊乱
自尊紊乱与不能正常每月经来潮而出现自我否定有关。

## 七、护理措施

### (一)一般护理
(1)环境空气新鲜,整洁安静,避免强烈的噪声刺激。
(2)适当进行体育锻炼,增强体质。
(3)供给患者足够的营养。
(4)注意个人卫生,保持外阴清洁,防止感染。

### (二)治疗护理

**1.纠正全身健康情况**
(1)增加营养,调配及增加维生素丰富食物。
(2)避免精神紧张,消除不良刺激。
(3)保持情绪稳定,对精神、神经不稳定者,可酌情使用自主神经阻断剂或精神安定剂。

**2.病因治疗**
找到引起闭经的器质性疾病给予恰当治疗。例如,结核性子宫内膜炎者即给予抗结核治疗。

**3.激素治疗**
对先天性卵巢发育不良或卵巢功能受损或破坏以致早衰者可用性激素替代疗法。一般应用性激素人工周期疗法。
(1)小剂量雌激素周期治疗。
(2)雌、孕激素序贯疗法。
(3)雌、孕激素合并治疗。
(4)诱发排卵,常用氯米芬、黄体生成激素释放激素(LHRH 或 GnRH)、HCG 和小剂量雌素-孕激素序贯疗法。指导患者正确合理用药,向患者讲解性激素治疗的作用、具体用药方法、剂量及不良反应,帮助患者了解药物的撤退性出血。指导患者严格按医嘱准时服药,不能随意增量、减量或停药,并注意观察使用性激素后的不良反应。

**4.情感支持**
一些侵入性的检查操作会对人的整体感产生威胁,使患者有恐惧感,护士应给予情感上的支持。建立信任的护患关系,仔细耐心解说病情,消除心理压力,利于治疗。鼓励患者说出自己的感受及对疾病看法,并随时帮助患者澄清错误观念。

### 5.降低焦虑水平

评估患者的焦虑水平(程度)按低度、中度、重度和极重度分级;提供安全舒适的环境,与患者进行沟通交流;解释疾病可能的发生发展,进行知识宣教;指导应用放松疗法。

(董光萍)

## 第八节 阴道发育异常

### 一、定义

阴道发育异常患者在青春期前一般无症状,多在青春期因原发性闭经、腹痛、婚后性生活困难等原因就医时被确诊,常见的阴道发育异常包括先天性无阴道、阴道闭锁、阴道横隔和阴道纵隔。

### 二、病因

#### (一)先天性无阴道

双侧副中肾管发育不全,或双侧副中肾管尾端发育不良,多合并无子宫,或仅有痕迹子宫。

#### (二)阴道闭锁

尿生殖窦未参与形成阴道下段。

#### (三)阴道横隔

两侧副中肾管会合后的尾端与尿生殖窦相接处未贯通或部分贯通。

#### (四)阴道纵隔

两侧副中肾管会合后,其纵隔未消失或未完全消失。

### 三、临床表现

#### (一)先天性无阴道

患者一般无症状,多数为青春期后无月经来潮或婚后性交困难而就诊。极少数患者有发育正常的子宫,表现为青春期因宫腔积血而出现周期性下腹部疼痛。

#### (二)阴道闭锁

患者症状与处女膜闭锁相似,无阴道开口,但闭锁处黏膜表面色泽正常,亦不向外膨隆,直肠指诊扪及向直肠凸出的阴道积血包块,其位置较处女膜闭锁高。

#### (三)阴道横隔

患者一般无症状,横隔位于上段者,常于妇科检查时发现。位置较低者少见,多因性生活不满意而就医。

#### (四)阴道纵隔

绝大多数患者无症状,有些是婚后性交困难或潴留在斜隔盲端的积血继发感染后才诊断,另一些可能晚至分娩时产程进展缓慢才确诊。

## 四、治疗

### (一)先天性无阴道

对准备有性生活的无子宫或只有痕迹子宫者,有短浅阴道者可先用机械扩张法。不适宜机械扩张或机械扩张无效者行人工阴道成形术。手术应在性生活开始前进行,以乙状结肠阴道成形术效果较好,其他方法包括游离皮瓣阴道成形术、羊膜阴道成形术、腹膜阴道成形术和外阴阴道成形术等。

子宫发育正常者,在初潮时即应行人工阴道成形术,同时引流宫腔积血,并将人工阴道与子宫相接以保留生育能力,子宫无法保留者应予切除。

### (二)阴道闭锁

应尽早手术。术时应先切开闭锁段阴道,并游离积血下段的阴道黏膜,再切开积血包块,排净积血后,利用已游离的阴道黏膜覆盖创面。术后定期扩张阴道以防瘢痕挛缩。

### (三)阴道横隔

一般应将横隔切开并切除其多余部分,最后缝合切缘以防粘连形成。术后短期放置模型防止瘢痕挛缩。若是分娩时发现横隔阻碍胎先露部下降,横隔薄者,当胎先露部下降至横隔处并将横隔撑得极薄时,将其切开后胎儿即能经阴道娩出;横隔厚者应行剖宫产。

### (四)阴道纵隔

若斜隔妨碍经血排出或纵隔影响性交时,应将其切除,创面缝合以防粘连。若临产后发现纵隔阻碍胎先露部下降,可沿隔的中部切断,分娩后缝合切缘止血。

## 五、护理评估

### (一)症状评估

绝大多数患者的症状为青春期后无月经来潮,极少数伴有周期性下腹痛,已婚者有性生活困难及不孕史。有些患者仅因为产程进展缓慢而确诊。

### (二)身心状况

患者第二性征发育正常,绝大多数患者青春期前无症状,青春期后表现为无月经来潮、周期性下腹痛、性交困难或仅有产程进展缓慢。先天性无阴道的患者无阴道口或在阴道外口处有一浅窝;肛诊时未见子宫或仅有较小的始基子宫,极少数子宫发育正常者有宫腔积血时可扪及增大有压痛的子宫。阴道闭锁的患者直肠指诊扪及向直肠突出的阴道积血包块。

患者因原发性闭经、周期性下腹部疼痛或性交困难而感到紧张、恐惧。一旦确诊后,患者会感到自卑,已婚者会对丈夫及家庭产生负疚感;家庭成员也会难以接受患者不能生育的现实。护理人员应评估患者就诊时的心情、家庭支持状况等,已婚或准备结婚者要评估丈夫对生育的态度。

## 六、护理诊断

### (一)急性疼痛

急性疼痛与宫腔积血、手术创伤或更换阴道模型有关。

### (二)长期低自尊

长期低自尊与不能生育有关。

### 七、护理措施

#### (一)教会患者机械扩张方法

对于有短浅阴道选用机械扩张方法的患者应教会其正确使用阴道模型的方法。按顺序由小到大使用阴道模型局部加压扩张,逐渐加深阴道长度,直至能满足性生活要求为止。阴道模型夜间放置,日间取出,便于工作和生活。

#### (二)术前特殊准备

根据患者的年龄选择适当型号的阴道模型,并为患者准备两个以上的阴道模型及丁字带,消毒后备用。对游离皮瓣阴道成形术者,应准备一侧大腿中部皮肤,皮肤进行剃毛及消毒后,用无菌治疗巾包裹,以备术中使用。对于涉及肠道的手术如乙状结肠阴道成形术者应做好肠道的准备。其他术前准备同一般会阴部手术患者。

#### (三)术后护理

术后一般护理与会阴部手术相同。乙状结肠阴道成形术者应观察人工阴道的血运情况,分泌物的量、性状,有无感染,并控制首次排便时间。需使用阴道模型者应教会患者更换阴道模型的方法。患者第一次更换阴道模型时疼痛明显,需在更换前半小时用止痛药。应选择适当的型号,并在模型表面涂抹润滑剂,以减轻疼痛;阴道模型应每天消毒并更换。

#### (四)心理护理

某些患者及家属知道不能生育时,往往会感到绝望,护士应多与患者及家属沟通交流,讲解治疗的方式与效果,与患者、家属一起商讨手术方式,让患者、家属了解有关知识,让家属(特别是丈夫)了解疾病的发生、发展过程,积极面对现实,理解患者,并鼓励患者及家属参与手术方案的选择和制订过程。术后鼓励患者尽快恢复原来的学习和工作,积极参与集体活动,充分认识自己其他方面的才能,使其对今后的生活充满信心。

(王飞飞)

## 第九节 子宫脱垂

### 一、定义

子宫从正常位置沿阴道下降,子宫颈外口达坐骨棘水平以下,甚至子宫全部脱出阴道口外,称为子宫脱垂。常伴发阴道前、后壁膨出。

### 二、病因

#### (一)盆底组织薄弱,韧带过度松弛

1.产伤子宫脱垂

女性生殖器官由盆底肌肉和筋膜、提肛肌及子宫各韧带支持,包括宫颈主韧带、耻骨尿道韧带及子宫骶骨韧带等。盆底的骨骼肌、平滑肌及其致密的结缔组织,多数以会阴中心体为中心,构成一个坚固的盆底,在分娩时极度扩张。在急产、难产,以及分娩时宫口未开全,而过早的向下

屏气用力,均可使子宫支持组织过度伸展或撕裂,尤其是提肛肌。产时过度推压子宫底,或产程延长,过分保护会阴,可使韧带伸张受伤,肌肉过度伸展、肌纤维断裂,均导致子宫脱垂的发生。多数产妇随着产后休息而促使子宫复旧,在数周内恢复正常。产后早期进行适当活动和运动,有利于盆底肌肉张力的恢复,但产褥期过早体力劳动或久站、休息不好、营养不良等,均可影响盆底正常功能的恢复,而导致子宫脱垂。

2.卵巢功能衰退

老年妇女或哺乳时间过久的妇女,卵巢功能衰退,雌激素水平低落,或因某些原因切除卵巢、盆腔放射治疗,使卵巢功能衰退,均可导致生殖器官萎缩,组织弹性消失,支持组织退行性变、薄弱、松弛,而发生子宫脱垂。

3.先天性发育异常

先天性发育不良、生殖器官及盆底的支持组织薄弱,松弛无力,造成子宫脱垂。

4.体质因素

营养不良、体质衰弱、肌肉松弛及子宫结构不良,均是发生子宫脱垂的因素。

(二)腹腔内压力增加

(1)产褥期产妇喜仰卧位,久之,子宫易成后位,子宫轴与阴道轴方向一致,如长期从事站立劳动,腹压持续增大,压迫子宫,子宫即沿阴道方向下降而致脱垂。或产后蹲位劳动,如洗尿布,亦可使腹压增加,促使子宫脱垂。

(2)慢性支气管炎、慢性咳嗽、便秘,以及腹盆腔肿瘤、腹水等,增加腹腔内压力,可促使子宫脱垂的发生。

## 三、临床表现

(一)症状

子宫脱垂症状的轻重视子宫脱垂的程度及伴发周围脏器的膨出情况而定。通常轻度脱垂者可无症状或症状较轻,重度脱垂者则症状显著。

1.阴道内脱出块物

轻度子宫脱垂指宫颈位于阴道内,病情进展于久站、久蹲或大便用力后子宫脱出外阴口或阴道壁膨出于外阴口,经平卧休息后能自动回纳。膨出物随时间的进展越来越大,且不能自行回缩,需用手还纳。如果局部组织因血流淤滞而致水肿、肥大,严重时发生机械性障碍而使脱出物不能回纳。脱出外阴的子宫、阴道壁使行走时极感不适,少数严重者还可使患者无法行动而终日卧床。

2.下坠感及腰背酸痛

脱垂程度越重,下坠感也越剧烈,而且可有上腹部不适甚至恶心。

3.分泌物

阴道分泌物增加。

4.泌尿系统症状

子宫脱垂常伴有膀胱膨出,故可发生排尿困难、尿潴留、残余尿。排尿困难者膀胱内经常有残余尿,易引起膀胱感染而发生尿频、尿痛、尿急等症状。久而久之,感染向上蔓延,最终将损害肾脏,形成肾盂肾炎、肾盂输尿管积水,表现为肾区疼痛、腰痛等。

5.直肠症状

轻度直肠膨出者常不引起症状,重度直肠膨出者可有下坠感、腰酸、便秘、扬胀气或大便困难等症状。

### (二)体征

(1)全身检查可有营养不良、体质虚弱。

(2)行妇科检查时,嘱患者向下屏气用力,于腹压增加时检查子宫脱垂的程度。①Ⅰ度轻:子宫颈距离处女膜缘<4 cm,但未达到处女膜缘。②Ⅰ度重:子宫颈已达处女膜缘,但未超过该缘,于阴道口可见到子宫颈。③Ⅱ度轻:子宫颈已脱出阴道口外,但宫体仍在阴道内。④Ⅱ度重:子宫颈及部分宫体已脱出于阴道口外。⑤Ⅲ度:子宫颈及子宫体全部脱出于阴道口外。

(3)阴道前后壁膨出。

(4)张力性尿失禁的检查与分类:让患者屏气或咳嗽,同时注意有无尿液自尿道口流出,如有,再用食、中指压迫尿道两侧重复上述动作,无尿溢出,表示有张力性尿失禁。尿失禁分类法如下。①Ⅰ级:休息情况下用力屏气时发生尿失禁。②Ⅱ级:行走、登高或突然改变体位时发生尿失禁。③Ⅲ级:卧床时有尿失禁。

## 四、治疗

除非合并张力性尿失禁,无症状者不需要治疗,有症状者采取保守治疗或手术治疗,治疗方案应个体化。治疗应以安全、简单和有效为原则。

### (一)非手术治疗

包括一般支持治疗及子宫托治疗。适用于轻型子宫脱垂、年老不能耐受手术或需要生育的患者。

#### 1.一般支持疗法

包括加强营养,合理安排休息和工作,避免重体力劳动,保持排便通畅,积极治疗引起腹压增加的疾病,盆底肌肉锻炼,绝经后女性补充雌激素。

#### 2.子宫托治疗

用子宫托治疗子宫脱垂是利用子宫托的支撑作用,使脱垂的子宫上升至阴道内,从而改善盆底组织血液循环,达到病情好转。

### (二)手术治疗

目的是消除症状,修复盆底支持组织。应根据患者的年龄、脱垂程度、生育情况、全身状况选择手术方式。

(1)阴道前后壁修补术适用于Ⅰ度、Ⅱ度阴道前、后壁脱垂的患者。

(2)阴道前后壁修补术加主韧带缩短及宫颈部分切除术适用于年龄较轻、宫颈延长,希望保留子宫的Ⅰ度、Ⅱ度子宫脱垂伴有阴道前、后壁脱垂的患者。

(3)经阴道子宫全切除及阴道前后壁修补术适用于Ⅰ度、Ⅱ度子宫脱垂伴有阴道前、后壁脱垂、年龄较大、不需要保留子宫的患者。

(4)阴道纵隔形成术适用于年老体弱不能耐受大手术、不需要保留性能力者。

(5)阴道、子宫悬吊术通过缩短圆韧带,或利用生物材料制成各种吊带悬吊子宫和阴道。

## 五、护理评估

### (一)健康史

询问患者有无腰骶部酸痛和下坠感,若有,应询问其严重程度,在久站、下蹲、行走与劳动时是否会加重,并询问与月经的关系。询问患者既往生育史,是否有滞产、产伤病史。同时,还应评估患者其他系统健康状况。

### (二)身体状况

了解患者有无下腹部坠胀、腰痛症状,是否有排尿便困难,阴道肿物脱出。是否在用力蹲下、增加腹压时,上述症状加重,甚至出现尿失禁,但卧床休息后症状减轻。

### (三)心理-社会状况

由于长期的子宫脱出使患者行动不便,不能从事体力劳动,排便排尿异常导致其烦恼的心理反应;严重者性生活受到影响,患者出现焦虑,情绪低落;因保守治疗效果不佳而悲观失望,不愿与他人交往。

## 六、护理诊断

### (一)焦虑

焦虑与长期子宫脱垂影响正常的生活有关。

### (二)疼痛

疼痛与牵拉韧带、宫颈及阴道壁溃疡有关。

### (三)尿潴留/尿失禁

尿潴留/尿失禁与脱垂的子宫压迫膀胱颈有关。

## 七、护理措施

### (一)一般护理

**1. 加强营养**

增强体质,帮助患者选择食物,使其摄入相当量的碳水化合物、脂肪、蛋白质、维生素、矿物质、电解质以及微量元素以维持正常的新陈代谢功能。

**2. 防止便秘**

从心理上和生理上帮助患者建立正常的排便形态。如摄入足够的液体、高纤维素食物(如粗粮、粗纤维蔬菜包括芹菜和韭菜)等。

**3. 肛提肌锻炼**

适合不严重的患者,利用盆底有关肌肉的运动锻炼,增加其张力,最终达到功能恢复。具体方法:用力一收一缩肛门,每次连续进行 10 分钟左右,每天数次,第一次锻炼应在起床前进行。有压力性尿失禁者,每次排尿时,有意识地停顿排尿动作数次,并使之形成习惯,对加强肛提肌的张力,甚为有益。注意事项:治疗期间及治疗结束后 3 个月内,应注意休息及避免重体力劳动和不适当的家务劳动体位(如蹲位)。

### (二)治疗护理

**1. 非手术治疗**

以子宫托治疗为主,这种治疗简便、安全、有效、经济。一般适用于Ⅰ度重、Ⅱ度轻的子宫脱垂,体弱或因其他疾病不能耐受手术者。其他的非手术治疗有中药口服、肌内注射(如宫旁注射中药治疗)、局部熏洗等。

**2. 手术治疗**

适应证为保守治疗无效者,或Ⅱ度重、Ⅲ度子宫脱垂,应根据患者的年龄、生育要求及全身健康情况选择适当的手术方式。常用的手术方式：①阴道前、后壁修补术加缩短主韧带及子宫颈部分切除术；②阴道子宫全切除及阴道前、后壁修补术；③阴道前、后壁修补术；④阴道纵隔形成术。

（王飞飞）

## 第十节 尿　　瘘

### 一、定义

尿瘘是指生殖器与泌尿系统之间形成异常通道。

### 二、病因

#### （一）产伤

主要由于滞产、胎头长时间压迫导致组织坏死。一般在分娩1周内形成大小不等的瘘孔，亦可因难产、阴道手术造成膀胱损伤。子宫破裂可并发膀胱损伤，或剖宫产手术切口撕裂延长累及膀胱，手术中疏忽，未予处理而形成尿瘘。

#### （二）妇科手术损伤

经腹或阴道进入盆腔的妇科手术。遇严重盆腔炎症粘连，或生殖器官肿瘤（子宫、卵巢或阔韧带内肿瘤）、子宫脱垂等使盆腔邻近器官的解剖关系变异，则在施行全子宫切除或广泛性子宫切除术，损伤输尿管或膀胱，损伤未被发现或虽发现修补愈合不佳，而形成输尿管阴道瘘或膀胱阴道瘘。子宫颈癌根治手术时，游离输尿管、损伤其外鞘，也可致输尿管壁缺血、坏死，尤其在术后、腹膜后有感染的情况下，更易造成输尿管阴道瘘。瘘多发生在输尿管远侧端，或接近输尿管膀胱结合部。可能有几个瘘孔沿阴道断端与阴道腔相通，且无例外地有输尿管狭窄。

#### （三）肿瘤

侵蚀或放射治疗损伤子宫颈癌晚期自阴道穹隆向膀胱侵蚀，可形成膀胱阴道瘘。可能在诊断癌症时已出现，或在放射治疗后，肿瘤组织坏死、皱缩、瘢痕形成后出现。瘘管一般位于膀胱三角区或紧靠其上方，亦可伴有输尿管梗阻。子宫颈癌放射治疗后，其周围的组织发生持久反应，产生闭塞性末梢血管炎，引起瘢痕形成、组织固定及血液供应减少。尤其较大肿块放射量较大时，瘘管形成的危险性增加。放射治疗结束至瘘管发生平均18个月，亦有间隔几年的报道。因此，有些癌症虽获得根治，但瘘管发生的危险性仍持续存在。

#### （四）其他

阴道内放置腐蚀性药物（如治疗阴道炎）使局部组织被腐蚀坏死、溃烂，最终形成瘘。阴道内长期放置子宫托、嵌顿、组织受压缺血、坏死而致尿瘘。

### 三、临床表现

#### （一）漏尿

主要症状为患者不能自主排尿，尿液不断由阴道流出。分娩时所致尿瘘多在产后3～7天开始漏尿。术时直接损伤者术后即有漏尿。其表现因瘘孔的大小而略有不同,有的尿液日夜外溢,有的侧卧或平卧时漏尿,有的除能自主排尿外,同时有尿液不自主地自阴道流出。

### (二)外阴瘙痒和疼痛

局部刺激、组织炎症增生及感染和尿液刺激、浸渍,可引起外阴部痒和烧灼痛,外阴呈皮炎改变。若一侧输尿管下段断裂而致阴道漏尿,由于尿液刺激阴道一侧顶端,周围组织引起增生,盆腔检查可触及局部增厚。

### (三)尿路感染

伴有膀胱结石者多有尿路感染,出现尿频、尿急、尿痛症状。

### (四)闭经

不少患者长期闭经或月经稀发,其原因尚不清楚,可能与精神创伤有关。

### (五)性交困难及不孕

阴道狭窄可致性交障碍,并可因闭经和精神抑郁导致不孕症。

## 四、治疗

目前尿瘘治疗的主要手段是手术,但由于致瘘原因不同、情况各异。非手术治疗适合分娩或手术1周后出现的膀胱阴道瘘、手术1周后出现的输尿管阴道瘘、直径较小的膀胱阴道瘘,对于年老体弱、不能耐受手术的患者也可以采用非手术治疗。

在术前应进行评估,给予个体化处理。确定尿瘘性质、部位、类型、选择适当的手术时机。根据瘘孔类型、性质、大小选择术式。原则是首选简单术式,不要任意扩大手术范围及手术时间,防止感染。

## 五、护理评估

### (一)健康史

了解患者有无难产、阴道助产及盆腔手术史。通过询问病史,了解患者的既往史,尤其与肿瘤、结核、接受放射治疗等相关病史。详细了解患者漏尿的时间、有无自控排尿。

### (二)身体状况

询问患者漏尿的症状及表现形式,评估外阴部、臀部有无皮损,其面积的大小、涉及的范围,有无溃疡、瘙痒、灼痛、行走不便。

### (三)心理-社会状况

由于漏尿,患者身体发出异常的气味,患者表现为不愿意出门,与他人接触交往减少,常伴有无助感,心理上出现自卑、失望等。了解患者及家属对漏尿的感受,有助于缓解负性的情感。

## 六、护理诊断

### (一)皮肤完整性受损

皮肤完整性受损与尿液刺激外阴导致皮炎有关。

### (二)身体意象紊乱

身体意象紊乱与长期漏尿引起巨大精神压力有关。

### (三)社交孤立

社交孤立与长期漏尿,不愿与人交往有关。

## 七、护理措施

### (一)一般护理

指导患者保持外阴部清洁、干燥,鼓励患者多饮水。由于漏尿,很多患者为了减少排尿,往往自己限制饮水量,造成对皮肤刺激更大的酸性尿液,而多饮水可达到稀释尿液,减少对皮肤的刺激作用,还能起到自身冲洗膀胱的目的。护理人员应向患者解释限制饮水的危害,指导患者每天饮水不少于3 000 mL。

### (二)治疗护理

1.术前护理

除按外阴、阴道手术术前常规准备外,有外阴湿疹、溃疡者,需治疗待痊愈后再行手术。老年妇女或闭经者,术前1周给予雌激素口服,促使阴道上皮增生,有利于术后伤口的愈合。有尿路感染者应先遵医嘱控制感染后,再行手术。

2.术后护理

术后护理是手术能否成功的关键,除按外阴、阴道手术术后一般护理外,还应注意以下事项。①术后体位,应根据患者瘘孔位置决定,原则上是使瘘孔处于高位,减少尿液浸渍感染。瘘孔在侧面者可采取健侧卧位;膀胱阴道瘘若瘘孔在后底部,应采取俯卧位;由于患者手术后俯卧位会压迫伤口,而又难以保持一种姿势时,多采用侧卧位与平卧位交替进行。②尿管护理,术后保留尿管或耻骨上膀胱造瘘10~14天,注意固定尿管,保持引流通畅,发现阻塞及时处理。尿管拔除后协助患者每1~2小时排尿1次,以后逐步延长排尿时间。③术后遵医嘱给予抗生素,每天补液2 500~3 000 mL,鼓励患者多饮水,稀释尿液,防止发生血尿或尿液浓缩沉积过多形成结石。④术后加强盆底肌锻炼,预防咳嗽和便秘等使腹压增加的因素。

### (三)心理护理

关心体贴患者,理解患者因疾病所导致的不良心理反应和痛苦,耐心讲解尿瘘相关知识,回答患者所提出的各种问题,消除其思想顾虑。

(王飞飞)

# 第十一节 粪 瘘

## 一、定义

粪瘘指生殖道与肠道间的异常通道,常见为直肠阴道瘘。

## 二、病因

多因难产时胎头滞留在阴道内,阴道后壁及直肠受压,使局部组织缺血、坏死、脱落而形成瘘;会阴裂伤未缝合,缝合后未愈合,或会阴切开缝合时,缝线穿透直肠黏膜而未被发现,感染后形成直肠阴道瘘。

## 三、临床表现

**(一)症状**

(1)大便及气体不自主地由阴道排出,腹泻时尤甚。
(2)若瘘孔小且部位高时,大便可积于阴道中。
(3)外阴炎。

**(二)体征**

妇科检查见大的瘘孔可在阴道窥诊时见到或触诊时证实。小的瘘孔往往在阴道后壁见到一鲜肉芽组织,插入子宫探针,另一手手指伸入肛门,手指与探针相遇。

## 四、治疗

粪瘘的治疗为手术修补。修补效果比尿瘘佳。其损伤后自愈的机会也比尿瘘多。新鲜创伤(如手术或外伤),应立即进行修补,陈旧性粪瘘,如为部位较高的直肠阴道瘘,则按尿瘘修补的原则方法及手术需求,分离瘘孔的周边组织,使阴道壁与直肠壁黏膜分离,先缝直肠壁(不透黏膜),后缝合阴道壁。如直肠阴道壁近于肛门,则首先从正中剪开肛门与瘘孔之间的阴道直肠壁,使会阴三度裂伤再行修补。

如系粪瘘与尿瘘两者并存,宜同时修补。如粪瘘较大,或瘢痕组织较多,估计手术困难者可先做腹壁结肠造瘘及尿瘘修补,待尿瘘愈合后,间隔4周,再进行粪瘘修补。成功后再使造瘘的结肠复位。

直肠阴道瘘的瘘孔巨大,瘢痕组织过多,瘘孔经多次修补失败,可考虑做永久性人工肛门手术。

## 五、护理评估

**(一)病史**

重点收集患者生育史,了解患者有无因头盆不称、难产、第二产程延长、阴道助产、盆底组织撕裂伤、盆腔损伤、子宫托放置不当等病史。了解其他病史,尤其与肿瘤、结核、放射治疗等相关病史。分析粪瘘与手术、分娩的关系,找出患者发生粪瘘的原因。详细了解患者粪瘘的程度,有无合并尿痛、性交困难及月经稀发、闭经等。

**(二)身体评估**

询问粪瘘的症状,瘘孔小者,阴道内可无粪便污染,但肠内气体可自瘘孔经阴道排出,稀便时则从阴道流出。瘘孔大者,成形粪便可经阴道排出,稀便时呈持续外流。阴道检查、直肠指检等方法了解瘘孔的位置和大小。瘘孔小,不易发现的瘘孔可以进行钡剂灌肠检查。患者可能有外阴糜烂,感灼痛、刺痒,行动不便。

**(三)心理社会评估**

由于漏粪及身体异味,给患者生活带来诸多不便,患者不能或不愿出门、与他人交往减少,社交孤立,感到无助。患者性生活可能受到影响,严重影响夫妻感情。由于疾病长期折磨,治疗效果不佳,长期承受肉体和精神折磨,易产生悲观、孤独和无助感。重点评估疾病对患者日常生活带来的影响,患者家属及配偶对疾病的看法。

## 六、护理诊断

### (一)皮肤完整性受损
皮肤完整性受损与长期受粪便刺激和浸渍有关。

### (二)长期自我贬低
长期自我贬低与长期承受肉体与精神折磨有关。

### (三)感染的危险
感染与患者抵抗力降低和原病灶感染未控制有关。

## 七、护理措施

### (一)一般护理
指导患者保持外阴部清洁、干燥、鼓励患者多饮水。护理人员应该积极向患者解释产生粪瘘的原因及治疗方法以解除患者的心理压力。

### (二)术前护理
(1)按妇科腹部、阴部手术前护理。
(2)加强外阴护理。术前1周用1∶5 000高锰酸钾水坐浴,每天2次,每次20～30分钟,保持外阴及肛周清洁干燥。外阴及肛周有皮炎时,可上药治疗。
(3)术前3天肠道准备,甲硝唑每天服1.0 g,环丙沙星0.2 g,每天3次,进无渣半流食3天,高热量流质饮食2天,术前禁食1天。
(4)术前1天晨番泻叶3 g茶饮,晚灌肠1次,术日晨清洁灌肠及阴道冲洗1次。
(5)备皮范围:外阴、肛周及大腿内下1/3处。

### (三)术后护理
(1)同尿瘘。
(2)患者取半卧位。
(3)术后进无渣流食,排气后改无渣半流食。
(4)保留尿管5～7天,保持局部清洁。敷料浸湿及时更换,会阴护理每天2次。术后服复方樟脑酊2 mL,每天3次,共7天,控制大便。7天后番泻叶茶饮或液状石蜡30 mL顿服。软化大便,术后1～2个月不能有干大便。
(5)给予广谱抗生素预防和控制感染。

### (四)心理护理
关心体贴患者,理解患者因疾病所导致的不良心理反应和痛苦,耐心讲解粪瘘相关知识,回答患者所提出的各种问题,消除其思想顾虑。

(王飞飞)

# 第十二节 子宫肌瘤

## 一、定义
子宫肌瘤是女性生殖系统最常见的良性肿瘤,由平滑肌及结缔组织组成。多见于30～50岁女性。

## 二、病因

确切病因尚未明确，可能与正常肌层的体细胞突变、性激素及局部生长因子间的相互作用有关。

## 三、临床表现

子宫肌瘤多无明显症状，仅在体检时偶然发现。症状与肌瘤部位、大小、有无变性相关。常见症状如下。

### (一)经量增多及经期延长

经量增多及经期延长多见于大的肌壁间肌瘤及黏膜下肌瘤者，肌瘤使宫腔增大、子宫内膜面积增加，并影响子宫收缩可有经量增多、经期延长等症状。此外肌瘤可能使肿瘤附近的静脉受挤压，导致子宫内膜静脉丛充血与扩张，从而引起月经过多。黏膜下肌瘤伴坏死感染时，可有不规则阴道流血或血样脓性排液。长期经量增多可导致继发贫血、乏力、心悸等症状。

### (二)下腹包块

肌瘤初起时腹部摸不到肿块，当肌瘤逐渐增大使子宫超过3个月妊娠大小较易从腹部触及。肿块居下腹正中部位，实性、可活动、无压痛、生长缓慢。巨大的黏膜下肌瘤脱出阴道外，患者可因外阴脱出肿物来就医。

### (三)白带增多

肌壁间肌瘤使宫腔面积增大，内膜腺体分泌增多，并伴有盆腔充血致使白带增多；子宫黏膜下肌瘤一旦感染可有大量脓样白带，如有溃烂、坏死、出血时可有血性或脓血性恶臭的阴道溢液。

### (四)压迫症状

子宫前壁下段肌瘤可压迫膀胱引起尿频、尿急；子宫颈肌瘤可引起排尿困难、尿潴留；子宫后壁肌瘤（峡部或后壁）可引起下腹坠胀不适、便秘等症状。阔韧带肌瘤或宫颈巨型肌瘤向侧方发展嵌入盆腔内压迫输尿管使上泌尿路受阻，形成输尿管扩张甚至发生肾盂积水。

### (五)其他

常见下腹坠胀、腰酸背痛，经期加重。黏膜下肌瘤、引起宫腔变形和压迫输卵管的肌瘤可引起不孕或流产。肌瘤红色变性时有急性下腹痛，伴呕吐、发热及肿瘤局部压痛；浆膜下肌瘤蒂扭转可有急性腹痛；子宫黏膜下肌瘤由宫腔向外排出时也可引起腹痛。

## 四、治疗

治疗应根据患者年龄、生育要求、症状及肌瘤的部位全面考虑。无症状或症状轻微的患者，一般不需要治疗，特别是近绝经期的女性。若肌瘤明显增大或出现症状，可考虑进一步治疗。症状轻，近绝经年龄或全身情况不宜手术者或在手术前控制肌瘤的大小以减少手术难度，可给予药物对症治疗。对月经过多继发贫血，有膀胱、直肠压迫症状或肌瘤生长较快疑有恶变者，保守治疗失败或反复流产排除其他原因者，可采用手术治疗。

## 五、护理评估

### (一)健康史及相关因素

月经史、生育史、是否有(因子宫肌瘤所致的)不孕或自然流产史。是否存在长期使用女性性激素的诱发因素,了解发病后月经变化情况及伴随情况。

### (二)症状体征

多数患者无明显症状或没有自觉症状,只有半数患者有症状,且与肌瘤生长的部位、大小、数目有关。评估是否有月经改变、下腹部肿块、白带增多、腹痛、腰酸、下腹坠胀、压迫症状及不孕或流产等。

### (三)辅助检查

妇科双合诊或三合诊检查、B超、内镜检查等。

### (四)心理和社会支持状况

常表现恐惧、不安,迫切需要咨询指导。

## 六、护理诊断

### (一)知识缺乏

患者对疾病不了解,缺乏对疾病的正确认识,而不重视随访观察,不配合治疗方案。

### (二)焦虑

焦虑与担心肌瘤恶变、害怕手术有关。

### (三)有感染的风险

感染与失血、手术、机体抵抗力下降有关。

### (四)潜在并发症

贫血。

## 七、护理措施

### (一)一般护理

患者应注意休息,避免劳累,保证充足睡眠。加强营养,尤其是贫血的患者应从饮食中补充营养物质,多食含蛋白质、铁丰富的食物,如动物肝脏、瘦肉、蛋类、海带、紫菜、菠菜、豆类、黑木耳、藕粉、枣。保持外阴清洁,防止感染。

### (二)药物治疗护理

**1.雄激素**

可对抗雌激素,使子宫内膜萎缩,并能促进子宫收缩,减少出血。常用丙酸睾酮25 mg,肌内注射,出血期每天1次,连用3天,以后每5天1次;也可用甲睾酮5 mg舌下含服,每天2次,连续20天为1个疗程。注意每月总剂量不超过300 mg,以免引起男性化。

**2.促性腺激素释放激素类似物(GnRH-a)**

如亮丙瑞林能降低雌激素水平,使肌瘤缩小或消失。用药超过6个月,可因雌激素下降而导致围绝经期综合征表现,如出现潮热、急躁、阴道干涩等,应避免长期用药。

**3.抗孕激素药物**

如米非司酮与孕激素竞争受体,拮抗孕激素。每天12.5 mg口服,连服3个月。不宜长期服用,避免抗糖皮质激素作用。

4.按医嘱给予止血药和子宫收缩剂止血

对贫血者遵医嘱补充铁剂。对应用激素治疗的患者,应讲明药物作用原理、剂量、用药方法、可能出现的不良反应及应对措施,告之服药过程中不能擅自增减药量,以免出现撤药性出血或男性化。

(三)手术治疗护理

协助选择手术方式。

1.肌瘤切除术

适用于35岁以下有生育要求、希望保留子宫者。可经腹或经腹腔镜下切除肌瘤;黏膜下肌瘤可经阴道或宫腔镜切除。术后复发率为50%,约1/3的患者需再次手术。

2.子宫切除术

适用于肌瘤较大、症状明显、不需保留生育功能或怀疑有恶变者,有子宫全切术或子宫次全切术。根据不同的手术方式,做好不同的术前、术后护理,术后尤其应注意阴道残端出血情况的观察及护理。

3.阴道手术后的特殊护理

保持外阴清洁,每天外阴擦洗2次,大小便后随时擦洗;伤口处可用红外线照射,保持伤口干燥,促进血液循环,有利于创面的愈合;阴道内填塞的止血纱布需在术后24小时内取出,注意清点纱布数量,并观察有无出血;术后5天内为少渣半流质饮食,每天服用肠道抗生素;术后第5天口服液状石蜡,软化大便,保持大便通畅。

(四)心理护理

给患者及家属讲解有关疾病的知识,使患者确信子宫肌瘤为良性肿瘤,不是恶性肿瘤的先兆。让患者及家属了解手术的必要性,纠正错误认识,使其消除顾虑。

(王飞飞)

# 第十三节 子宫颈癌

## 一、定义

子宫颈癌习称宫颈癌,是最常见的妇科恶性肿瘤,高发年龄为50~55岁。

## 二、病因

对子宫颈癌的研究,主要包括两个方面:一是行为危险因素,如性生活过早、多个性伴侣、多孕多产、社会经济地位低下、营养不良等;二是生物学因素,包括细菌、病毒和衣原体等各种微生物的感染。在宫颈癌病因学取得突破性进展的是明确人乳头瘤病毒是宫颈癌发生的必要条件。

## 三、临床表现

### (一)症状

原位癌与微小浸润癌常无任何症状。宫颈癌患者主要症状是阴道分泌物增多、阴道流血,晚期患者可同时表现为疼痛等症状,其表现的形式和程度取决于临床期别、组织学类型、肿块大小和生长方式等。

**1.阴道分泌物增多**

阴道分泌物增多是宫颈癌最早出现的症状,大多为稀薄、可混有淡血性的。若合并感染,可有特殊的气味。

**2.阴道流血**

阴道流血是宫颈癌最常见的症状。早期患者大多表现为间歇性、无痛性阴道流血,或表现为性生活后及排便后少量阴道流血。晚期患者可表现长期反复的阴道流血。量也较前增多。若侵犯大血管,可引起致命性大出血。由于长期反复出血,患者常可合并贫血症状。

**3.疼痛**

疼痛是晚期宫颈癌患者的症状。产生疼痛的原因主要是肿瘤侵犯或压迫周围脏器、组织或神经所致。

**4.其他症状**

主要取决于癌灶的广泛程度及所侵犯脏器。肿瘤压迫髂淋巴、髂血管使回流受阻,可出现下肢水肿。侵犯膀胱时,可引起尿频、尿痛或血尿,甚至发生膀胱阴道瘘。如两侧输尿管受压或侵犯,严重者可引起无尿及尿毒症,是宫颈癌死亡的原因之一。当肿瘤压迫或侵犯直肠时,出现里急后重便血或排便困难,甚至形成直肠阴道瘘。

### (二)体征

宫颈原位癌、微小浸润癌和部分早期浸润癌患者局部可无明显病灶,宫颈光滑或为轻度糜烂。随宫颈浸润癌生长发展可出现不同体征,外生型者宫颈可见菜花状赘生物,组织脆易出血。内生型者由于癌细胞向周围组织生长,浸润宫颈管组织,使宫颈扩张,从而表现为宫颈肥大、质硬和颈管膨大。无论是外生型或内生型,当癌灶继续生长时,其根部血管被浸润,部分组织坏死脱落,形成溃疡或空洞。阴道壁受侵时可见赘生物生长。宫旁组织受侵时,盆腔三合诊检查可扪及宫旁组织增厚或结节状或形成冰冻骨盆。晚期患者可扪及肿大的锁骨上和腹股沟淋巴结,也有患者肾区叩痛阳性。

## 四、治疗

可根据患者的临床分期、年龄、全身情况、生育要求以及医院的设备和医疗技术水平等因素,综合分析后确定个体化治疗方案。目前主要采用以手术和放疗为主、化疗为辅的综合治疗。

### (一)手术治疗

主要适用于早期、无手术禁忌证的宫颈癌患者。

(1)宫颈原位癌一般主张行全子宫切除术。如果患者有生育要求,也可在充分与患者及家属沟通的前提下,行宫颈锥形切除术,术后密切定期随访。

(2)ⅠA~ⅡA期患者多采用根治性子宫切除术及盆腔淋巴结切除术。由于宫颈癌较少发生卵巢转移,因此卵巢无病变的年轻患者可保留双侧或单侧卵巢。

## (二)放射治疗

放射治疗简称放疗,可用于宫颈癌各期患者。临床上主要用于有手术禁忌证、年老或晚期不能手术以及术后需做补充治疗的患者。

## (三)化疗

主要适用于晚期或有复发转移的患者,也可用于手术或放疗的辅助治疗。

## 五、护理评估

### (一)健康史及相关因素

不良婚育史、性生活史、与高危男子有性接触病史。

### (二)症状体征

评估是否有点滴样出血或因性交、阴道灌洗、妇科检查而引起接触性出血,出血多可致贫血;了解患者阴道分泌物是否增多,是否稀薄如水样,是否有腥臭味,是否出现大量脓性或米泔样恶臭白带;晚期有消瘦、贫血、发热等全身衰竭症状。

### (三)辅助检查

包括盆腔检查、子宫颈刮片细胞学检查、碘试验、阴道镜检查、宫颈和宫颈管活体组织检查、宫颈锥切术等。其中子宫颈刮片细胞学检查是普查常用的方法,也是目前发现宫颈癌前病变和早期宫颈癌的主要方法。通常采用巴氏5级分类法报告检查结果:Ⅰ级正常,Ⅱ级炎症,Ⅲ级可疑,Ⅳ级可疑阳性,Ⅴ级阳性。

### (四)心理和社会支持状况

患者早期表现为震惊恐惧,后期表现为否认愤怒、忧郁接受等心理。

## 六、护理诊断

### (一)恐惧

恐惧与担心疾病预后有关。

### (二)知识缺乏

缺乏疾病相关知识和手术相关知识。

### (三)疼痛

疼痛与晚期癌浸润或手术后创伤有关。

### (四)排尿障碍

排尿障碍与宫颈癌根治术后影响膀胱功能有关。

## 七、护理措施

### (一)饮食护理

为增强患者抗病能力,提高免疫功能,应尽可能地补给营养物质,蛋白质、糖类、脂肪维生素等合理食用。当患者阴道出血多时,应服用具有补血、止血功能的食物,如藕、薏苡仁、山楂、黑木耳、乌梅等。当患者白带较多且有腥臭味时,忌食生冷、难消化的食物,宜食清淡利湿之品,如薏苡仁、赤小豆等。晚期的患者应进食高蛋白、高热量的食物,以保证充足的营养摄入。

### (二)个人卫生护理

教会患者每天用流动温水清洗会阴2次,嘱勤换会阴垫及内裤。

### (三)术前护理
按照腹部及阴道手术患者常规进行护理。

### (四)术后护理
**1.留置引流的护理**

保持引流管通畅,记录引流液及尿液的色、质、量,有异常及时告知医师。妥善固定引流管,防止脱出。

**2.预防感染**

每天进行会阴冲洗,保持外阴清洁;遵医嘱应用抗生素,做好宣教;减少人员探视,保持病室环境整洁。

**3.患者安全的管理**

术后卧床期间协助其定时翻身,减少局部受压;协助患者下床活动。

**4.加强营养**

予以静脉营养时,保持静脉通路的通畅,记录24小时出入量,指导患者的过渡饮食,增加高蛋白、高能量、高维生素饮食。

**5.膀胱功能的锻炼**

拔除尿管前遵医嘱予以宣教,定时夹闭尿管锻炼膀胱功能。

### (五)心理护理
提供疾病相关知识,给予情感支持,多与患者沟通,了解其心理活动,与患者共同讨论疾病相关问题,解除其疑虑,缓解其不安情绪,帮助患者增强治疗疾病的信心。年轻有生育要求的患者,疾病对其心理影响更大,对于此类患者,要向其解释目前根据疾病分期情况,有相应的治疗方案。

(王飞飞)

## 第十四节 子宫内膜癌

### 一、定义
子宫内膜癌是一组来源于子宫内膜的上皮性恶性肿瘤,多来源于子宫内膜腺体上皮,是女性生殖系统三大恶性肿瘤之一,与社会经济水平、饮食环境密切相关。

### 二、病因
子宫内膜癌的确切病因仍不清楚,可能与下列因素有关。

#### (一)雌激素对子宫内膜的长期持续
刺激与无排卵性功血、多囊卵巢综合征、功能性卵巢肿瘤、绝经后长期服用雌激素而无孕酮拮抗有关。

#### (二)与子宫内膜增生过长有关
国际妇科病理学协会将子宫内膜增生过长分为单纯型、复杂型与不典型增生过长。单纯型增生过长发展为子宫内膜癌约为1%;复杂型增生过长约为3%;而不典型增生过长发展为子宫内膜癌约为30%。

### (三) 体质因素

内膜癌易发生在肥胖、高血压、糖尿病、未婚、少产的妇女。这些因素是内膜癌高危因素。

### (四) 绝经后延

绝经后延妇女发生内膜癌的危险性增加4倍。内膜癌患者绝经年龄比一般妇女平均晚6年。

### (五) 遗传因素

约20%内膜癌患者有家族史。内膜癌患者近亲有家族肿瘤史者比宫颈癌患者高2倍。

## 三、临床表现

异常子宫出血是子宫内膜癌典型的临床表现,围绝经期及绝经后妇女异常子宫出血尤应引起重视,及时进行内膜癌筛查。

### (一) 异常子宫出血

子宫内膜癌患者75%~90%存在异常子宫出血。绝经后出血患者中3%~20%存在子宫内膜癌。既往月经规律,近3~6个月出现经间期出血,月经周期缩短或延长(<21天或>35天),出血量增多,出血时间延长(>7天)等情况均应进行内膜癌筛查。

### (二) 阴道排液

可为血性、浆液性分泌物,合并感染时出现脓性分泌物。

### (三) 下腹疼痛

可因肿瘤合并感染或晚期肿瘤浸润周围组织或压迫神经出现下腹部疼痛及腰骶部疼痛。晚期可出现贫血、消瘦及恶病质等症状。

### (四) 子宫颈脱落细胞学检查异常

宫颈脱落细胞学检查发现腺癌或非典型腺体细胞时应通过子宫内膜活检及颈管内活检进一步检查。

### (五) 影像学检查异常

部分患者因其他原因进行超声、CT或MRI检查时发现子宫内膜增厚或占位,即使患者无其他症状体征,也应对子宫内膜进行进一步评估。

### (六) 手术切除子宫病理检查异常

发现患者因其他疾病或子宫内膜增生过长接受全子宫切除术,术后病理检查发现子宫内膜癌。诊刮发现子宫内膜不典型性增生患者25%~40%在切除子宫后发现同时存在子宫内膜癌。对这部分患者应进一步评估内膜癌子宫外转移的可能性。

## 四、治疗

子宫内膜癌治疗参照NCCN指南及FIGO指南。以手术、放疗、化疗和内分泌治疗为主要治疗方法。根据患者病理类型、病变范围、一般情况、年龄、生育要求等因素进行综合评估,制订个体化治疗方案。

## 五、护理评估

### (一) 健康史及相关因素

询问近亲家属中是否有乳腺癌、子宫内膜癌等肿瘤病史;使用激素治疗效果不佳的月经失调史;注意高危因素如老年、肥胖绝经期推迟、少育、不育及是否用过雌激素补充治疗等。

**(二)症状体征**

评估阴道流血情况。一般不规则阴道流血最为常见,绝经后阴道流血是典型症状;评估患者是否伴有异常阴道排液,如浆液性或浆液血性白带;评估晚期有没有伴随全身症状,如贫血、消瘦、恶病质、发热及全身衰竭等。

**(三)辅助检查**

妇科检查、分段诊断性刮宫、细胞学检查、宫腔镜检查、B超检查等。

**(四)心理和社会支持状况**

常常表现为焦虑、恐惧不安的心理,迫切需要咨询指导,同时又会担心影响自身形象和夫妻关系。

## 六、护理诊断

**(一)恐惧**

恐惧与担心疾病预后有关。

**(二)知识缺乏**

缺乏疾病相关知识和手术相关知识。

**(三)疼痛**

疼痛与晚期癌浸润或手术后创伤有关。

**(四)排尿障碍**

排尿障碍与术后影响膀胱功能有关。

## 七、护理措施

**(一)一般护理**

指导患者进食高蛋白、富含维生素等含营养素全面、丰富的食物,增强机体抗病能力,出现恶病质时,应加强观察,记录出入量,按医嘱补液。阴道排液多,应取半卧位,注意会阴部卫生,每天冲洗外阴1～2次,便器床旁隔离消毒,防止交叉感染。

**(二)手术治疗护理**

给予妇科腹部手术护理常规及宫颈癌护理常规,同时执行以下护理措施:术后6～7天阴道残端缝合线吸收或感染可致残端出血,须密切观察并记录出血情况,嘱患者卧床休息,减少活动。

**(三)药物治疗护理**

1.孕激素治疗

(1)对晚期或复发癌患者、不能手术切除、年轻、癌变早期、要求保留生育功能的患者,可采用孕激素(醋酸甲羟孕酮、己酸孕酮、甲羟孕酮)治疗。

(2)因孕激素用药剂量大,至少用10～12周才能评价疗效,需告知患者耐心配合治疗。

(3)应告知患者药物名称、口服用药的时间、剂量及不良反应。

(4)注意观察药物不良反应,主要表现为水钠潴留、水肿、药物性肝炎等,停药后逐渐好转。

2.抗雌激素制剂治疗

(1)抗雌激素制剂(他莫昔芬,TMX)治疗子宫内膜癌,其适应证与孕激素治疗相同。

(2)应告知患者药物名称、口服用药的时间、剂量及不良反应。

(3)注意观察药物不良反应,表现为潮热、畏寒、急躁等类似围绝经期综合征的症状;骨髓抑制表现为白细胞、血小板计数下降;其他不良反应可有头晕、恶心、呕吐、不规则阴道少量出血、闭经等。

**(四)盆腔放疗护理**

晚期不能手术或治疗后复发者可考虑使用化疗。

(1)放疗前应灌肠并留置导尿管,以保证肠道、膀胱空虚状态,避免放射性损伤。

(2)在腔内放置放射源期间,需保证患者绝对卧床,应教会患者在床上运动肢体的方法,以避免发生长期卧床并发症。

(3)在取出放射源后,鼓励患者渐进性下床活动及逐渐恢复生活自理。

**(五)心理护理**

鼓励患者及家属说出疑虑,提供针对性指导,增强治疗信心。

(王飞飞)

## 第十五节 卵巢肿瘤

### 一、定义

卵巢肿瘤是常见的女性生殖器官肿瘤,可发生于任何年龄,组织学类型复杂。卵巢上皮肿瘤好发于50~60岁女性,卵巢生殖细胞肿瘤多见于30岁以下年轻女性。卵巢恶性肿瘤是妇科常见的三大恶性肿瘤之一。

### 二、病因

目前对卵巢肿瘤的病因认识还不完全清楚,可能与内分泌因素、个体因素、盆腔污染学说和化学致癌物质因素、病毒因素、遗传与免疫因素有关。

### 三、临床表现

卵巢良性肿瘤早期体积小,多无症状,可在妇科检查中偶然扪及。伴随体积增至中等大小时,患者可感轻度腹胀,或腹部触及肿块。妇科检查时,在子宫一侧或双侧触及肿块,囊性,边界清,表面光滑,活动好,与周围无粘连。若体积增长充满整个盆、腹腔,可出现压迫症状,如尿频、便秘、气急、心悸等,查体可见腹部膨隆,叩诊呈实音,无移动性浊音。

**(一)腹胀和下腹不适感**

随着肿瘤逐渐长大,由于肿瘤本身的体积、重量及受肠蠕动及体位的影响,使肿瘤在盆腔内移动时牵拉,产生腹胀和不适感。合并大量腹水时亦可发生此症状。

**(二)腹部包块**

肿瘤增大,患者可于腹部自觉肿块。良性肿瘤边界清楚,妇检于子宫一侧触及块物,多为囊性,可活动,与子宫无粘连;恶性肿瘤则为实性或囊实性居多,表面不规则,有结节,周围有粘连或固定。

### (三)腹痛

如肿瘤无并发症,极少疼痛。肿瘤迅速长大,包膜破裂或由于外力导致肿瘤破裂,囊液进入腹腔,刺激腹膜引起剧烈腹痛,妇科检查可见腹部压痛伴肿瘤缩小或消失;患者若突然改变体位,或肿瘤与子宫位置相对改变发生蒂扭转时,可有腹痛、恶心、呕吐等症状;肿瘤感染时则有发热、腹痛等症状。

### (四)压迫症状

肿瘤长大压迫盆腹腔内脏器,则出现相应压迫症状。如压迫横膈,则有呼吸困难及心悸;盆腔脏器受压,则因脏器不同而有不同症状,如膀胱受压致尿频、排尿困难或尿潴留,压迫直肠可致排便困难或便秘等;巨大肿瘤充满整个腹腔,可影响静脉回流,致腹壁及双下肢水肿。

### (五)腹水

腹水多并发于恶性卵巢肿瘤,尤其是有腹膜种植或转移者。腹水一般呈黄色、黄绿色,或带红色甚至明显的血性,有时由于混有黏液或瘤内容物而浑浊。卵巢纤维瘤是一种良性卵巢肿瘤,常并发腹水或胸腔积液,即梅格斯综合征,切除肿瘤后,胸腔积液及腹水多自然消失。

### (六)不规则阴道流血

卵巢上皮性肿瘤不破坏所有的正常卵巢组织,故大部分患者无月经紊乱,少数患者可出现月经改变、绝经后阴道出血等症状。而功能性卵巢肿瘤可出现雌激素过多引起月经紊乱。

### (七)性激素紊乱

功能性卵巢肿瘤分泌雌激素过多时,可引起性早熟、月经失调或绝经后阴道流血;睾丸母细胞瘤等分泌雄激素肿瘤,可使患者出现男性化体征,如多毛、痤疮、声音变粗等。

### (八)癌浸润和转移症状

肿瘤浸润或压迫周围组织器官出现腹壁和下肢的水肿,大小便不畅和下坠、腰痛;转移至大网膜、肠管,可粘连形成腹部肿块或肠梗阻;侵犯盆壁,累及神经时可出现疼痛并向下肢放射;远处转移可出现相应症状,如肺转移可出现咳嗽、咳血、胸腔积液;骨转移可造成转移灶局部剧痛;肠道转移可有便血,严重的可造成肠梗阻;脑转移可出现神经症状等。

### (九)恶病质

晚期患者可出现显著消瘦、贫血及严重衰竭等恶病质表现。

## 四、治疗

### (一)卵巢良性肿瘤

一旦明确诊断,应进行手术治疗。根据患者年龄、生育要求及对侧卵巢情况决定手术范围。
(1)怀疑为卵巢瘤样病变且直径<5 cm者,可进行短期随访观察。
(2)双侧良性卵巢肿瘤者可行肿瘤剥除术。
(3)年轻卵巢肿瘤患者、单侧良性卵巢肿瘤者可行患侧卵巢剥除术或患侧卵巢切除术。
(4)老年卵巢肿瘤患者可行单侧附件切除术或子宫全切及双侧附件切除术。

手术中切下的卵巢肿瘤标本应剖开观察,判断其性质,怀疑恶性时需进一步做病理检查确诊。

### (二)卵巢恶性肿瘤

治疗原则是手术为主,辅以化疗和放疗等综合治疗措施。疾病预后与分期、病理类型及分级、年龄等有关。手术病理分期越早,预后越好;残存肿瘤越少,预后越好。

### (三)卵巢肿瘤并发症

(1)蒂扭转一经确诊,应立即手术。

(2)破裂:疑卵巢肿瘤破裂时应立即进行剖腹探查手术,彻底清洗盆腹腔,收集清洗液并行涂片细胞学检查,切除的标本送病理学检查。

(3)感染:抗感染治疗后手术。

(4)恶变:怀疑恶变时应尽早手术。

## 五、护理评估

### (一)健康史及相关因素

询问月经、婚育史;是否有不孕或自然流产史;是否有长期使用雌激素的诱发因素。

### (二)症状体征

评估是否出现腹部疼痛不适、腹胀、腹部肿块及腹水,甚至伴随出现膀胱、直肠等压迫症状,以及营养消耗、食欲下降等恶性肿瘤的症状。良性肿瘤如无并发症极少疼痛,若出现突发腹痛,多系卵巢肿瘤蒂扭转所致。

### (三)辅助检查

包括妇科检查、B超检查腹腔镜检查、细胞学检查、细针穿刺活检、放射学诊断肿瘤标志物。其中肿瘤标志物可用于辅助诊断及病情监测,主要有血清CA125、血清甲胎蛋白(AFP)、血癌胚抗原(CEA)、血清HCG及性激素测定等。

### (四)心理和社会支持状况

患者常会产生极大的压力,在整个治疗过程中焦虑和恐惧等心理挫折始终较重,迫切需要相关信息支持。

## 六、护理诊断

### (一)焦虑/恐惧

焦虑/恐惧与担心病情、预后、手术有关。

### (二)营养失调

低于机体需要量与癌症慢性消耗、化疗、手术创伤有关。

### (三)有感染的风险

感染与机体抵抗力低、手术、化疗有关。

## 七、护理措施

### (一)一般护理

提供安静、舒适、整洁的环境,避免各种刺激。鼓励进食高蛋白、高热量、富含维生素、易消化的食物,必要时静脉补充营养,如输血、清蛋白、氨基酸等。若卵巢肿瘤过大或伴有大量腹水时,指导采取舒适的体位(如侧卧位、半卧位),并提供优质生活护理。

### (二)术前护理

给予妇科腹部手术护理常规和宫颈癌护理常规,同时执行以下护理措施。

(1)协助检查治疗。

(2)向患者及家属介绍手术经过、检查项目,以及护理操作目的、方法,以取得配合。

(3)腹腔穿刺放液者的护理：①备齐腹腔穿刺用物。②操作过程中严密观察记录患者生命征变化,观察患者有无头晕、恶心、心悸、虚弱感等反应。记录腹水的性质及量。③一次放液不宜>3 000 mL。④放液速度宜慢,后用腹带包扎,发现不良反应立即报告医师。

(4)保证手术能够按时实施的护理：①评估患者血糖变化,控制血糖<8 mmol/L。②评估患者血压和心脏功能,保护肝、肾功能。③术前3天开始肠道准备,给予少渣、半流质饮食,遵医嘱给予肠道抑菌剂和导泻剂。术前1天晚清洁灌肠,保证肠道清洁。④巨大肿瘤或大量腹水者应备沙袋术后加压腹部,预防腹压骤降腹腔充血,出现虚脱。⑤将化疗药物带入手术室,以备术中置于腹腔。⑥术日晨访视患者,监测生命体征,评估肠道准备情况,安慰鼓励患者。

(三)术后护理

(1)卧位与活动：术后平卧6小时,头偏向一侧,根据麻醉情况和病情及时改为半卧位,鼓励患者活动肢体。

(2)保持输液通畅,做好用药观察及宣教。

(3)氧气吸入：遵医嘱给予持续低流量吸氧。

(4)了解手术、麻醉方式及患者术中生命体征状况、出血量等,以指导术后护理。

(5)观察生命体征、心电监护、血氧饱和度监测情况。

(四)心理护理

(1)了解患者疑虑与需求,并耐心解答。对患者得知病情后的情绪反应表示理解、同情,鼓励其表达、宣泄自己的感受。

(2)鼓励家属照顾患者,增强家庭的支持作用。

(王飞飞)

# 第九章 产科护理

## 第一节 妊娠剧吐

妊娠剧吐是指妊娠期恶心，频繁呕吐，不能进食，导致脱水，酸、碱平衡失调以及水、电解质紊乱，甚至肝、肾功能损害，严重可危及孕妇生命。其发生率为0.3%～1%。

### 一、病因

尚未明确，可能与下列因素有关。

#### (一)绒毛膜促性腺激素(HCG)水平增高

因早孕反应的出现和消失的时间与孕妇血清HCG值上升、下降的时间一致；另外多胎妊娠、葡萄胎患者HCG值显著增高，发生妊娠剧吐的比例也增高；而终止妊娠后，呕吐消失。但症状的轻重与血HCG水平并不一定呈正相关。

#### (二)精神及社会因素

恐惧妊娠、精神紧张、情绪不稳、经济条件差的孕妇易患妊娠剧吐。

#### (三)幽门螺杆菌感染

近年研究发现妊娠剧吐的患者与同孕周无症状孕妇相比，血清抗幽门螺杆菌的IgG浓度升高。

#### (四)其他因素

维生素缺乏，尤其是维生素$B_6$缺乏可导致妊娠剧吐；变态反应；研究发现几种组织胺受体亚型与呕吐有关，临床上抗组胺治疗呕吐有效。

### 二、病理生理

(1)频繁呕吐导致失水、血容量不足、血液浓缩、细胞外液减少，钾、钠等离子丢失使电解质平衡失调。

(2)不能进食，热量摄入不足，发生负氮平衡，使血浆尿素氮及尿酸升高；由于机体动用脂肪组织供给热量，脂肪氧化不全，导致丙酮、乙酰乙酸及β-羟丁酸聚集，产生代谢性酸中毒。

(3)由于脱水、缺氧血转氨酶值升高，严重时血胆红素升高。机体血液浓缩及血管通透性增加,另外,钠盐丢失,不仅尿量减少,尿中可出现蛋白及管型。肾脏继发性损害,肾小管有退行性变,部分细胞坏死,肾小管的正常排泌功能减退,终致血浆中非蛋白氮、肌酐、尿酸的浓度迅速增加。肾功能受损和酸中毒使细胞内钾离子较多地移到细胞外,出现高钾血症,严重时心脏停搏。

(4)病程长达数周者,可致严重营养缺乏,由于维生素 C 缺乏,血管脆性增加,可致视网膜出血。

## 三、临床表现

### (一)恶心、呕吐

多见于年轻初孕妇,一般停经 6 周左右出现恶心、呕吐,逐渐加重直至频繁呕吐不能进食。

### (二)水电解质紊乱

严重呕吐,不能进食导致失水、电解质紊乱,使氢、钠、钾离子大量丢失,出现低钾血症。营养摄入不足可致负氮平衡,使血浆尿素氮及尿素增高。

### (三)酸碱平衡失调

机体动用脂肪组织供给能量,使脂肪代谢中间产物酮体增多,引起代谢性酸中毒。病情发展,可出现意识模糊。

### (四)维生素缺乏

频繁呕吐、不能进食可引起维生素 $B_1$ 缺乏,导致 Wernicke-Korsakoff 综合征。维生素 K 缺乏,可致凝血功能障碍,常伴血浆蛋白及纤维蛋白原减少,增加孕妇出血倾向。

## 四、辅助检查

### (一)尿液检查

患者尿比重增加,尿酮体阳性,肾功能受损时,尿中可出现蛋白和管型。

### (二)血液检查

血液浓缩,红细胞计数增多,血细胞比容上升,血红蛋白值增高;血酮体可为阳性,二氧化碳结合力降低;肝、肾功能受损害时,胆红素、转氨酶、肌酐和尿素氮升高。

### (三)眼底检查

严重者出现眼底出血。

## 五、诊断及鉴别诊断

根据病史、临床表现及妇科检查,诊断并不困难。可用 B 超检查排除滋养叶细胞疾病,此外尚需与可引起呕吐的疾病,如急性病毒性肝炎、胃肠炎、胰腺炎、胆管疾病、脑膜炎、脑血管意外和脑肿瘤等鉴别。

## 六、并发症

### (一)Wernicke-Korsakoff 综合征

发病率为妊娠剧吐患者的 10%,是由于妊娠剧吐长期不能进食,导致维生素 $B_1$ 缺乏引起的中枢系统疾病,Wernicke 脑病和 Korsakoff 综合征是一个病程中的先后阶段。

维生素 $B_1$ 是糖代谢的重要辅酶,参与糖代谢的氧化脱羧代谢,维生素 $B_1$ 缺乏时,体内丙酮酸及乳酸堆积,发生糖代谢的三羧酸循环障碍,使得主要靠糖代谢供给能量的神经组织、骨骼肌和心肌代谢出现严重障碍。病理变化主要发生在丘脑、下丘脑的脑室旁区域、中脑导水管的周围区灰质、乳头体、第四脑室底部,迷走神经运动背核,可出现不同程度的神经细胞和神经纤维轴索或髓鞘的丧失,伴有星形细胞和小胶质细胞的增生。毛细血管扩张,血管的外膜和内皮细胞明显增生,有散在小出血灶。

Wernicke 脑病表现为眼球震颤、眼肌麻痹等眼部症状,躯干性共济失调及精神障碍,可同时出现,但大多数患者精神症状迟发。Korsakoff 综合征表现为严重的近事记忆障碍,表情呆滞、缺乏主动性,产生虚构与错构。部分伴有周围神经病变。严重时发展为永久性的精神、神经功能障碍,出现神经错乱、昏迷甚至死亡。

(二)Mallory-Weis 综合征

胃-食管连接处的纵向黏膜撕裂出血,引起呕血和黑粪。严重时,可使食管穿孔,表现为胸痛、剧吐、呕血,需急症手术治疗。

## 七、治疗与护理

治疗原则:休息,适当禁食,计出入量,纠正脱水、酸中毒及电解质紊乱,补充营养,并需要良好的心理支持。

(一)补液治疗

每天应补充葡萄糖液、生理盐水、平衡液,总量 3 000 mL 左右,加维生素 $B_6$ 100 mg。维生素 C 2~3 g,维持每天尿量大于等于 1 000 mL,肌内注射维生素 $B_1$,每天 100 mg。为了更好地利用输入的葡萄糖,可适当加用胰岛素。根据血钾、血钠情况决定补充剂量。根据二氧化碳结合力值或血气分析结果,予以静脉滴注碳酸氢钠溶液。

一般经上述治疗 2 天后,病情大多迅速好转,症状缓解。待呕吐停止后,可试进少量流食,以后逐渐增加进食量,调整静脉输液量。

(二)终止妊娠

经上述治疗后,若病情不见好转,反而出现下列情况,应迅速终止妊娠:①持续黄疸。②持续尿蛋白;③体温升高,持续在 38 ℃以上。④心率大于 120 次/分。⑤多发性神经炎及神经性体征。⑥出现 Wernicke-Korsakoff 综合征。

(三)妊娠剧吐并发 Wernicke-Korsakoff 综合征的治疗

如不紧急治疗,该综合征的死亡率高达 50%,即使积极处理,死亡率约 17%。在未补给足量维生素 $B_1$ 前,静脉滴注葡萄糖会进一步加重三羧酸循环障碍,使病情加重,导致患者昏迷甚至死亡。对长期不能进食的患者应给维生素 $B_1$,400~600 mg 分次肌内注射,以后每天 100 mg 肌内注射至能正常进食为止,然后改口服,并给予多种维生素。同时应对其内分泌及神经状态进行评价,对病情严重者及时终止妊娠。早期大量维生素 $B_1$ 治疗,上述症状可在数天至数周内有不同程度的恢复,但仍有 60% 患者不能得到完全恢复,特别是记忆恢复往往需要 1 年左右的时间。

## 八、预后

绝大多数妊娠剧吐患者预后良好,仅少数病例因病情严重而需终止妊娠。然而对胎儿方面,曾有报道妊娠剧吐发生酮症者,所生后代的智商较低。

(赵 红)

# 第二节 异位妊娠

受精卵在于子宫体腔以外着床称为异位妊娠,习称宫外孕。异位妊娠依受精卵在子宫体腔外种植部位不同分为输卵管妊娠、卵巢妊娠、腹腔妊娠、阔韧带妊娠和宫颈妊娠(图 9-1)。

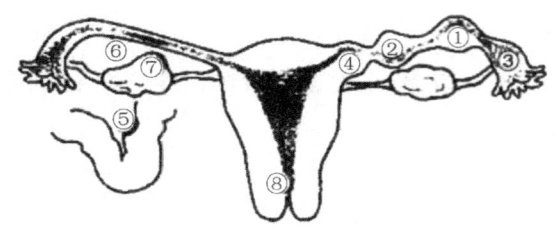

①输卵管壶腹部妊娠;②输卵管峡部妊娠;③输卵管伞部妊娠;④输卵管间质部妊娠;⑤腹腔妊娠;⑥阔韧带妊娠;⑦卵巢妊娠;⑧宫颈妊娠

**图 9-1　异位妊娠的发生部位**

异位妊娠是妇产科常见的急腹症,发病率约 1%,是孕产妇的主要死亡原因之一。以输卵管妊娠最常见。输卵管妊娠占异位妊娠 95% 左右,其中壶腹部妊娠最多见,约占 78%,其次为峡部、伞部、间质部妊娠较少见。

## 一、病因

### (一)输卵管炎症

此是异位妊娠的主要病因。可分为输卵管黏膜炎和输卵管周围炎。输卵管黏膜炎轻者可发生黏膜皱褶粘连、管腔变窄。或使纤毛功能受损,从而导致受精卵在输卵管内运行受阻并于该处着床;输卵管周围炎病变主要在输卵管浆膜层或浆肌层,常造成输卵管周围粘连、输卵管扭曲、管腔狭窄、蠕动减弱而影响受精卵运行。

### (二)输卵管手术史输卵管绝育史及手术史者

输卵管妊娠的发生率为 10%~20%。尤其是腹腔镜下电凝输卵管及硅胶环套术绝育,可因输卵管瘘或再通而导致输卵管妊娠。曾经接受输卵管粘连分离术、输卵管成形术(输卵管吻合术或输卵管造口术)者,在再次妊娠时输卵管妊娠的可能性亦增加。

### (三)输卵管发育不良或功能异常

输卵管过长、肌层发育差、黏膜纤毛缺乏、双输卵管、输卵管憩室或有输卵管副伞等,均可造成输卵管妊娠。输卵管功能(包括蠕动、纤毛活动以及上皮细胞分泌)受雌、孕激素调节。若调节失败,可影响受精卵正常运行。

### (四)辅助生殖技术

近年来,由于辅助生育技术的应用,使输卵管妊娠发生率增加,既往少见的异位妊娠,如卵巢妊娠、宫颈妊娠、腹腔妊娠的发生率增加。1998 年,美国报道因助孕技术应用所致输卵管妊娠的发生率为 2.8%。

### (五)避孕失败

宫内节育器避孕失败,发生异位妊娠的机会较大。

### (六)其他

子宫肌瘤或卵巢肿瘤压迫输卵管,影响输卵管管腔通畅,使受精卵运行受阻。输卵管子宫内膜异位可增加受精卵着床于输卵管的可能性。

## 二、病理

### (一)输卵管妊娠的特点

输卵管管腔狭小,管壁薄且缺乏黏膜下组织,其肌层远不如子宫肌壁厚与坚韧,妊娠时不能形成完好的蜕膜,不利于胚胎的生长发育,常发生以下结局。

1.输卵管妊娠流产

多见于妊娠8～12周输卵管壶腹部妊娠。受精卵种植在输卵管黏膜皱襞内,由于蜕膜形成不完整,发育中的胚泡常向管腔突出,最终突破包膜而出血,胚泡与管壁分离,若整个胚泡剥离落入管腔,刺激输卵管逆蠕动经伞端排出到腹腔,形成输卵管妊娠完全流产,出血一般不多。若胚泡剥离不完整,妊娠产物部分排出到腹腔,部分尚附着于输卵管壁,形成输卵管妊娠不全流产,滋养细胞继续侵蚀输卵管壁,导致反复出血,形成输卵管血肿或输卵管周围血肿,血液不断流出并积聚在直肠子宫陷窝形成盆腔血肿,量多时甚至流入腹腔。

2.输卵管妊娠破裂

多见于妊娠6周左右输卵管峡部妊娠。受精卵着床于输卵管黏膜皱襞间,胚泡生长发育时绒毛向管壁方向侵蚀肌层及浆膜,最终穿破浆膜,形成输卵管妊娠破裂。输卵管肌层血管丰富,短期内可发生大量腹腔内出血,使患者出现休克。其出血量远较输卵管妊娠流产多,腹痛剧烈;也可反复出血,在盆腔与腹腔内形成血肿。孕囊可自破裂口排出,种植于任何部位。若胚泡较小则可被吸收;若过大则可在直肠子宫陷凹内形成包块或钙化为石胎。

输卵管间质部妊娠虽少见,但后果严重,其结局几乎均为输卵管妊娠破裂。由于输卵管间质部管腔周围肌层较厚、血运丰富,因此破裂常发生于孕12～16周。其破裂犹如子宫破裂,症状较严重,往往在短时间内出现低血容量休克症状。

3.陈旧性宫外孕

输卵管妊娠流产或破裂,若长期反复内出血形成的盆腔血肿不消散,血肿机化变硬并与周围组织粘连,临床上称为陈旧性宫外孕。

4.继发性腹腔妊娠

无论输卵管妊娠流产或破裂,胚胎从输卵管排入腹腔内或阔韧带内,多数死亡,偶尔也有存活者。若存活胚胎的绒毛组织附着于原位或排至腹腔后重新种植而获得营养,可继续生长发育,形成继发性腹腔妊娠。

### (二)子宫的变化

输卵管妊娠和正常妊娠一样,合体滋养细胞产生HCG维持黄体生长,使类固醇激素分泌增加,致使月经停止来潮、子宫增大变软、子宫内膜出现蜕膜反应。若胚胎受损或死亡,滋养细胞活力消失,蜕膜自宫壁剥离而发生阴道流血。有时蜕膜可完整剥离,随阴道流血排出三角形蜕膜管型;有时呈碎片排出。排出的组织见不到绒毛,组织学检查无滋养细胞,此时血β-HCG下降。子宫内膜形态学改变呈多样性,若胚胎死亡已久,内膜可呈增生期改变,有时可见Arias-Stella(A-

S)反应,镜检见内膜腺体上皮细胞增生、增大,细胞边界不清,腺细胞排列成团突入腺腔,细胞极性消失,细胞核肥大、深染,细胞质有空泡。这种子宫内膜过度增生和分泌反应,可能为类固醇激素过度刺激所引起;若胚胎死亡后部分深入肌层的绒毛仍存活,黄体退化迟缓,内膜仍可呈分泌反应。

### 三、临床表现

输卵管妊娠的临床表现与受精卵着床部位、有无流产或破裂,以及出血量多少与时间长短等有关。

**(一)症状**

典型症状为停经后腹痛与阴道流血。

1.停经

除输卵管间质部妊娠停经时间较长外,多有6～8周停经史。有20％～30％患者无停经史,将异位妊娠时出现的不规则阴道流血误认为月经。或由于月经过期仅数天而不认为是停经。

2.腹痛

腹痛是输卵管妊娠患者的主要症状。在输卵管妊娠发生流产或破裂之前,由于胚胎在输卵管内逐渐增大,常表现为一侧下腹部隐痛或酸胀感。当发生输卵管妊娠流产或破裂时,突感一侧下腹部撕裂样疼痛,常伴有恶心、呕吐。若血液局限于病变区,主要表现为下腹部疼痛,当血液积聚于直肠子宫陷凹时,可出现肛门坠胀感。随着血液由下腹部流向全腹,疼痛可由下腹部向全腹部扩散,血液刺激膈肌,可引起肩胛部放射性疼痛及胸部疼痛。

3.阴道流血

胚胎死亡后,常有不规则阴道流血,色暗红或深褐,量少呈点滴状,一般不超过月经量,少数患者阴道流血量较多,类似月经。阴道流血可伴有蜕膜管型或蜕膜碎片排出,为子宫蜕膜剥离所致。阴道流血一般常在病灶去除后方能停止。

4.晕厥与休克

由于腹腔内出血及剧烈腹痛,轻者出现晕厥,严重者出现失血性休克。出血量越多越快,症状出现越迅速越严重,但与阴道流血量不成正比。

5.腹部包块

输卵管妊娠流产或破裂时所形成的血肿时间较久者,由于血液凝固并与周围组织或器官(如子宫、输卵管、卵巢、肠管或大网膜等)发生粘连形成包块,包块较大或位置较高者,腹部可扪及。

**(二)体征**

根据患者内出血的情况,患者可呈贫血貌。腹部检查:下腹压痛、反跳痛明显,出血多时,叩诊有移动性浊音。

### 四、处理原则

处理原则以手术治疗为主,其次是药物治疗。

**(一)药物治疗**

1.化学药物治疗

主要适用于早期输卵管妊娠、要求保存生育能力的年轻患者。符合下列条件可采用此法:①无药物治疗的禁忌证;②输卵管妊娠未发生破裂或流产;③输卵管妊娠包块直径≤4 cm;④血

β-HCG<2 000 U/L;⑤无明显内出血,常用甲氨蝶呤(MTX),治疗机制是抑制滋养细胞增生,破坏绒毛,使胚胎组织坏死、脱落、吸收。但在治疗中若病情无改善,甚至发生急性腹痛或输卵管破裂症状,则应立即进行手术治疗。

2.中医药治疗

中医学认为本病属血瘀少腹,不通则痛的实证。以活血化瘀、消癥为治则,但应严格掌握指征。

### (二)手术治疗

手术治疗分为保守手术和根治手术。保守手术为保留患侧输卵管,根治手术为切除患侧输卵管。手术治疗适用于:①生命体征不稳定或有腹腔内出血征象者;②诊断不明确者;③异位妊娠有进展者(如血β-HCG处于高水平,附件区大包块等);④随诊不可靠者;⑤药物治疗禁忌证者或无效者。

1.保守手术

此适用于有生育要求的年轻妇女,特别是对侧输卵管已切除或有明显病变者。

2.根治手术

此适用于无生育要求的输卵管妊娠内出血并发休克的急症患者。

3.腹腔镜手术

这是近年治疗异位妊娠的主要方法。

## 五、护理

### (一)护理评估

1.病史

应仔细询问月经史,以准确推断停经时间。注意不要将不规则阴道流血误认为末次月经,或由于月经仅过期几天,不认为是停经。此外,对不孕、放置宫内节育器、绝育术、输卵管复通术、盆腔炎等与发病相关的高危因素应予高度重视。

2.身心状况

输卵管妊娠发生流产或破裂前,症状及体征不明显。当患者腹腔内出血较多时呈贫血貌,严重者可出现面色苍白、四肢湿冷、脉快、弱、细,血压下降等休克症状。体温一般正常,出现休克时体温略低,腹腔内血液吸收时体温略升高,但不超过38 ℃。下腹有明显压痛、反跳痛,尤以患侧为重,肌紧张不明显,叩诊有移动性浊音。血凝后下腹可触及包块。

由于输卵管妊娠流产或破裂后,腹腔内急性大量出血及剧烈腹痛,以及妊娠终止的现实都将使孕妇出现较为激烈的情绪反应。可表现为哭泣、自责、无助、抑郁和恐惧等行为。

3.诊断检查

(1)腹部检查:输卵管妊娠流产或破裂者,下腹部有明显压痛或反跳痛,尤以患侧为甚,轻度腹肌紧张;出血多时,叩诊有移动性浊音;如出血时间较长,形成血凝块,在下腹可触及软性肿块。

(2)盆腔检查:输卵管妊娠未发生流产或破裂者,除子宫略大较软外,仔细检查可能触及胀大的输卵管并有轻度压痛。输卵管妊娠流产或破裂者,阴道后穹隆饱满,有触痛。将宫颈轻轻上抬或左右摇动时引起剧烈疼痛,称为宫颈抬举痛或摇摆痛,是输卵管妊娠的主要体征之一。子宫稍大而软,腹腔内出血多时子宫检查呈漂浮感。

(3)阴道后穹隆穿刺:一种简单、可靠的诊断方法,适用于疑有腹腔内出血的患者。由于腹腔内血液易积聚于子宫直肠陷凹,抽出暗红色不凝血为阳性,说明存在血腹症。无内出血、内出血量少、血肿位置较高或子宫直肠陷凹有粘连者,可能抽不出血液,因而穿刺阴性不能排除输卵管妊娠存在。如有移动性浊音,可做腹腔穿刺。

(4)妊娠试验:放射免疫法测血中 HCG,尤其是 β-HCG 阳性有助诊断。虽然此方法灵敏度高,异位妊娠的阳性率一般可达 80%～90%,但 β-HCG 阴性者仍不能完全排除异位妊娠。

(5)血清孕酮测定:对判断正常妊娠胚胎的发育情况有帮助,血清孕酮值<5 ng/mL 应考虑宫内妊娠流产或异位妊娠。

(6)超声检查:B 超显像有助于诊断异位妊娠。阴道 B 超检查较腹部 B 超检查准确性高。诊断早期异位妊娠。单凭 B 超现象有时可能会误诊。若能结合临床表现及 β-HCG 测定等,对诊断的帮助很大。

(7)腹腔镜检查:适用于输卵管妊娠尚未流产或破裂的早期患者和诊断有困难的患者,腹腔内有大量出血或伴有休克者,禁做腹腔镜检查。在早期异位妊娠患者,腹腔镜可见一侧输卵管肿大,表面紫蓝色,腹腔内无出血或有少量出血。

(8)子宫内膜病理检查:诊刮仅适用于阴道流血量较多的患者,目的在于排除宫内妊娠流产。将宫腔排出物或刮出物做病理检查,切片中见到绒毛,可诊断为宫内妊娠,仅见蜕膜未见绒毛者有助于诊断异位妊娠。现已经很少依靠诊断性刮宫协助诊断。

(二)护理诊断

1.潜在并发症

出血性休克。

2.恐惧

恐惧与担心手术失败有关。

(三)预期目标

(1)患者休克症状得以及时发现并缓解。

(2)患者能以正常心态接受此次妊娠失败的事实。

(四)护理措施

1.接受手术治疗患者的护理

(1)护士在严密监测患者生命体征的同时,配合医师积极纠正患者休克症状,做好术前准备。手术治疗是输卵管异位妊娠的主要处理原则。对于严重内出血并发休克的患者,护士应立即开放静脉,交叉配血,做好输血输液的准备。以便配合医师积极纠正休克,补充血容量,并按急症手术要求迅速做好手术准备。

(2)加强心理护理:护士于术前简洁明了地向患者及家属讲明手术的必要性,并以亲切的态度和切实的行动赢得患者及家属的信任,保持周围环境的安静、有序,减少和消除患者的紧张、恐惧心理,协助患者接受手术治疗方案。术后,护士应帮助患者以正常心态接受此次妊娠失败的现实,向她们讲述异位妊娠的有关知识,一方面可以减少因害怕再次发生移位妊娠而抵触妊娠的不良情绪,另一方面也可以增加和提高患者的自我保健意识。

2.接受非手术治疗患者的护理

对于接受非手术治疗方案的患者,护士应从以下几方面加强护理。

(1)护士需密切观察患者的一般情况、生命体征,并重视患者的主诉,尤应注意阴道流血量与腹腔内出血量不成比例,当阴道流血量不多时,不要误认为腹腔内出血量亦很少。

(2)护士应告诉患者病情发展的一些指征,如出血增多、腹痛加剧、肛门坠胀感明显等,以便当患者病情发展时,医患均能及时发现,给予相应处理。

(3)患者应卧床休息,避免腹部压力增大,从而减少异位妊娠破裂的机会。在患者卧床期间,护士需提供相应的生活护理。

(4)护士应协助正确留取血标本,以检测治疗效果。

(5)护士应指导患者摄取足够的营养物质,尤其是富含铁蛋白的食物,如动物肝脏、肉类、豆类、绿叶蔬菜及黑木耳等,以促进血红蛋白的增加,增强患者的抵抗力。

3.出院指导

输卵管妊娠的预后在于防治输卵管的损伤和感染,因此护士应做好妇女的健康保健工作,防止发生盆腔感染。教育患者保持良好的卫生习惯,勤洗浴、勤换衣,性伴侣稳定。发生盆腔炎后须立即彻底治疗,以免延误病情。另外,由于输卵管妊娠者中约有10%的再发生率和50%～60%的不孕率。因此,护士需告诫患者,下次妊娠时要及时就医,并且不宜轻易终止妊娠。

(五)护理评价

(1)患者的休克症状得以及时发现并纠正。

(2)患者消除了恐惧心理,愿意接受手术治疗。

(赵 红)

## 第三节 过期妊娠

平时月经周期规则,妊娠达到或超过42周(>294天)尚未分娩者,称为过期妊娠。其发生率占妊娠总数的3%～15%。过期妊娠使胎儿窘迫、胎粪吸入综合征、过熟综合征、新生儿窒息、围产儿死亡、巨大儿,以及难产等不良结局发生率增高,并随妊娠期延长而增加。

### 一、病因

过期妊娠可能与下列因素有关。

#### (一)雌、孕激素比例失调

内源性前列腺素和雌二醇分泌不足而孕酮水平增高,导致孕激素优势,抑制前列腺素和缩宫素的作用,延迟分娩发动。导致过期妊娠。

#### (二)头盆不称

部分过期妊娠胎儿较大,导致头盆不称和胎位异常,使胎先露部不能紧贴子宫下段及宫颈内口,反射性子宫收缩减少,容易发生过期妊娠。

#### (三)胎儿畸形

如无脑儿,由于无下丘脑,垂体肾上腺轴发育不良或缺如,促肾上腺皮质激素产生不足,胎儿肾上腺皮质萎缩,使雌激素的前身物质16α-羟基硫酸脱氢表雄酮不足,从而雌激素分泌减少;小而不规则的胎儿不能紧贴子宫下段及宫颈内口诱发宫缩,导致过期妊娠。

#### (四)遗传因素

某家族、某个体常反复发生过期妊娠,提示过期妊娠可能与遗传因素有关。胎盘硫酸酯酶缺乏症是一种罕见的伴性隐性遗传病,可导致过期妊娠。其发生机制是因胎盘缺乏硫酸酯酶,胎儿肾上腺与肝脏产生的 16α-羟基硫酸脱氢表雄酮不能脱去硫酸根转变为雌二醇及雌三醇,从而使血雌二醇及雌三醇明显减少,降低子宫对缩宫素的敏感性,使分娩难以启动。

## 二、临床表现

### (一)胎盘

过期妊娠的胎盘病理有两种类型:一种是胎盘功能正常,除重量略有增加外。胎盘外观和镜检均与妊娠足月胎盘相似;另一种是胎盘功能减退,肉眼观察胎盘母体面呈片状或多灶性梗死及钙化,胎儿面及胎膜常被胎粪污染,呈黄绿色。

### (二)羊水

正常妊娠 38 周后,羊水量随妊娠推延逐渐减少,妊娠 42 周后羊水减少迅速,约 30% 减至 300 mL 以下;羊水粪染率明显增高,是足月妊娠的 2~3 倍,若同时伴有羊水过少,羊水粪染率达 71%。

### (三)胎儿

过期妊娠胎儿生长模式与胎盘功能有关,可分以下 3 种。

1.正常生长及巨大儿

胎盘功能正常者,能维持胎儿继续生长,约 25% 成为巨大儿,其中 1.4% 胎儿出生体重>4 500 g。

2.胎儿成熟障碍

10%~20% 过期妊娠并发胎儿成熟障碍。胎盘功能减退与胎盘血流灌注不足、胎儿缺氧及营养缺乏等有关。由于胎盘合成、代谢、运输及交换等功能障碍,胎儿不易再继续生长发育。临床分为 3 期:第 Ⅰ 期为过度成熟期,表现为胎脂消失、皮下脂肪减少、皮肤干燥松弛多皱褶,头发浓密,指(趾)甲长,身体瘦长,容貌似"小老人"。第 Ⅱ 期为胎儿缺氧期,肛门括约肌松弛,有胎粪排出,羊水及胎儿皮肤黄染,羊膜和脐带绿染,同胎儿患病率及围产儿死亡率最高。第 Ⅲ 期为胎儿全身因粪染历时较长广泛黄染,指(趾)甲和皮肤呈黄色,脐带和胎膜呈黄绿色,此期胎儿已经历和渡过第 Ⅱ 期危险阶段,其预后反较第 Ⅱ 期好。

3.胎儿生长受限

小样儿可与过期妊娠共存,后者更增加胎儿的危险性,约 1/3 过期妊娠死产儿为生长受限小样儿。

## 三、处理原则

应根据胎盘功能、胎儿大小、宫颈成熟度综合分析,以确诊过期妊娠,并选择恰当的分娩方式终止妊娠,在产程中密切观察羊水情况、胎心监护,出现胎儿窘迫征象,行剖宫产尽快结束分娩。

## 四、护理

### (一)护理评估

1.病史

准确核实孕周,确定胎盘功能是否正常是关键。诊断过期妊娠之前必须准确核实孕周。

2.身心诊断

平时月经周期规则,妊娠达到或超过42周(>294天)未分娩者,可诊断为过期妊娠。由于孕妇结果的不可预知、恐惧、焦虑、猜测是过期妊娠孕妇常见的情绪反应。

3.诊断检查

实验室检查:①根据B超检查确定孕周,妊娠20周内,B超检查对确定孕周有重要意义。妊娠5～12周内以胎儿顶臀径推算孕周较准确,妊娠12～20周以内以胎儿双顶径、股骨长度推算预产期较好。②根据妊娠初期血、尿HCG增高的时间推算孕周。

(二)护理诊断

1.有新生儿受伤的危险

有新生儿受伤的危险与过期胎儿生长受限有关。

2.焦虑

焦虑与担心分娩方式、过期胎儿预后有关。

(三)预期目标

(1)新生儿不存在因护理不当而产生的并发症。

(2)患者能平静地面对事实,接受治疗和护理。

(四)护理措施

1.预防过期妊娠

(1)加强孕期宣教,使孕妇及家属认识过期妊娠的危害性。

(2)定期进行产前检查,适时结束妊娠。

2.加强监测,判断胎儿在宫内情况

(1)教会孕妇进行胎动计数:妊娠超过40周的孕妇,通过计数胎动进行自我监测尤为重要。胎动计数>30次/12小时为正常,<10次/12小时或逐日下降,超过50%,应视为胎盘功能减退,提示胎儿宫内缺氧。

(2)胎儿电子监护仪检测:无应激试验(NST)每周2次,胎动减少时应增加检测次数;住院后需每天1次监测胎心变化。NST无反应型需进一步做缩宫素激惹试验(OCT),若多次反复相互现胎心晚期减速,提示胎盘功能减退、胎儿明显缺氧。因NST存在较高假阳性率,需结合B超检查,估计胎儿安危。

3.终止妊娠应根据胎盘功能、胎儿大小、宫颈成熟度综合分析,选择恰当的分娩方式

(1)终止妊娠的指征:已确诊过期妊娠,严格掌握终止妊娠的指征有:①宫颈条件成熟;②胎儿体重>4 000 g或胎儿生长受限;③12小时内胎动<10次或NST为无反应型,OCT可疑;④尿E/C比值持续低值;⑤羊水过少(羊水暗区<3 cm)和/或羊水粪染;⑥并发重度子痫前期或子痫。终止妊娠的方法应酌情而定。

(2)引产:宫颈条件成熟、Bishop评分>7分者,应予引产;胎头已衔接者,通常采用人工破膜,破膜时羊水多而清者,可静脉滴注缩宫素。在严密监视下经阴道分娩。对羊水Ⅱ度污染者,若阴道分娩,要求在胎肩娩出前用负压吸管或吸痰管吸净胎儿鼻咽部黏液。

(3)剖宫产:出现胎盘功能减退或胎儿窘迫征象,不论宫颈条件成熟与否,均应行剖宫产尽快结束分娩。过期妊娠时,胎儿虽有足够储备力,但临产后宫缩应激力的显著增加超过其储备力,出现隐性胎儿窘迫,对此应有足够认识。最好应用胎儿监护仪,及时发现问题,采取应急措施,适时选择剖宫产挽救胎儿。进入产程后,应鼓励产妇左侧卧位、吸氧。产程中最好连续监测胎心

注意羊水性状,必要时取胎儿头皮血测 pH,及早发现胎儿窘迫,并及时处理。过期妊娠时,常伴有胎儿窘迫、羊水粪染,分娩时应做相应准备。胎儿娩出后立即在直接喉镜指引下行气管插管吸出气管内容物,以减少胎粪吸入综合征的发生。过期儿患病率和死亡率均增高,应及时发现和处理新生儿窒息、脱水、低血容量及代谢性酸中毒等并发症。

**(五)护理效果评价**

(1)患者能积极配合医护措施。

(2)新生儿未发生窒息。

(赵　红)

## 第四节　早　产

早产是指妊娠满 28 周至不足 37 周(196～258 天)间分娩者。此时娩出的新生儿称为早产儿,体重为 1 000～2 499 g。各器官发育尚不够健全,出生孕周越小,体重越轻,预后越差。国内早产占分娩总数的 5%～15%。约 15% 早产儿于新生儿期死亡。近年由于早产儿治疗学及监护手段的进步,其生存率明显提高,伤残率下降,国外学者建议将早产定义时间上限提前到妊娠 20 周。

### 一、病因

诱发早产的常见原因有:①胎膜早破、绒毛膜羊膜炎最常见,30%～40% 早产与此有关;②下生殖道及泌尿道感染,如 B 族溶血性链球菌、沙眼衣原体、支原体感染、急性肾盂肾炎等;③妊娠并发症与并发症,如妊娠期高血压疾病、妊娠期肝内胆汁淤积症,妊娠合并心脏病、慢性肾炎、病毒性肝炎、急性肾盂肾炎、急性阑尾炎、严重贫血、重度营养不良等;④子宫过度膨胀及胎盘因素,如羊水过多、多胎妊娠、前置胎盘、胎盘早剥、胎盘功能减退等;⑤子宫畸形,如纵隔子宫、双角子宫等;⑥宫颈内口松弛;⑦每天吸烟>10 支,酗酒。

### 二、临床表现

早产的主要临床表现是子宫收缩,最初为不规则宫缩,常伴有少许阴道流血或血性分泌物,以后可发展为规则宫缩,其过程与足月临产相似,胎膜早破较足月临产多见。宫颈管先逐渐消退,然后扩张。妊娠满 28 周至不足 37 周出现至少 10 分钟一次的规则宫缩,伴宫颈管缩短,可诊断先兆早产。妊娠满 28 周至不足 37 周出现规则宫缩(20 分钟≥4 次,或 60 分钟≥8 次,持续>30 秒),伴宫颈缩短≥80%,宫颈扩张 1 cm 以上。诊断为早产临产。部分患者可伴有少量阴道流血或阴道流液。以往有晚期流产、早产史及产伤史的孕妇容易发生早产。诊断早产一般并不困难,但应与妊娠晚期出现的生理性子宫收缩相区别。生理性子宫收缩一般不规则、无痛感,且不伴有宫颈管消退和宫口扩张等改变。

### 三、处理原则

若胎膜未破,胎儿存活、无胎儿窘迫,无严重妊娠并发症及并发症时,应设法抑制宫缩,尽可能延长孕周;若胎膜已破,早产不可避免时,应设法提高早产儿存活率。

## 四、护理

### (一)护理评估

**1.病史**

详细评估可致早产的高危因素,如孕妇以往有流产、早产史或本次妊娠期有阴道流血史,则发生早产的可能性大,应详细询问并记录患者既往出现的症状及接受治疗的情况。

**2.身心诊断**

妊娠晚期者子宫收缩规律(20分钟≥4次),伴以宫颈管消退≥75%,以及进行性宫颈扩张2 cm以上时,可诊断为早产者临产。

早产已不可避免时,孕妇常会不自觉地把一些相关的事情与早产联系起来而产生自责感;由于孕妇对结果的不可预知,恐惧、焦虑、猜测也是早产孕妇常见的情绪反应。

**3.辅助检查**

通过全身检查及产科检查,结合阴道分泌物的生化指标检测,核实孕周,评估胎儿成熟度、胎方位等;观察产程进展,确定早产的进程。

### (二)护理诊断

**1.有新生儿受伤的危险**

有新生儿受伤的危险与早产儿发育不成熟有关。

**2.焦虑**

焦虑与担心早产儿预后有关。

### (三)预期目标

(1)新生儿不存在因护理不当而产生的并发症。

(2)患者能平静地面对事实,接受治疗及护理。

### (四)护理措施

**1.预防早产**

孕妇良好的身心状况可减少早产的发生,突发的精神创伤亦可诱发早产。因此,应做好孕期保健工作,指导孕妇加强营养,保持平静心情。避免诱发宫缩的活动,如抬举重物、性生活等。高危孕妇必须多卧床休息,以左侧卧位为宜,以增加子宫血液循环,改善胎儿供氧,慎做肛查和引导检查等,积极治疗并发症。宫颈内口松弛者应于孕14~18周或更早些时间做预防性宫颈环扎术,防止早产的产生。

**2.药物治疗的护理**

先兆早产的主要治疗为抑制宫缩,与此同时,还要积极控制感染治疗并发症和并发症。护理人员应能明确具体药物的作用和用法,并能识别药物的不良反应,以避免毒性作用的发生,同时,应对患者做相应的健康教育。常用抑制宫缩的药物有以下几类。

(1)β肾上腺素受体激动素:其作用为激动子宫平滑肌β受体,从而抑制宫缩。此类药物的不良反应为心跳加快、血压下降、血糖增高、血钾降低、恶心、出汗、头痛等。常用药物有利托君、沙丁胺醇等。

(2)硫酸镁:镁离子直接作用于肌细胞,使平滑肌松弛,抑制子宫收缩。一般采用25%硫酸镁20 mL加于5%葡萄糖液100~250 mL中,在30~60分钟内缓慢静脉滴注,然后用25%硫酸镁20~10 mL加于5%葡萄糖液100~250 mL中,以每小时1~2 g的速度缓慢静脉滴注,直至宫缩停止。

(3)钙通道阻滞剂:阻滞钙离子进入细胞而抑制宫缩。常刚硝苯地平 5～10 mg,舌下含服,每天 3 次。用药时必须密切注意孕妇及血压的变化,若合并使用硫酸镁时更应慎重。

(4)前列腺素合成酶抑制剂:前列腺素有刺激子宫收缩和软化宫颈的作用,其抑制剂则有减少前列腺素合成的作用,从而抑制宫缩。常用药物有吲哚美辛及阿司匹林等。但此类药物可抑制胎儿前列腺素的合成和释放,使胎儿体内前列腺素减少,而前列腺素有药物可通过胎盘抑制胎儿前列腺素的合成和释放,使胎儿体内前列腺素减少,而前列腺素有维持胎儿动脉导管开放的作用,缺乏时导管可能过早关闭而致胎儿血液循环障碍。因此,临床已较少应用,必要时仅能短期(不超过 1 周)服用。

3.预防新生儿并发症的发生

在保胎过程中,应每天行胎心监护,教会患者自数胎动,有异常时及时采用应对措施。在分娩前按医嘱给孕妇糖皮质激素如地塞米松、倍他米松等,可促胎肺成熟,是避免发生新生儿呼吸窘迫综合征的有效步骤。

4.为分娩做准备

如早产已不可避免,应尽早决定合理分娩的方式,如臀位、横位,估计胎儿成熟度低;而产程又需较长时间者,可选用剖宫产术结束分娩;经阴道分娩者,应考虑使用产钳和会阴切开术以缩短产程,从而减少分娩过程中对胎头的压迫。同时,充分做好早产儿保暖和复苏的准备,临产后慎用镇静剂,避免发生新生儿呼吸抑制的情况;产程中应给孕妇吸氧;新生儿出生后,立即结扎脐带,防止过多母血进入胎儿循环,造成循环系统负荷过载。

5.为孕妇提供心理支持

安排时间与孕妇进行开放式的讨论,让患者了解早产的发生并非她的过错,有时甚至是无缘由的。也要避免为减轻孕妇的负疚感而给予过于乐观的保证。由于早产是出乎意料的,孕妇多没有精神和物质准备,对产程的孤独无助感尤为敏感,因此,丈夫、家人和护士在身旁提供支持较足月分娩更显重要,并能帮助孕妇重建自尊,以良好的心态承担早产儿母亲的角色。

(五)护理效果评价

(1)患者能积极配合医护措施。

(2)母婴顺利经历全过程。

(蒋卫芳)

## 第五节 前置胎盘

妊娠 28 周后,胎盘附着于子宫下段,甚至胎盘下缘达到或覆盖宫颈内口,其位置低于胎先露部,称为前置胎盘。前置胎盘是妊娠晚期严重并发症,也是妊娠晚期阴道流血最常见的原因。其发病率国外报道 0.5%,国内报道 0.24%～1.57%。

### 一、病因

目前尚不清楚,高龄初产妇(年龄>35 岁)、经产妇及多产妇、吸烟或吸毒妇女为高危人群。其病因可能与下述因素有关。

## (一)子宫内膜病变或损伤

多次刮宫、分娩、子宫手术史等是前置胎盘的高危因素。上述情况可损伤子宫内膜,引起子宫内膜炎或萎缩性病变,再次受孕时子宫蜕膜血管形成不良、胎盘血供不足,刺激胎盘面积增大延伸到子宫下段。前次剖宫产手术瘢痕可妨碍胎盘在妊娠晚期向上迁移。增加前置胎盘的可能性。据统计发生前置胎盘的孕妇,85%~95%为经产妇。

## (二)胎盘异常

双胎妊娠时胎盘面积过大,前置胎盘发生率较单胎妊娠高1倍;胎盘位置正常而副胎盘位于子宫下段接近宫颈内口;膜状胎盘大而薄,扩展到子宫下段,均可发生前置胎盘。

## (三)受精卵滋养层发育迟缓

受精卵到达子宫腔后,滋养层尚未发育到可以着床的阶段,继续向下游走到达子宫下段,并在该处着床而发育成前置胎盘。

## 二、分类

根据胎盘下缘与宫颈内口的关系,将前置胎盘分为3类(图9-2)。

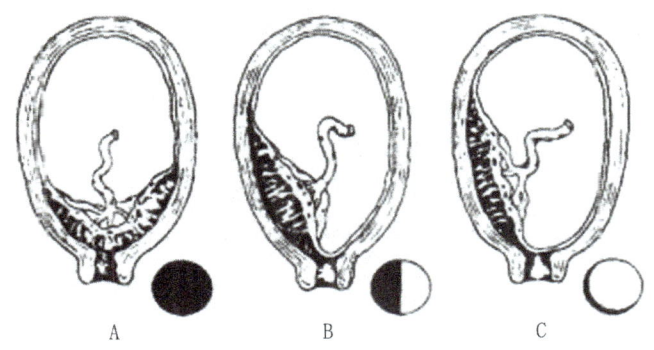

图 9-2 前置胎盘的类型
A.完全性前置胎盘;B.部分性前置胎盘;C.边缘性前置胎盘

(1)完全性前置胎盘又称中央性前置胎盘,胎盘组织完全覆盖宫颈内口。
(2)部分性前置胎盘宫颈内口部分为胎盘组织所覆盖。
(3)边缘性前置胎盘胎盘附着于子宫下段,胎盘边缘到达宫颈内口,未覆盖宫颈内口。

胎盘位于子宫下段,与胎盘边缘极为接近,但未达到宫颈内口,称为低置胎盘。胎盘下缘与宫颈内口的关系可因宫颈管消失、宫口扩张而改变。前置胎盘类型可因诊断时期不同而改变,如临产前为完全性前置胎盘,临产后因宫口扩张而成为部分性前置胎盘。目前临床上均依据处理前最后一次检查结果来决定其分类。

## 三、临床表现

### (一)症状

前置胎盘的典型症状是妊娠晚期或临产时,发生无诱因、无痛性反复阴道流血。妊娠晚期子宫下段逐渐伸展,牵拉宫颈内口,宫颈管缩短;临产后规律宫缩使宫颈管消失成为软产道的一部分。宫颈外口扩张,附着于子宫下段及宫颈内口的胎盘前置部分不能相应伸展而与其附着处分离,血窦破裂出血。前置胎盘出血前无明显诱因,初次出血量一般不多,剥离处血液凝固后,出血自然停止；也有初次即发生致命性大出血而导致休克的。由于子宫下段不断伸展，前置胎盘出血常反复发生，出血量也越来越多。阴道流血发生的迟早、反复发生次数、出血量多少与前置胎盘类型有关。完全性前置胎盘初次出血时间早，多在妊娠28周左右，称为"警戒性出血"。边缘性前置胎盘出血多发生于妊娠晚期或临产后，出血量较少。部分性前置胎盘的初次出血时间、出血量及反复出血次数，介于两者之间。

**（二）体征**

患者一般情况与出血量有关，大量出血呈现面色苍白、脉搏增快微弱、血压下降等休克表现。腹部检查：子宫软，无压痛，大小与妊娠周数相符。由于子宫下段有胎盘占据，影响胎先露部入盆，故胎先露高浮，易并发胎位异常。反复出血或一次出血量过多，使胎儿宫内缺氧，严重者胎死宫内。当前置胎盘附着于子宫前壁时，可在耻骨联合上方听到胎盘杂音。临产时检查见宫缩为阵发性，间歇期子宫完全松弛。

## 四、处理原则

处理原则是抑制宫缩、止血、纠正贫血和预防感染。根据阴道流血量、有无休克、妊娠周数、胎位、胎儿是否存活、是否临产及前置胎盘类型等综合作出决定。

**（一）期待疗法**

应在保证孕妇安全的前提下尽可能延长孕周，以提高围产儿存活率。适用于妊娠＜34周、胎儿体重＜2 000 g、胎儿存活、阴道流血量不多、一般情况良好的孕妇。

尽管国外有资料证明，前置胎盘孕妇的妊娠结局住院与门诊治疗并无明显差异，但我国仍应强调住院治疗。住院期间密切观察病情变化，为孕妇提供全面优质护理是期待疗法的关键措施。

**（二）终止妊娠**

1.终止妊娠指征

孕妇反复发生多量出血甚至休克者，无论胎儿成熟与否，为了母亲安全应终止妊娠；期待疗法中发生大出血或出血量虽少，但胎龄达孕36周以上，胎儿成熟度检查提示胎儿肺成熟者；胎龄未达孕36周，出现胎儿窘迫征象，或胎儿电子监护发现胎心异常者；出血量多，危及胎儿；胎儿已死亡或出现难以存活的畸形，如无脑儿。

2.剖宫产

剖宫产可在短时间内娩出胎儿，迅速结束分娩，对母儿相对安全，是处理前置胎盘的主要手段。剖宫产指征应包括完全性前置胎盘，持续大量阴道流血；部分性和边缘性前置胎盘出血量较多，先露高浮，短时间内不能结束分娩；胎心异常。术前应积极纠正贫血、预防感染等，备血，做好处理产后出血和抢救新生的准备。

3.阴道分娩

边缘性前置胎盘、枕先露、阴道流血不多、无头盆不称和胎位异常，估计在短时间内能结束分娩者，可予试产。

## 五、护理

**（一）护理评估**

1.病史

除个人健康史外，在孕产史中尤其注意识别有无剖宫产术、人工流产术及子宫内膜炎等前置胎盘的易发因素。此外妊娠中特别是孕28周后,是否出现无痛性、无诱因、反复阴道流血症状,并详细记录具体经过及医疗处理情况。

2.身心状况

患者的一般情况与出血量的多少密切相关。大量出血时可见面色苍白、脉搏细速、血压下降等休克症状。孕妇及其家属可因突然阴道流血而感到恐惧或焦虑,既担心孕妇的健康,更担心胎儿的安危,可能显得恐慌、紧张、手足无措。

3.诊断检查

(1)产科检查:子宫大小与停经月份一致,胎儿方位清楚,先露高浮,胎心可以正常,也可因孕妇失血过多致胎心异常或消失。前置胎盘位于子宫下段前壁时,可在耻骨联合上方听见胎盘血管杂音。临产后检查,宫缩为阵发性,间歇期子宫肌肉可以完全放松。

(2)超声波检查:B超断层相可清楚看到子宫壁、胎头、宫颈和胎盘的位置,胎盘定位准确率达95%以上,可反复检查,是目前最安全、有效的首选检查方法。

(3)阴道检查:目前一般不主张应用。只有在近临产期出血不多时,终止妊娠前为除外其他出血原因或明确诊断决定分娩方式前考虑采用。要求阴道检查操作必须在输血、输液和做好手术准备的情况下方可进行。怀疑前置胎盘的个案,切忌肛查。

(4)术后检查胎盘及胎膜:胎盘的前置部分可见陈旧血块附着呈黑紫色或暗红色,如这些改变位于胎盘的边缘,而且胎膜破口处距胎盘边缘<7cm,则为部分性前置胎盘。如行剖宫产术,术中可直接了解胎盘附着的部分并确立诊断。

(二)护理诊断

1.潜在并发症

出血性休克。

2.有感染的危险

有感染的危险与前置胎盘剥离面靠近子宫颈口、细菌易经阴道上行感染有关。

(三)预期目标

(1)接受期待疗法的孕妇血红蛋白不再继续下降,胎龄可达或更接近足月。

(2)产妇产后未发生产后出血或产后感染。

(四)护理措施

根据病情须立即接受终止妊娠的孕妇,立即安排孕妇去枕侧卧位,开放静脉,配血,做好输血准备。在抢救休克的同时,按腹部手术患者的护理进行术前准备,并做好母儿生命体征监护及抢救准备工作。接受期待疗法的孕妇的护理措施如下。

1.保证休息

减少刺激孕妇需住院观察,绝对卧床休息,尤以左侧卧位为佳,并定时间断吸氧,每天3次,每次1小时,以提高胎儿血氧供应。此外,还需避免各种刺激,以减少出血可能。医护人员进行腹部检查时动作要轻柔,禁做阴道检查和肛查。

2.纠正贫血

除采取口服硫酸亚铁、输血等措施外,还应加强饮食营养指导,建议孕妇多食高蛋白及含铁丰富的食物,如动物肝脏、绿叶蔬菜和豆类等,一方面有助于纠正贫血,另一方面还可以增强机体抵抗力,同时也促进胎儿发育。

3.监测生命体征

及时发现病情变化严密观察并记录孕妇生命体征,阴道流血的量、色,流血事件及一般状况,检测胎儿宫内状态。按医嘱及时完成实验室检查项目,并交叉配血备用。发现异常及时报告医师并配合处理。

4.预防产后出血和感染

(1)产妇回病房休息时严密观察产妇的生命体征及阴道流血情况,发现异常及时报告医师处理,以防止或减少产后出血。

(2)及时更换会阴垫,以保持会阴部清洁、干燥。

(3)胎儿分娩后,及早使用宫缩剂,以预防产后大出血;对新生儿严格按照高危儿处理。

5.健康教育

护士应加强对孕妇的管理和宣教。指导围孕期妇女避免吸烟、酗酒等不良行为,避免多次刮宫、引产或宫内感染,防止多产,减少子宫内膜损伤或子宫内膜炎。对妊娠期出血,无论量多少均应就医,做到及时诊断、正确处理。

(五)护理效果评价

(1)接受期待疗法的孕妇胎龄接近(或达到)足月时终止妊娠。

(2)产妇产后未出现产后出血和感染。

(赵 红)

## 第六节 胎盘早剥

妊娠20周以后或分娩期正常位置的胎盘在胎儿娩出前部分或全部从子宫壁剥离,称为胎盘早剥。胎盘早剥是妊娠晚期严重并发症,具有起病急、发展快特点,若处理不及时可危及母儿生命。胎盘早剥的发病率在国外为1‰~2‰,在国内为0.46%~2.1%。

### 一、病因

胎盘早剥确切的原因及发病机制尚不清楚,可能与下述因素有关。

(一)孕妇血管病变

孕妇患严重妊娠期高血压疾病、慢性高血压、慢性肾脏疾病或全身血管病变时,胎盘早剥的发生率增高。妊娠合并上述疾病时,底蜕膜螺旋小动脉痉挛或硬化,引起远端毛细血管变性坏死甚至破裂出血,血液流至底蜕膜层与胎盘之间形成胎盘后血肿。致使胎盘与子宫壁分离。

(二)机械性因素

外伤尤其是腹部直接受到撞击或挤压;脐带过短(<30 cm)或脐带围绕颈、绕体相对过短时,分娩过程中胎儿下降牵拉脐带造成胎盘剥离;羊膜穿刺时刺破前壁胎盘附着处,血管破裂出血引起胎盘剥离。

(三)宫腔内压力骤减

双胎妊娠分娩时,第一胎儿娩出过速;羊水过多时,人工破膜后羊水流出过快,均可使宫腔内压力骤减,子宫骤然收缩,胎盘与子宫壁发生错位剥离。

## (四)子宫静脉压突然升高

妊娠晚期或临产后,孕妇长时间仰卧位,巨大妊娠子宫压迫下腔静脉,回心血量减少,血压下降。此时子宫静脉淤血、静脉压增高、蜕膜静脉床淤血或破裂,形成胎盘后血肿,导致部分或全部胎盘剥离。

## (五)其他一些高危因素

如高龄孕妇、吸烟、可卡因滥用、孕妇代谢异常、孕妇有血栓形成倾向、子宫肌瘤(尤其是胎盘附着部位肌瘤)等与胎盘早剥发生有关。有胎盘早剥史的孕妇再次发生胎盘早剥的危险性比无胎盘早剥史者高10倍。

## 二、分类及病理变化

胎盘早剥主要病理改变是底蜕膜出血并形成血肿,使胎盘从附着处分离。按病理类型,胎盘早剥可分为显性、隐性及混合性3种(图9-3)。若底蜕膜出血量少,出血很快停止,多无明显的临床表现,仅在产后检查胎盘时发现胎盘母体面有凝血块及压迹。若底蜕膜继续出血,形成胎盘后血肿,胎盘剥离面随之扩大,血液冲开胎盘边缘并沿胎膜与子宫壁之间经过颈管向外流出,称为显性剥离或外出血。若胎盘边缘仍附着于子宫壁或由于胎先露部固定于骨盆入口,使血液积聚于胎盘与子宫壁之间,称为隐性剥离或内出血。由于子宫内有妊娠产物存在,子宫肌不能有效收缩,以压迫破裂的血窦而止血,血液不能外流,胎盘后血肿越积越大,子宫底随之升高。当出血达到一定程度时,血液终会冲开胎盘边缘及胎膜外流,称为混合型出血。偶有出血穿破胎膜溢入羊水中成为血性羊水。

胎盘早剥发生内出血时,血液积聚于胎盘与子宫壁之间,随着胎盘后血肿压力的增加,血液浸入子宫肌层,引起肌纤维分离、断裂甚至变性,当血液渗透至子宫浆膜层时,子宫表面现紫蓝色瘀斑,称为子宫胎盘卒中,又称为库弗莱尔子。有时血液还可渗入输卵管系膜、卵巢生发上皮下、阔韧带内。子宫肌层由于血液浸润、收缩力减弱,造成产后出血。

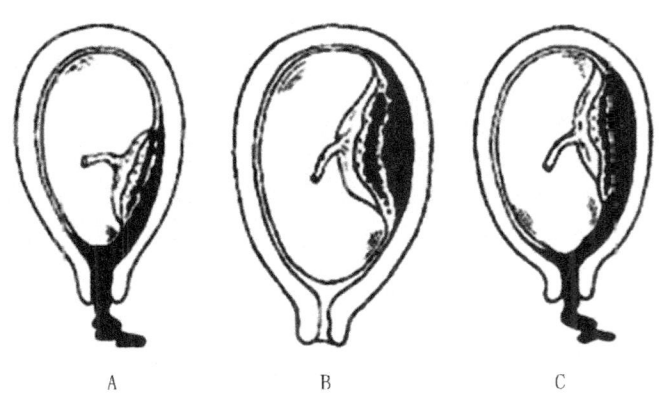

**图 9-3 胎盘早剥类型**
A.显性剥离;B.隐性剥离;C.混合性剥离

严重的胎盘早剥可以引发一系列病理生理改变。从剥离处的胎盘绒毛和蜕膜中释放大量组织凝血活酶,进入母体血液循环,激活凝血系统,导致弥散性血管内凝血(DIC),肺、肾等脏器的毛细血管内微血栓形成,造成脏器缺血和功能障碍。胎盘早剥持续时间越长,促凝物质不断进入母血,激活纤维蛋白溶解系统,产生大量的纤维蛋白原降解产物(FDP),引起继发性纤溶亢进。

发生胎盘早剥后，消耗大量凝血因子，并产生高浓度FDP，最终导致凝血功能障碍。

### 三、临床表现

根据病情严重程度，Sher将胎盘早剥分为3度。

#### （一）Ⅰ度

多见于分娩期，胎盘剥离面积小，患者常无腹痛或腹痛轻微，贫血体征不明显。腹部检查见子宫软，大小与妊娠周数相符，胎位清楚，胎心率正常。产后检查见胎盘母体面有凝血块及压迹即可诊断。

#### （二）Ⅱ度

胎盘剥离面为胎盘面积1/3左右。主要症状为突然发生持续性腹痛、腰酸或腰背痛，疼痛程度与胎盘后积血量成正比。无阴道流血或流血量不多，贫血程度与阴道流血量不相符。腹部检查见子宫大于妊娠周数，子宫底随胎盘后血肿增大而升高。胎盘附着处压痛明显（胎盘位于后壁则不明显），宫缩有间歇，胎位可扪及，胎儿存活。

#### （三）Ⅲ度

胎盘剥离面超过胎盘面积1/2。临床表现较Ⅱ度重。患者可出现恶心、呕吐、面色苍白、四肢湿冷、脉搏细数、血压下降等休克症状，且休克程度大多与阴道流血量不成正比。腹部检查见子宫硬如板状，宫缩间歇时不能松弛，胎位扪不清，胎心消失。

### 四、处理原则

纠正休克、及时终止妊娠是处理胎盘早剥的原则。患者入院时，情况危重、处于休克状态，应积极补充血容量，及时输入新鲜血液，尽快改善患者状况。胎盘早剥一旦确诊，必须及时终止妊娠。终止妊娠的方法根据胎次、早剥的严重程度、胎儿宫内状况及宫口开大等情况而定。此外，对并发症如凝血功能障碍、产后出血和急性肾衰竭等进行紧急处理。

### 五、护理

#### （一）护理评估

1.病史

孕妇在妊娠晚期或临产时突然发生腹部剧痛，有急性贫血或休克现象，应引起高度重视。护士需结合有无妊娠期高血压疾病或高血压病史、胎盘早剥史、慢性肾炎史、仰卧位低血压综合征史及外伤史，进行全面评估。

2.身心状况

胎盘早剥孕妇发生内出血时，严重者常表现为急性贫血和休克症状，而无阴道流血或有少量阴道流血。因此对胎盘早剥孕妇除进行阴道流血的量、色评估外，应重点评估腹痛的程度、性质、孕妇的生命体征和一般情况，以及时、准确地了解孕妇的身体状况。胎盘早剥孕妇入院时情况危急，孕妇及其家属常常感到高度紧张和恐惧。

3.诊断检查

（1）产科检查：通过四步触诊判断胎方位、胎心情况、宫高变化、腹部压痛范围和程度等。

（2）B超检查：正常胎盘B超图像应紧贴子宫体部后壁、前壁或侧壁，若胎盘与子宫体之间有血肿时,在胎盘后方出现液性低回声区,暗区常不止一个,并见胎盘增厚。若胎盘后血肿较大时,能见到胎盘胎儿面凸向羊膜腔,甚至能使子宫内的胎儿偏向对侧。若血液渗入羊水中,见羊水回声增强、增多,为羊水浑浊所致。当胎盘边缘已与子宫壁分离,未形成胎盘后血肿,则见不到上述图像,故B超检查诊断胎盘早剥有一定的局限性。重型胎盘早剥时常伴胎心、胎动消失。

(3)实验室检查:主要了解患者贫血程度及凝血功能。重型胎盘早剥患者应检查肾功能与二氧化碳结合力。若并发DIC时进行筛选试验血小板计数、凝血酶原时间、纤维蛋白原测定,结果可疑者可做纤溶确诊试验(凝血酶时间、优球蛋白溶解时间、血浆鱼精蛋白副凝时间)。

(二)护理诊断

1. 潜在并发症

弥散性血管内凝血。

2. 恐惧

恐惧与胎盘早剥引起的起病急、进展快,危及母儿生命有关。

3. 预感性悲哀

预感性悲哀与死产、切除子宫有关。

(三)预期目标

(1)孕妇出血性休克症状得到控制。

(2)患者未出现凝血功能障碍、产后出血和急性肾衰竭等并发症。

(四)护理措施

胎盘早剥是一种妊娠晚期严重危及母儿生命的并发症,积极预防非常重要。护士应使孕妇接受产前检查,预防和及时治疗妊娠期高血压疾病、慢性高血压、慢性肾病等;妊娠晚期避免仰卧位及腹部外伤;施行外倒转术时动作要轻柔;处理羊水过多和双胎者时,避免子宫腔压力下降过快等。对于已诊断为胎盘早剥的患者,护理措施如下。

1. 纠正休克

改善患者的一般情况护士应迅速开放静脉,积极补充其血容量,及时输入新鲜输血。既能补充血容量,又可补充凝血因子。同时密切监测胎儿状态。

2. 严密观察病情变化

及时发现并发症凝血功能障碍表现为皮下、黏膜或注射部位出血,子宫出血不凝,有时有尿血、咯血及呕血等现象;急性肾衰竭可表现为尿少或无尿。护士应高度重视上述症状,一旦发现,及时报告医师并配合处理。

3. 为终止妊娠做好准备

一旦确诊,应及时终止妊娠,以孕妇病情轻重、胎儿宫内状况、产程进展、胎产式等具体状态决定分娩方式,护士需为此做好相应准备。

4. 预防产后出血

胎盘早剥的产妇胎儿娩出后易发生产后出血,因此分娩后应及时给予宫缩剂,并配合按摩子宫,必要时按医嘱做切除子宫的术前准备。未发生出血者,产后仍应加强生命体征观察,预防晚期产后出血的发生。

5. 产褥期的处理

患者在产褥期应注意加强营养,纠正贫血。更换消毒会阴垫,保持会阴清洁,预防感染。根据孕妇身体情况给予母乳指导。死产者及时给予退乳措施,可在分娩后24小时内尽早服用大剂量雌激素,同时紧束双乳,少进汤类;水煎生麦芽当茶饮;针刺足临泣、悬钟等穴位等。

**(五)护理效果评价**

(1)母亲分娩顺利,婴儿平安出生。

(2)患者未出现并发症。

(赵　红)

# 第十章 儿科护理

## 第一节 小儿惊厥

惊厥的病理生理基础是脑神经元的异常放电和过度兴奋。惊厥是由多种原因所致的大脑神经元暂时性功能紊乱的一种表现。惊厥发作时全身或局部肌群突然发生阵挛或强直性收缩,多伴有不同程度的意识障碍。惊厥是小儿常见的急症,有5‰～6‰的小儿发生过高热惊厥。

### 一、病因

小儿惊厥可由众多因素引起,凡能造成脑神经元兴奋性功能紊乱的因素(如脑缺氧、缺血、低血糖、脑炎症、水肿、中毒变性、坏死)均可导致惊厥的发生。其病因可归纳为以下几类。

#### (一)感染性疾病

1.颅内感染性疾病

该类疾病包括细菌性脑膜炎、脑血管炎、颅内静脉窦炎、病毒性脑炎、脑膜脑炎、脑寄生虫病、各种真菌性脑膜炎。

2.颅外感染性疾病

该类疾病包括呼吸系统感染性疾病、消化系统感染性疾病、泌尿系统感染性疾病、全身性感染性疾病、某些传染病、感染性病毒性脑病、脑病合并内脏脂肪变性综合征。

#### (二)非感染性疾病

1.颅内非感染性疾病

该类疾病包括癫痫、颅内创伤、颅内出血、颅内占位性病变、中枢神经系统畸形、脑血管病、神经皮肤综合征、中枢神经系统脱髓鞘病和变性疾病。

2.颅外非感染性疾病

(1)中毒:如氰化钠、铅、汞中毒,急性乙醇中毒及各种药物中毒。

(2)缺氧:如新生儿窒息、溺水、麻醉意外、一氧化碳中毒、心源性脑缺血综合征等。

(3)先天性代谢异常疾病:如苯丙酮尿症、黏多糖病、半乳糖血症、肝豆状核变性、尼曼-匹克病。

(4)水电解质紊乱及酸碱失衡:如低钙血症、低钠血症、高钠血症及严重代谢性酸中毒。

(5)全身及其他系统疾病并发症:如系统性红斑狼疮、风湿病、肾性高血压脑病、尿毒症、肝昏迷、糖尿病、低血糖、胆红素脑病。

(6)维生素缺乏症:如维生素 $B_6$ 缺乏症、维生素 $B_6$ 依赖综合征、维生素 $B_1$ 缺乏性脑病。

## 二、临床表现

### (一)惊厥发作形式

**1.强直-阵挛发作**

患儿在惊厥发作时突然意识丧失,摔倒,全身强直,呼吸暂停,角弓反张,牙关紧闭,面色青紫,持续10~20秒,转入阵挛期;不同肌群交替收缩,致肢体及躯干有节律地抽动,口吐白沫(若咬破舌头可吐血沫)。患儿呼吸恢复,但不规则,数分钟后肌肉松弛而缓解,可有尿失禁,然后入睡,醒后可有头痛、疲乏,对发作不能回忆。

**2.肌阵挛发作**

肌阵挛发作是由肢体或躯干的某些肌群突然收缩(或称电击样抽动),表现为头、颈、躯干或某个肢体快速抽搐。

**3.强直发作**

强直发作表现为肌肉突然强直性收缩,肢体可固定在某种不自然的位置,持续数秒钟,躯干四肢姿势可不对称,有强直表情,眼及头偏向一侧,睁眼或闭眼,瞳孔散大,可伴呼吸暂停、意识丧失。发作后意识较快恢复,不出现发作后嗜睡。

**4.阵挛性发作**

阵挛性发作时全身性肌肉抽动,左右可不对称,肌张力可升高或降低,有短暂意识丧失。

**5.限局性运动性发作**

发作时无意识丧失,常表现为下列形式。

(1)某个肢体或面部抽搐:口、眼、手指对应的脑皮层运动区的面积大,因而这些部位易受累。

(2)杰克逊(Jackson)癫痫发作:发作时大脑皮质运动区异常放电灶逐渐扩展到相邻的皮层区。抽搐也按皮层运动区对躯干支配的顺序扩展:面部→手→前臂→上肢→躯干→下肢。若进一步发展,可成为全身性抽搐,此时可有意识丧失。杰克逊癫痫发作常提示颅内有器质性病变。

(3)旋转性发作:发作时头和眼转向一侧,躯干也随之强直性旋转,或一侧上肢上举,另一侧上肢伸直,躯干扭转等。

**6.新生儿轻微惊厥**

新生儿轻微惊厥是新生儿期常见的一种惊厥形式。发作时新生儿呼吸暂停,两眼斜视,眼睑抽搐,有频频的眨眼动作,伴流涎、吸吮或咀嚼样动作,有时还出现上肢下肢类似游泳或蹬自行车样的动作。

### (二)惊厥的伴随症状及体征

**1.发热**

发热为小儿惊厥最常见的伴随症状。例如,单纯性或复杂性高热惊厥患儿,于惊厥发作前均有 38.5 ℃甚至 40 ℃以上高热。由上呼吸道感染引起者,还可有咳嗽、流涕、咽痛、咽部出血、扁桃体肿大等表现。如惊厥为其他器官或系统感染所致,绝大多数患儿有发热及其相关的症状和体征。

2.头痛及呕吐

头痛为小儿惊厥常见的伴随症状。年长儿能正确叙述头痛的部位、性质和程度,婴儿常表现为烦躁、哭闹、摇头、抓耳或拍打头部。患儿多伴有频繁的喷射状呕吐,常见于颅内疾病及全身性疾病,如各种脑膜炎、脑炎、中毒性脑病、瑞氏综合征,颅内占位性病变。患儿还可出现程度不等的意识障碍,颈项抵抗,前囟饱满,颅神经麻痹,肌张力升高或减弱,克氏征、布鲁津斯基征及巴宾斯基征呈阳性。

3.腹泻

重度腹泻病可导致水、电解质紊乱及酸碱失衡,出现严重低钠血症或高钠血症,低钙血症、低镁血症。补液不当造成水中毒,也可出现惊厥。

4.黄疸

当出现胆红素脑病时,不仅皮肤、巩膜高度黄染,还可有频繁性惊厥。重症肝炎患儿肝衰竭,出现惊厥前可见到明显黄疸。在瑞氏综合征、肝豆状核变性等的病程中,均可出现黄疸,此类疾病初期或中末期均能出现惊厥。

5.水肿、少尿

各类肾炎或肾病为儿童时期常见多发病。水肿、少尿为该类疾病的首起表现。当部分患儿出现急性、慢性肾衰竭或肾性高血压脑病时,可有惊厥。

6.智力低下

常见于新生儿窒息所致缺氧、缺血性脑病,颅内出血患儿,病初即有频繁惊厥,其后有不同程度的智力低下。智力低下亦见于先天性代谢异常疾病患儿,如未经及时、正确治疗的苯丙酮尿症、枫糖尿症患儿。

### 三、诊断依据

#### (一)病史

了解惊厥的发作形式、持续时间、伴随症状、诱发因素及有关的家族史,了解患儿有无意识丧失。

#### (二)体检

给患儿做全面的体格检查,尤其是神经系统的检查,检查神志、头颅、头围、囟门、颅缝、脑神经、瞳孔、眼底、颈抵抗、病理反射、肌力、肌张力、四肢活动等。

#### (三)实验室及其他检查

1.血尿粪常规

血白细胞数显著升高,通常提示细菌感染。血红蛋白含量很低,网织红细胞数升高,提示急性溶血。尿蛋白含量升高,提示肾炎或肾盂肾炎。粪便镜检可以排除痢疾。

2.血生化等检验

除常规查肝功能、肾功能、电解质外,还应根据病情选择有关检验。

3.脑脊液检查

对疑有颅内病变的惊厥患儿,应做脑脊液常规、脑脊液生化、脑脊液培养或有关的特殊化验。

4.脑电图

阳性率可达80%～90%。小儿惊厥患儿的脑电图上可表现为阵发性棘波、尖波、棘慢波、多棘慢波等多种波型。

**5.CT 检查**

对疑有颅内器质性病变的惊厥患儿,应做脑 CT 扫描。高密度影见于钙化灶、出血灶、血肿及某些肿瘤;低密度影常见于水肿、脑软化、脑脓肿、脱髓鞘病变及某些肿瘤。

**6.MRI 检查**

MRI 对脑、脊髓结构异常反映较 CT 更敏捷,能更准确地反映脑内病灶。

**7.单光子反射计算机体层成像(SPECT)**

SPECT 可显示脑内不同断面的核素分布图像,对癫痫病灶、肿瘤定位及脑血管疾病提供诊断依据。

## 四、治疗

### (一)止惊治疗

**1.地西泮**

每次 0.25~0.5 mg/kg,最大剂量为 10 mg,缓慢静脉注射,1 分钟不多于 1 mg。必要时可在 15~30 分钟后重复静脉注射一次。之后可口服维持。

**2.苯巴比妥钠**

新生儿的首次剂量为 15~20 mg,给药方式为静脉注射。维持量为 3~5 mg/(kg·d)。婴儿、儿童的首次剂量为 5~10 mg/kg,给药方式为静脉注射或肌内注射,维持量为 5~8 mg/(kg·d)。

**3.水合氯醛**

每次 50 mg/kg,加水稀释成 5%~10%的溶液,保留灌肠。惊厥停止后改用其他止惊药维持。

**4.氯丙嗪**

剂量为每次 1~2 mg/kg,静脉注射或肌内注射,2~3 小时后可重复 1 次。

**5.苯妥英钠**

每次 5~10 mg/kg,肌内注射或静脉注射。遇到癫痫持续状态时,可给予 15~20 mg/kg,速度不超过 1 mg/(kg·min)。

**6.硫苯妥钠**

该药有催眠作用,大剂量有麻醉作用。每次 10~20 mg/kg,稀释成 2.5%的溶液,肌内注射。也可缓慢静脉注射,边注射边观察,惊厥停止即停止注射。

### (二)降温处理

**1.物理降温**

可用 30%~50%乙醇擦浴。在患儿的头部、颈、腋下、腹股沟等处放置冰袋,亦可用冷盐水灌肠。可用低于体温 3~4 ℃的温水擦浴。

**2.药物降温**

一般用安乃近,每次 5~10 mg/kg,肌内注射。亦可用其滴鼻,对大于 3 岁的患儿,每次滴 2~4 滴。

### (三)降低颅内压

惊厥持续发作引起脑缺氧、缺血,易导致脑水肿;如惊厥由颅内感染引起,疾病本身即有脑组织充血、水肿,颅内压增高,因而应及时降低颅内压。常用 20%的甘露醇溶液,每次 5~10 mL/kg,静脉注射或快速静脉滴注(10 mL/min),6~8 小时重复使用。

### (四)纠正酸中毒

惊厥频繁或持续发作过久,可导致代谢性酸中毒,如果血气分析发现血 pH<7.2,BE(碱剩余)为 15 mmol/L,可用 5%碳酸氢钠 3~5 mL/kg,稀释成 1.4%的等张溶液,静脉滴注。

### (五)病因治疗

对惊厥患儿应通过了解病史、全面体检及必要的化验检查,争取尽快地明确病因,给予相应治疗。对可能反复发作的病例,还应制定预防复发的措施。

## 五、护理

### (一)护理诊断

(1)有窒息的危险。
(2)有受伤的危险。
(3)潜在并发症有脑水肿、酸中毒、呼吸系统衰竭、循环系统衰竭。
(4)患儿家长缺乏关于该病的知识。

### (二)护理目标

(1)患儿不发生误吸或窒息。
(2)患儿未发生并发症。
(3)患儿家长情绪稳定,能掌握止痉、降温等应急措施。

### (三)护理措施

**1.一般护理**

(1)护理人员应将患儿平放于床上,取头侧位。保持安静,治疗操作应尽量集中进行,动作轻柔、敏捷,禁止一切不必要的刺激。
(2)护理人员应把患儿的头侧向一边,及时清除呼吸道分泌物;对发绀的患儿供给氧气;患儿窒息时施行人工呼吸。
(3)物理降温可用沾有温水或冷水的毛巾湿敷额头,每 5~10 分钟更换 1 次毛巾,必要时把冰袋放在额部或枕部。
(4)护理人员应注意患儿的安全,预防损伤,清理好周围物品,防止患儿坠床和碰伤。
(5)护理人员应协助做好各项检查,及时明确病因;根据病情需要,于惊厥停止后,配合医师做血糖、血钙、腰椎穿刺、血气分析及血电解质等针对性检查。
(6)护理人员应保持患儿的皮肤清洁、干燥,衣、被、床单清洁、干燥、平整,以防皮肤感染及压疮的发生。
(7)护理人员应关心、体贴患儿,熟练、准确地操作,以取得患儿的信任,消除其恐惧心理;说服患儿及家长主动配合各项检查及治疗,使诊疗工作顺利进行。

**2.临床观察内容**

(1)惊厥发作时,护理人员应观察惊厥患儿抽搐的时间和部位,有无其他伴随症状。
(2)护理人员应观察病情变化,尤其随时观察呼吸、面色、脉搏、血压、心音、心率、瞳孔大小、对光反射等重要的生命体征,如发现异常,及时通报医师,以便采取紧急抢救措施。
(3)护理人员应观察体温变化,如患儿有高热,及时做好物理降温及药物降温;如体温正常,应注意为患儿保暖。

3.药物观察内容

(1)护理人员应观察止惊药物的疗效。

(2)使用地西泮、苯巴比妥钠等止惊药物时,护理人员应注意观察患儿呼吸及血压的变化。

4.预见性观察

若惊厥持续时间长,频繁发作,护理人员应警惕有脑水肿、颅内压增高。收缩压升高,脉率减慢,呼吸节律慢而不规则,则提示颅内压增高。如未及时处理,可进一步发生脑疝,表现为瞳孔不等大、对光反射消失、昏迷加重、呼吸节律不整甚至呼吸骤停。

## 六、康复与健康指导

(1)护理人员应做好患儿的病情观察,准备好急救物品,教会家长正确的退热方法,提高家长的急救技能。

(2)护理人员应加强患儿营养与体育锻炼,做好基础护理等。

(3)护理人员应向家长详细交代患儿的病情、惊厥的病因和诱因,指导家长掌握预防惊厥的方法。

(陈美丽)

# 第二节 小儿病毒性脑炎与脑膜炎

病毒性脑炎和脑膜炎是由病毒引起的中枢神经系统感染性疾病。由乙型脑炎病毒引起的病毒性脑炎好发于10岁以下儿童,在夏季、秋季流行,称为流行性乙型脑炎。其他常见病毒包括柯萨奇病毒、埃可病毒、单纯疱疹病毒、腺病毒、腮腺炎病毒和淋巴细胞性脉络丛脑膜炎病毒等。病毒性脑炎常呈弥漫性脑实质病变,也可呈局灶性病变(又称局灶性脑炎);病毒性脑膜炎则以软脑膜病变为主。

## 一、临床表现

病情轻重程度差异较大,与神经系统受累部位、病毒致病力强弱、患儿的免疫反应等因素有关。

### (一)前驱症状或伴随症状

前驱症状多表现为呼吸道或消化道症状,如咽痛、咳嗽、呕吐、腹泻、食欲缺乏。某些病毒感染可伴特殊表现。例如,腮腺炎病毒感染时腮腺肿大,埃可病毒和柯萨奇病毒感染时常有皮肤斑丘疹或黏膜疹,单纯疱疹病毒感染时可有皮肤黏膜疱疹。

### (二)发热

发热一般为低等至中等程度发热。流行性乙型脑炎常急性发病,出现高热或超高热。

### (三)脑炎的表现

1.意识障碍

发生意识障碍(或称脑症状),轻者反应淡漠、迟钝或烦躁、嗜睡;重者出现谵妄、昏迷。

2.惊厥

惊厥可为局限性、全身性或持续性的。

3.颅内压增高症

(1)年长儿持续性头痛及频繁呕吐,婴儿常表现为易激惹、烦躁、尖叫或双眼凝视。该病常伴不同程度的意识障碍。

(2)四肢肌张力升高或出现强直(去大脑强直:伸性强直和痉挛,角弓反张;去皮质强直:一侧或双侧上肢痉挛伴屈曲状,下肢伸性痉挛)。

(3)血压升高,脉搏减慢,呼吸不规则甚至暂停。

(4)婴儿前囟隆起、张力升高,继而颅缝分离,头围和前囟增大。

(5)视盘水肿,但在急性颅内压增高时常缺如,在婴儿中少见。

(6)意识障碍、瞳孔扩大、血压升高伴缓脉三联征提示为颅内压增高危象,常为脑疝的前兆。

4.锥体束征阳性

巴氏征阳性。

5.局限性脑症状

局限性脑症状与受累部位有关。

(1)脑干受损:呼吸改变,脑神经麻痹,瞳孔变化。

(2)基底核受损:震颤,多动,肌张力改变。

(3)小脑受损:共济失调。

(4)额叶受损:精神行为异常,运动性失语。

(5)颞叶受损:中枢性失聪。

(6)枕叶受损:中枢性失明。

(7)脑皮质运动功能区受损:中枢性单侧或单肢瘫痪。

(四)脑膜炎的表现

(1)有头痛、呕吐等颅内压增高的表现。

(2)脑膜刺激征:颈强直、克氏征和布氏征阳性。

(3)惊厥少见,意识障碍比较轻微。

## 二、实验室检查

(一)脑脊液常规检查

脑脊液外观多清亮,偶尔微微浑浊,蛋白质含量正常或轻度升高,细胞计数为$(0\sim500)\times10^6/L$,早期以中性粒细胞为主,但很快转为以淋巴细胞为主,糖和氯化物含量正常,脑脊液培养,无细菌生长。

(二)病原学检查

将脑脊液送去做病毒分离。应用分子生物学技术(如聚合酶链式反应)检测脑脊液中相应病毒的基因。

(三)其他检查

1.脑电图检查

脑炎早期即有脑电图改变,出现弥漫性或局限性慢波,也可见尖波、棘波、尖慢复合波或棘慢复合波。

2.影像学检查

头颅 CT 检查可发现脑水肿、脑软化灶、脑膜炎等。

## 三、治疗

### (一)抗病毒治疗

对某些病毒感染可选用相应抗病毒药物。例如,对单纯疱疹病毒引起的脑炎可用阿昔洛韦,推荐剂量:每次 10～15 mg/kg,静脉滴注,8 小时 1 次,共用 14～21 天。

### (二)一般治疗

(1)重症监护。

(2)对昏迷的患儿防止痰阻。患儿尿潴留时辅助其排尿。

(3)患儿需要补充的液体量为 30～60 mL/(kg·d),总张力为 1/5～1/4 N。对重症脑炎患儿在补液 12 小时左右可给予清蛋白 0.5～1.0 g/kg,最大量为每次 25 g;或给予血浆,对贫血患儿给全血,每次 10 mL/kg,以增加血浆胶体渗透压,维持组织脱水。

(4)保证热量供给,维持电解质、酸碱平衡。

### (三)恢复期及康复治疗

在恢复期可选用促进脑细胞代谢药,如脑活素。脑炎患儿易遗留各种神经系统后遗症,应及时予以相应康复治疗。

## 四、护理措施

### (一)休息与运动

患儿在急性期要卧床休息,在缓解期和恢复期可做床上被动运动或床边活动。

### (二)饮食护理

护理人员应给予患儿高热量、高蛋白质、高维生素、易消化的清淡流食或半流食,保证能量供给,维持水、电解质平衡。根据患儿的意识状态及年龄,护理人员应采取适宜的营养供给方式,对经口进食者避免呛咳及呕吐,对鼻饲者按鼻饲护理常规操作,对应用静脉营养者按静脉输液常规操作。

### (三)用药护理

静脉用药时,护理人员应根据患儿的年龄、病情及药物性质调整合适的输液速度,必要时使用输液泵控制速度;静脉应用甘露醇时要快速滴入,把 250 mL20% 的甘露醇在 50 分钟内静脉输入完毕,避免药物外渗。护理人员应注意观察抗惊厥发作和抗病毒等药物的不良反应。

### (四)心理护理

护理人员应加强沟通,解除患儿及其家长的焦虑及恐惧情绪,增强患儿战胜疾病的信心和对治疗护理的依从性。

### (五)病情观察与护理

护理人员应监测患儿生命体征的变化,观察患儿神志、囟门、瞳孔的改变,警惕惊厥、脑水肿、脑疝及呼吸衰竭等的发生,备齐抢救药品及器械,加强巡视、密切观察、详细记录,以便及早发现,给予急救处理。

### (六)健康教育

(1)护理人员应给患儿做身体按摩和被动功能训练,而后让患儿逐渐下床活动。

(2)护理人员应指导患儿遵医嘱服药。

(3)护理人员应向患儿及其家长讲解关于疾病治疗、护理的知识以及影响预后的相关因素,提高患儿及其家长对治疗护理的依从性,帮助患儿及其家长树立战胜疾病的信心。

(4)有肢体瘫痪的患儿应保持肢体功能位,及早进行肌肉按摩和被动功能训练以促进康复。护理人员应指导家长协助有语言障碍的患儿进行语言训练。

(5)患儿应遵医嘱定期复查脑电图,一旦出现头痛、呕吐、惊厥等症状及早就医,以免延误病情。

(陈美丽)

## 第三节　小儿肠套叠

肠套叠指一部分肠管及其系膜套入邻近的肠管之中,临床上出现急性肠梗阻的症状。该病为婴儿期常见的急腹症,在2岁以下的婴幼儿中多见。患儿的男女之比为2∶1至3∶1。该病在春季多见。

### 一、临床表现

小儿肠套叠的临床表现随年龄不同和类型不同而有差异,通常有四大特点:腹痛、呕吐、便血和腹部包块。

(1)急性腹痛:为突然发作的、剧烈的阵发性腹痛。患儿哭闹不安,面色苍白,出汗,四肢乱动,表情痛苦,疼痛缓解时可恢复安静或嗜睡,间歇10~20分钟又复发。随病情发展,疼痛时间延长,间歇期缩短。发生肠绞窄时,疼痛无间歇,伴腹胀及腹膜炎。

(2)呕吐:腹痛初期即可呕吐,呕吐物为胃内容物。晚期病例可吐出小肠液及粪便,因完全性肠梗阻,肠道积气、积液逆反入胃,形成反流性呕吐。

(3)便血:是早期症状。一般腹痛后6~12小时就可出现黏液血便,似果酱样,无特殊臭味。回结型、回盲型套叠早期即有血便,小肠型套叠少有血便或血便出现得较晚。

(4)腹部包块:约75%的病例腹部可触及肿块,肿块一般沿结肠走向分布。

(5)患儿全身情况、营养良好,但面色苍白,烦躁不安,晚期出现精神萎靡、表情呆钝、嗜睡、高热、严重脱水、休克等症状。

### 二、辅助检查

#### (一)X线检查

空气灌肠后,X线检查若见结肠内气柱前端呈杯口状、螺旋状阴影即可确诊。用稀钡剂灌肠,X线检查看到的阴影更为清晰。

#### (二)超声检查

超声检查可探及横切面呈同心圆形的腹部包块。

### 三、鉴别诊断

在鉴别诊断中必须排除细菌性痢疾、急性胃肠炎、急性阑尾炎、出血性肠炎、肠蛔虫症、过敏性紫癜、流行性出血热（急腹症型）等。

### 四、治疗

#### （一）非手术治疗

在透视下空气灌肠或钡剂灌肠简便易行，复位可靠，适用于起病 48 小时以内、全身情况良好者。也可在 B 超监测下灌肠，灌肠复位后观察数小时，若患儿安静入睡，腹胀减轻，包块消失，让患儿口服活性炭 1 g，6 小时后由肛门排黑色炭末便，证实复位成功。在治疗过程中严格掌握灌肠复位的适应证和操作要领，90%以上的病例都能一次复位成功。若复位失败或发生肠穿孔，可行急症手术。禁忌证：病程超过 48 小时，腹胀严重，且腹部透析可见多个巨大液平，疑有腹膜刺激征或肠坏死；肿块超过脾曲，出血反复发作，疑有器质性病变。

#### （二）手术治疗

手术治疗适用于晚期灌肠复位失败，合并肠道疾病或慢性肠套叠的病例。术前准备应充分、细致，包括静脉输液、纠正水和电解质失衡、应用抗生素、输血、吸氧、退热、胃肠减压等。若无肠坏死，应先行手法复位。阑尾套入受压时可同时切除阑尾。合并肠坏死、肠穿孔时，应行肠切除吻合术。

### 五、护理措施

#### （一）非手术治疗护理/术前护理措施

（1）护理人员应向患儿家长讲解治疗方法及手术的必要性，减轻家长对手术的恐惧心理。

（2）护理人员应给予患儿补液治疗，补充血容量。

（3）护理人员应密切观察患儿腹痛、呕吐、腹部包块的情况。若患儿经空气（或钡剂）灌肠复位治疗后症状缓解，常表现为安静入睡，不再哭闹，停止呕吐；腹部肿块消失；拔出肛管后排出大量有臭味的黏液血便，继而变为黄色粪水。如患儿仍然烦躁不安、阵发性哭闹，腹部包块仍存在，应怀疑肠套叠还未复位或又重新发生肠套叠，应立即通知医师。

（4）护理人员应备好吸氧管、监测仪器等用物。

（5）术前用药：通常用安定、阿托品等注射药物以消除患儿的恐惧心理，减少呼吸道腺体的分泌，保持呼吸道通畅，保持胃管通畅，减少术后并发症。

（6）饮食护理：患儿要加强营养，食用高蛋白、粗纤维、易消化的食物，适当限制盐的摄入量，少食多餐。

#### （二）术后护理措施

**1.一般护理**

患儿麻醉清醒后，护理人员应给患儿取去枕平卧位，把患儿的头偏向一侧；注意防止患儿误吸呕吐物；定时监测血压、脉搏、心率并详细记录，观察 5 小时至平稳；如发现体温不升应给患儿保暖，对高热者进行降温。

**2.疼痛护理**

护理人员应安抚患儿，患儿疼痛时使用止痛泵，并告知家长使用方法，必要时使用镇静止痛药。

3.切口的护理

护理人员应观察伤口的渗血、渗液情况,保持伤口敷料的清洁、干燥。

4.引流管护理

护理人员应保持引流管通畅,妥善固定管道,防止扭曲、折叠及患儿抓脱;密切观察和记录胃液和引流液的性质、颜色和量。

（陈美丽）

## 第四节  小儿先天性巨结肠

先天性巨结肠（HD）是常见的胃肠道发育畸形,发病率为1/5 000～1/2 000。患儿中男与女之比为4:1。该病有遗传倾向,近年的调查显示家族性HD约为4%。

HD病变肠段神经节细胞缺如,这是一种发育停顿,目前认为是在多基因遗传因子的条件下,原胚肠发生了暂时性缺血、缺氧,故该病是遗传因素的产物。男性的发病率较高,是因为所需的基因型值较低。

神经节细胞缺如的肠段平滑肌持续收缩,呈痉挛状态,蠕动消失,形成非器质性肠狭窄,使粪便通过发生障碍。在无神经节细胞段近端正常肠段,粪便淤积,肠道将粪便推入痉挛部位,久之肠管有代偿性扩张、肥厚,形成巨大的扩张段。

### 一、新生儿巨结肠

#### (一)临床表现

约2/3的HD病例在出生后1～6天发生急性肠梗阻,临床表现如下。

(1)发生胎粪便秘,出生后24～48小时没有胎粪排出,或只有少量胎粪,必须灌肠或用其他方法处理才有胎粪排出。这是由于胎粪不能通过痉挛狭窄的乙状结肠、直肠。

(2)呕吐为常见的症状,可能呕吐次数不多,呕吐量少,但也可能呕吐频繁不止,呕吐物带有胆汁。

(3)腹部膨胀,大多数为中等程度的腹胀,部分病例腹部极度膨胀,压迫膈肌而引起呼吸困难。有时肠蠕动显著,听诊肠鸣音存在。

(4)直肠指诊对诊断颇有帮助,特点是在便秘情况下直肠壶腹空虚、无粪。指检还可激发排便反射,拔出手指后,随着胎粪或粪便排出,大量气体排出,同时腹胀好转。

#### (二)并发症

1.肠梗阻

在便秘和部分性肠梗阻的基础上,逐渐或突然发展为完全性肠梗阻。如未及时积极治疗该病,新生儿往往死亡。

2.小肠结肠炎

这是新生儿HD最严重和常见的并发症,主要临床表现是腹泻。医师一般认为远端梗阻（包括失弛缓性内括约肌的作用）和因此而产生的结肠极度扩张及肠壁循环缺陷是基本原因。结肠扩大和壅滞有利于感染的扩散而加重病情。

小肠结肠炎发作时,患儿的全身情况突然恶化,高热,呕吐,多次腹泻,并迅速出现严重脱水征象,腹部异常膨胀,小肠尤其结肠极度充气扩张,引起呼吸窘迫和面色青紫。腹壁皮肤发红,似有感染状,做直肠指检或插肛管时有大量奇臭的粪液或气体溢出。小肠结肠炎的病死率很高。

3.肠穿孔、腹膜炎

患有 HD 的新生儿的结肠内压力经常很高。伴发小肠炎时,黏膜可有溃疡,肠腔扩张,肠壁薄,血运较差,某些薄弱点逐渐发生坏死,最后穿孔而发生腹膜炎。乙状结肠和盲肠穿孔多见。

4.全身并发症

患有 HD 的新生儿、婴儿、幼儿由于抵抗力低下,易发生感染和全身水肿等。

(三)辅助检查

新生儿出生后,胎粪排出时间较晚(24 小时后),量较少,或经指检、灌肠才排出胎粪,并伴有腹胀和呕吐,应怀疑为先天性巨结肠症。

1.X 线检查

摄片前不灌肠,先拍平片,然后采用钡剂灌肠。

2.直立前后位平片

典型病例的直立前后位平片显示结肠低位肠梗阻的征象,有少数小肠段扩张及液平面阴影,显示扩张的降结肠;另一个有价值的征象是直肠内无气,表现为盆腔空虚。

3.钡剂灌肠摄片

常见型病变位于直肠和乙状结肠,诊断的准确率约为 80%。主要 X 线征象是无神经节细胞段与其近端结肠的直径有差别,直肠、乙状结肠扩张尚未形成,直径差异尚不显著,有时造成确定诊断困难。24 小时复查多见到钡剂滞留,对诊断有帮助。

(四)鉴别诊断

1.胎粪性便秘

胎粪特别稠厚聚集在直肠内,新生儿肠蠕动微弱不能将其排出,可于出生后数天无排便。直肠指检的刺激多能发动排便反射,用盐水灌肠能清除胎粪,之后不会再有便秘。

2.先天性肠闭锁

直肠指检仅见少量灰绿色分泌物,用盐水灌肠也不能排出大量胎粪。

3.新生儿腹膜炎

新生儿有腹胀、呕吐、大便少或腹泻等症状,与新生儿 HD 发生小肠结肠炎的病例极为相似,鉴别诊断困难。患有该病的新生儿出生后胎粪排出正常,根据其感染的表现、发展情况和 X 线检查结果多能确诊。

4.新生儿坏死性小肠结肠炎

很难区别新生儿坏死性小肠结肠炎与 HD 伴发小肠结肠炎。但患该病的多是早产儿。患该病的新生儿出生后有窒息、缺氧、休克的病史,且有便血。X 线平片显示肠壁囊肿或(和)门静脉积气,这在新生儿巨结肠中极罕见。

(五)治疗原则

新生儿巨结肠的治疗方案有下列几种。

1.非手术疗法

该方法适用于诊断未完全确定和有感染或全身情况较差的小儿,待小儿体重达 8～10 kg 或

1岁左右再做根治手术。

2.结肠造瘘术

许多学者认为早期做结肠造瘘术是暂时处理新生儿HD较好的方法,待小儿1岁左右施行根治手术。

3.根治手术

对诊断肯定、情况良好的新生儿HD,近年来采用一期根治手术者越来越多。根治手术的优点是免除前两种方法在等待期间的艰难护理,使患儿早期恢复健康;其缺点是新生儿盆腔小,解剖较困难。新生儿巨结肠的根治手术的死亡率略高于婴儿、儿童巨结肠的根治手术的死亡率。

## 二、婴儿和儿童巨结肠

### (一)临床表现

婴儿和儿童HD病史相当典型:新生儿期或婴儿期就有便秘、腹胀和呕吐等情况,之后婴儿大便秘结,需要灌肠、塞肛栓或服泻剂,便秘越来越顽固。

查体最突出的体征为腹胀,肠的形状隐约可见。腹部扣诊,有时可在左下腹触及粪石,听诊结果为肠鸣音亢进。直肠指检发现壶腹空虚。粪便停留在扩张的乙状结肠内,此征对常见型先天性巨结肠的诊断颇有价值。

### (二)诊断

儿童巨结肠的诊断不难,患儿一般有长期便秘和腹胀等体征。为确定诊断可做下列检查。

1.钡剂灌肠X线检查

小儿多年便秘,钡剂检查可见到明显的狭窄段和扩张段。在常见型病例中于狭窄段的近端可见到乙状结肠近端和降结肠明显扩张,有时处于中间的漏斗区清晰显影。在短段型病例中,狭窄段只有6~8 cm。有时甚至看不出明显的狭窄段,似乎直肠从肛门上开始扩张。

2.直肠肛管测压法

测定直肠和肛管括约肌的反射性压力变化,对诊断HD和区别其他原因的便秘甚有价值。

3.活体检查

直肠壁全层活检,尚需住院、全身麻醉,且损伤性大,故多不采用。

直肠黏膜吸引活检:采用黏膜吸引活检钳在直肠后壁吸引、摘取小块黏膜和黏膜下层组织,进行组织学检查或乙酰胆碱酯酶组织化学检查,观察黏膜下层有无神经节细胞,诊断率接近100%。

### (三)鉴别诊断

1.特发性巨结肠

该病患儿有正常的神经节细胞。病因尚不完全明确,国外学者认为精神因素是主要原因,如小儿与父母关系不正常、恐惧。对该病文献上曾用不同名称,如"无动性直肠""功能性巨结肠""巨直肠""假性赫希施普龙病"。

2.继发性巨结肠

继发性巨结肠的形成乃继发于器质性原因的机械性不完全性肠梗阻。

3.其他原因的便秘

(1)呆小病患儿在婴儿期,甚至新生儿期,就开始有便秘和腹胀。

(2)大脑发育不良、大脑萎缩、小头畸形常伴有便秘和腹胀,可误诊为 HD。

### 三、特殊类型先天性巨结肠

**(一)全结肠无神经节细胞症**

该病的绝大多数患儿在新生儿期出现症状,胎粪排出延缓,呕吐,腹胀,与常见型 HD 不同,在直肠指检时多不能发生排便反射,无大量气体和胎粪排出。少数病例于新生儿期没有症状或症状极轻,之后才出现间歇性便秘,并有进行性加重,直到几个月后才发生明显的全结肠狭窄。结肠较正常的短缩,结肠袋不如正常的清楚,整个结肠壁似乎平坦、僵硬,没有正常结肠的活动度和柔软性。病理切片对确诊甚为重要。

**(二)短段型 HD**

无神经节细胞段局限于直肠末端 6～8 cm 者称为短段型 HD。短段型 HD 患儿在新生儿期即有便秘,少数略晚,症状略轻,早期腹胀不及常见型显著。钡剂灌肠摄片可见痉挛狭窄段仅占直肠末端的几厘米,其上即是扩张的直肠近端或乙状结肠。有时很难区别诊型与特发性巨结肠。短段型 HD 患儿的肛门直肠测压没有内括约肌松弛反射,组织化学黏膜固有膜乙酰胆碱酯酶呈强阳性。

**(三)肠神经元性发育异常病**

肠神经元性发育异常病是 HD 最多见的类缘病,临床表现酷似 HD。该病的病理特点:①肌间和黏膜下层神经丛增生。②交感神经发育不良。③乙酰胆碱酯酶活性升高。④黏膜肌层常有孤立的神经节细胞。

### 四、先天性巨结肠症的外科治疗

外科治疗的目的是将无神经节细胞的直肠和结肠切除,在这方面有 4 种常用的手术。现将 4 种手术简单说明。

**(一)拖出型直肠、乙状结肠切除术(Swenon 手术)**

切除无神经节直肠、结肠后,将近端结肠翻出肛门外做吻合。保留直肠前壁 3 cm,后壁 1 cm。

**(二)结肠切除、直肠后结肠拖出术(Duhamel 手术)**

切除无神经节结肠,于腹膜反折水平切断直肠,关闭直肠末端,把正常结肠从直肠后拖出,钳夹结肠前壁和直肠后壁。夹钳脱落后,吻合即形成。

**(三)经腹直肠、乙状结肠切除术(Rehbein 手术)**

经腹切除无神经节结肠,于腹膜反折下 1 cm 切断结肠近端,与直肠吻合。

**(四)直肠黏膜剥离、结肠于直肠肌层内拖出切除术(Soave 手术)**

游离无神经节结肠,将直肠黏膜剥离,直到肛门,从肛门经直肠肌鞘拖出结肠,切除直肠黏膜及游离的无神经节结肠,结肠与肛门吻合。

**(五)短段型治疗**

在麻醉下强力扩张肛门,继之连续 3～6 个月(每天或隔天 1 次)在无麻醉下做直肠扩张,同时应用针刺疗法。多数短段型病例在扩张和针刺时期即能排便,不需洗肠,在疗程后也能持久排便。扩肛效果不佳者可做直肠肌层部分切除术。

### (六)全结肠型治疗

其原理是将正常回肠与无神经节细胞的结肠做侧-侧吻合术,借回肠的蠕动功能推进和排出粪便。也有人主张做全结肠切除术。

## 五、先天性巨结肠的护理

### (一)术前护理

**1.饮食护理**

护理人员给予患儿高热量、高蛋白、高维生素、少渣饮食,术前 2 天改为流质饮食。

**2.肠道准备**

(1)术前 2 周开始,护理人员每天用生理盐水,回流灌肠,必要时每天 2 次,术前 1 天早上、下午、晚上及术晨需行回流清洁灌肠。

(2)术前 3 天,护理人员按医嘱给予患儿口服肠道细菌抑制剂(如庆大霉素、甲硝唑),同时给患儿补充维生素 $K_1$ 10 mg,肌内注射,每天 1 次。

(3)灌肠注意事项如下。①选择大小合适的肛管或者硅胶导尿管,应把管子通过狭窄段进入巨结肠的肠腔内,用 38~41 ℃的生理盐水和甘油灌肠器行回流灌肠,必须将每次灌入的水全部排出,防止水中毒。②插管时动作要轻柔,不可用暴力,以免损伤肠壁,甚至造成肠穿孔。灌肠过程应不断调整肛管的位置和深度,同时以手法按摩患儿的腹部,向盆腔轻柔挤压,协助排便。③灌入水量应根据病情、年龄而定,一般为 100~150 mL/kg。要分次灌入和抽出灌肠液。④灌肠时要注意患儿的生命体征及全身情况,洗肠后腹部变平软甚至凹陷,应用腹带给腹部加压包扎,以防止腹压突然降低引起虚脱。⑤如近直肠处有粪石,应用手指抠出后再行回流灌肠。

### (二)术后护理

**1.病情观察**

术后患儿若有腹胀,护理人员应报告医师,可在医师的指导下行肛管排气,严禁灌肠。术后 1 周禁用肛表。

**2.饮食护理**

待肠蠕动恢复,停止胃肠减压后,患儿可进少量流质饮食,以后逐步改为半流质饮食。对营养不良的患儿,护理人员在短期内可实施胃肠外营养支持疗法。

**3.引流管护理**

术后患儿要禁食,如患儿有持续胃肠减压,护理人员应注意保持胃管通畅,观察引流液的颜色、性质、量,如有异常,立即报告医师。

**4.肛门护理**

术后护理人员应注意患儿肛门口肛塞的脱落时间,一般肛塞随第一次排便时一起排出;对肛塞未脱落者应于术后 48 小时后拔除,保持肛门周围皮肤的清洁、干燥;患儿每次大便后,用碘伏棉球清洗其肛周皮肤。

**5.并发症护理**

(1)大便失禁:术后护理人员应观察患儿的排便情况,对大便失禁的患儿,除做好肛门清洁、护理外,还要训练患儿养成排便习惯。

(2)小肠结肠炎:患儿出现高热、腹泻、腹胀,有水样奇臭大便,护理人员应考虑是小肠结肠炎,应协助医师抢救。

6.心理护理

护理人员应尽量减少对患儿的不良刺激,集中进行治疗和护理,保证患儿的充分睡眠;特别要做好家长的心理疏导以让家长配合治疗,树立对患儿治疗的信心。

7.健康教育

(1)护理人员应嘱患儿不要挑食,应多吃蔬菜、水果等粗纤维食物,少吃刺激性食物。

(2)护理人员应有意识地培养患儿按时排便的习惯,定期复查。

(3)护理人员应了解患儿有无肠吻合口狭窄,观察每次排便情况,若大便变细,说明有肠道狭窄,应扩肛。护理人员应教患儿家长先用手指扩肛,以后改用扩肛器扩肛,每天1次,逐渐减少次数,半年后带患儿来医院复查。

(陈美丽)

# 第十一章 传染科护理

## 第一节 流行性感冒

### 一、疾病概述

#### (一)概念和特点

流行性感冒简称流感,是由流感病毒引起的急性呼吸道传染病。临床主要表现为急起高热,全身酸痛、乏力,多伴相对较轻的呼吸道症状。该病潜伏期短,传染性强,传播迅速,最大特点是极易发生变异,尤其是甲型流感病毒。

流感病毒不耐热,对紫外线及常用消毒剂均敏感。对干燥及寒冷有相当耐受力,可在真空干燥或-20 ℃以下长期保存。

传染源主要是流感患者和隐性感染者,主要经飞沫传播,也可通过病毒污染的茶具、食具、毛巾等间接传播。人群普遍易感,感染后可产生一定免疫力。由于流感病毒不断发生变异,故易重新感染而反复发病。极易引起流行和大流行,流行情况与人口密集程度有关。

#### (二)发病机制与相关病理生理

病毒复制导致细胞病变是发病的主要机制,但很少发生病毒血症。当病毒侵袭全部呼吸道,导致流感病毒性肺炎。其病理特征为纤毛上皮细胞脱落,黏膜下有灶性出血、水肿和白细胞浸润。肺泡内有纤维蛋白与水肿液。肺泡出血,肺泡间质增厚,肺泡与肺泡管中可有透明膜形成。

#### (三)临床特点

1.单纯型流感

此型最常见。急起高热,头痛、肌痛、全身不适等。上呼吸道症状较轻或不明显,少数可有腹泻水样便,发热3天后消退。

2.肺炎型流感(流感病毒性肺炎)

年老体弱者、原有基础疾病或免疫受抑制患者感染流感,病情可迅速加重,出现高热、全身衰竭、烦躁不安、剧烈咳嗽、血性痰液、呼吸急促、发绀等一系列肺炎表现。

### (四)辅助检查

1.血常规检查

白细胞计数正常或减少,分类正常或淋巴细胞相对增多,嗜酸性粒细胞消失。如继发细菌性感染,可有白细胞计数显著增多。

2.病原学检查

(1)鼻黏膜印片检查抗原或免疫荧光抗体技术检测病毒抗原。

(2)病毒分离。

(3)核酸检测。

3.血清学检查

取病后3天内和2周后双份血清做补体结合试验或血凝抑制试验,抗体滴度有4倍或以上升高者,可以确诊。

### (五)治疗原则

(1)卧床休息和支持治疗。

(2)高热者可用解热镇痛药物,酌情选用安乃近、苯巴比妥等。

(3)抗病毒治疗应用金刚烷胺和甲基金刚烷胺,奥司他韦(达菲),可抑制病毒复制。

(4)积极防治继发性细菌感染。

## 二、护理评估

### (一)流行病学史评估

评估是否为流感高发季节,发病前有无流感患者接触史;有无流感疫苗注射史。

### (二)一般评估

1.生命体征

流感患者高热,体温可达39～40 ℃,伴畏寒;心率加快;呼吸加快;肺炎型流感可出现血压下降。

2.患者主诉

评估患者有无寒战、头痛、咽痛、全身酸痛、鼻塞、流涕、干咳、食欲减退等症状。

3.相关记录

记录生命体征、出入量、咳嗽、咳痰的情况、皮肤情况等。

### (三)身体评估

1.头颈部

观察有无急性面容,典型流感可见结膜充血,咽喉红肿,肺炎性流感可见口唇发绀。

2.胸部

单纯型流感肺部可闻及干啰音。肺炎型流感肺部可闻及湿啰音,叩诊呈浊音。

3.腹部

患者可出现瑞氏综合征时可触及肝大,一般见于儿童。

### (四)心理-社会评估

患者在疾病治疗过程中的心理反应与需求,对预防疾病相关知识的需求。

### (五)辅助检查结果评估

1.血常规检查

白细胞计数有无减少,淋巴细胞有无相对增多,嗜酸性粒细胞有无消失。

2.病原学检查

咽拭子或痰液病毒分离是否阳性。

3.X线检查

X线检查有无肺部散在絮状阴影。

(六)常用药物治疗效果的评估

评估服用金刚烷胺有无中枢神经系统变态反应,例如,头晕、嗜睡、失眠和共济失调等神经精神症状。

## 三、护理诊断/问题

(一)体温过高

体温过高与病毒感染有关。

(二)气体交换受损

气体交换受损与病毒性肺炎或合并细菌性肺炎有关。

(三)头痛

头痛与病毒感染有关。

## 四、护理措施

(一)隔离要求

流感流行时,按标准预防和呼吸道飞沫传播隔离患者。

(二)休息和活动

急性期应卧床休息,协助患者做好生活护理。

(三)营养与饮食

发热期应多饮水,给予易消化、营养丰富的富含维生素的流质或半流质饮食。伴呕吐或腹泻严重者,应适当增加静脉营养的供给。

(四)病情观察

观察患者的生命体征,有无高热不退、呼吸急促、发绀、血氧饱和度下降;观察有无咳嗽、咳痰、咳嗽的性质、时间、诱因、节律、音色;痰液的性状、量等。协助采集血液、痰液或呼吸道分泌物标本,以明确诊断或发现继发性细菌感染。

(五)对症护理

患者体温过高时,采取有效的降温措施;患者有咳嗽、咳痰、胸闷、气急、发绀等肺炎症状时,应协助其取半卧位,予以吸氧,必要时吸痰,并报告医师及时处理。必要时,予以呼吸机辅助呼吸。

(六)健康教育

(1)室内每天进行空气消毒或开窗通风换气,患者使用过的食具应煮沸,衣物、手帕等可用含氯消毒液消毒或阳光下曝晒2小时。房间用过氧乙酸熏蒸或其他方法终末消毒。

(2)预防流行性感冒:平时应注意锻炼身体,增强机体的抵抗力。流感流行季节要根据天气变化增减衣服。在流感流行时,应尽可能减少公众集会和集体娱乐活动,尤其是室内活动,以防止疫情扩散。房间要经常通风换气,保持清洁。接种疫苗是预防流感的基本措施,应在每年流感流行前的秋季进行,可获得60%～90%的保护效果。

(3)告诉患者如果出现下列任何一种情况,请速到医院就诊:①高热。②频繁的咳嗽、咳痰。③胸闷、呼吸急促。

### 五、护理效果评估

(1)患者咳嗽、咳痰症状好转。
(2)患者体温恢复正常。

(徐　辉)

## 第二节　流行性脑脊髓膜炎

### 一、概述

流行性脑脊髓膜炎是脑膜炎奈瑟菌引起的急性化脓性脑膜炎。带菌者和流行性脑脊髓膜炎患者是本病的主要传染源,本病隐性感染率高,感染后细菌寄生于人鼻咽部。病原菌主要经咳嗽、打喷嚏借飞沫由呼吸道直接传播。该病主要临床表现是突发高热、剧烈头痛、频繁呕吐,皮肤黏膜瘀点、瘀斑及脑膜刺激征,严重者可有败血症休克和脑实质损害,常可危及生命。部分患者暴发起病,可迅速死亡。早诊断,就地住院隔离治疗,密切监护,是治疗本病的基础。一旦高度怀疑,应尽早、足量应用细菌敏感并能够透过血-脑屏障的抗菌药物。

### 二、护理

**(一)一般护理**

(1)执行内科一般护理常规。
(2)休息与体位:绝对卧床休息,颅内高压的患者需抬高头部。呕吐取卧位,头偏向一侧,防止误吸。
(3)高热护理:以物理降温为主,药物降温为辅。
(4)皮肤护理:密切观察瘀点、瘀斑的部位、范围、程度、进展情况。注意保护瘀斑处皮肤,不使其破溃,其局部不宜穿刺,皮肤破溃发炎继发感染处要定期换药。

**(二)隔离预防措施**

在标准预防的基础上,执行飞沫和接触隔离。隔离至症状消失后3天,但不少于发病后7天。

**(三)饮食护理**

遵医嘱给予高热量、高蛋白、高维生素、易消化的流质或半流质饮食,不能进食者给予鼻饲或静脉输液治疗。并做好留置胃管的护理。

**(四)用药护理**

(1)病原治疗:一旦高度怀疑流脑,遵嘱在15~30分钟给予抗菌治疗。应用抗生素过程中,观察药物疗效及变态反应。
(2)颅内高压患者应用甘露醇静脉滴注治疗应在15~30分钟滴入,观察呼吸、心率、血压、瞳孔的变化,颅内高压及脑膜刺激征表现有无改善,并详细记录24小时出入量。

(3)抗休克治疗：①扩充血容量及纠正酸中毒治疗，严格遵医嘱执行，掌握"先盐后糖、先快后慢"的原则；②在扩充血容量和纠正酸中毒基础上，使用血管活性药物，常用药物为山莨菪碱，用药过程中密切观察血压、面色及四肢温度等。

(4)抗弥散性血管内凝血治疗：遵医嘱尽早应用肝素，注意用药剂量、间隔时间，密切观察有无出血倾向。

## (五)并发症护理

潜在并发症惊厥、脑疝及呼吸衰竭。当患者出现意识障碍、烦躁不安、剧烈头痛、喷射性呕吐、血压升高等征象时，提示颅内压增高。当患者出现呼吸频率和节律出现异常、瞳孔对光反射迟钝或消失、两侧瞳孔不等大等圆时，提示有脑疝发生。应及时通知医师，配合抢救。治疗护理操作集中进行，尽量减少搬动患者，避免惊厥发生。颅内压增高者行腰椎穿刺前应先脱水治疗，以免诱发脑疝，穿刺后去枕平卧6小时。

## (六)病情观察

(1)密切观察患者的生命体征变化，高热采取物理降温及镇静剂，将体温控制在38.5 ℃以下，防止惊厥的发生。

(2)密切观察患者中枢神经系统症状，如剧烈头痛、喷射性呕吐、烦躁不安及意识改变等。

(3)密切观察患者有无暴发型流脑的发生，该型流脑病情变化迅速，病势凶险，治疗不及时可于24小时危及生命。①休克型：表现急起寒战、高热、严重者体温不升、头痛、呕吐、瘀点、瘀斑、面色苍白、皮肤发花、四肢厥冷、脉搏细速、呼吸急促等。应尽早应用抗生素，吸氧，平卧位，注意保暖，建立静脉通道，补充血容量、纠正酸中毒、保护重要脏器功能，观察用药反应，备齐各种抢救药物配合抢救。②脑膜脑炎型：表现为脑膜及脑实质损伤症状，高热、头痛、呕吐、意识障碍，并迅速出现昏迷。颅内压增高、脑膜刺激征等。遵医嘱尽早应用抗生素、脱水剂，予以吸痰、保持呼吸道通畅，吸氧，使用呼吸兴奋剂，必要时气管插管，使用呼吸机治疗，切忌胸外按压。③混合型：先后或同时出现休克型和脑膜脑炎型症状。

## (七)健康指导

(1)疾病预防指导：流行季节前对流行区6个月至15岁的易感人群应用脑膜炎球菌多糖体菌苗进行疫苗接种；流行季节注意环境和个人卫生，注意室内通风换气，勤晒衣被和消毒儿童玩具；避免携带儿童到人多拥挤的公共场所；患者和带菌者为传染源，主要经飞沫传播。密切接触的儿童，应医学观察7天，并用复方磺胺甲噁唑预防用药。

(2)由于流行性脑脊髓膜炎可引起脑神经损害、肢体运动障碍、失语、癫痫等后遗症，指导家属坚持切实可行的功能锻炼、按摩等，以提高患者的生活质量。

(徐　辉)

# 第三节　流行性乙型脑炎

## 一、概述

流行性乙型脑炎是由乙型脑炎病毒引起的脑实质炎症为主要病变的中枢神经系统急性传染病。本病经蚊叮咬传播，常流行于夏秋季，主要分布于亚洲，是人畜共患的自然疫源性疾病，人与许多动物(猪、马、羊、鸡、鸭、鹅等)都可成为本病的传染源,人被乙脑病毒感染后,可出现短暂的病毒血症,但病毒数量少,且持续时间短,所以不是本病的主要传染源。猪的感染率高,感染后病毒数量多,病毒血症期长,且饲养面广,更新率快,因此猪是本病主要的传染源。病毒通常在蚊—猪—蚊等动物间循环。一般在人类流行前1～2个月,先在家禽中流行。该病临床上以高热、意识障碍、抽搐、病理反射及脑膜刺激征为特征,严重者可有呼吸衰竭,病死率高,部分患者可留有严重后遗症。目前尚无特效的抗病毒治疗药物,应采取积极的对症和支持治疗,维持体内水和电解质平衡,密切观察病情变化,重点处理好高热、抽搐、脑水肿和呼吸衰竭等危重症状,降低病死率和减少后遗症的发生。

## 二、护理

### (一)一般护理

1. 病室环境

病房使用防蚊设备,隔离至体温正常。保持病室环境安静,光线柔和、温湿度适宜、通风良好,防止声音、强光刺激。

2. 对症护理

(1)高热:应以物理降温为主,药物降温为辅。物理降温包括冰敷额部、枕部和体表大血管部位,如腋下、颈部及腹股沟等处。药物降温应适当小剂量应用退热药,防止用药量过大致大量出汗而引起循环衰竭。注意降温不易过快过猛。

(2)意识障碍:加床挡防止坠床,必要时予以约束。

(3)惊厥或抽搐:是病情严重的表现,严重者可发生全身强直性抽搐,均伴有意识障碍。积极去除诱因,高热所致以降温为主;呼吸道分泌物多者,给予吸痰,保持呼吸道通畅,并给予吸氧,取侧卧位,头偏向一侧;舌后坠阻塞呼吸道,使用舌钳拉出后坠舌体,并使用简易口咽通气道;脑实质炎症所致使用地西泮、水合氯醛及苯巴比妥钠等镇静药物;脑水肿所致者予以脱水治疗。为避免诱发惊厥和抽搐发生,各种治疗护理尽量集中进行。

3. 加强患者生活护理

做好眼、鼻、口腔、皮肤清洁护理,定时翻身、拍背、体位引流、吸痰,防止肺部感染和压疮发生,保持二便通畅。

### (二)饮食护理

保持充足水分,1 000～2 000 mL/d,早期清淡流质饮食,恢复期予以高蛋白、高维生素、高热量饮食,昏迷及吞咽困难者予以鼻饲流质饮食,并做好留置胃管的护理。

### (三)用药护理

按医嘱正确给药,评估用药效果。

(1)重型患者静脉补液,但不宜过多,以免加重脑水肿。

(2)持续高热伴反复抽搐患者采用亚冬眠疗法,具有降温、镇静、止痉作用。该类药物可抑制呼吸中枢及咳嗽反射,故用药过程中,应避免搬动患者,保持呼吸道通畅,密切观察生命体征变化。

(3)脑水肿患者遵医嘱早期足量使用20%甘露醇静脉滴注,应注意15～30分钟滴入,并详细记录出入量。

(4)脑实质炎症使用地西泮等镇静药物治疗时,应密切观察呼吸节律及频率变化。

(5)血管扩张剂可改善微循环、减轻脑水肿、解除脑血管痉挛和兴奋呼吸中枢。常用药物有东莨菪碱、阿托品、酚妥拉明等,密切观察用药反应。

#### (四)并发症护理

常见并发症有支气管肺炎、肺不张、败血症、尿路感染及压疮等,加强护理,定期翻身、拍背,严格执行消毒隔离措施。

#### (五)病情观察

(1)密切观察患者体温、脉搏、呼吸、血压变化,高热持续时间。

(2)密切观察患者意识障碍程度、持续时间长短。

(3)密切观察患者有无惊厥、抽搐等,发作次数、发作持续时间、抽搐部位和方式。

(4)密切观察患者有无呼吸衰竭、颅内高压及脑疝等表现。观察呼吸频率、节律、幅度的改变,观察瞳孔大小、对光反射等。

#### (六)健康指导

(1)疾病预防指导加强对家畜的管理,人畜居住地分开,应消灭蚊滋生地,灭过冬蚊和早春蚊。

(2)保护易感人群:对初次进入流行区人员进行疫苗接种。

(3)向患者和/或家属提供保护性护理及日常生活护理相关知识,提高患者生活质量。

(4)恢复期患者仍有瘫痪、失语、痴呆等神经精神症状者,鼓励患者坚持康复训练和治疗,指导家属相应的护理措施及康复疗法,如语言、智力、吞咽和肢体功能锻炼,还可结合理疗、推拿按摩、高压氧及中药等治疗,使残疾降到最低程度。

(徐 辉)

## 第四节 结核性胸膜炎

### 一、病因和发病机制

由于胸液结核分枝杆菌培养的阳性率在25%以下,传统认为结核性胸膜炎的发病主要是由于结核分枝杆菌的菌体蛋白引起迟发型变态反应导致胸腔积液,但现在发现胸膜活检有50%～80%的病例胸膜上有典型结核结节形成,胸膜组织结核分枝杆菌培养的阳性率也在50%以上。故目前认为结核性胸膜炎的发病是胸膜在遭受结核杆菌感染后产生针对其抗原成分的变态反应。结核性胸膜炎可以是结核分枝杆菌的原发感染,也可以是继发于肺结核的胸膜病变。胸膜下的干酪样病灶脱落进入胸膜腔是原发性结核性胸膜炎的起始病理过程。而继发性结核性胸膜炎一般都有肺实质的结核病灶。

结核分枝杆菌抗原进入胸膜腔,激发 CD4$^+$ T 淋巴细胞介导的迟发型变态反应,T 辅助细胞1(Th1)表达以 INF-γ 为主的细胞因子,对抗 Th2 介导(以 IL-4 为代表)的免疫反应,活化巨噬细胞和 NK 细胞,杀灭进入胸膜腔的结核分枝杆菌。同时炎症反应过程中胸膜毛细血管充血、渗出、炎症细胞浸润致胸膜通透性增高,加上淋巴回流损伤,导致大量液体在胸膜腔集聚,引起胸腔积液。

慢性结核性脓胸出现的机会非常少,可以见于以下情况:①原发的结核病灶,破溃入胸腔的病灶很大;②膈下结核或者淋巴结核直接破溃入胸腔;③血行播散;④继发于肺叶切除术或者人工气胸后残腔内充填。

## 二、病理和病理生理

早期胸膜充血、水肿,白细胞浸润,随后淋巴细胞浸润占优势。胸膜表面有少量纤维蛋白渗出,如炎症反应轻微,不出现浆液性渗出即为干性胸膜炎;如炎症反应剧烈,即从毛细血管渗出血浆集聚于胸膜腔中,自微量至数升,形成胸腔积液。由于大量纤维素蛋白沉着于胸膜,胸腔积液吸收过程中可形成包裹性积液和广泛胸膜增厚。

干性胸膜炎对肺功能影响不大,肺尖部局限性胸膜粘连对肺功能影响不明显,下胸部胸膜粘连,肋膈角闭塞,呼吸时膈肌活动减低,致肺活量减低。渗出性胸膜炎对肺功能的影响主要取决于胸腔积液的量。少量积液不影响肺脏的扩张及呼吸运动,肺功能可无改变。大量积液压迫肺脏,减少呼吸面积,限制膈肌活动,肺活量减低。严重胸膜增厚者,可呈限制性通气功能障碍。

结核性脓胸常有肉芽组织增生及大量纤维组织形成胸膜增厚,胸膜纤维层瘢痕机化,甚至钙化。若有支气管胸膜瘘,则肺脏大部萎缩。有时脓液溃入胸壁形成冷脓肿产生瘘管,长期流脓不愈。肺功能一般显示限制性通气功能障碍,若对侧肺脏发生代偿性肺气肿,则可有残气量及残气量占肺总量百分比增加,形成混合性通气功能障碍。

## 三、临床表现

起病时常有轻中度发热、干咳及其他结核毒性症状。干性胸膜炎主要症状为胸痛,多发生于胸廓扩张度最大的部位,如腋侧胸下部。疼痛性质为剧烈尖锐的针刺样痛,深呼吸及咳嗽时更甚,浅呼吸、平卧和患侧卧位,胸痛可减轻,故呼吸常急促表浅。渗出性胸膜炎起始时有胸痛,待渗液增多时,壁层与脏层胸膜分开,胸痛即减轻。大量胸腔积液者可出现气急、胸闷,积液愈多,症状也愈明显。急性大量渗出性积液时可有端坐呼吸、发绀。

体检患侧呼吸运动受限制,呼吸音减低。干性及少量渗出性胸膜炎腋侧下胸部常有恒定的胸膜摩擦音,吸气及呼气期均可闻及,听诊器紧压胸壁时摩擦音增强,咳嗽后摩擦音不变;渗出性胸膜炎胸液量较多时病侧呼吸运动度减弱,叩诊浊音,听诊呼吸音减低或消失;大量渗液时气管、心脏移向健侧。

急性结核性脓胸毒性症状重,伴有支气管胸膜瘘时,则咳出大量脓痰(即脓性胸液),有时呈血性。慢性者多不发热,但贫血及消瘦较明显。体征大致与渗出性胸膜炎相似。胸壁局部可有压痛,甚至轻度水肿。慢性者胸廓塌陷,肋间隙变窄,呼吸运动减弱,叩诊实音,听诊呼吸音减低,气管移向患侧,常伴有杵状指(趾)。

## 四、影像学检查

干性胸膜炎胸部X线检查可无异常,当渗液量达300 mL以上时,可见肋膈角变钝;典型胸腔积液的表现为下胸部见外高内低上缘呈下凹的均匀致密阴影,大量积液时患侧全为致密阴影,纵隔移向健侧。肺底与膈间的积液或包裹性积液常规X线不易鉴别。

B超探测胸腔积液远较X线灵敏,可测出肋膈角少量积液,并可估计胸腔积液的深度和积液量,提示积液穿刺部位,对包裹性积液的穿刺尤其重要。

CT是发现胸腔积液最敏感的方法,可以发现极少量的积液,并能鉴别胸膜增厚和包裹性积液,对鉴别包裹性积液和肺内或纵隔巨大囊性肿块较X线和B超优越。

## 五、实验室检查和辅助检查

胸腔穿刺抽液检查对诊断结核性胸膜炎十分重要。胸液一般呈草黄色、透明或浑浊的液体,少数也可呈淡红或深褐色的血性液体,含大量纤维蛋白,放置后形成胶冻样凝块。

胸液pH在7.30~7.40(鲜有超过7.40),但大约有20%的患者<7.30,80%~85%的胸液糖>3.33 mmol/L(60 mg/dL),大约15%的患者<1.67 mmol/L(30 mg/dL)。比重1.018以上,蛋白定量>30 g/L,镜检有核细胞$0.1~1.0×10^9$/L,病程前两周,分类以中性粒细胞为主,后转为淋巴细胞。结核性脓胸的脓液性状和普通脓胸相似,胸液中白细胞总数$10~15×10^9$/L或更多,以中性粒细胞为主,pH<7.2,糖<1.11 mmol/L(20 mg/mL),LDH>1 000 IU/L。

胸液离心沉淀后行涂片检查结核菌的阳性率在5%以下,胸液结核杆菌培养阳性需要10~100条结核分枝杆菌,因此胸腔积液培养的阳性率在12%~70%,绝大多数的报道在30%以下。传统认为结核性胸膜炎痰抗酸杆菌检查阳性率很低,但有研究表明即使胸片没有发现病灶的结核性胸膜炎,导痰后痰结核杆菌培养的阳性率也高达55%。

腺苷脱氨酸酶(adenosine deaminase,ADA)是嘌呤代谢过程中的一个酶,在淋巴细胞特别是T淋巴细胞中含量丰富。自1978年首次用于诊断结核性胸膜炎,ADA在结核性胸膜炎的诊断中被广泛应用,一般ADA>70 IU/L高度怀疑结核性胸膜炎,ADA<40 IU/L作为除外诊断,40个研究的荟萃分析表明,ADA诊断结核性胸膜炎的敏感性为47.1%~100%,特异性0~100%,差异主要在于不同的检测方法和临界值的设定。在发达国家,由于发病率低,ADA的阳性预测值只有15%,而在结核高发的发展中国家,ADA作为一种简单、快速、便宜的方法,其敏感性和特异性可以高达95%和90%。但在以淋巴细胞为主的胸液如类风湿关节炎、淋巴瘤、肺泡细胞癌、间皮瘤、支原体衣原体肺炎也可增高。ADA有两个同工酶,ADA1产生于淋巴细胞和单核细胞,ADA2主要由单核巨噬细胞产生,结核性胸膜炎时ADA2的增高更加有意义。

IFN-γ主要由$CD4^+$T细胞产生,因此用来诊断结核性胸膜炎有很高的特异性,研究表明其敏感性在78%~100%,特异性在95%~100%。新的荟萃分析总结了24个临床试验,表明IFN-γ诊断结核性胸膜炎敏感性为89%,特异性为97%。许多研究显示IFN-γ测定要优于ADA。其他可以引起胸液IFN-γ增高的疾病是血液系统肿瘤和脓胸。

用PCR方法检测胸液中结核分枝杆菌的DNA,可以检出至少20个结核分枝杆菌,一系列的研究表明敏感性在20%~90%,特异性在78%~100%,主要和胸腔积液中结核分枝杆菌的数量和检测的技术有关。用PCR检测胸膜活检组织,可达90%的敏感性和100%的特异性。

经皮胸膜活检曾经是诊断结核性胸膜炎的金标准,活检胸膜组织表现为肉芽肿性炎症、干酪样坏死、抗酸染色阳性,胸膜活检有50%~97%显示为肉芽肿,组织培养分枝杆菌的阳性率在39%~80%。胸膜活检显示为肉芽肿的其他疾病有结节病、真菌感染、类风湿关节炎、诺卡菌病,诊断时需要排除。

胸腔镜是诊断不明原因胸腔积液的最好方法,通过胸腔镜能够鉴别结核性胸腔积液和恶性肿瘤,电视胸腔镜则优势更加明显,典型结核性胸膜炎可以看到壁层胸膜黄白色的小结节,胸膜面红肿充血,并可见纤维渗出粘连。通过胸腔镜活检可以进行病理检查和结核分枝杆菌的病原检查。

### 六、诊断和鉴别诊断

典型的结核性胸膜炎根据临床表现和胸液检查不难诊断,但由于结核菌培养需时长而且阳性率低,加上国内没有普遍开展胸液 ADA、IFN-γ 的检测和胸膜活检,结核性胸膜炎的诊断主要依据临床治疗反应,容易过诊和误漏诊,需大力提倡 ADA、IFN-γ 的检测和胸膜活检。

结核性胸膜炎需与各种原因引起的胸腔积液鉴别。

#### (一)癌性胸腔积液

肺部恶性肿瘤、乳腺癌、淋巴瘤、消化道和妇科肿瘤常可转移至胸腔引起胸腔积液,多缓慢起病,通常无发热,胸液增长速度较快,转移至壁层胸膜可以有持续性胸痛。胸液常呈血性,胸液中红细胞数多超过 $100×10^9/L$,胸液内肿瘤标志如癌胚抗原 CEA 部分增高,胸液 ADA 和 IFN-γ 低。胸液引流后胸部 CT 检查多可以发现肺内的转移性结节和纵隔淋巴结肿大,其他部位转移也可以有相应的病史和症状以资鉴别。胸液离心沉淀发现恶性细胞可确诊。

#### (二)肺炎旁胸腔积液

40%的肺炎患者可以并发胸腔积液称为肺炎旁胸腔积液,肺炎旁胸腔积液一般同时有肺炎的急性起病症状,全身症状明显,血白细胞常常增多。胸液检查细胞计数 $5～10×10^9/L$,中性粒细胞 90%以上,胸液 pH 和葡萄糖常常降低,LDH 通常较高,部分患者的胸液呈脓性,胸液涂片或培养有助于诊断。

#### (三)风湿性疾病引起的胸腔积液

系统性红斑狼疮、类风湿关节炎合并胸腔积液时,起病也以发热为主,胸腔积液为渗出性积液,多以淋巴细胞为主,胸腔积液 ADA 增高,容易与结核性胸膜炎混淆。但风湿性疾病一般有关节、皮肤和全身表现,引起胸液一般为双侧,胸腔积液的量在中等以下,多发生于风湿性疾病的活动期,随着风湿性疾病的控制胸腔积液可以消退,SLE 患者胸液中抗核抗体多阳性,类风湿关节炎胸液中糖很低或无糖是其特征。

### 七、治疗

#### (一)抗结核治疗

一旦诊断为结核性胸膜炎,应进行正规抗结核治疗,如不经治疗,65%的患者在 5 年内发展为活动性肺结核,部分患者甚至可能进展为结核性脓胸。抗结核治疗的方案参照痰菌阳性的肺结核方案,可以用 2HRZE(S)/4HR,或 $2H_3R_3Z_3E_3/4H_3R_3$。由于结核性脓胸腔内药物浓度远较血液中为低,结核分枝杆菌在较低浓度下可能诱导耐药,因此结核性脓胸可以考虑脓腔内注入对氨基水杨酸钠 4～8 g,异烟肼 400～600 mg 或链霉素 0.5～1 g。

#### (二)胸腔穿刺引流

不仅是诊断需要,也是治疗结核性胸膜炎的必要手段。由于高达 50%的患者在开始治疗后的 6～12 个月出现胸膜增厚,胸腔抽液有助于减少纤维蛋白沉着和胸膜增厚,使肺功能免遭损害。一般主张大量胸液时要求每周抽液 2～3 次,直至胸液完全吸收。也有报道一旦诊断明确,胸腔置入猪尾导管,一次性把胸腔积液引流干净,可以减少胸膜粘连。结核性脓胸须反复胸穿抽脓,或置管冲洗,一般每周抽脓 2～3 次,每次用生理盐水或 2%碳酸氢钠冲洗脓腔。

#### (三)糖皮质激素治疗

由于结核性胸膜炎大部分患者在治疗后都有胸膜增厚和粘连,因此减轻炎症反应、减少胸膜粘连的治疗一直在探索,糖皮质激素是应用最多的方法,但其作用一直受到争议。Cochrane 系统综述了 6 个临床试验 633 个患者,资料显示糖皮质激素治疗能减少胸膜增厚和第 4 周的残留积液,但不能降低死亡率、改善肺功能、减轻胸膜粘连和第 8 周的残留积液。而不良反应要多于对照组,在 HIV 患者还发现卡波济肉瘤的风险增加。虽然目前的循证证据并不支持糖皮质激素的应用,但随机对照的样本还是偏小,尚需要进一步临床试验来验证。许多专家认为对于毒性症状严重、胸腔积液量多的患者,在使用抗结核药物和胸腔穿刺的同时加用糖皮质激素可以减轻机体的变态反应和炎症反应使胸液迅速吸收,减少胸膜粘连增厚。通常用泼尼松 20~30 mg/d,分 3 次口服。体温正常、全身毒性症状消除、胸液吸收或明显减少时,逐渐减量至停用,疗程 4~6 周。但由于国内结核性胸膜炎的诊断许多时候仅仅是临床诊断,需要通过抗结核治疗反应来确认诊断,糖皮质激素的应用尤需慎重。

## 八、护理常规

结核性胸膜炎是临床上常见的一型结核病(属Ⅳ型结核),是由于结核分枝杆菌直接感染,和/或胸膜对结核分枝杆菌感染产生高度变态反应而发生炎症,为最常见的一种胸膜炎症性疾病。可同时伴有或无明显的肺内结核病灶。依照临床经过和病理改变可分为干性胸膜炎、渗出性胸膜炎、结核性脓胸三种类型。其症状主要表现为发热、盗汗、乏力、食欲减退等全身中毒症状和胸膜炎症及胸腔积液所致胸痛、咳嗽和呼吸困难。目前治疗主要包括抗结核药物化疗、肾上腺皮质激素的应用、胸腔穿刺抽液及胸腔内注药、外科手术治疗。

**(一)一般护理**

(1)执行内科一般护理常规。

(2)协助患者采取舒适卧位,半卧位或患侧卧位,有利于呼吸和缓解疼痛。

(3)根据患者的临床症状执行相应的护理常规,如发热、咳嗽、咳痰、胸痛、呼吸困难等。

**(二)饮食护理**

指导患者进食高热量、高蛋白、富含维生素、易消化的食物,多食肉类、蛋类、牛奶、水果、新鲜蔬菜等,以满足机体需要,增强机体修复能力和抵抗力。戒烟酒及刺激性食物。

**(三)用药护理**

(1)抗结核药物护理详见"肺结核护理常规"。

(2)糖皮质激素治疗。糖皮质激素具有抗感染、抗中毒、抗过敏的作用,可改善结核中毒症状,降低变态反应,减少胸膜渗出,促进胸腔积液吸收,减少胸膜粘连或胸膜肥厚。大量胸腔积液在有效抗结核治疗的前提下,可加用糖皮质激素治疗,常用泼尼松 30~40 mg/d,晨顿服。待胸腔积液明显吸收后逐渐减量,总疗程 6~8 周。用药过程中密切观察患者结核中毒症状和胸腔积液的反跳回升情况。

(3)对慢性结核性胸膜炎有脓胸倾向及包裹性积液病例可行胸腔内给药,胸腔内注入的药品有抗结核药物、激素、尿激酶等。尿激酶作为一种蛋白水解酶,能直接激活纤溶酶原,使之成为纤溶酶,有效降解纤维蛋白,裂解纤维分隔,从而降低胸腔积液黏稠性,利于胸腔积液充分引流,易于抽出、吸收,防止和减轻胸膜增厚粘连。胸腔内注药后需注意协助患者转动身体使药物在胸腔内混匀并与胸膜充分接触。

**(四)病情观察**

(1)注意观察患者有无胸痛、咳嗽、发热等症状及程度,以及呼吸的频率、深浅度,呼吸困难的程度;必要时给予氧气吸入,监测血氧饱和度。

(2)行胸腔穿刺抽液过程中,密切观察患者的精神状况、呼吸、脉搏、血压、刺激性咳嗽等情况,以及早发现胸膜反应并及时进行处理。观察胸腔积液的颜色、性质等。

(3)胸腔穿刺抽液后密切观察患者生命体征,有无复张性肺水肿的表现,注意穿刺部位有无渗血、渗液。

(4)密切观察胸腔注入药物后的反应,如发热、胸痛等。

(五)并发症护理

1.胸膜反应

在行胸腔穿刺抽液的过程中,观察患者有无连续性咳嗽、头晕、胸闷、面色苍白、出冷汗、心悸、脉搏细数、血压下降等"胸膜反应"的表现;一旦发生应配合医师做好抢救工作,立即停止抽液,给予患者平卧,氧气吸入,必要时遵医嘱皮下注射1∶1 000肾上腺素0.5 mL,保暖,密切观察意识、脉搏、血压变化,防止休克的发生。

2.复张性肺水肿

大量胸腔积液者,一次抽液的量过多或闭式引流的速度过快可引起复张性肺水肿。表现为:短时间出现呼吸困难,剧烈咳嗽、咳出大量白色或粉红色泡沫样痰或液体,呼吸急促浅表;$SpO_2$早期下降不稳定,继而持续下降,一旦发现,应:①立即停止引流,通知医师;②给予氧气吸入或面罩吸氧;③保持呼吸道通畅,采用患侧向上的侧卧位,以利于排痰,必要时给予吸痰;④严重者,协助行气管插管和气管切开者,选用呼吸末正压机械通气;⑤遵医嘱给予静脉补液,维持血容量等。

(六)健康指导

(1)参照"肺结核护理常规"。

(2)进行呼吸功能锻炼,在胸膜炎恢复期进行缓慢的腹式呼吸,减少胸膜粘连的发生,提高通气量。

(徐　辉)

## 第五节　支气管结核

支气管结核是发生在气管、支气管黏膜或黏膜下层的结核病,因此也称支气管内膜结核。

支气管结核在抗结核化疗前时代发病率很高。Auerbach曾报道对1 000例肺结核尸体解剖,发现有41.0%患者有支气管结核。黄家驷亦曾报道,肺结核患者中42.7%有支气管结核。但是在抗结核化疗时代,支气管结核的发病率较前明显减少。有学者曾报道对1 000例结核病患者尸检中发现支气管结核者仅42例,占4.2%。值得指出的是,支气管结核的发病率与病例选择有明显关系。如果对结核患者无选择性地进行支气管镜检查,则支气管结核的发病率低,如选择有支气管结核症状的患者做检查,则发病率高。支气管结核的发病率又与肺结核病情有关,重症结核、有空洞者及痰结核菌阳性的肺结核患者,支气管结核的发病率较轻症、无空洞,痰菌阴性者高了3倍。另据国外统计,支气管结核发病率农村高于城郊,城郊高于城市,这可能与农村重症结核患者较多,且治疗不规则有关。

支气管结核女性多于男性,男女比例为1∶4.2,各年龄组均可发生。多数支气管结核继发于肺结核,以 20~29 岁年龄组占多数,少数继发于支气管淋巴结结核,以儿童及青年为多。近年由于肺结核患病趋向老年化,老年患支气管结核有增加的趋势。

## 一、发病机制及病理

### (一)发病机制

支气管结核均为继发性,多数继发于肺结核,少数继发于支气管淋巴结结核,经淋巴和血行播散引起支气管内膜结核者极少见。

**1.结核菌接触感染**

此为支气管结核最常见的感染途径。气管、支气管是呼吸通道,结核患者含有大量结核菌的痰液通过气管,或空洞、病灶内的含结核菌的干酪样物质通过引流支气管时,直接侵及支气管黏膜,或经黏液腺管口侵及支气管壁。

**2.邻近脏器结核病波及支气管**

肺实质结核病进展播散时波及支气管,肺门及纵隔淋巴结发生结核性干酪样坏死时,可浸润穿破邻近支气管壁,形成支气管结核或支气管淋巴瘘,个别脊柱结核患者的椎旁脓肿可波及气管、支气管,形成脓肿支气管瘘。

**3.淋巴血行感染**

结核菌沿支气管周围的淋巴管、血管侵及支气管,病变首先发生在黏膜下层,然后累及黏膜层,但这种淋巴血行感染的发生机会较少。

### (二)病理改变

支气管结核早期组织学改变为黏膜表面充血、水肿,分泌物增加,黏膜下形成结核结节和淋巴细胞浸润。此种改变与一般非特异性炎症不易区别。当病变继续发展,可产生支气管黏膜萎缩及纤维组织增生,当病变发生干酪样坏死时,可形成深浅不一、大小不等的结核性溃疡,底部充满肉芽组织,表面覆以黄白色干酪样物,肉芽组织向管腔内生长,可造成管腔狭窄或阻塞。

通过合理有效的抗结核治疗,随着炎症消退,溃疡愈合,少数狭窄或阻塞的支气管可获得缓解,但多数随着支气管壁弹性组织破坏和纤维组织增生,狭窄或阻塞情况反而加重,引起肺不张、肺气肿、张力性空洞及支气管扩张等并发症。

当气管支气管旁淋巴结干酪样坏死时,淋巴结可发生破溃穿透支气管壁,形成支气管—淋巴瘘,瘘孔多为单发,亦可数个同时或相继发生。干酪样物排空后,淋巴结可形成空洞,成为排菌源泉。

## 二、临床表现

支气管结核患者的临床症状视病变范围、程度及部位有所不同。

### (一)咳嗽

几乎所有的支气管结核患者都有不同程度的咳嗽。典型的支气管结核的咳嗽是剧烈的阵发性干咳。镇咳药物不易制止。

### (二)喘鸣

支气管结核时,黏膜可发生充血、水肿、肥厚等改变,常造成局部的管腔狭窄,气流通过狭窄部时,便会发生喘鸣。发生于小支气管狭窄所致的喘鸣,只有用听诊器才能听到,发生于较大支气管的喘鸣,患者自己就能听到。

### (三)咯血

气管、支气管黏膜有丰富的血管供血。支气管结核时,黏膜充血,毛细血管扩张,通透性增加。患者剧烈咳嗽时,常有痰中带血或少量咯血,溃疡型支气管结核或支气管淋巴瘘患者可因黏膜上的小血管破溃而发生少量或中等量咯血,个别患者发生大咯血。

### (四)阵发性呼吸困难

呼吸困难程度因病情而异。有支气管狭窄的患者,如有黏稠痰液阻塞了狭窄的管腔,患者可发生一时性的呼吸困难。当痰液咯出后,支气管通畅,呼吸困难即可解除。淋巴结内干酪样物质突然大量破入气管内腔时,可导致严重呼吸困难,甚至可发生窒息。

## 三、各项检查

### (一)纤维支气管镜检查

纤维支气管镜检查是诊断支气管结核的主要方法。支气管镜不但能直接窥视支气管黏膜的各种病理改变,而且通过活检、刷检、灌洗等检查手段,可获得病因学诊断的依据。但是支气管镜检查时支气管结核的发现率各学者的报告有很大的差别。造成这种情况的原因很多,其中一个很重要的原因是不同学者对纤维支气管镜下支气管结核诊断标准的认识和理解常有很大的不同。例如,同样的支气管黏膜充血、水肿、不同医师可能作出不同的诊断。因此每个进行支气管镜检查的医师应当认真考虑自己在支气管镜检查时所采用的诊断标准,其正确性到底如何? 最好的鉴定办法是肺切除标本病理检查和/或支气管黏膜活体组织检查与支气管镜诊断做对照。北京市结核病研究所气管镜室曾对 208 例患者进行了肺切除标本病理检查与气管镜诊断的对照研究,结果显示,支气管诊断正确率为 62.9%,诊断不正确者 37.1%,其中结核误诊率为 4.3%,而结核漏诊率为 32.8%。分析漏诊的原因主要为:支气管结核的结核病变位于黏膜下,而黏膜完全正常,因此支气管镜无法发现病变(占有 28.9%);黏膜及黏膜下均有结核病变,但黏膜病变是微小结核结节,而主要病变位于黏膜下层(占 13.2%);仅黏膜有微小、局限的结核结节(占 57.9%)。国内外文献曾有作者称这种支气管镜难以发现的微小黏膜或黏膜下结核病变为"隐性支气管结核"。

支气管结核的纤支镜所见通常可分为以下五种类型。

1. 浸润型

表现为局限性或弥漫性黏膜下浸润。急性期黏膜高度充血、水肿、易出血,慢性期黏膜苍白、粗糙呈颗粒状增厚,软骨环模糊不清,可产生不同程度的狭窄,黏膜下结核结节或斑块常呈黄白色乳头状隆起突入管腔,可破溃坏死,也可痊愈而遗留瘢痕。

2. 溃疡型

可继发于浸润型支气管结核或由支气管淋巴结核溃破而引起,黏膜表面有散在或孤立的溃疡,溃疡底部有肉芽组织,有时溃疡被一层黄白色干酪样坏死物覆盖,如坏死物质阻塞管腔或溃疡底部肉芽组织增生,常可引起管腔阻塞。

3. 增殖型

主要是增生的肉芽组织呈颗粒状或菜花状向管腔凸出,易出血,可发生支气管阻塞或愈合而形成瘢痕。

4. 纤维狭窄型

纤维狭窄型为支气管结核病变的愈合阶段。支气管黏膜纤维性病变,常造成管腔狭窄,严重者管腔完全闭塞。

5.淋巴结支气管瘘

(1)穿孔前期:支气管镜下可见局部支气管因淋巴结管外压迫而管壁膨隆,管腔狭窄,局部黏膜充血、水肿或增厚。

(2)穿孔期:淋巴结溃破入支气管腔,形成瘘孔,支气管腔除有管外压迫外,局部黏膜可见小米粒大小的白色干酪样物质冒出,犹如挤牙膏状,用吸引器吸除干酪样物后,随着咳嗽又不断有干酪样物从此处冒出,瘘孔周围黏膜可有严重的充血水肿。

(3)穿孔后期:原瘘孔处已无干酪样物冒出,呈光滑的凹点,周围黏膜大致正常,有时瘘孔及周围黏膜有黑灰色炭疽样物沉着,呈现"炭疽样"瘘孔,此种陈旧性瘘孔可持续数年不变。

(二)X线检查

1.直接影像

胸部透视或X线平片不易显示气管、支气管结核。断层摄影可能显示支气管内有肉芽、息肉、管腔狭窄等改变。支气管造影术不但可以清晰显示上述改变,有时还可显示溃疡性病变及淋巴结支气管瘘。

2.间接影像

胸部X线检查发现张力性空洞、肺不张、局限性阻塞性肺气肿、不规则支气管播散病变,提示可能有支气管结核。

## 四、诊断

根据病史、症状、体征、X线胸片及痰结核菌检查,多数患者可以确诊支气管结核。对于尚不能确诊的病例,可做纤维支气管镜检查,必要时通过活检、刷检及支气管灌洗等检查进一步明确诊断。

凡是原因不明的咯血、咳嗽持续2周以上或胸部经常出现局限性或一侧性哮鸣音,或胸片上出现肺不张、肺门浸润、肺门肿块影、肺门附近张力性空洞或不规则支气管播散病灶者,应做痰涂片检查和进一步的选择性X线检查,除外支气管结核。

原因不明的下列患者应做纤维支气管镜检查以了解有无支气管结核存在:①剧烈干咳或伴有少量黏稠痰超过1个月,胸片上无活动性病灶,抗生素、平喘药治疗无效者;②反复咯血超过1个月,尤其是肺门有钙化灶者;③经常出现局限性或一侧性哮鸣音者;④反复在肺部同一部位发生炎症者;⑤肺不张者。

## 五、治疗

(一)全身抗结核治疗

无论是单纯的或并发于肺结核的气管、支气管结核均应进行有效的、合理的全身抗结核药物治疗。

(二)局部治疗

由于支气管黏膜有丰富的血运供应,因此全身治疗时,支气管黏膜多能达到有效的药物浓度,因此局部治疗并不是必需的。但如经一定时期的常规抗结核药物治疗而效果不够理想,病变仍较严重,或临床症状明显时,可并用下述局部治疗。

1.雾化吸入

可选用局部刺激性较小的药物,如异烟肼0.2 g和链霉素0.25～0.5 g溶于生理盐水3～

5 mL进行雾化吸入,每天1~2次,疗程1~2个月。

2.支气管镜下治疗

深而广泛的溃疡型和肉芽肿型支气管结核,可在全身化疗的同时配合纤支镜下局部给药治疗,每周1次,纤支镜下用活检钳或刮匙,分次清除局部干酪样坏死物和部分肉芽组织,局部病灶黏膜下注入利福霉素每次125 mg,8~12次为1个疗程。

3.其他

近年来,对于瘢痕狭窄型支气管内膜结核,国内外开展安置镍钛合金支气管支架的治疗方法,对于缓解阻塞性炎症及肺不张,改善肺功能有一定疗效。

## 六、护理

(1)支气管结核患者治疗时间长,应多与患者沟通,讲解支气管内膜结核的治疗护理过程,使患者对疾病有初步的认识,积极配合治疗和护理。

(2)同种患者入住一室,出入戴口罩,室内每天用含氯消毒液消毒一次,紫外线照射30分钟。严格探视制度,以免传染。

(3)活动期卧床休息,病室环境保持安静清洁,阳光充足,空气流通。恢复期患者可参加户外活动和适当体育锻炼。

(4)进食高蛋白、高热量、高维生素、富含钙质的食物。如牛奶、鸡蛋、豆腐、鱼、肉、新鲜蔬菜、水果等。

(5)提醒和督促患者按时服药,在解释药物不良反应时强调药物的治疗效果,让患者了解不良反应发生的可能性小,一旦发生只要及时处理,大部分不良反应可以完全消失。

(6)当患者建立起按时服药习惯后应予以鼓励,反复强调为争取痊愈必须坚持规则、全程化疗。

(7)雾化吸入治疗的患者,说明治疗的目的及注意事项,使患者乐意接受治疗。

(8)手术治疗的患者,按外科手术护理常规执行。

## 七、健康教育

(1)嘱患者咳嗽或打喷嚏时用二层餐巾纸遮住口鼻,然后将餐巾纸放入袋中直接焚毁。或将痰吐入带盖的痰缸内加入含氯消毒液浸泡。接触痰液后用流动水清洗双手。

(2)嘱患者每天开窗通风,早晚刷牙,饭后漱口,勤更衣,勤洗澡。衣物、被褥、书籍等污染物可采取在烈日下曝晒2~3小时等方法进行杀菌处理。

(3)督导患者坚持规则、全程化疗,注意药物不良反应。一旦出现反应及时随诊,听从医师的处理。

(4)雾化吸入治疗的患者用药时间长,应教会患者雾化吸入器的正确使用方法、注意事项、故障的处理等。

(5)定期随诊,接受有关检查,追踪时间至少1年。

(徐 辉)

# 第六节 肺结核

肺结核是由结核分枝杆菌感染引起的肺部慢性传染性疾病。排菌患者为重要传染源,病原菌通过呼吸道传播感染,当机体抵抗力降低时发病。可累及全身多个脏器,以肺部感染最为常见。发病以青壮年居多,男性多于女性。结核病为全球流行的传染病之一,为传染疾病的主要死因,在我国仍属于需要高度重视的公共卫生问题。

## 一、病因及发病机制

### (一)结核菌

肺炎致病菌为结核分枝杆菌,又称抗酸杆菌。可分为人型、牛型、非洲型和鼠型4类,引起人类感染的为人型结核分枝杆菌,少数为牛型菌感染。结核菌抵抗力强,在阴湿处能生存5个月以上,但在烈日暴晒下2小时,5%~12%甲酚(来苏水)接触2~12小时,70%乙醇接触2分钟,或煮沸1分钟,即被杀死。该病原菌有较强的耐药性,最简单灭菌方法是将痰吐在纸上直接焚烧。

### (二)感染途径

肺结核通过呼吸道传染,患者随地吐痰,痰液干燥后随尘埃飞扬;病原菌也可通过飞沫传播,免疫力低下者吸入传染源喷出的带菌飞沫可发病。少数患者可经饮用未消毒的带菌牛奶引起消化道传染。其他感染途径少见。

### (三)人体反应性

机体对入侵结核菌的反应有两种。

1.免疫力

机体对结核菌的免疫力分非特异性和特异性免疫力两种。后者通过接种卡介苗或感染结核菌后获得免疫力。机体免疫力强可不发病或病情较轻,免疫力低下者易感染发病,或引发原病灶重新发病。

2.变态反应

结核菌入侵4周后,机体针对致病菌及其代谢产物所发生的变态反应,属Ⅳ型(迟发型)变态反应。

### (四)结核感染及肺结核的发生发展

1.原发性结核

初次感染结核,病菌毒力强、机体抵抗力弱,病原菌在体内存活并大量繁殖引起局部炎性病变,称为原发病灶。可经淋巴引起血行播散。

2.继发性结核

原发病灶遗留的结核分枝杆菌重新活动引起结核病,属内源性感染;由结核分枝杆菌再次感染而发病,由于机体具备特异性免疫力,一般不引起局部淋巴结肿大和全身播散,但可导致空洞形成和干酪性坏死。

### (五)临床类型

**1. Ⅰ型肺结核(原发性肺结核)**

Ⅰ型肺结核多发生于儿童或边远山区、农村初次进入城市的成人。初次感染肺结核即发病,以上叶底部、中叶或下叶上部多见,X线典型征象为哑铃型阴影。通常病灶逐渐自行吸收或钙化。

**2. Ⅱ型肺结核(血行播散型肺结核)**

Ⅱ型肺结核分急性、慢性或亚急性血行播散型肺结核。成人多见,结核病灶破溃,致病菌短时间内大量进入血液循环可引起肺内广泛播散引起急性病征,X线显示肺内病灶细如粟米、均匀散布于两肺。若机体免疫力强,少量致病菌经血分批侵入肺部,形成亚急性或慢性血行性播散型肺结核。

**3. Ⅲ型肺结核(浸润型肺结核)**

Ⅲ型肺结核包括干酪性肺炎和结核球两种特殊类型。以成人多见,抵抗力降低时,原发病灶重新活动,引起渗出和细胞浸润,是最常见的继发性肺结核。病灶多位于上肺野,X线显示渗出和浸润征象,可有不同程度的干酪样病变和空洞形成。

**4. Ⅳ型肺结核(慢性纤维空洞型肺结核)**

Ⅳ型肺结核为各种原因使肺结核迁延不愈,症状起伏所致,属于肺结核晚期,痰中常有结核菌,为结核病的重要传染源。X线显示单或双侧肺有厚壁空洞,伴明显胸膜肥厚。由于肺组织纤维收缩,肺门向上牵拉,肺纹理呈垂柳状阴影,纵隔向患侧移位,健侧呈代偿性肺气肿。

**5. Ⅴ型肺结核(结核性胸膜炎)**

Ⅴ型肺结核多见于青少年,结核菌累及胸膜引起渗出性胸膜炎。X线显示病变部位均匀致密阴影,可随体位变换而改变。

## 二、临床表现

### (一)症状与体征

**1. 全身症状**

起病缓慢,病程长。常有午后低热、面颊潮红、乏力、食欲缺乏、体重减轻、盗汗等结核毒性症状。当肺部病灶急剧进展播散时,可出现持续高热。妇女可有月经失调、结节性红斑。

**2. 呼吸系统症状**

干咳或有少量黏液痰。继发感染时,痰呈黏液性或脓性。痰中偶有干酪样物,约1/3患者有痰血或不同程度咯血。少数患者可出现大量咯血。胸痛、干酪样肺炎或大量胸腔积液者,可有发绀和渐进性呼吸困难。病灶范围大而表浅者可有实变体征,叩诊呈浊音。大量胸腔积液局部叩诊浊音或实音。锁骨上下及肩胛间区可闻及湿啰音。慢性纤维空洞型肺结核及胸膜增厚者可有胸廓内陷,肋间变窄,气管偏移等。

### (二)并发症

可并发自发性气胸、脓气胸、支气管扩张、慢性肺源性心脏病等。

## 三、辅助检查

### (一)血常规检查

活动性肺结核有轻度白细胞计数升高,红细胞沉降率增快,急性粟粒型肺结核时白细胞计数可减少，有时出现类白血病反应的血常规。

### (二)结核菌检查

痰中查到结核菌是确诊肺结核的主要依据。涂片抗酸染色镜检快捷方便，痰菌量较少可用集菌法。痰培养、聚合酶链反应(PCR)检查更为敏感。痰菌检查阳性，提示病灶为开放性有传染性。

### (三)影像学检查

胸部 X 线检查可早期发现肺结核。常见肺结核 X 线检查表现有：有纤维钙化的硬结病灶者呈高密度、边缘清晰的斑点、条索或结节；浸润性病灶则呈现出低密度、边缘模糊的云雾状阴影；X 线征象呈现出较高密度、浓淡不一，有环形边界的透光空洞者，提示干酪样病灶。胸部 CT 检查可发现微小、隐蔽性病变。

### (四)结核菌素(简称结素)试验

用于测定人体是否感染过结核菌。常用 PPD 试验，方法为：取 0.1 ml 纯结核菌素(5 单位)稀释液，常规消毒后于左前臂屈侧中、上 1/3 交界处行皮内注射，48 小时后观察皮肤硬结的直径，<5 mm 为阴性，5~9 mm 为弱阳性，10~19 mm 为阳性反应，超过 20 mm 以上或局部发生水疱与坏死者为强阳性反应。

我国城镇居民的结核感染率高，5 单位阳性表示已有结核感染，若 1 单位皮试强阳性提示体内有活动性结核病灶。成人结素试验阳性表示曾感染过结核菌或接种过卡介苗，并不一定患病；反之，则提示未感染过结核菌，或感染初期机体变态反应尚未建立。机体免疫功能低下或受抑制，可显示结素试验阴性。

### (五)其他检查

纤维支气管镜检查对诊断有重要价值。

### (六)诊治结果的描述和记录

描述内容包括肺结核类型、病变范围、痰菌检查、治疗史等。

1.肺结核类型的记录

血行播散型肺结核应注明"急性"或"慢性"；继发性肺结核应注明"浸润型"或"纤维空洞"。

2.病变范围的描述

按左、右侧，以第 2 肋和第 4 肋下缘内侧端为分界线又分为上、中、下肺野。

3.痰菌检查结果的描记

分别用"(一)"或"(＋)"描述；痰涂片、痰集菌和痰培养检查分别用"涂""集""培"表示，患者无痰或未查痰，应注明"无痰"或"未查"。

4.治疗史的描记

可分为"初治""复治"。初治指未开始抗结核治疗；正进行标准化疗疗程未满；不规则化疗未满 1 个月者。复治则指初治失败；规则满疗程用药后痰菌复阳性；不规范化疗超过 1 个月；慢性排菌者。

以上条件符合其中任何 1 条即为初治或复治。

5.并发症或手术情况描述

并发症如"自发性气胸、肺不张"等；并存病如"糖尿病"等以及手术情况。

描述举例：右侧浸润型肺结核涂(＋)，初治，支气管扩张、糖尿病。

## 四、诊断要点

根据患者症状体征和病史,结合体格检查、痰结核菌检查及胸部 X 线检查结果可做出诊断。确诊后应进一步明确肺结核是否处于活动期,有无排菌等,以确定是否属于传染源。

(1)经确定为活动性病变必须给予治疗。活动性病变胸片可显示有中心溶解和空洞或播散病灶。无活动性肺结核胸片显示钙化、硬结或纤维化,痰检查不排菌,无肺结核症状。

(2)肺结核的转归的综合判断。①进展期:新发现的活动性病变;病变较前增多、恶化;新出现空洞或空洞增大;痰菌转阳性。凡有其中任何 1 条,即属进展期;②好转期:病变较前吸收好转;空洞缩小或闭合;痰菌减少或转阴。凡具备其中 1 条,即为好转期;③稳定期:病变无活动性,空洞关闭,痰菌连续 6 个月均为阴性者(每月至少查 1 次),若有空洞存在者,则痰菌连续阴性 1 年以上。

## 五、治疗要点

治疗原则为监督患者全程化疗,加强支持疗法,根治病灶,达痊愈目的。

### (一)抗结核化疗

化疗对疾病控制起关键作用,凡为活动性肺结核患者均需化疗。

(1)化疗原则:治疗强调早期、规律、全程、联合和适量用药,即肺结核一经确诊立即给予化疗,根据病情及药物特点,联合使用两种以上的药物,以增强疗效,减少耐药性的产生。严格遵医嘱按时按量用药,指导患者执行治疗方案,途中无遗漏或间断,坚持完成规定疗程,以达彻底杀菌和减少疾病复发的目的。

(2)常规用药见表 11-1。

表 11-1 常用抗结核药物剂量、不良反应和注意事项

| 药名 | 每天剂量(g) | 间歇疗法(g/d) | 主要不良反应 | 注意事项 |
| --- | --- | --- | --- | --- |
| 异烟肼<br>(H,INH) | 0.3<br>空腹顿服 | 0.6~0.8<br>2~3 次/周 | 周围神经炎、偶有肝功能损害、精神异常、皮疹、发热 | 避免与抗酸药同服,注意消化道反应,肢体远端感觉及精神状态,定期查肝功能 |
| 利福平<br>(R,REP) | 0.45~0.6<br>空腹顿服 | 0.6~0.9<br>2~3 次/周 | 肝、肾功能损害、胃肠不适、腹泻 | 体液及分泌物呈橘黄色,监测肝脏毒性及变态反应,会加速口服避孕药、茶碱等药物的排泄,降低药效 |
| 链霉素<br>(S,SM) | 0.75~1.0<br>一次肌内注射 | 0.75~1.0<br>2 次/周 | 听神经损害、眩晕、听力减退,口唇麻木、发热、肝功能损害、痛风 | 进行听力检查,了解有无平衡失调及听力改变,了解尿常规及肾功能变化 |
| 吡嗪酰胺<br>(Z,PZA) | 1.5~2.0<br>顿服 | 2~3<br>2~3 次/周 | 可引起发热、黄疸、肝功能损害、痛风 | 警惕肝脏毒性,注意关节疼痛、皮疹反应,定期监测 ALT 及血清尿酸,避免日光过度照射 |
| 乙胺丁醇<br>(E,EMB) | 0.75~1.0<br>顿服 | 1.5~2.0<br>3 次/周 | 视神经炎 | 检查视觉灵敏度和颜色的鉴别力 |
| 对氨基水杨酸钠<br>(P,PAS) | 8~12<br>分 3 次饭后服 | 10~12<br>3 次/周 | 胃肠道反应,变态反应,肝功能损害 | 定期查肝功能,监测不良反应的症状和体征 |

(3)化疗方法:两阶段化疗法。开始1~3个月为强化阶段,联合应用2种或2种以上的抗生素,迅速控制病情,至痰菌检查阴性或病灶吸收好转后,维持治疗或称巩固期治疗,疗程为9~15个月。①间歇疗法:有规律用药,每周2~3次,由于用药后结核菌生长受抑制,当致病菌重新生长繁殖时再度高剂量用药,使病菌最终被消灭。此法与每天给药效果相同,其优点在于可减少用药的次数,节约经费,减少药物毒性作用。一般主张在巩固期采用。②顿服:即一次性将全天药物剂量全部服用,使血药浓度维持相对高峰,效果优于分次口服。

(4)化疗方案:应根据病情轻重、痰菌检查和细菌耐药情况,结合药源供应和个人经济条件等,选择化疗方案。分长程和短程化疗。①长程化疗为联合应用异烟肼、链霉素及对氨基水杨酸钠,疗程为12~18个月。常用方案为2HSP/10HP、2HSE/16H$_3$E$_3$,即前2个月为强化阶段,后10个月为巩固阶段,H$_3$E$_3$表示间歇用药,每周3次。其中英文字母为各种药物外文缩写,数字为用药疗程"月",下标数字代表每周用药的次数。②短程化疗总疗程为6~9个月,联合应用2个或2个以上的杀菌剂。常用方案有2SHR/4HR、2HRZ/4HR、2HRZ/4E$_3$R$_3$等,短程化疗与标准化疗相比,患者容易接受和执行,因而已在全球推广。

## (二)对症治疗

(1)毒性症状:轻度结核毒性症状会在有效治疗1~3周消退,重症者可酌情加用肾上腺糖皮质激素对症治疗。

(2)胸腔积液:胸腔积液过多引起呼吸困难者,可行胸腔穿刺抽液,每次抽液量不超过1 L,抽液速度不宜过快,操作中患者出现头晕、心悸、四肢发凉等胸膜反应时,应立即停止操作,让患者平卧,密切观察血压变化,必要时皮下注射肾上腺素,防止休克。

## (三)手术治疗

肺结核以内科治疗为主,手术适用于合理化疗无效,多重耐药的厚壁空洞、大块干酪灶、支气管胸膜瘘和大咯血非手术治疗无效者。

## 六、护理评估

### (一)健康史

患者既往健康状况,有无结核病史,了解患病及治疗经过,有无接受正规治疗,有无传染源接触史,有无接受卡介苗注射,有无长期使用激素或免疫抑制药,居住环境如何,日常活动与休息、饮食情况等。

### (二)身体状况

测量生命体征,了解全身有无盗汗、乏力、午后低热及消瘦等中毒症状,有无咳嗽、咳痰、呼吸困难及咯血,咯血量的大小等。

### (三)心理及社会因素

了解患者及家属对疾病的认知及态度,有无心理障碍,经济状况如何,家庭支持程度如何,需要何种干预。

### (四)实验室及其他检查

痰培养结果,X线胸片及血常规检查是否异常。

## 七、护理诊断及合作性问题

### (一)知识缺乏
知识缺乏与缺乏疾病预防及化疗方面的知识。

### (二)营养失调
营养失调与长期低热消耗增多及摄入不足有关。

### (三)活动无耐力
活动无耐力与长期低热、咳嗽、体重逐渐下降有关。

### (四)社交孤立
社交孤立与呼吸道隔离沟通受限及健康状况改变有关。

## 八、护理目标

(1)加强相关知识宣教,提高患者及家属对疾病的认知、治疗依从性增加。
(2)患者体重增加,恢复基础水平,清蛋白、血红蛋白值在正常范围内。
(3)进行适当的户外活动,无气促疲乏感。
(4)能描述新的应对行为所带来的积极效果,能尽快恢复健康与人沟通和交流。

## 九、护理措施

### (一)一般护理
室内保持良好的空气流通。肺结核活动期,有咯血、高热等重症者,应卧床休息,症状轻者适当增加户外活动,保证充足的睡眠,做到劳逸结合。盗汗者及时擦汗和更衣,避免受凉。

### (二)饮食护理
供给高热量、高蛋白、高维生素、富含钙质饮食,促进机体康复。成人每天蛋白质为 1.5～2.0 g/kg,以优质蛋白为主。适量补充矿物质和水分,如铁、钾、钠和水分。注意饮食调配,患者不需忌口,食物应多样化,荤素搭配,色、香、味俱全,刺激患者食欲。患者在化疗期间尤其注意营养的补充。每周测量体重 1 次。

### (三)用药护理
本病疗程长,短期化疗不少于 6～10 个月。应提供药物治疗知识,强调早期、联合、适量、规律、全程化学治疗的重要性,告知耐药产生与加重经济负担等不合理用药的后果,使患者理解规范治疗的重要意义,提高用药的依从性。督促患者按时按量用药,告知并密切观察药物疗效及药物不良反应,如有胃肠不适、眩晕、耳鸣、巩膜黄染等症状时,应及时与医师沟通,不可擅自停药。

### (四)咯血的护理
患者大咯血出现窒息征象时,立即协助其取头低足高位,头偏一侧,快速清除气道和口咽部血块,及时解除呼吸道阻塞。必要时气管插管、气管切开或气管镜直视下吸出血凝块。

### (五)消毒隔离
痰涂片阳性的肺结核患者住院治疗期间须进行呼吸道隔离,要求病室光线充足,通风良好,定时进行空气消毒。患者衣被要经常清洗,被褥、书籍在烈日下暴晒 6 小时以上。餐具要专用,经煮沸或消毒液浸泡消毒,剩下饭菜应煮沸后弃掉。注意个人卫生,打喷嚏时应用纸巾遮掩口鼻,纸巾焚烧处理;不要随地吐痰,痰液吐在有盖容器中,患者的排泄物、分泌物应消毒后排放。

减少探视,避免患者与健康人频繁接触,探视者应戴口罩。患者外出应戴口罩,口罩要每天煮沸清洗。医护人员与患者接触可戴呼吸面罩、接触患者应穿隔离衣、戴手套。处置前、后应洗手。传染性消失应及时解除隔离措施。

**(六)心理护理**

结核病是慢性传染病,病程长,恢复慢,在工作、生活等方面对患者乃至整个家庭产生不良影响,患者情绪变化呈多样性,护士及家属应主动了解患者的心理状态,应给予良好的心理支持,督促患者按要求用药,告知不规则用药的后果,使患者树立战胜疾病的信心,安心休息,积极配合治疗。一般情况下,痰涂片阴性和经有效抗结核治疗4周以上,无传染性或仅有极低传染性者,鼓励患者回归家庭和社会,以消除隔离感。

## 十、护理评价

(1)患者治疗的依从性是否提高,能否自觉按时按量服药。
(2)营养状况如何,饮食摄入量是否充足,体重有无改变。
(3)日常活动耐受水平是否有改变。
(4)是否有孤独感,与周围环境的关系如何。

## 十一、健康教育

(1)加强疾病传播知识的宣教,普及新生儿接种卡介苗制度,疾病的高危人群应定期到医院体检或进行相应预防性处理。
(2)培养良好的卫生习惯,不随地吐痰和凌空打喷嚏,同桌共餐应使用公筷。
(3)注意营养,忌烟酒,避免疲劳,增强体质,预防呼吸道感染。
(4)处于传染活动期的患者,应进行隔离治疗。
(5)全程督导结核患者坚持化学治疗,避免复发,定期复查肝功能和胸片。

(徐 辉)

# 第七节 病毒性肝炎

## 一、概述

病毒性肝炎是由多种病毒引起的,以肝脏损害为主的一组全身性传染病。目前按病原明确分类的甲型、乙型、丙型、丁型、戊型五型肝炎病毒。各型病毒性肝炎临床表现相似,以疲乏、厌油、肝功能异常为主,部分患者出现黄疸。甲型和戊型肝炎主要表现为急性感染,经粪-口途径传播。乙型、丙型、丁型肝炎多呈慢性感染,少数患者可发展为肝硬化或肝细胞癌,主要经血液、体液等胃肠外途径传播,乙型肝炎因含乙型肝炎病毒体液及血液进入机体而获得感染,主要通过母婴传播及血液、体液传播,血液中乙型肝炎病毒含量较高,微量的血液进入人体即可造成感染。丙型肝炎病毒在体液中含量较少,且为RNA病毒,外界抵抗力较低,其传播途径较乙型肝炎局限,主要通过输血及血制品、注射、针刺、血液透析、生活密切接触、性传播、母婴传播等。各型肝炎的治疗原则均以充足的休息、营养为主,辅以适当的药物,避免饮酒、过劳和使用损害肝脏的药物。

## 二、护理

### (一)一般护理

(1)执行内科一般护理常规。

(2)休息与活动:急性肝炎症状明显及黄疸期应卧床休息,恢复期可逐渐增加活动量,以活动后不疲乏为度;慢性肝炎或病情较重者应卧床休息,病情轻者可适当活动,以活动后不疲乏为度;重型肝炎应绝对卧床休息,实施重症监护,密切观察病情变化。

### (二)隔离预防措施

在标准预防的基础上,执行接触隔离。

### (三)饮食护理

(1)急性肝炎急性期宜进食清淡、易消化、富含维生素的流质或半流质。黄疸消退期,食欲好转,可逐渐增加饮食,少食多餐,宜进食适当高蛋白、高维生素、高热量、易消化的饮食。

(2)慢性肝炎宜进食适当的高蛋白、高热量、高维生素易消化的饮食。

(3)重型肝炎早期饮食避免油腻,宜清淡易消化,以碳水化合物为主,控制蛋白质摄入,恢复期逐渐给予适当蛋白、高维生素易消化食物。

### (四)用药护理

(1)急性肝炎以一般治疗及对症治疗为主,但药物不宜过多,以免加重肝脏的负担。除急性丙型肝炎外,其他均不进行抗病毒治疗,因急性丙型肝炎容易转为慢性,早期应用抗病毒治疗可降低转换率,常用药物有长效干扰素、利巴韦林。

干扰素主要诱导宿主产生细胞因子起作用,在多个环节抑制病毒复制。干扰素常见变态反应有类流感综合征,通常在注射后 2~4 小时发生;骨髓抑制作用,表现为粒细胞和血小板计数减少,一般中性粒细胞绝对数≤$0.5×10^9$/L,或血小板计数≤$30×10^9$/L,则应停药,血常规恢复后重新恢复治疗;神经精神症状,如焦虑、抑郁、兴奋及易怒等,出现抑郁及精神症状应立即停药并密切监护;失眠和脱发,视情况可不停药;诱发自身免疫性疾病,如甲状腺炎、溶血性贫血、1 型糖尿病等,应及时停药。故用药期间密切观察药物的疗效及不良反应的发生,如发热、胃肠道反应、肝肾及甲状腺功能损害、血常规改变及神经精神症状等。

(2)慢性肝炎遵医嘱应用改善和恢复肝功能、免疫调节、抗纤维化及抗病毒治疗等药物。①改善和恢复肝功能:降酶药物如甘草提取物(甘草酸、甘草苷等)、垂盆草等,部分患者停药后出现 ALT 反跳现象,故显效后逐渐减量至停药为宜;退黄药物如丹参、茵栀黄、门冬氨酸钾镁、前列腺素 $E_1$、腺苷蛋氨酸等。用药过程中密切观察消化道症状及黄疸变化。②免疫调节:如胸腺素等。③抗纤维化药物:主要有丹参、冬虫夏草及核仁提取物等。④抗病毒治疗:目的是抑制病毒复制,改善肝功能;减轻肝组织病变,减少或延缓肝硬化的发生。主要包括核苷类似物和干扰素类抗病毒药物两种。a.核苷类似物作用于乙型肝炎病毒的聚合酶区,通过取代病毒复制过程中延长聚合酶链所需的结构相似的核苷,终止链的延长,从而抑制病毒复制。常用药物有恩替卡韦、阿德福韦酯、替比夫定、拉米夫定等。嘱患者定时服药、定期监测和随访,不能自行停药,停药必须在医师的监测和指导下完成。阿德福韦酯在较大剂量时有一定肾毒性,用药期间应定期监测血清肌酐和血磷值。替比夫定常见不良反应有头晕、头痛、疲劳、腹泻、恶心、皮疹、血淀粉酶升高、脂肪酶升高等。立米夫定耐受性良好,随用药时间的延长患者发生病毒耐药变异比例增高,故应密切观察患者的临床症状及体征。b.应用干扰素类抗病毒药物治疗,见急性肝炎干扰素治疗。

**(五)并发症护理**

(1)肝性脑病:密切观察患者有无神经、精神症状,如性格改变、烦躁不安、嗜睡、昏迷等。注意去除和避免诱发因素,如高蛋白饮食、大量放腹水、上消化道出血等。予以低蛋白饮食,保持大便通畅,遵医嘱应用清除肠内含氨物质及降血氨药物。

(2)上消化道出血:密切监测生命体征、精神和意识状态;观察皮肤和甲床色泽,肢体温度等;观察呕吐物和粪便性质、颜色和量,详细记录24小时出入量。禁食禁水,遵医嘱予以药物治疗。

(3)肝肾综合征:密切观察患者有无少尿或无尿、氮质血症、电解质平衡失调症状。预防和消除诱发因素,如大量放腹水、大量利尿及严重感染等。详细记录24小时出入量,遵医嘱用药,避免应用肾损害药物,观察用药疗效。

(4)感染重型肝炎易发生难以控制的感染,以胆道、腹膜及肺多见,应加强护理,严格执行消毒隔离措施。

**(六)病情观察**

(1)密切观察体温、脉搏、呼吸、血压、神经、精神症状(嗜睡、性格改变、烦躁不安、昏迷等)。

(2)密切观察患者乏力、消化道症状,如食欲减退、恶心、厌油、腹水、肝区痛、中毒性鼓肠、肝臭等。

(3)密切观察患者黄疸变化,如尿色、巩膜及皮肤黄疸情况。

(4)密切观察患者有无出血倾向,牙龈、注射部位及消化道出血等。

(5)密切观察患者有无肝肾综合征表现,如尿少、电解质及酸碱平衡紊乱等。

**(七)健康指导**

(1)疾病预防知识:甲、戊型肝炎经粪-口途径传播,做好个人卫生,其排泄物用含氯消毒液浸泡消毒,隔离期为发病日起21天;防止乙、丙、丁型肝炎通过血液、体液传播,乙型肝炎急性期隔离至HBsAg阴转,丙型肝炎隔离至ALT恢复正常或血清HCV-RNA阴转。血液、体液传播疾病应避免与他人共用牙具、剃须刀等用品。若性伴侣为HBsAg阳性者,应接种乙肝疫苗。

(2)饮食指导:病毒性肝炎急性期宜进食清淡、易消化、富含维生素的流质或半流质,恢复期逐渐恢复高蛋白、高热量、高维生素易消化饮食,但要避免长期过高热量饮食,以免引起脂肪肝,戒烟酒。

(3)休息与活动:急性期卧床休息、恢复期逐渐增加活动量,以不疲劳为度。

(4)讲解慢性肝炎的诱发因素,指导患者及家属正确对待疾病,保持乐观情绪。生活规律,劳逸结合。

(5)用药指导:嘱患者遵医嘱服药,不滥用药物,特别是对肝脏有损害的药物。向患者讲解抗病毒药物治疗的重要性,以及药物的作用及变态反应,明确用药剂量和使用方法,漏服药物或自行停药可能导致的风险。

(6)出院后定期复查,出现乏力、食欲缺乏、恶心及黄疸等症状及时就诊。

(徐 辉)

# 第八节　传染性单核细胞增多症

## 一、概述

传染性单核细胞增多症主要是由 EB 病毒原发感染所致的急性传染病。典型临床三联征为发热、咽峡炎和淋巴结肿大,可合并肝脾大,外周淋巴细胞及异型淋巴细胞增高。病程常呈自限性。治疗主要包括抗病毒治疗及对症治疗,多数预后良好,少数可出现嗜血综合征等严重并发症。

## 二、护理

### (一)一般护理

(1)执行内科一般护理常规。
(2)卧位与休息:取舒适卧位,绝对卧床休息。
(3)高热护理:以物理降温为主,药物降温为辅。
(4)皮疹护理:做好生活护理,保持皮肤清洁,每天温水清洗皮肤,禁用肥皂水擦洗,衣被保持清洁、平整及干燥。

### (二)隔离预防措施

在标准预防的基础上,执行接触隔离。

### (三)饮食护理

宜进食高热量、高蛋白、高维生素、易消化的清淡流质饮食或半流质饮食。

### (四)用药护理

遵医嘱应用抗病毒药物治疗,早期应用更昔洛韦,观察药物疗效。

### (五)并发症护理

1.咽喉部溶血性链球菌感染

密切观察患者咽部、扁桃体、腭垂充血肿胀情况,加强口腔护理,遵医嘱应用抗生素治疗,观察药物疗效。

2.急性肾炎

密切观察患者尿液的性质、量,水肿表现。

3.脾破裂

密切观察患者有无剧烈腹痛、血压急剧下降等。嘱患者卧床休息,避免剧烈活动或按压腹部。如出现脾破裂应立即通知医师处理。

### (六)病情观察

(1)密切观察患者体温、脉搏、呼吸、血压变化。
(2)密切观察患者淋巴结肿大情况及有无粘连及压痛。
(3)密切观察患者有无咽痛及咽峡炎症状,患者咽部、扁桃体、腭垂充血肿胀情况。
(4)密切观察患者皮疹情况,包括出疹时间、形态、出疹顺序及消退。
(5)密切观察患者肝、脾大情况,有无黄疸,有无疼痛及压痛,触诊时动作要轻柔。

## (七)健康指导

(1)疾病预防指导:病毒在口咽部上皮细胞内增殖,唾液中含有大量病毒,因此避免经口密切接触,患者呼吸道分泌物宜用含有效氯 500 mg/L 的消毒液浸泡消毒。

(2)休息与活动:嘱患者卧床休息,避免过早活动,以免引起并发症的发生。

(3)饮食护理:宜进食高热量、高蛋白、高维生素、易消化的饮食。

(4)出院后定期复查。

(徐 辉)

# 第九节 艾 滋 病

## 一、概述

艾滋病是获得性免疫缺陷综合征的简称,是由人免疫缺陷病毒引起的慢性全身性传染病。本病主要经性接触、血液及母婴传播。人类免疫缺陷病毒感染者和艾滋病患者是本病唯一的传染源。人免疫缺陷病毒主要侵犯、破坏 $CD4^+$ T 淋巴细胞,导致机体免疫细胞和/或功能受损乃至缺陷,最终并发各种严重机会性感染和恶性肿瘤。该病具有传播迅速、发病缓慢、病死率高的特点。现应用高效抗反转录病毒治疗、免疫重建、治疗机会性感染及肿瘤和对症治疗,最大限度地抑制病毒复制,重建或维持免疫功能,降低病死率和人类免疫缺陷病毒相关疾病的罹患率,提高患者的生活质量。

## 二、护理

### (一)一般护理

(1)执行内科一般护理常规。

(2)休息与活动:在急性感染期和艾滋病期应卧床休息,以减轻症状;无症状感染期可以正常工作,但应避免劳累。

(3)生活护理:加强口腔及皮肤清洁,防止继发感染,减轻口腔、外阴真菌、病毒感染引起的不适,长期腹泻及肛周尖锐湿疣患者注意肛周皮肤卫生。

### (二)隔离预防措施

在标准预防的基础上,执行接触隔离预防措施。艾滋病期患者由于免疫缺陷,应实施保护性隔离。

### (三)饮食护理

遵医嘱给予高热量、高蛋白、高维生素、易消化饮食,少量多餐,禁食生冷及刺激性食物。若有呕吐,于饭前 30 分钟给予止吐药物;若有腹泻,应给予少渣、少纤维素、高蛋白、高热量、易消化的流质或半流质。

### (四)用药护理

1.高效抗反转录病毒治疗的护理

高效抗反转录病毒治疗是针对病原体的特异性治疗,目的是最大限度地抑制病毒复制,重建或维持免疫功能。包括核苷类反转录酶抑制剂、非核苷类反转录酶抑制剂、蛋白酶抑制剂及整合酶抑制剂。鉴于仅用一种抗病毒药物易诱发人类免疫缺陷病毒变异，产生耐药性，因此目前主张联合用药。用药过程中密切观察药物的不良反应，如头痛、恶心、呕吐、腹泻，不良反应包括骨髓抑制、肝肾损害，糖、脂肪代谢异常，定期评价治疗效果，监测病毒学和免疫学指标。

(1)核苷类反转录酶抑制剂：选择性抑制人类免疫缺陷病毒反转录酶，掺入正在延长的DNA链中，抑制人类免疫缺陷病毒复制。常用药物齐多夫定、去羟肌苷、拉米夫定、替诺福韦酯及恩曲他滨。注意药物的使用方法、配伍禁忌和相互作用，如替诺福韦酯、恩曲他滨需与食物同服；去羟肌苷可诱发周围神经炎、腹泻、口腔炎或胰腺炎，齐多夫定不能与司坦夫定同服等。

(2)非核苷类反转录酶抑制剂：主要作用于人类免疫缺陷病毒反转录酶某位点使其失去活性。常用药物有奈韦拉平、依非韦伦及依曲韦林等，依曲韦林需饭后服用等。

(3)蛋白酶抑制剂：抑制蛋白酶阻断人类免疫缺陷病毒复制和成熟过程中必需的蛋白质合成。常用药物有利托那韦和洛匹那韦等。

(4)整合酶抑制剂：拉替拉韦等。

2.免疫重建

免疫重建是通过抗病毒治疗及其他医疗手段使人类免疫缺陷病毒感染者受损的免疫功能恢复和接近正常。在免疫重建过程中密切观察患者发热、潜伏感染的出现或原有感染的加重和恶化等免疫重建炎症反应综合征发生。

**(五)并发症护理**

尽可能减少和延缓各种机会性感染及肿瘤发生，密切观察患者呼吸系统、中枢神经系统、消化系统、口腔、皮肤、眼部感染和肿瘤的症状体征。出现并发症及时治疗，对症护理。

**(六)病情观察**

(1)人类免疫缺陷病毒相关症状：密切观察患者发热、盗汗、腹泻、体重变化、精神症状等症状。

(2)呼吸系统：密切观察患者咳嗽、发热、发绀及血氧分压变化等症状。

(3)中枢神经系统：密切观察患者头晕、头痛、癫痫、进行性痴呆及脑神经炎等症状。

(4)消化系统：密切观察患者食管炎或溃疡，吞咽疼痛、胸骨后烧灼感、腹泻、体重减轻、感染性肛周炎及直肠炎等症状。

(5)口腔：密切观察患者鹅口疮、舌毛状白斑、复发性口腔溃疡及牙龈炎等症状。

(6)皮肤：密切观察患者带状疱疹、传染性软疣及尖锐性湿疣等症状。

(7)眼部：密切观察患者眼底絮状白斑。眼睑、眼板腺、泪腺、结膜及虹膜卡波济肉瘤侵犯。

(8)肿瘤：密切观察患者恶性淋巴瘤等肿瘤发生情况。

**(七)健康指导**

1.疾病预防指导

(1)通过多种途径进行艾滋病的基本知识、传播方式及预防措施的宣教。

(2)加强对艾滋病高危人群的疫情监测。

(3)推广使用一次性针头、注射器。注意个人卫生，不共用牙具、剃须刀等。

(4)严格血液及血制品管理，严格监测献血者、精液及组织、器官供者的人类免疫缺陷病毒抗体

2.疾病知识指导

加强宣教使患者充分认识本病的基本知识、传播方式、预防措施及保护他人和自我健康监控的方法。

(1)患者的血液、排泄物和分泌物应用消毒液浸泡消毒。
(2)严禁献血、捐献器官、精液;性生活使用安全套。
(3)定期或不定期访视和医学观察,出现症状、并发感染或恶性肿瘤应住院治疗。
(4)加强口腔和皮肤清洁,减轻口腔、外阴真菌及病毒感染引起的不适。
(5)已感染人类免疫缺陷病毒的育龄妇女应尽量避免妊娠、生育,以防止母婴传播。

(徐 辉)

## 第十节 手足口病

### 一、概述

手足口病是由一组肠道病毒引起的急性传染病,其中以柯萨奇病毒A组16型和肠道病毒71型感染最常见。本病传染源为患者和隐性感染者,传染性强,患者和病毒携带者的粪便、呼吸道分泌物及黏膜疱疹液中含有大量病毒,主要经粪-口途径传播,其次是呼吸道飞沫传播。一年四季均可发病,以夏、秋季节最多。多发生在10岁以下的婴幼儿,临床以发热及手、足、口腔等部位皮肤黏膜的皮疹、疱疹、溃疡为典型表现,少数患儿可引起心肌炎、肺水肿、无菌性脑脊髓膜炎、脑炎等并发症,个别重症患儿病情发展快,会导致死亡。手足口病的治疗目前尚缺乏特异、高效的抗病毒药物,以一般治疗、对症和病原治疗为主。

### 二、护理

(一)一般护理

(1)执行内科一般护理常规。
(2)休息:一周内绝对卧床,加强生活护理。
(3)皮肤疱疹护理:加强口腔护理,每天餐后用温水漱口。衣物被褥保持清洁,剪短指甲,必要时包裹双手,防止抓挠皮肤。
(4)隔离预防措施:在标准预防的基础上,执行接触和飞沫隔离。隔离至皮疹消退及水疱结痂,一般需2周。

(二)饮食护理

多饮水,饮食宜清淡、富含维生素、易消化的流质或半流质饮食,禁食刺激性食物,不能进食者给予鼻饲或静脉补充营养治疗,并做好留置胃管的护理。

(三)用药护理

遵医嘱予以病原及对症治疗,观察治疗疗效。颅内高压患儿应限制入量,控制输液速度,给予20%甘露醇治疗,15~30分钟滴入,并详细记录24小时出入量。应用米力农、多巴胺、多巴酚丁胺等血管活性药物,密切监测血压及循环系统的变化。

### (四)并发症护理

**1.神经系统受累**

观察患儿有无头痛、呕吐、嗜睡、抽搐、瘫痪、脑膜刺激征、谵妄甚至昏迷,颅内高压或脑疝的表现等。

**2.呼吸、循环衰竭**

观察患儿有无呼吸困难、呼吸浅促或节律改变、咳白色、粉红色泡沫样痰、面色苍白、四肢发冷等,保持呼吸道通畅,吸氧。呼吸功能障碍者应及时行气管插管,使用正压机械通气。在维持血压稳定的情况下限制液体入量,遵医嘱应用血管活性药物,观察用药疗效。

### (五)病情观

密切观察病情变化,及时发现重症患者。

(1)密切观察体温、脉搏、呼吸、血压、血氧饱和度的变化。

(2)密切监测神经系统表现,如精神差、嗜睡、易惊、头痛、呕吐、谵妄、肢体抖动等。

(3)密切观察呼吸系统表现,如呼吸困难、呼吸浅促或节律改变、咳白色、粉红色泡沫样痰等,需警惕神经源性肺水肿。

(4)密切观察循环系统表现,如心率增快或减慢、出冷汗、四肢凉、皮肤花纹、血压升高或下降等。

### (六)健康指导

(1)疾病预防指导:执行接触和飞沫隔离。隔离至皮疹消退及水疱结痂,一般需2周。患儿所用物品应消毒处理,可用含氯消毒液浸泡或煮沸消毒,不宜浸泡的物品可放在日光下曝晒。粪便需经含氯消毒液消毒浸泡2小时后倾倒。

(2)休息与饮食:卧床休息,饮食清淡、易消化、富含维生素,多饮水。

(3)养成良好的个人卫生习惯,口咽部疱疹者每天餐后应用温水漱口,手足疱疹者保持衣服、被褥清洁、干燥,剪短患儿指甲,必要时包裹双手,防止抓破皮肤。家属接触患儿前后及处理粪便后均要洗手。

(4)讲解早期重症手足口病症状体征,如高热持续不退、精神差、肢体抖动、呼吸节律改变等,以便及早识别重症患者,及时救治。

(徐 辉)

## 第十一节 肾综合征出血热

### 一、概述

肾综合征出血热(又称流行性出血热)是由汉坦病毒属的各型病毒引起的,以鼠类为主要传染源的一种自然疫源性疾病。广泛流行于亚欧等国,我国为高发区。本病主要病理变化是全身小血管和毛细血管广泛性损害,临床以发热、低血压休克、充血、出血和肾损害为主要表现,典型患者病程呈五期经过。本病以综合治疗为主,早期应用抗病毒治疗,中晚期则针对病理生理进行对症治疗,"三早一就"为本病的治疗原则,即早发现、早期休息、早期治疗和就近治疗。

## 二、护理

### (一)一般护理
(1)执行内科一般护理常规。
(2)休息与体位:绝对卧床休息,注意保暖,且不宜搬动,以免加重血浆外渗和组织脏器的出血。

### (二)隔离预防措施
在标准预防的基础上,执行空气和接触隔离。

### (三)饮食护理
遵医嘱给予清淡、易消化、高维生素的流质或半流质饮食。发热期应注意适当补充液体;少尿期应给予高碳水化合物、高维生素和低蛋白饮食,限制液体量的摄入;多尿期应注意补充液体量及钾盐。有消化道出血的患者应禁食。

### (四)用药护理

**1. 发热期**

治疗原则抗病毒、减轻外渗、改善中毒症状及防治弥散性血管内凝血为主。抗病毒治疗能抑制病毒,减轻病情和缩短病程,常用药物为利巴韦林,遵医嘱尽早用药;减轻外渗遵医嘱补充血容量,给予降低血管通透性药物,如维生素 C 等;改善中毒症状高热以物理降温为主,忌用强烈发汗退热药,以防大汗而进一步丧失血容量;防治弥散性血管内凝血遵医嘱给予右旋糖酐-40 或丹参注射液,以降低血液黏滞性。

**2. 低血压休克期**

治疗原则为积极补充血容量、纠正酸中毒和改善微循环。遵医嘱补充血容量,宜早期、快速和适量,力争血压在 4 小时内稳定回升,液体应晶胶结合;纠正酸中毒主要用 5%碳酸氢钠溶液;改善微循环经补液、纠酸后,血压仍不稳定的可用血管活性药物,如多巴胺等,注意滴速,并监测血压变化。

**3. 少尿期**

治疗原则为稳定内环境、促进利尿、导泻和透析为主。若在透析过程中进行超滤,应注意超滤总量与超滤速度不宜过大或过快,同时密切观察血压变化。

**4. 多尿期**

治疗原则为多尿后期注意维持水和电解质的平衡,防止继发感染。

### (五)并发症护理
常见并发症有腔道出血、肺水肿、脑炎、脑膜炎、颅内出血等。

**1. 腔道出血**

密切监测生命体征变化,遵医嘱进行病因治疗,执行相应护理常规。

**2. 中枢神经系统并发症**

密切观察中枢神经系统的表现,脑水肿或颅内出血所致颅内压增高应用甘露醇治疗,在15~30 分钟滴入,同时观察呼吸、心率、血压、瞳孔的变化,颅内高压表现有无改善,并详细记录24 小时出入量。

**3. 急性呼吸窘迫综合征**

密切观察患者有无呼吸急促、发绀等,应限制入量和进行高频通气,必要时给予呼气末正压通气方式辅助呼吸。

4.心力衰竭、肺水肿

密切观察患者有无呼吸困难、呼吸频率加快、咳嗽、咳粉红色泡沫痰等症状。

**(六)病情观察**

(1)密切观察体温变化,发热程度、热型及持续时间等,一般体温越高,热程越长,病情越重。

(2)密切观察有无全身中毒症状及毛细血管损伤的表现,如"三痛""三红"的表现,全身酸痛、头痛、腰痛和眼眶痛,颜面、颈、胸部皮肤充血潮红。观察有无鼻出血、咯血、黑便或血尿。

(3)密切观察血压的变化及有无休克表现,如面色苍白、四肢厥冷、脉搏细速、烦躁不安、谵妄、嗜睡或昏迷等。

(4)密切监测尿量变化,详细准确记录 24 小时出入量。

(5)密切观察肾损害的表现,主要为尿毒症、酸中毒和水电解质平衡紊乱,严重的出现高血容量综合征和肺水肿,如厌食、恶心、呕吐、腹胀等,观察有无头晕、头痛、烦躁、嗜睡、谵妄,甚至昏迷和抽搐等,观察有无电解质紊乱表现,如高血钾和低血钾引起的心律失常,低血钠引起的头晕、倦怠、视力模糊及脑水肿等。

**(七)健康指导**

(1)疾病预防指导:鼠为肾综合征出血热的主要传染源,灭鼠和防鼠是预防本病的关键,防止鼠类排泄物污染食物和水。野外作业加强个人防护,不要用手直接接触鼠类或鼠的排泄物。

(2)休息和活动:早期绝对卧床休息,过多活动会加重血浆外渗和组织器官的出血。肾功能恢复需较长时间,故患者出院后仍需要休息 1~3 个月,逐步恢复工作。

(3)饮食给予清淡、易消化、高热量、高维生素的流质或半流质饮食。发热期应注意适当补充液体;少尿期量出为入,宁少勿多;多尿期应注意补充液体量及钾盐。

(4)出院后生活要有规律,保证足够睡眠,定期复查。

(徐　辉)

# 第十二节　细菌性痢疾

## 一、概述

细菌性痢疾是由志贺菌引起的肠道传染病。细菌性痢疾主要通过消化道传播,终年散发,夏、秋季可引起流行,人群普遍易感。其主要病理变化为直肠、乙状结肠的炎症和溃疡,临床表现为腹痛、腹泻、里急后重和黏液脓血便等,可伴有发热及全身毒血症状。严重者可有感染性休克和/或中毒性脑病,预后凶险。由于志贺菌各组及各血清型之间无交叉免疫,且病后免疫力差,故可反复感染。一般为急性菌痢,少数迁延成慢性菌痢。急性菌痢经病原治疗、对症治疗后大部分于 1~2 周痊愈;中毒性菌痢应采取综合急救措施,力争早期治疗;慢性菌痢病因复杂,可采用全身和局部治疗相结合的原则。

## 二、护理

### (一)一般护理
(1)执行内科一般护理常规。
(2)休息与体位:急性期患者腹泻频繁、毒血症状严重,必须卧床休息。中毒性菌痢者应绝对卧床休息,专人监护,置患者平卧位或休克体位,同时注意保暖。

### (二)隔离预防措施
在标准预防的基础上,执行接触隔离。至临床症状消失、粪便培养2次阴性,方可解除隔离。

### (三)饮食护理
严重腹泻伴呕吐者暂禁食,静脉补充所需营养。能进食者宜进食高热量、高蛋白、高维生素、少渣、少纤维清淡易消化流质或半流质饮食为原则,避免生冷、多渣、油腻或刺激性食物。

### (四)用药护理
(1)遵医嘱使用抗生素、喹诺酮类药物,该药抗菌谱广,口服吸收好,常用药物环丙沙星等,用药过程中密切观察胃肠道反应、肾毒性、过敏、粒细胞减少等变态反应。因影响骨骼发育,故儿童、孕妇及哺乳期妇女如非必要不宜使用。小檗碱因其有减少肠道分泌作用,故可与抗生素同时使用。
(2)中毒性菌痢:①周围循环衰竭型遵医嘱扩容、纠正酸中毒等抗休克治疗,给予葡萄糖盐水、5%碳酸氢钠及右旋糖酐-40等液体。扩容时,应根据血压、尿量随时调整输液速度。在快速扩容阶段,应观察患者有无肺水肿及左心衰竭表现;改善微循环障碍,应用血管活性药物,给予山莨菪碱、酚妥拉明、多巴胺等,以改善重要脏器血液灌注,密切观察药物的疗效及变态反应。②脑型遵医嘱给予20%甘露醇治疗,在15~30分钟滴入,以减轻脑水肿,并详细记录24小时出入量,应用血管活性药物以改善脑部循环,出现呼吸衰竭给予洛贝林,密切观察药物疗效。
(3)慢性菌痢采用全身与局部治疗相结合的原则,疗程适当延长。

### (五)症状护理
1.发热
予以物理降温,必要时遵医嘱服用退热剂,高热伴烦躁、惊厥者,可采用亚冬眠疗法,应避免搬动患者,保持呼吸道通畅,密切观察生命体征变化。

2.腹泻
密切观察排便次数、量、性状及伴随症状,采集含有脓血、黏液新鲜粪便标本,及时送检。维持水、电解质平衡,排便次数多时注意肛周皮肤清洁。

3.感染性休克
密切观察病情,应卧床休息,予以休克体位,注意保暖,给予吸氧,持续监测血氧饱和度,观察氧疗效果,抗休克治疗及护理。

4.中枢性呼吸衰竭
中毒性菌痢呼吸衰竭型遵医嘱给予20%甘露醇静脉滴注,15~30分钟滴入。应用血管活性药物,保持呼吸道通畅、吸氧,遵医嘱给予呼吸兴奋剂,注意观察药物疗效。必要时应用呼吸机治疗。

### (六)病情观察
(1)密切观察患者毒血症状及肠道症状的轻重,如发热、乏力、头痛、食欲减退、腹痛、腹泻、里急后重等,详细记录大便次数、性质及量等。

(2)密切观察有无中毒性菌痢的表现:①周围循环衰竭型表现,如面色苍白、四肢湿冷、血压下降、脉搏细速、尿少、烦躁等感染性休克症状。②呼吸衰竭型表现,如剧烈头痛、频繁喷射状呕吐、惊厥、昏迷、瞳孔不等大、对光反射消失、中枢性呼吸衰竭等中枢神经系统症状。

### (七)健康指导

(1)疾病预防指导:细菌性痢疾主要通过消化道传播,做好饮水、食品、粪便的卫生管理及防蝇灭蝇工作。隔离期至症状消失后7天或粪便培养2～3次阴性。

(2)菌痢患者应及时隔离治疗,其粪便需消毒处理。遵医嘱按时、按量、按疗程坚持服药。

(3)慢性菌痢患者应避免诱发因素,如进食生冷食物、暴饮暴食、过度紧张、受凉等。

(4)慢性患者和带菌者应隔离或定期访视,并给予彻底治疗。

(5)加强体育锻炼,保持生活规律,复发时及时治疗。

(徐 辉)

# 第十二章 预防接种护理

## 第一节 相关免疫学知识

### 一、免疫防御

免疫防御即免疫预防，是宿主抵御、清除入侵病原微生物的免疫防护作用，也即通常所指的抗感染免疫，是免疫系统最基本的功能。免疫预防根据免疫学机制可分为主动免疫和被动免疫。

#### (一)主动免疫

主动免疫是通过抗原物质刺激机体产生免疫反应，有天然和人工主动免疫。

天然主动免疫时间持续长，免疫效果好。自然感染疾病是获得天然主动免疫的主要方式，如麻疹患者产生对麻疹病毒的免疫力，终身不再患麻疹。人工主动免疫制剂具有抗原性，机体接种后产生特异性自动免疫力，包括灭活疫苗、减毒活疫苗以及组分疫苗。疫苗引起类似于自然患病所获得的免疫记忆，但受种者不发生疾病及潜在的并发症，如接种麻疹疫苗使机体产生抗麻疹的抗体，则属主动特异性免疫。疫苗接种引起的免疫反应受到许多因素的影响，包括母体抗体、抗原的性质和剂量、接种途径、佐剂等，机体因素如年龄、营养状况、遗传以及潜在疾病等。

#### (二)被动免疫

被动免疫为机体被动接受抗体、致敏淋巴细胞或其产物获得特异性免疫的能力。被动免疫效应快，但维持时间短，也分天然和人工被动免疫。

妊娠后期1~2个月母亲抗体通过胎盘传递给胎儿，使足月婴儿具有与母亲相同的抗体，即为天然被动免疫，胎儿从母亲获得的抗体可在出生后早期(6月龄左右)保护婴儿免于某些感染性疾病。人工被动免疫则采用抗原或病原特异性免疫效应制剂作用于机体预防疾病发生，被动免疫制剂属特异性免疫球蛋白，具有抗体属性，使机体产生被动免疫力，达到预防疾病的目的，包括抗毒素、异体高价免疫血清和特异性免疫球蛋白等。人工被动免疫多用于需配合主动特异性免疫措施的高危人群，如免疫球蛋白制剂主要用于甲型肝炎和麻疹暴露后的预防和某些先天性免疫球蛋白不足的治疗；高价免疫球蛋白用于疾病暴露后的预防，如乙型肝炎、狂犬病、破伤风和水痘；异体高价免疫血清也被称为抗毒素，用于治疗肉毒中毒和白喉。

## 二、免疫应答

免疫应答是机体免疫系统对抗原刺激产生排除抗原的过程,包括抗原呈递、淋巴细胞活化、免疫分子形成及免疫效应发生等一系列保护机体的生理反应。接种疫苗后的免疫反应,使机体产生对某种病原微生物感染的特异性抵抗能力,并有免疫记忆,可避免感染相应的疾病。

### (一)抗原提呈

抗原提呈细胞在感染或炎症局部摄取抗原,在细胞内将抗原加工、处理成抗原多肽片段,并以抗原肽-MHC复合物的形式表达于细胞表面,然后被T细胞表面受体识别,从而将抗原信息传递给T细胞,引起T细胞活化。

### (二)淋巴细胞活化

抗原提呈细胞通过细胞表面的抗原肽-MHC复合物与T细胞表面的T细胞表面受体特异性结合即为抗原识别过程,产生第一信号分子与抗原提呈细胞分泌的白细胞介素-1等细胞因子(第二信号分子)协同作用于T细胞,使T细胞活化、增殖,并分化为不同的功能亚群。

### (三)免疫效应

包括活化的T细胞通过释放细胞因子产生抗感染效应,直接识别和杀伤受感染的细胞;同时辅助性T细胞通过T细胞表面受体、CD40L以及白细胞介素-4等细胞因子作用于B细胞,B细胞活化、增殖、分化为浆细胞,合成并分泌抗体与血液、淋巴和组织中存在的特异性抗原结合发挥免疫效应。

## 三、疫苗诱导的免疫效应

### (一)免疫效应

疫苗产生的免疫反应是人工诱导宿主对特异性病原产生特异性反应,预防感染,与自然感染引起的免疫反应一致。疫苗中的致病源蛋白(多肽、肽)、多糖或核酸,以单一成分或含有效成分的复杂颗粒形式,或活的减毒致病源或载体,进入机体后产生灭活、破坏或抑制致病源的特异性免疫应答。疫苗通常由免疫原和佐剂组成:免疫原决定免疫反应的特异性、保护性和效果,选择优势抗原、保护性抗原、保守性强的抗原或表位和能引发长期记忆的抗原或表位;佐剂可以提高疫苗的免疫原性和免疫反应效果,目前有提高抗体应答为主的Th2极化佐剂和以提高细胞免疫为主的Th1极化佐剂两类。

### (二)免疫效果

疫苗接种的早期预防效果主要是抗原诱导的抗原-抗体免疫反应。判断疫苗效果不是疫苗诱导抗体滴定度而是更多抗体介导的保护作用,即抗体反应水平或有效性是决定疫苗效果的关键因素。疫苗长期的预防作用取决抗体水平,当微生物不断暴露时可迅速、有效再激活记忆性免疫细胞。诱导记忆性免疫细胞的决定因素与维持有效的抗体水平是评估疫苗长期效果的重要参数。T细胞可诱导有高度亲和力的抗体和记忆性免疫细胞。目前多数疫苗对疾病的保护作用都是抗体依赖型,但对于某些重要疾病抗体不能起到很好的保护作用,需记忆性T细胞参与。

有2种不同功能和移行特性定义的记忆性细胞。即中心记忆T细胞和效应型记忆T细胞。中心记忆T细胞主要存在淋巴器官,一般不立即活化;效应型记忆T细胞主要存在周围组织和感染部位,可迅速表现效应功能。理论上,记忆性$CD8^+$T细胞的数量越多,质量越好,则维持免疫记忆的效果越长久。故设计和评价疫苗的关键是诱导产生足够数量和质量的记忆性$CD8^+$

T细胞,即新型疫苗的免疫目标可能主要取决于T细胞作用。

多数微生物感染中,T淋巴细胞是产生免疫预防的关键。免疫反应包括抗原提呈细胞识别和传递抗原信息、淋巴细胞增殖分化和免疫效应3个阶段。接种后,树突状细胞获取疫苗中的微生物抗原,抗原信息至淋巴结中的纯真T细胞,刺激纯真T细胞增殖,分化为效应型记忆T细胞。淋巴结中激活的效应型记忆T细胞帮助转运B细胞至感染部位,分泌抗微生物的细胞因子,杀伤感染细胞。

(王春花)

## 第二节 流行性感冒

### 一、概述

流行性感冒(以下简称流感)是由流感病毒引起的一种急性呼吸道传染病。历史上有记载曾发生数十次世界范围的大流行,早在公元前412年,古希腊时期,希波克拉底就已经记述了类似流感的疾病。到19世纪,德国医学地理学家Hirsch详细列表记述了公元1173年以来似流感流行、暴发的情况。流感第一次流行是在1510年的英国,后来在1580年、1675年和1733年也曾因流感引起大流行。面对流感大流行最详细的描述是在1580年,此后,文献记载了31次大流行,其中1742—1743年流感流行涉及东欧90%的人,1889—1894年席卷欧洲的"俄罗斯流感"发病广、病死率高。

1918—1919年始于西班牙,史称"西班牙流感",此次流行波及全球。几年内共呈现3次高潮,临床发病率达40%以上,并出现多种并发症,夺去2 000万~4 000万人的生命。此次大流行的特点是:20~50岁成人发病率和病死率最高。此后,又出现3次流感大流行,即1957年开始,由甲型流感病毒(H2N2)所致的"亚洲流感";1968年,由甲型流感病毒(H3N2)所致的"香港流感";1977年,由甲型流感病毒(H1N1)所致的"俄罗斯流感"。

流感发病率高、传播快,老年人、幼儿发病可产生多种并发症,甚至危及生命。流感病毒为逃避宿主的免疫力及其他因素而产生变异,变异后的病毒对人群再次产生侵袭力,这是流感不间断产生大流行的原因。流感病毒善变的特性,至今人们尚不能掌握,只有通过全球不间断病原学监测,预报新抗原的构成,研究新疫苗用于免疫预防。

### 二、病原学

流感病毒属于黏病毒科,包括人甲、乙、丙型和动物的甲、丙型。核衣壳为螺旋对称,包膜含有血凝素(hemagglutinin,HA)和神经氨酸酶(neuraminidase,NA)。核酸为单负链RNA,分8个节段,分节段基因组的易变性与疾病流行有关。HA抑制抗体为中和抗体,有保护性。1980年,WHO公布新命名,甲型流感命名为型别/宿主/分离地点/毒株序号/分离年代;乙型流感命名和甲型相同,但无亚型,重配株命名需在株后加字母R。目前已知的型及分型根据病毒的核蛋白(NP)和基质膜蛋白(M1)的特性不同,分为甲、乙和丙型流感病毒株,再根据表面抗原(HA和NA)的不同,又可分为许多亚型。目前已知的HA有15个亚型($H_1$~$H_{15}$),NA有9个亚型

($N_1 \sim N_9$)。

流感病毒的变异主要表现在 HA 和 NA 的抗原性变异上。这种变异有两种形式,一种是所有流感病毒共有的,称为抗原漂移。这种变异幅度不大,主要是由于编码 HA 蛋白基因发生一系列突变,导致氨基酸序列上的改变,因而改变了 HA 蛋白抗原上的位点;或者是由于序列上出现了缺失,这种变异并不多见。另一种变异称为抗原性转变,这种变异只见于甲型流感病毒,变异幅度大,这种变异的原因可能有三个:一种可能是人-禽-其他动物流感基因重配;另一种可能是新亚型流感尚未出现,老的流感病毒株隐蔽于某种场所,隔一段时间又出现流行;再一种可能是禽类或动物流感获得对人的致病性。1940 年,Burnet 发现流感病毒能够在鸡胚中生长,这促进了流感病毒特征的深入研究和灭活疫苗的研发。在 19 世纪 50 年代研制了效果明显的灭活流感疫苗。

### 三、流行病学

**(一)地区分布**

流感在全世界都有发生。在过去的 100 年里,有 4 次抗原变异导致大流行(1889—1891 年、1918—1920 年、1957—1958 年、1968—1969 年)。流行起始于局部地点,沿着旅游线路传播,有代表性的是所有人群的发病率和病死率明显增加。由于大量的人群感染,流行可以在一年中的任何季节发生,继发和第三代感染高峰可发生在 1 年以后,一般发生在冬季。在典型流行时期,对成人呼吸系统疾病的影响较大。在北半球,流行一般发生在晚秋并持续到初春。在南半球,流行一般发生在北半球之前或之后 6 个月。零星的暴发有时局限于家庭、学校和独立的团体。

**(二)传染源**

人类是已知的 B 型和 C 型流感病毒的唯一传染源,A 型流感病毒可以感染人和动物,没有慢性携带状态,但有隐性感染。

**(三)传播途径**

流感通过感染患者或病毒携带者的呼吸道排出的飞沫传播,另一个次要的形式是直接接触。

**(四)时间分布**

在北半球,流行一般发生在晚秋并持续到初春。在南半球,流行一般发生在北半球之前或之后 6 个月。流行高峰在温带地区是从 12 月到次年 3 月,但也可以早一些或迟一些。流感流行高峰更多地发生在 1 月,流感在热带地区全年都有发生。

**(五)传染性**

1. A 型流感病毒

A 型流感病毒引起中、重度疾病,侵袭所有年龄组的人群,这种病毒感染人类和其他动物,如猪和鸟等。

2. B 型流感病毒

B 型流感病毒与 A 型流感病毒比较,一般引起轻微的疾病,主要侵袭儿童。B 型流感病毒比 A 型流感病毒更稳定,它仅侵袭人类。

3. C 型流感病毒

C 型流感引起人类疾病的报告很少,可能大多数病例是亚临床型的,它与流行性疾病没有关联。

## (六)流感并发症

流感最常见的并发症是肺炎,继发细菌性肺炎。原发流感病毒性肺炎是一种不常见、高病死率的并发症。脑病合并内脏脂肪变性综合征(Reye综合征)是一种几乎只发生在服用阿司匹林药物儿童的并发症,主要与B型流感(或水痘、带状疱疹)有关,表现为严重呕吐和神志错乱等症状,进一步发展为昏迷,这是由于脑水肿引起的。其他的并发症包括心肌炎、慢性支气管炎和其他慢性肺部疾病,多数死亡发生在65岁以上的老人。

## 四、免疫预防

### (一)疫苗

接种流感疫苗是预防流感发病和流行的最有效的措施。当今国内、外通用的灭活流感疫苗有三种,全病毒疫苗、裂解疫苗和亚单位疫苗。

**1.全病毒灭活疫苗**

1941年在美国获准,1945年广泛使用。这种疫苗是将病毒接种于鸡胚尿囊腔,病毒复制后收取尿囊液,以红细胞吸附再释放方法获得病毒,用甲醛灭活制成疫苗。疫苗免疫效果好,但接种后全身和局部不良反应发生率高,不宜用于≤6岁的儿童。

**2.裂解疫苗**

1958年,有人用超速离心、层析技术制备纯化病毒疫苗,未能减少不良反应的发生率。有人设想用裂解剂使完整病毒裂解,从而减少了不良反应的发生,对疫苗的免疫效果影响不大,从而使裂解疫苗得以广为应用。

**3.亚单位疫苗**

1968年,英国在裂解疫苗的基础上,进一步提取了流感病毒表面抗原制成疫苗,该疫苗免疫效果与裂解疫苗相似,不良反应减少,可用于任何年龄人群。现今欧洲应用生物佐剂,可增强亚单位佐剂疫苗的免疫原性。

### (二)疫苗质量标准

《中华人民共和国药典》(2005年版)只收入了流感全病毒灭活疫苗,其他类型疫苗尚未收入。

**1.《中华人民共和国药典》(2005年版)对全病毒流感疫苗的规定**

(1)毒种:用于生产疫苗的毒种必须是WHO推荐,并经批准的甲型和乙型流感毒株,经检定为当年流行或相似毒株。

(2)需选用无特定病原体健康鸡胚(9~11天龄),传代毒种和生产疫苗。

(3)毒种接种鸡胚尿囊腔,经培养收获病毒液,经灭活、浓缩、纯化制成疫苗。分装成0.5 mL、1.0 mL。每1人用剂量为0.5 mL、1.0 mL,含各流感病毒株血凝素15 μg。另外,疫苗中含硫柳汞防腐剂每剂不高于50 μg。

**2.欧洲流感疫苗的标准**

根据欧盟和美国食品和药品监督管理局制定的标准,对流感灭活疫苗的免疫效果评价有3项指标。

(1)血清保护率:即人群在免疫接种后,免疫后血清中血凝抑制抗体滴度达到1∶40(血凝抑制试验)或25 mm$^2$(单扩散溶血试验SRH)的阳性百分率。

(2)血清阳转率:即人群经流感疫苗免疫后,血清中血凝抑制抗体滴度增高≥4倍,或由免疫前阴性增高到免疫后 25 mm² 和免疫前阳性增高到免疫后 25 mm²，免疫前阳性而免疫后血清 SRH 抗体滴度增高 5 倍的阳性百分率。

(3) GMT：免疫前后增长倍数即 GMT 增长比值。欧盟和美国食品和药品监督管理局制定的标准是，对 18～60 岁者，血清保护率应≥70%，血清阳转率应≥40%，抗体增长倍数应≥2.5；对 60 岁以上者，血清保护率应≥60%，血清阳转率应≥30%，抗体 GMT 增高数应≥2.0；对 3～18 岁者，未作规定。

### (三) 疫苗免疫程序

中国至今尚未将流感疫苗纳入国家免疫规划，《中华人民共和国药典》(2005 年版) 规定，全病毒疫苗接种对象为≥12 岁儿童、成年人及老年人，每次接种 0.5 mL 或 1.0 mL。美国推荐的免疫程序如下。

(1) 6～35 月龄组儿童，应注射 1～2 剂（每剂 0.25 mL）疫苗。

(2) 3～8 岁年龄组儿童，应注射 1～2 剂（每剂 0.5 mL）疫苗。

(3) 所有 9 岁以上的人，应注射 1 剂流感疫苗。可以每年接种 1 剂疫苗。

(4) 6 个月～9 岁年龄组的儿童第一次接种流感疫苗应该接受 2 剂注射，2 剂间隔至少 1 个月。

建议所有 50 岁以上人群接种流感疫苗，不管是否有慢性疾病。建议接种流感疫苗的其他人群，包括疗养院患者、孕妇和 6 月龄～18 岁长期接受阿司匹林治疗的人群。患慢性病 6 个月以上的人群，应该进行流感疫苗的预防接种。这些慢性疾病包括肺部疾病，如肺气肿、慢性支气管炎；代谢性疾病；肾功能不良；血红蛋白病，如镰状细胞病；抑制免疫反应疾病。

### (四) 免疫接种不良反应

疫苗不良反应的发生率与疫苗类型有关。一般全病毒疫苗不良反应发生率高于裂解疫苗，裂解疫苗高于亚单位疫苗。

#### 1. 一般不良反应

最常见的不良反应是局部疼痛、红斑和硬节。一般持续 1～2 天，发生率为 15%～20%。全身症状包括发热、寒战、不适和肌肉疼痛，发生率在 1% 以下。这些症状通常发生在接种后 6～12 小时，持续 1～2 天。

#### 2. 异常反应

变态反应，如假膜性喉头炎、血管性水肿、过敏性哮喘或全身性过敏。这种反应发生率很低，可能是对某些疫苗成分过敏，大多数可能与残留的鸡胚蛋白有关。已证实对鸡蛋有超敏反应的人，也可能增加流感疫苗不良反应的风险。其他可能引起变态反应的疫苗成分是硫柳汞，已报告的对硫柳汞的变态反应，一般是局部迟发型的免疫反应。

### (五) 疫苗免疫效果

评价疫苗的效果可用血清学（血凝抑制 HI）方法。公认 HI≥1∶40 为保护水平。抗体应答水平与疫苗的类型有关，一般全病毒疫苗≥裂解疫苗≥亚单位疫苗。疫苗的保护水平 80%～90%。

### (六) 疫苗禁忌证

发热患者，急性疾病及感冒者，有吉兰-巴雷综合征病史者，对鸡蛋有过敏史者，有其他过敏史者，妊娠期妇女。

(王春花)

# 第三节 流行性乙型脑炎

## 一、概述

流行性乙型脑炎(以下简称乙脑)也称为日本脑炎。该病最早在日本发现,1924年,在日本大流行时被认为是一种新的传染病。该病在夏秋季流行,曾被称为"夏秋脑炎"。为了与当时在日本流行的一种昏睡型脑炎相区别,称后者为甲型脑炎,前者为乙型脑炎。1935年,日本学者从病死者脑组织中分离到病毒,发现其抗原性不同于美国的圣路易脑炎病毒,首次确定了该病的病原,并将分离到的病毒命名为Nakayama原始株;1937年,从马脑组织中分离到病毒;1938年,日本学者报告从三带喙库蚊分离到病毒;1946年,日本厚生省确定该病为法定传染病,并统称为日本脑炎。

在拥有30亿人口的亚洲,乙脑是一个重要的公共卫生问题,也是引起病毒性脑炎的首要原因。据估计,乙脑病毒每年至少引起50 000例临床新发病例,其中大部分为≤10岁儿童,并导致10 000例死亡和15 000例长期神经、精神系统后遗症的发生。在乙脑地方流行区,大部分人在15岁前已感染过乙脑病毒。但如果近期有乙脑病毒输入,任何年龄人群都会被感染。在某些地区,乙脑有季节性传播的特点,但有些地区则全年均可传播。由于缺乏完善的监测系统和实验诊断技术,许多地区存在病例漏报和误报现象。

控制乙脑的措施理论上包括灭蚊、猪和人类的免疫预防措施,其中疫苗是唯一有效的长期控制和预防乙脑的方法。大量的证据表明,免疫接种对控制乙脑效果明确,又具有很高的成本效益性。我国绝大多数省(市、区)为乙脑流行区。在20世纪60年代末,广泛应用疫苗前,乙脑高发年份的发病率可达30/10万。随着疫苗的逐步改进与应用,发病率显著下降。

## 二、病原学

### (一)病毒的形态结构

乙型脑炎病毒是一种球形的单链RNA病毒,属披盖病毒科虫媒B组。病毒颗粒呈球形,壳体为20面立体对称,RNA为单股,分子量约$3\times10$ dalton。电镜下的病毒颗粒有核心、包膜和刺突3部分,它们的平均直径分别为29.8 nm±2.5 nm、44.8 nm±3.2 nm、53.2 nm±5.4 nm。该病毒单股正链RNA全序列由11 000个核苷酸组成,含有3种结构蛋白。E1是构成包膜上刺突的糖蛋白;E2是一种非糖基化的小蛋白多肽,与包膜层相连;碱性蛋白C与核壳体中的RNA相连构成核壳。

### (二)病毒的理化性质

乙型脑炎病毒的抵抗力不强,在100 ℃ 2分钟、55~60 ℃ 30分钟或37 ℃ 2天即可被完全灭活。但30 ℃以下存活时间较长,在-70 ℃以下可保存1年以上。冷冻干燥下的病毒,在4 ℃可保存数年。该病毒在适宜的稀释剂中(脱脂牛乳、兔血清或牛血清、水解蛋白等)比较稳定,在生理盐水中则迅速被灭活。

乙型脑炎病毒可被常用的消毒剂如碘酊、乙醇、酚等迅速灭活,也易被胆汁、脱氧胆酸钠所灭活。对有机溶剂敏感,胰蛋白酶和脂肪酶不但能破坏病毒的感染力,而且使血凝活性迅速丧失。甲醛和 β-丙内酯可使病毒灭活,并且保持其抗原性,因此常用作灭活剂。

**(三)病毒的抗原性和免疫原性**

乙型脑炎病毒的蛋白包括 3 种结构蛋白和 7 种非结构蛋白。3 种结构蛋白即衣壳蛋白 C、包膜蛋白 E 和 M,其中 E 蛋白是乙型脑炎病毒的重要抗原成分,它具有病毒与细胞受体的结合、特异性膜融合以及诱生病毒中和抗体、血凝抑制抗体和抗融合抗体的作用。因此,E 蛋白与病毒毒力、致病性和免疫保护性密切相关。非结构蛋白为病毒的酶或调节蛋白,与病毒复制和生物合成有关。

乙型脑炎病毒感染或疫苗免疫后均可产生中和抗体、血抑抗体和补结抗体。血抑抗体和补结抗体出现较早,一般在感染 7 天后出现;中和抗体出现较迟,在 1~2 周,但都在 1 个月左右达高峰。补结抗体消失快,可用来判断人或动物的年感染率;其次是血抑抗体,可用作临床病例的诊断;中和抗体维持时间最长,是衡量人体是否有免疫力的指标。

人被感染后,绝大部分呈隐性感染,仅有少数人发病,有显性感染症状者≤1%。隐性或显性感染者只发生 3~5 天短暂的病毒血症,对于本病的流行传播上意义不大。牛、马等大型牲畜的饲养和使用时间长,而幼畜数量不多,传播本病的意义也不大。因此,上述 2 种传染源并不是主要的传染源。

据研究资料表明,本病最重要的传染源是猪,主要是幼猪。猪数量多,感染后病毒血症期持续时间长,血液中病毒滴度很高;幼猪出生率高,生长时间短,对乙型脑炎病毒的免疫力低下,易感染。乙型脑炎病毒在蚊体内大量繁殖,在唾液腺内的乙型脑炎病毒滴度达到较高水平。当环境温度<20 ℃,病毒滴度低;若≥28 ℃,则病毒迅速复制,具有很高的传染性。

**(四)人群易感性和免疫性**

乙型脑炎病毒的抗原较稳定,较难变异,至今也只有一个血清型,但不同时间分离的病毒株之间也发现一定的差异,在免疫学上没有意义。

## 三、流行病学

**(一)乙脑流行地域分布**

乙脑是由媒介蚊虫传播的一种中枢神经系统急性传染病,为人畜共患传染病。患者起病急,以高热、惊厥、昏迷、抽搐等神经症状为特征。乙脑病死率达 5%~35%,约 30% 的患者留有神经、精神系统后遗症。乙脑主要在亚洲广大地区流行,在日本、朝鲜、韩国、中国、越南、泰国、印度、印度尼西亚、马来西亚、菲律宾、缅甸以及前苏联东部的海滨地区,太平洋的一些岛屿均有本病的报道。

我国除新疆、青海、西藏无病例报告以外,其他各省、自治区、直辖市均有发病。年发病数最高超过 17 万人,病死率达 25%。我国为乙脑高流行区,乙脑属于乙类法定报告传染病。疫苗使用前,乙脑发病一直处于较高水平,在 20 世纪 50~70 年代初期曾发生大流行,每间隔 3~5 年出现一次小的流行高峰。2006 年再次出现一个发病高峰,超过 2004 年和 2005 年发病水平,部分省病例数上升幅度较大,局部地区发生乙脑流行。2004—2006 年平均发病数达 6 320 例,2006 年除青海外,另外 30 个省(市、区)报告乙脑病例累计发病 7 643 例,死亡 463 例。我国乙脑的流行主要在 7~9 月份,发病主要集中在贵州、四川、重庆等西南地区,≤10 岁病例占总病例的 75% 以上。

1.全国乙脑年龄组发病率

全国乙脑年龄组发病率分析显示,我国乙脑≤10岁病例占总病例的75%以上。全国报告乙脑病例仍以小年龄组报告发病率较高,其中3～6岁组儿童报告发病率最高。8月龄和间隔1年接种2剂次疫苗,可有效保护≤10岁儿童。2006年仍以小年龄组报告发病率较高,其中3～6岁组儿童报告发病率最高,各年龄组报告发病率在6.0/10万～6.2/10万,与2004年、2005年相比,各年龄组报告发病率均有所上升,但仍以小年龄组增加幅度大。

2.我国乙脑地区分布

病例主要分布在西南、华南、华中、华东地区,东北和西北地区病例数较少。近几年病例集中在西南地区。

### (二)传染源与储存宿主

乙脑是一种人畜共患的传染病,属于蚊类媒介传播的自然疫源性疾病。乙型脑炎病毒感染后的人和动物通过蚊子叮咬传播,均可成为本病的传染源。

通过对健康人群的血清流行病学调查证明,蚊子(主要为库蚊)不但是乙型脑炎病毒的传播媒介,而且也是储存宿主。带毒蚊子一次叮咬的排毒量可高达小鼠$10^2$～$10^4$ $ID_{50}$病毒滴度,受带毒蚊子叮咬后几乎100%感染。人类主要呈隐性感染,极少数感染者发病。发病对象在流行区的少年儿童,随着年龄的增长,发病也减少。所以,流行区10岁以下儿童最为易感,患者年龄发病率也最高。乙脑无论是隐性感染还是显性感染,均可获得持久免疫力,再次发病者极少见。

### (三)乙脑流行有关因素

乙脑流行具有明显的周期性,一个大流行年后,流行就会处于低谷期4～5年,然后再次形成高峰。这主要是由于一次大流行,众多人群因隐性感染而获得免疫。此外,乙脑流行的地域性,其实质是自然因素(如气温高、降水量大等)对媒介昆虫滋生条件的影响。

## 四、免疫预防

### (一)疫苗发展概况

日本和前苏联是最早应用鼠脑制备疫苗预防乙脑的国家。第二次世界大战期间,美国也用鼠脑和鸡胚制备的疫苗在军队中使用。

在1950年和1951年,北京生物制品研究所先后研制出鸡胚灭活疫苗和鼠脑灭活疫苗。鸡胚疫苗免疫原性差;鼠脑疫苗由于未经纯化含有鼠脑组织成分,1957年,曾发生严重的变态反应性脑脊髓炎而停止生产。之后,在原有疫苗工艺基础上,增加了澄清、过滤和用乙醚处理等工艺,但疫苗的不良反应和免疫原性仍不够满意。1960－1966年,使用鸡胚细胞生产灭活疫苗,不良反应虽有明显减少,但流行病学效果欠佳。1967年,北京生物制品研究所研制成功用地鼠肾细胞培养病毒,经甲醛灭活的疫苗,1968年起正式投产和应用。经人体血清学和流行病学效果调查证明,该疫苗不仅不良反应较轻,效果也较好。之后上海、兰州、成都和长春等生物制品研究所也相继生产并在全国范围内推广、应用,对我国控制乙脑的流行起到重要作用。但此疫苗为原代地鼠肾细胞疫苗,疫苗中的残余牛血清和地鼠肾细胞残片可引起不良反应;再则,灭活疫苗接种剂次多,超敏反应发生率也随着疫苗接种剂次的增加而增高。

目前使用的乙脑疫苗有以下三种:一是鼠脑纯化疫苗,得到WHO的认可,除在日本大量使用外,也曾在欧洲和亚洲一些国家应用;二是地鼠肾细胞减毒活疫苗,主要在国内使用,少量出口到韩国、尼泊尔和印度等国;三是Vero细胞灭活纯化疫苗,只在国内使用。

### (二)我国两种乙脑疫苗的制造

**1. Vero 细胞灭活纯化疫苗**

Vero 细胞是从非洲绿猴肾建立的猴肾细胞系。经全面检定,无外源因子污染和致瘤性,完全符合 1997 年 WHO 规程的要求,在国际上先后用于小儿麻痹灭活疫苗、小儿麻痹活疫苗和人用狂犬病疫苗的生产。

(1)疫苗的制备流程:选育生物性状稳定,符合 WHO 规程要求并适应乙型脑炎病毒繁殖的 Vero 细胞,培养病毒,并通过以下的纯化工艺过程制备成疫苗。①超滤,抗原经中空纤维柱超滤后浓缩 10~20 倍;②鱼精蛋白处理,进行初步纯化,并去除细胞残余 DNA;③蔗糖密度梯度离心,进一步纯化,收取一个蛋白活性高峰,蛋白含量 60 μg 以下,补结活性达 1:32~1:64,再经超滤脱去蔗糖。

(2)疫苗的安全性:分别选择不同年龄组人群进行临床试验,初免 1 针后 8 小时,有 5% 左右发生一过性中度发热(37.6~38.5 ℃),接种第 2 针后中度发热率≤1%。对 3 种不同疫苗的比较临床研究,全身发热反应减毒活疫苗高于其他两种疫苗但无统计学显著差异($t<1.96$, $P>0.01$)。

(3)抗体应答:Vero 细胞乙脑灭活疫苗初免 2 剂后,抗体阳转率、抗体几何平均滴度(GMT)均高于地鼠肾灭活疫苗和减毒活疫苗有统计学显著差异($t>2.58$, $P<0.001$)。Vero 疫苗用于 1~6 岁儿童,无论既往接种何种疫苗,用 Vero 疫苗加强免疫 1 剂,抗体阳转率达到 100%,GMT 上升 22.8 倍。对抗体应答持久性观察,北京生物品研究所在非疫区连续进行了 5 年血清学中和抗体的检测,抗体下降缓慢,免疫接种后第 5 年仍保持有效免疫水平。

**2. 地鼠肾细胞减毒活疫苗**

我国乙脑减毒活疫苗毒种是中国药品生制品检定所俞永新院士率领课题组选育的 SA14-14-2 减毒株。该弱毒株具有遗传稳定性好,免疫原性强,可产生良好的体液和细胞免疫反应。

(1)疫苗制造:我国用于生产减毒活疫苗的毒种为 SA14-14-2 株,母株为 SA14 病毒株,于 1954 年分离自西安蚊的幼虫。疫苗制备与灭活疫苗基本相同,即在地鼠肾原代细胞上培养,病毒收获后,加入疫苗保护剂(蔗糖、明胶)进行冷冻干燥,最后根据《中华人民共和国药典》规定的检定项目进行检定。

(2)疫苗的安全性:在我国,乙脑减毒活疫苗已广泛应用多年,未收到与疫苗相关的严重不良反应报告。

(3)疫苗的免疫性:曾对 6~12 岁和 1~3 岁儿童进行血清学试验,测定免疫后中和抗体阳转率可达 90% 以上。在乙脑非流行区,人体免疫 1 剂后,中和抗体阳转率和抗体水平随免疫剂量的减少而降低,病毒剂量(滴度)在 $10^{6.7}$ TCID$_{50}$/mL(相当 $10^5$ PFU/mL)时阳转率达 90%。

(4)临床有效性:1995 年,在洛克菲勒基金会资助下,由中国四川大学华西医学院和美国宾夕法尼亚大学在中国四川联合进行的临床研究表明,乙脑活疫苗接种 1 针的有效率为 80%,接种 2 针的有效率为 97.5%。1999 年,在尼泊尔进行的临床考核,接种一针疫苗的中和抗体阳转率达 99.3%;在韩国所做的临床考核显示,乙脑活疫苗单针接种后的中和抗体阳转率达 96%。

在长期大面积的流行病学效果考核中,乙脑活疫苗接种后可使发病率降低 80% 左右,保护率达 98%。白智泳等对乙脑活疫苗和灭活疫苗进行血清抗体观察,结果显示,活疫苗接种一针抗体阳转率为 83.4%,GMT 为 53.59,灭活疫苗抗体阳转率为 62.79%,GMT 为 20.99。对乙脑活疫苗和灭活疫苗进行免疫效果观察,结果显示,乙脑活疫苗抗体阳转率为 91.30%,GMT 为

22.22；乙脑灭活疫苗阳转率为64.38%，GMT为16.51。

## 五、疫苗应用

### (一)乙脑疫苗为免疫规划疫苗

按2005年《中华人民共和国药典》(三部)规定，乙脑疫苗是我国免疫规划疫苗。

1.地鼠肾细胞灭活疫苗

(1)接种对象：6月龄～10周岁的儿童和由非疫区进入疫区的儿童和成年人。每一次人用剂量为0.5 mL。

(2)免疫程序：6～12月龄接种第1针和第2针，时间间隔7～10天，6个月后和4～10岁时分别接种第3剂和第4剂。Vero细胞灭活疫苗(纯化)免疫程序与地鼠肾细胞灭活疫苗相同。

2.地鼠肾细胞减毒活疫苗

接种对象为8月龄以上的健康儿童及由非疫区进入疫区的儿童和成人。每一次人用剂量为0.5 mL，含乙脑活病毒不低于5.41 g PFU。8月龄儿童首次注射0.5 mL；分别于2岁和7岁再各注射0.5 mL，以后不再免疫。

### (二)疫苗上市后的不良反应

1.Vero细胞灭活疫苗(纯化)

Vero细胞纯化乙脑灭活疫苗广为使用后证明，大多数接种对象基础免疫(初免)后偶有一过性高热($\geqslant$38 ℃)，多为低热；接种第2剂时，发热率显著降低。局部反应偶有红肿、硬结等。

2.减毒活疫苗

俞永新等1985年第一次对乙脑减毒活疫苗进行安全性研究表明，1 026名5～12岁儿童中，第1组47名儿童接种1剂后，跟踪观察14天，无1例体温>37.4 ℃者。第2组35名儿童和第3组944名儿童接种稀释后的疫苗，疫苗按1：3、1：5、1：50稀释后接种，其抗体阳转率分别为100%、100%和83%，同样进行14天的临床医学观察后也未监测到任何的症状或体征出现。

Zheng-Le Liu等对乙脑减毒活疫苗进行的短期安全性观察(26 239人)显示，疫苗接种组与未接种组(对照组)相比，各指标均无显著性差异，表明乙脑减毒活疫苗是安全的。1998年在韩国进行乙脑减毒活疫苗接种1剂次后不良反应监测和抗体水平检测，84名儿童未发现有严重不良反应报告。

2000年，广西钦州市沈平报告对15岁以下儿童接种兰州生物制品研究所生产的乙脑减毒活疫苗时，发生超敏反应1例，该病例前一年曾接种过乙脑减毒活疫苗；2002年，广东省深圳市林娜佳等报告接种成都生物制品研究所生产的乙脑减毒活疫苗，发生1例过敏性休克。其余未见报道。

### (三)建议免疫程序

1.现行免疫程序

免疫程序分为基础免疫和加强免疫。乙脑灭活疫苗注射4剂，第1、2剂为基础免疫，时间间隔为7～10天，第3、4剂为加强免疫；乙脑减毒活疫苗注射2剂，第1剂为基础免疫，第2剂为加强免疫。

2.WHO有关乙脑疫苗的建议

对于减毒活疫苗的免疫程序，建议依据现用疫苗的免疫效果和疾病流行情况。

(1)目前使用的减毒活疫苗与新一代灭活疫苗有望取代鼠脑灭活疫苗。接种1剂或2剂减毒活疫苗后,可诱导产生持续几年的保护。

(2)1剂次基础免疫后中和抗体阳转率高,我国乙脑减毒活疫苗已在韩国取得注册,其临床试验也证明该疫苗无严重的预防接种反应。1剂次后中和抗体阳转率为96%,2剂次后为97.4%。

(3)2剂次接种后发病率出现明显下降。经3～11年儿童2剂次免疫与发病率的关系比较显示,接种2剂次后,人群平均发病率比接种前下降70%以上；1～10岁发病率比接种前下降85%以上。有免疫史的儿童发病率显著低于无免疫史儿童。

(4)免疫效果持久我国乙脑减毒活疫苗免疫效果的持续时间初步观察,至少5～11年。

(5)尼泊尔2001年开始大面积接种乙脑减毒活疫苗1剂,当年的保护效果为99.3%,第2年的保护效果为98.5%,第5年的保护效果保持在96.2%,表明接种1剂活疫苗后有较长的免疫持久性。

(6)加强免疫后均能出现回忆性免疫应答。我国应用的乙脑减毒活疫苗有广谱的抗原性,保护性高,安全有效。活疫苗免疫后,即使中和抗体较低,当再次接触到乙脑野病毒时,将快速产生高滴度中和抗体,并可增强细胞免疫应答的免疫回忆反应,使机体获得保护。

(王春花)

## 第四节 流行性腮腺炎

### 一、概述

流行性腮腺炎是由腮腺炎病毒引起的以腮腺肿大为特征的急性呼吸道传染病,发病率高,常年发病率≥100/10万,5～15岁儿童占发病总数的80%～95%。临床上以腮腺非化脓性肿胀、疼痛伴发热为主要症状。广泛开展腮腺炎疫苗接种,提高人群的免疫水平是控制流行性腮腺炎最有效的手段。欧美许多国家实施疫苗第二次加强注射,以增强机体的免疫保护。国内也应将腮腺炎疫苗纳入免疫规划,以形成有效的群体免疫力,从而降低腮腺炎在我国的发病率。

该病发生的病理变化及造成的危害远非局限于腮腺,也可侵犯其他腺体器官,常见的并发症有病毒性脑膜炎和脑炎、睾丸炎、附睾炎,此外还有卵巢炎、胰腺炎、心肌炎等。严重者可导致伤残或死亡,同时也是后天获得性耳聋的重要病因之一,此种耳聋往往是不可逆的,对社会造成负担。

### 二、病原学

腮腺炎病毒(mumps virus,MV)属副黏病毒科。球形的直径为90～600 nm,平均为200 nm。宿主细胞衍生的脂质膜围绕含单链RNA基因组的核壳体。血凝素-神经氨酸酶蛋白和融合蛋白两种表面成分在毒力中起作用。抗血凝素-神经氨酸酶蛋白抗体可中和病毒。其他四种结构蛋白是内部病毒粒子蛋白,不是保护性免疫应答的重要目标。酶联免疫吸附测定法(ELISA)广泛用于抗MV特异性抗体的测定,简单、可靠。MV可在各种细胞培养物及鸡胚中复制。对于常规诊断病毒学中的初次分离,可用猴肾、人胚肾或海拉细胞培养。用血吸附抑制试验可检测组胞培养物中的 MV。

病毒对热极不稳定,56℃ 30 分钟即被灭活,具有不耐酸,易被脂溶剂灭活的特点。腮腺炎病毒只有 1 个血清型,血凝素和神经氨酸酶两种表面成分是病毒的主要毒力成分,也是其主要的保护性抗原,抗血凝素-神经氨酸酶蛋白的抗体可中和病毒。根据 SH 基因序列,腮腺炎病毒可分为 A、B、C、D、E、F、G、H 8 个基因型。不同地区,不同季节流行的病毒株可能有基因型的改变。

### 三、流行病学

#### (一)人群易感性和发病率

流行性腮腺炎是全球性流行的急性传染病,全年均有发病。人群对流行性腮腺炎的易感性为 80%~100%,15 岁以下儿童占发病总数的 80%~95%。据常规监测资料显示其发病率大于 100/10 万,美国一项研究预测腮腺炎的发病率为 2 000/10 万,是被动监测资料的 10 倍左右,而发展中国家目前还没有确切数据来评估腮腺炎的发病率。在我国,也未见全国性的有关腮腺炎流行病学调查资料。本文收集到的数据仅为个别地区腮腺炎的流行情况,但在一定程度上反映出我国腮腺炎的发病率较高。例如,据陕西省安康市 2004—2005 年疫情网络上报告的腮腺炎病例,2004 年为 1 162 例,2005 年为 1 945 例,发病率分别为 39.70/10 万和 66.14/10 万,2005 年发病率较 2004 年明显上升。发病时间集中在春末夏初和秋末冬初,年龄集中在 3~15 岁,占 87.44%,且多发于中、小学校及幼托机构。

2005 年,江西吉安县报告,全年共发生腮腺炎患者 182 例,发病率为 41.44/10 万。流行高峰在 1~5 月份,发病年龄以 5~9 岁为多,共 114 例,占 62.64%。在无免疫实施的情况下,疾病常随人群抗体的消长而呈周期性流行,通常每 2~3 年流行一次,7~8 年为一个流行周期。1 岁以内婴儿从胎盘传递的母体抗体中获得免疫力,在集体机构、交通闭塞地区以及新兵中可引起爆发。人群免疫力水平低下,易感人群积聚是造成腮腺炎流行的主要因素。在白令海峡圣劳伦斯岛,1967 年发生了腮腺炎爆发。提示腮腺炎在易感人群中发生爆发,总感染率为 82%,其中显性感染为 65%,临床表现有腮腺炎肿大特征者占 95%。

#### (二)传染源

人是流行性腮腺炎病毒的唯一宿主,发病前驱期及亚临床感染者都是传染源,患者在腮腺肿大前 6 天至肿大后 9 天,均可从唾液中分离到病毒,此期有高度传染性。隐性感染者在流行期可占 30%~50%,因此也是重要传染源。

#### (三)传播途径

流行性腮腺炎以飞沫传播为主,污染的衣物、食品、玩具均可传播。幼儿园儿童常把病毒引入家庭,从而传播给其他易感者;军队中,特别是来自四面八方的入伍新兵,常引起新兵训练营腮腺炎的爆发;孕妇感染腮腺炎病毒后,可通过胎盘传给胚胎,引起胎儿死亡。

### 四、临床特点及常见并发症

腮腺炎病毒经直接接触或空气飞沫传播,潜伏期平均为 16~18 天。通常以肌痛、头痛、厌食、不适和低热等非特异性症状开始,有 30%~40% 的感染者出现典型症状,在二天内出现特有的一侧或两侧腮腺肿胀。1~3 天内,约有 10% 的患者影响唾液腺。大约 1 周后,发热和腺体肿胀消失,如无并发症,则疾病完全消退。15%~20% 的患者中,感染仅出现非特异症状或无症状,

2岁以下儿童大多为亚临床感染。疾病多发于2~9岁儿童，且大多有严重并发症，主要有青春期后男性睾丸附睾炎（发生率25%）、女性卵巢炎（发生率5%）、胰腺炎（发生率4%）、无症状脑脊液淋巴细胞计数增多（发生率50%）、无菌性脑膜炎（发生率1%~10%）、脑炎（发生率0.02%~0.3%）、暂时性耳聋（发生率4%），其他还有轻度肾功能异常（发生率30%~60%）、心电图异常（发生率5%~15%）。此外，经观察发现，妊娠早期（3个月内）感染腮腺炎病毒的孕妇中有25%会自然流产，其发生率高于风疹病毒感染，但尚未发现母体感染腮腺炎病毒引起胎儿先天性畸形。腮腺炎常见并发症的原因可能是流行性腮腺炎病毒有嗜神经性，而幼儿免疫功能低下及神经系统发育不完善，故病毒容易透过血-脑屏障进入脑部，引起一系列脑膜炎症状，但多数预后良好。

## 五、免疫预防

### （一）疫苗前被动免疫预防

早在20世纪20年代后期，匈牙利学者就用腮腺炎患者脱纤维血液或恢复期血清作肌内注射，结果证明两种方法均可产生被动保护作用。我国也在20世纪50年代使用胎盘免疫球蛋白作被动免疫，也可起到减少发病和减轻临床症状的作用。

### （二）疫苗研发

1945年，Enders等首次研制成功福尔马林灭活疫苗并用于人体。通过观察，1次免疫抗体阳转率为50%，2次免疫为100%，保护效果可达80%。1948年，美国批准腮腺炎灭活疫苗。1960年，灭活疫苗在芬兰军队中首次常规使用，在约20万新兵中应用，接种2次，补体结合抗体阳转率达73%~92%，使军队中腮腺炎的发病率由31‰下降至1.9‰，并发脑膜炎由10%下降至1%。到1978年，发现灭活疫苗对腮腺炎的预防效果不理想，疫苗仅诱生短期免疫力，保护效果差，个别人可发生变态反应，因此已不再使用。1936年后，日本、前苏联、瑞士和美国就致力于研制腮腺炎减毒活疫苗，但由于病毒在鸡胚等细胞中减毒迅速，难以获得高效价、免疫性持久及无致病性的疫苗。世界范围内腮腺炎减毒活疫苗生产所用的主要毒株的特点和免疫效果见下述。

1.Jeryl-Lynn株

20世纪60年代初，美国以鸡胚分离后，在鸡胚细胞上减毒至17代，即目前应用的JL疫苗株。Jeryl-Lynn株1967年被批准；1977年，美国推荐常规使用；到1992年，全球已有约1.35亿儿童和成人接种疫苗。1995年，美国报告的腮腺炎病例数仅为疫苗接种前的1%。工业化国家研究证明，接种第1剂Jeryl-Lynn株腮腺炎疫苗，血清阳转率为80%~100%。接种第1剂含Jeryl-Lynn株的MMR疫苗，73%的儿童在10.5年后仍为血清阳性。间隔5年后接种第2剂，在接种第2剂后4年，86%为血清阳性。美国腮腺炎爆发研究证实，Jeryl-Lynn株抗临床腮腺炎的保护效果为75%~91%。经实践证明是国内外使用毒种中最为安全的，不良反应的发生十分罕见，不良反应总报告率仅为17.4/10万，而且主要为低热、短暂皮疹、瘙痒和紫癜等变态反应，且都在短期内自行消退，不留后遗症。到目前为止，尚无确切证据表明在接种后可发生脑炎或脑膜炎并发症。

2.RIT4385株

RIT4385腮腺炎疫苗是由Jeryl-Lynn疫苗株衍化而来。市售的疫苗是与Schwarz麻疹疫苗和RA27/3风疹疫苗联合的MMR疫苗。有7项研究对RIT4385疫苗与Jeryl-Lynn疫苗的免疫原性进行了比较。9～24月龄儿童接种RIT4385疫苗,用ELISA检测1 080名儿童,血清阳转率为95.50%;接种Jeryl-Lynn疫苗(MMR)的383名儿童,血清阳转率为96.9%,GMT明显比RIT4385疫苗高。两组间发热、皮疹、唾液腺肿胀和发热性惊厥的发生率相似,但RIT4385疫苗组注射部位的局部症状(如疼痛、红肿)发生率明显较低。意大利在12～27月龄儿童中比较了RIT4385(MMR)与含Rubini株的MMR疫苗的效果。发现RIT4385疫苗接种者,血清阳转率为97%,抗体GMT为1 640 U/mL。Rubini株接种者血清阳转率为35.4%,GMT为469 U/mL,两者在血清阳转率和GMT方面的差异有显著性,两组的局部和全身症状发生率相似。

3. Leningrad-3株

前苏联研制的Leningrad-3疫苗株,用豚鼠肾细胞培养增殖,再进一步用日本鹌鹑胚培养,传代减毒。该疫苗已用于前苏联/俄罗斯联邦的国家免疫规划,自1980年以来,已接种儿童超过2 500万。Leningrad-3疫苗接种1～7岁儿童,血清阳转率为89%～98%,保护效果为92%～99%。此外,在113 937名1～12岁儿童中的试验证实,前苏联/俄罗斯联邦腮腺炎爆发期间,该疫苗用做紧急预防时,保护效率为96.6%。

4. L-Zagreb株

在克罗地亚,用Leningrad-3株通过适应于鸡胚成纤维细胞培养,进一步减毒。新毒株命名为L-Zagreb,用于克罗地亚和印度的疫苗生产,在全球已接种几百万儿童。L-Zagreb疫苗在克罗地亚的研究显示,保护效果与Leningrad-3疫苗相当。1988—1992年,克罗地亚报道,每接种10万剂含L-Zagreb株的MMR,有90例无菌性脑膜炎。而1990—1996年在斯洛文尼亚,被动监测得到相应的无菌性脑膜炎发生率为2/10万剂。

5. Urabe株

20世纪70年代,由日本建株,由人胚肾细胞分离并在CE中传代减毒,最后在CE或CEC中制备疫苗。首先在日本,然后在法国、比利时和意大利获准使用。用鸡胚羊膜或鸡胚细胞培养生产Urabe株疫苗,在几个国家已成功地使用Urabe株疫苗。自1979年以来,已接种疫苗6 000万人。12～20月龄儿童血清阳转率为92%～100%,9月龄儿童血清阳转率为75%～99%。但经研究发现Urabe疫苗与诱发脑膜炎有关,加拿大科学家通过分子生物学研究发现Urabe株疫苗是一种混合病毒,带有A野生型病毒与G变异型病毒。患者脑脊液检查主要为A野生型病毒,该病毒能改变脑脊液成分,进而发展为无菌性脑膜炎。在英国,接种11 000剂该疫苗,估计发生1例无菌性脑膜炎。日本接种10万剂含Urabe株的MMR疫苗,发生约100例无菌性脑膜炎,发生率随不同制造厂商而不同。发生率的差异可能反映监测或Urabe疫苗株反应原性的差异。Urabe疫苗含有多株MuV,这些毒株的神经毒力可能不同。为此全球许多国家停止生产和使用Urabe株疫苗。

6. Rubini株

20世纪80年代,由瑞士建株,首先在人二倍体细胞上传代,而后在CE中减毒,并适应至MRC-5人二倍体细胞上制备疫苗。1985年,Rubini株疫苗首先在瑞士获准使用。与Jeryl-Lynn和Urabe疫苗接种者相比,Rubini疫苗接种者血清阳转率和GMT明显较低。最后对Rubini疫苗观察表明,其效力比Jeryl-Lynn或Urabe疫苗低。瑞士的3年研究证明,Rubini疫苗仅提供6.3%的保护,而Urabe和Jeryl-Lynn疫苗保护效果分别为73.1%和61.6%。对保护效果差的一种解释是,高代次传代(大于30代)可能造成疫苗株过度减毒。据此,WHO建议国家免疫规划不使用 Rubini 疫苗。

7. $S_{79}$ 毒株

1979 年,上海生物制品研究所通过国际交往从美国引进腮腺炎病毒株(Jeryl-Lynn 株),在实验室通过原代鸡胚细胞传代培养后,冻干保存,改名为 $S_{79}$ 株。病毒传至第 3 代建立主代种子批,腮腺炎病毒 $S_{79}$ 株经猴体神经毒力试验表明,注射后猴体未见与病毒神经毒力相关的病理表现,该毒株生产的疫苗制检规程列入 1995 年以后的《中国生物制品规程》。特别是 20 世纪 90 年代以来,上海、北京、兰州等生物制品研究所都用 $S_{79}$ 株制造疫苗,该毒株与 JL 株相同,具有病毒滴度较高,免疫原性较好,而临床反应轻的特点,各地使用后的抗体阳转率达 82.6%～88.6%。同时,利用蚀斑纯化技术对毒株进行筛选,制备的疫苗与未纯化的病毒疫苗及进口的 MMR 联合疫苗同时进行免疫原性观察,发现纯化病毒疫苗的抗体阳转率提高,达 83.33%～94.29%。

8. M56

20 世纪 70 年代,北京生物制品研究所从腮腺炎患者鼻咽分泌物中分离到一株病毒,减毒成为弱毒株 ME 和 M56-1,制备成气溶胶剂型,人群以气雾经呼吸道免疫后,效果良好,血清阳转率可达 90% 以上。但实施气雾免疫操作的工作人员,不断重复吸入过量疫苗致高热而停用。

(三) 腮腺炎疫苗的效果

上海生物制品研究所研制的麻疹、腮腺炎二联疫苗,曾在江西省进行系统的临床观察,136 名 8 月龄以上易感儿童接种疫苗后,不良反应轻微,未见腮腺肿大及皮疹,发热以轻度为主,占 15.44%,中度发热反应为 5.88%,无强反应。腮腺炎的抗体阳转率为 81.82%～86.00%,麻疹的抗体阳转率为 95.12%～100.00%,与对照的单价疫苗和进口 MMR 三联疫苗相似。

关于腮腺炎疫苗的免疫保护效果,国内蔡一飚曾报道,宁波市甬江中心小学 2000 年 4 月 12 日至 2000 年 6 月 11 日流行性腮腺炎爆发,全校 463 名学生发病 82 例,年龄 7～12 岁。其中,接种过疫苗的 90 名学生,发病 8 例(8.89%);未接种过疫苗的 373 名学生,发病 74 例(19.84%),疫苗保护率为 55.0%,二者差异有显著意义($\chi^2=5.97, P<0.05$)。

(四) 腮腺炎疫苗的安全性

腮腺炎疫苗接种的不良反应罕见而轻微。接种后最常见的不良反应是发热、皮疹。腮腺炎疫苗引发无菌性脑膜炎的发生率不同毒株之间有差异。$S_{79}$ 株腮腺炎疫苗在我国已被广泛使用,其临床反应轻微。在国内进行的所有临床研究资料中未见引发无菌性脑膜炎的报道。郭绍红等以北京、上海生物制品研究所生产的 $S_{79}$ 株腮腺炎疫苗,在上海观察 175 名疫苗接种者,局部出现红肿反应者 1 人(0.6%),未见腮腺肿大,在接种后 6～10 天,有≥1 次体温在 37.6～38.5 ℃者 8 人,占 4.57%;≥38.6 ℃者 2 人,占 1.14%。1 人食欲欠佳,抗体阳转率为 85%,蚀斑减少中和试验法。王玲等报告,以兰州生物制品研究所生产的 $S_{79}$ 株腮腺炎疫苗在山东省观察疫苗的安全性,接种疫苗的 345 名 2～9 岁儿童,未出现严重反应,仅有 6 人注射部位出现轻微红晕,未发生与接种疫苗相关的发热、皮疹等反应。目前,国内生产的 $S_{79}$ 株疫苗已在全国范围内得到广泛应用,未发生与疫苗相关的严重不良反应。充分说明国产 $S_{79}$ 株腮腺炎疫苗安全性良好。

(五) 疫苗的免疫效果和持久性

国内应用腮腺炎疫苗的时间不长,有关疫苗免疫效果的研究也不多。从个别结果来看,$S_{79}$ 株腮腺炎疫苗的血清中和抗体阳转率达 85.4%,疫苗保护率为 81.9%,血清学和流行病学效果基本吻合。

王树巧等报道,在浙江省杭州市下城区,观察上海生物制品研究所生产的 $S_{79}$ 株腮腺炎疫苗与美国 Merck 公司的 MMR 联合疫苗免疫后的腮腺炎抗体比较结果,$S_{79}$ 株腮腺炎疫苗的抗体阳转率为 79.59%～88.46%,Merck 公司的 MMR 联合疫苗的抗体阳转率为 82.86%,无显著的统计学意义。国产 $S_{79}$ 株腮腺炎减毒活疫苗在奉化地区对易感幼儿免疫效果研究中发现,受试者免疫前抗体阳性率为 24.41%,免疫后 1 个月明显增高至 90.00%,免疫后阳性数去除免疫前阳性数其疫苗保护率仍有 90.00%。浙江绍兴市于 1996 年初在全县范围内对 7 岁以下儿童推广使用国产冻干流行性腮腺炎减毒活疫苗,全县 8 月龄至 7 岁以下儿童共观察 65 216 人,一年内报道病例 108 人,总发病率为 165.60/10 万。其中,接种组 52 208 人,发病 33 人,发病率为 63.21/10 万;未接种组 13 008 人,发病 75 人,发病率为 576.57/10 万,两组发病率有非常显著性差异,疫苗保护率为 89.04%。有关疫苗长期的免疫保护性资料,国内仅有为期 3 年的研究数据,尚未见有更长的持久性研究资料。

1996 年,温州市观察了上海生物制品研究所生产的腮腺炎疫苗,接种 3 年后血清中流行性腮腺炎的特异性抗体 IgG 和发病情况。对 102 人进行了腮腺炎疫苗注射,未注射疫苗的 56 人作为对照组。在观察期内曾有两次腮腺炎流行。发现接种疫苗后抗体阳性率为 92.16%,对照组腮腺炎的自然感染率为 71.43%,未接种疫苗者腮腺炎的隐性感染率高达 64.28%。接种组腮腺炎发病率为 0.98%,明显低于对照组 7.14%,免疫后经过两个流行期,疫苗的保护率为 86.27%。结果表明易感人群注射一剂国产冻干流行性腮腺炎疫苗,3 年后仍然有保护作用。还有报道认为,腮腺炎减毒活疫苗接种 1 年后,抗体阳性率和 GMT 均有所下降,3 年后进一步降低。一般认为群体免疫率在 90% 以上可阻止腮腺炎的流行,但 3 年后群体的免疫率为 70%,因此是否需要再次免疫接种,几年后需要加强值得进一步探讨。

**(六)腮腺炎疫苗免疫接种程序**

根据 WHO 提供的资料,将腮腺炎疫苗列入免疫规划的 82 个国家中,有 52 个国家(63.4%)使用单剂,30 个国家(36.6%)使用双剂。目前,国外 MMR 两剂方案获得了广泛的支持。14～18 月龄儿童初免,抗体阳性率达到 85% 以上。免疫后第 2 年,抗体不断下降,只有经再次免疫后,抗体阳性率才能回升到 95% 左右。再过 9 年,抗体阳性率仅缓慢降至 85%。而且,再次免疫 4 年后的平均抗体滴度仍高于初免时的水平。要达到消灭腮腺炎的预期要求,对 9～12 月龄儿童进行单剂疫苗接种,其接种率应≥80%,方可形成群体免疫力。使用腮腺炎疫苗单剂免疫程序的国家应考虑进行二次接种。

芬兰自 1982 年 11 月开始采用 2 剂 MMR 免疫方案,第 1 剂于 14～18 月龄免疫,第 2 剂于 6 岁时免疫,到 1986 年 95% 以上的儿童都得到了适当免疫。1989 年统计,芬兰南部的赫尔辛基儿童医院已没有儿童腮腺炎病毒性脑炎的报告,1994 年报道芬兰每年经实验室确认的流行性腮腺炎病例已不足 30 例。1997—1999 年芬兰共报道了 4 例输入腮腺炎病例,并证明没有发生继发感染。因此,认为消灭腮腺炎的目标已经达到。瑞典也于 1982 年开始实行 2 剂免疫方案,第 1 剂于 18 月龄,第 2 剂则于儿童 12 岁时进行,每次疫苗接种的覆盖率均达到 90%。研究报道显示第 2 剂免疫之前,27% 的人已经失去了腮腺炎抗体,但加强免疫使 87% 的免疫对象血清阳转。也有文献报道,MMR 疫苗 1 剂免疫的保护率为 92%,2 剂免疫其保护率达 100%。这也说明第二次免疫接种是十分必要的。

作为腮腺炎的有效预防措施,美国目前推荐的免疫程序是 12～15 月龄接种第 1 剂 MMR,4～6 岁或 11～12 岁再免疫第 2 剂 MMR。我国自 20 世纪 90 年代开始使用国内自行研制的单价疫苗,腮腺炎发病率较高,只推荐对 8 月龄以上儿童进行单剂注射,也有多数人建议有必要在国内对学龄儿童和学龄前儿童进行腮腺炎的加强注射。

### (七) 腮腺炎疫苗与其他儿童疫苗同时接种的相容性

经观察，腮腺炎减毒活疫苗或 MMR 疫苗与白喉、破伤风、全细胞百日咳联合疫苗同时接种，或与白喉、破伤风、无细胞百日咳联合疫苗同时接种，或与口服脊髓灰质炎疫苗，或与 b 型流感嗜血杆菌多糖结合菌苗，或与乙型肝炎疫苗同时接种都不影响抗体应答或增加严重不良反应。腮腺炎疫苗无论是作为单价疫苗还是作为 MMR 疫苗的组分之一，与水痘疫苗同时接种，均不影响各疫苗及其自身的抗体形成，疫苗接种后反应也无加剧迹象。MMR 疫苗与乙脑疫苗同时接种也获得较好效果。腮腺炎疫苗是否可与这些疫苗制成联合制剂及联合免疫后人群免疫程序如何进行调整还有待研究。

（王春花）

# 第五节 水 痘

## 一、概述

水痘是由水痘-带状疱疹病毒(varicella zoster virus, VZV)所致的急性传染病。在北半球温带地区，以冬末春初多见，家庭续发率近 90%，易感人群聚集，易出现爆发。病毒感染以显性感染为主，成年人血清学检测大多数呈阳性。该病毒极具传染性，几乎所有儿童或年轻人都经历过 VZV 病毒的感染，多数人在 10 岁以前患过此病。

疫苗接种是最好的控制措施，上市的水痘疫苗已证明是安全、有效的。1990—1994 年，美国每年大约发生 400 万水痘病例，1 万人住院，100 人死亡，有较大的社会经济影响。美国最近的成本-效益分析结果为 1 : 5，发展中国家没有类似的疾病负担和成本效益的研究。

WHO 建议，每个儿童都有罹患水痘的可能性，有条件的国家应尽早将水痘疫苗纳入免疫规划。全球 18 个欧美国家已将水痘疫苗纳入免疫规划，美国 1995 年推荐水痘疫苗用于≥12 个月龄儿童的常规免疫接种，免疫程序为 1 剂，2006 年开始使用 2 剂程序(12～15 个月龄，4～6 岁)，极大地降低了水痘造成的疾病负担和相关费用。

## 二、病原学

VZV 属疱疹病毒属 A 疱疹病毒科，核酸是双股 DNA，核衣壳是由 162 个粒子组成的 20 面体，外层是脂蛋白外膜，在核壳和外膜之间为皮质，含蛋白质和酶。病毒糖蛋白(g)有 6 种，分别命名 gB、gC、gE、gH、gI、gL，这些糖蛋白与感染、中和抗体的产生、病毒的复制和毒力有关，各种不同的糖蛋白有各自不同的特定功能。VZV 只有 1 个血清型，与其他疱疹类病毒有无交叉免疫尚无定论。人是该病毒唯一宿主。病毒极不稳定，在患者痂皮和污物中不能长期存活，60 ℃ 迅速灭活，在 -70～-65 ℃ 稳定，在 pH 6.2～7.8 不丧失感染性，对有机溶剂及胃蛋白酶敏感。

VZV 可在人胚肺成纤维细胞和上皮细胞中复制，分离病毒可用人羊膜细胞、海拉细胞、甲状腺细胞、Vero 细胞及其他传代细胞系。病毒培养过程中，感染细胞与邻近细胞融合，形成多核巨细胞，胞核内有嗜酸性包涵体。血清抗体检测可用补体结合试验、免疫凝集试验、免疫荧光法、放免法、酶联免疫吸附试验、膜蛋白荧光法。

### 三、流行病学

#### (一)发病率

不同国家、不同地区的发病率不同。水痘不是我国法定传染病,自2005年开始报道。2005年,报道发病率3.20/10万;2006年,报道发病率12.04/10万;2007年,报道发病率20.60/10万。作为公共卫生突发事件报告的病例数,不代表真实发病率,而是由于报道制度的改善,导致报道发病率上升。

#### (二)传播途径及发病季节分布

VZV主要通过飞沫进入呼吸道传播,也可经患者的衣物、痘疱液、痂皮接触传播。水痘在世界各地广为流行,多见于儿童,≤1岁的婴幼儿因有母传抗体的保护,发病者少见;3~10岁儿童的发病数占发病总数的90%。水痘的发病季节以冬、春季为主。

病毒初次感染时,先在淋巴结内复制,经4~10天产生第1次病毒血症。病毒再经淋巴液、血液播散,被单核细胞吞噬,经4~6天开始第2次病毒血症。病毒大量释放入血液,经毛细血管进入表皮,侵犯皮肤形成斑丘疹、水疱疹,并伴有全身症状。机体免疫功能正常者,病愈后产生特异性免疫力。

#### (三)水痘和带状疱疹发病年龄分布

水痘在世界各地广为流行,发病具有明显的季节性,温带地区以冬末春初多发。小学校中,以寒假开学后1~2周呈现爆发。发病多见于儿童,≤1岁的婴儿有母体传递抗体的保护,发病者少见;3~10岁儿童的发病数占发病总数的90%;成年人偶有发病,往往病情重笃。带状疱疹仅见于感染VZV而患过水痘的人,呈高度散发,虽然发病机制尚不十分清楚,但目前认为,带状疱疹是原发感染VZV后病毒在体内潜伏的结果。带状疱疹则多发生在成人,尤以30岁以上的人群为主。

#### (四)人群易感性

人对水痘普遍易感,婴幼儿可由母体被动传递抗体保护。易感性随年龄增长而下降,3~10岁儿童的发病数占总发病数的90%。

### 四、临床表现

水痘的潜伏期为10~21天,平均为14~16天;免疫抑制的患者和注射水痘-带状疱疹免疫球蛋白的人群,潜伏期可以延长到28天。

#### (一)初次感染水痘

发病初期全身不适。儿童发病的首发症状通常是出现皮疹、瘙痒,并且迅速从斑疹发展到丘疹和水疱疹,疱液由清变浊,最后形成痂皮。皮疹通常首先在头皮上出现,然后转移到躯干和四肢。皮肤损害的分布是向心性的,多集中在躯干,肢体远端累及最少;损害也能在口咽部、呼吸道、阴道、结膜和角膜的黏膜上发生。皮肤损害通常直径在1~4 mm。水疱表浅、细薄、单房,在红色斑疹上可见清晰透明的液体,这种疱疹可以破溃或化脓,以后干燥并形成痂皮。连续的皮损在几天内出现,几个阶段的皮肤损害可同时出现,例如,成熟的水疱疹和斑疹可以在皮肤的同一区域内被观察到。健康儿童通常有200~500处皮损,表现为2~4个不同阶段的连续的损害。一般来讲,健康儿童患病是轻微的,伴有轻度不适,有2~3天瘙痒和发热。成人可发生严重的疾病,而且并发症发生率较高。水痘初次感染痊愈,通常获得终身免疫。健康状况不好的人,水痘的第 2 次感染不常见,但也可能发生,特别是那些免疫力低下的人。就像其他的病毒性疾病,当再次暴露于水痘自然株(野毒株),可以导致无临床症状,而可检测到病毒血症的再感染,这种再感染增加了抗体滴度。

### (二)复发疾病(带状疱疹)

带状疱疹具有水痘样皮疹的特征,带状疱疹是由潜伏的水痘-带状疱疹病毒重新激活并引起复发的疾病。目前,对带状疱疹发病机制的认识不完全。然而,水痘-带状疱疹病毒复发与衰老、重症后、免疫抑制、胎儿在子宫内的感染以及在 18 月龄以下感染等因素联系在一起。带状疱疹的皮区是由第Ⅴ脑神经支配的范围。在皮疹爆发前 2～4 天,受累部位可发生疼痛和明显的感觉异常,很少有全身症状。严重的疱疹后神经痛是一个痛苦难忍的病症,目前没有适当的治疗方法。疱疹的神经痛可以在带状疱疹发病后持续 1 年。带状疱疹还牵涉到眼神经和其他的器官,不会产生严重的后遗症。

### (三)围产期感染

分娩前 5 天和分娩后 2 天内,孕妇若感染水痘-带状疱疹病毒,可使出生的大多数婴儿感染水痘,且病死率高达 30%。胎儿被感染引起严重的疾病,被认为是没有母体抗体保护造成的。但孕妇在分娩前 5 天以前的水痘发病,出生的婴儿可健存,大概是因为母体的抗体通过胎盘被动传给了胎儿。

### (四)先天性水痘-带状疱疹病毒感染

怀孕后头 20 周内感染水痘-带状疱疹,偶尔会造成新生儿出现包括低出生体重、发育不全、表皮瘢痕、局部肌肉萎缩、脑炎、表皮萎缩、脉络膜视网膜炎、小头、畸形等罕见症状。1947 年,将母亲怀孕早期感染水痘出现的新生儿反常现象叫作先天性水痘综合征,先天性水痘综合征发病率非常低。胎儿在子宫内感染水痘-带状疱疹病毒,特别在妊娠 20 周后,与婴儿早期发生带状疱疹有关。

### (五)并发症

急性水痘通常是轻微和自限的,但可以有并发症。水痘最常见的并发症包括因皮肤损害继发细菌感染、脱水、肺炎以及累及中枢神经系统等,皮肤损伤引起的葡萄球菌或链球菌继发感染是住院和门诊就诊的常见原因,A 型链球菌造成的继发性感染可以引起严重疾病并导致住院或死亡。水痘并发的肺炎通常是病毒性的,但也可以是细菌性的,继发性细菌性肺炎在 1 岁以下儿童更常见。在健康成年人中,超过 30% 的继发性肺炎是致命的。

水痘的中枢神经系统症状表现范围从无菌性脑膜炎到脑炎,涉及小脑的病变中,小脑共济失调最常见,通常预后良好。在水痘并发症中脑炎是很少发生的,可导致抽搐甚至昏迷。成年人比儿童更易发生脑部并发症。

Reye 综合征是水痘和流感极少见的并发症,病死率极高,且只在患病急性期使用阿司匹林的儿童中发生。Reye 综合征的病因尚不知晓。在过去的 10 年间,Reye 综合征的发病数戏剧性地减少,可能是因为儿童使用阿司匹林减少的缘故。

水痘并发症包括无菌性脑膜炎、横断性脊髓炎、吉兰-巴雷综合征、血小板减少症、出血性水痘、爆发性紫癜、肾小球肾炎、心肌炎、关节炎、睾丸炎、眼色素、虹膜炎、肝炎等。美国 1990－1996 年,平均每年有 103 人死于水痘,多数病死的儿童和成年人都未接种疫苗。国内住院并发症:1980－1996 年上海因水痘住院患儿 140 例,出现并发症者 79 例,发生率 56.43%。

### 五、免疫预防

#### (一)水痘疫苗

1974年,日本人高桥取水痘患儿的疱液,用人胚肺细胞分离,获得VZV株。经低温传代,再转到非灵长类动物细胞,获得低毒力变异株。用二倍体细胞WI-38或MBC-5,37℃克隆传递建立了疫苗毒种,是当今世界广为应用的疫苗毒种,商业转让给许多国家,通过用不同来源的人胚二倍体细胞培养,制成冷冻干燥型疫苗。

1984年,北京生物制品研究所用VZV野毒株经二倍体细胞传代,获得减毒株,并制成液体疫苗应用于人群。特别是对儿科医院白血病患儿接种,证明疫苗安全、有效。北京生物制品研究所冻干疫苗的临床对照研究表明,抗体阳性率为92.3%。另外,选择以白血病为主的免疫缺陷儿童,共接种222人,证明疫苗有显著阻止患儿发病的效果。但由于疫苗是液体剂型,稳定性差,未能投放市场。

21世纪初,上海、长春生物制研究所相继引进国外技术及毒种制备的冻干疫苗,在国内广为使用,获得良好免疫效果。经多点的临床试验,疫苗抗体阳转率均高于90%。祈健生物制品股份公司用Oka47代毒种生产的疫苗,国内经过按"多中心随机双盲有对照"研究设计的Ⅳ期临床试验,结果显示疫苗的保护率为81.04%~90.8%。

#### (二)疫苗使用

在全世界,水痘-带状疱疹病毒的传播非常广泛,其对人类的危害性和所造成的后果应引起足够重视。目前尚无治疗的特效药物,因此预防其感染的唯一手段是接种水痘疫苗。接种水痘疫苗不仅能预防水痘,还能预防因感染VZV病毒而引发的并发症。

我国目前尚无统一的水痘疫苗接种方案。WHO建议,在那些水痘成为较重要公共卫生与社会经济问题、能够负担疫苗接种且能够达到持久高免疫覆盖率的国家,可考虑在儿童期常规接种疫苗。美国免疫咨询委员会建议12月龄初免,13岁接种第2剂。另外,WHO建议对无水痘史的成人和青少年应接种疫苗。

暴露后免疫,确认已接触水痘患者的人,3天内接种疫苗可阻止发病,5天内接种可阻断部分人发病。如果接种未能阻止发病,也不会增加疫苗接种的风险。集体托幼机构、小学校一旦发生水痘流行,若不采取免疫预防措施,疫情可延续6个月,直至所有易感者都被感染,疫情才能终止。若在流行初期,迅速接种疫苗,疫情可很快终止。建议我国的接种对象为12月龄~12岁儿童,接种1剂量;≥13岁人群,接种2剂量,间隔6~10周。用灭菌注射用水0.5 mL溶解冻干疫苗,注射于上臂三角肌外侧皮下。以下特殊人群应重点接种。

(1)工作或生活在高度可能传播环境中的人,如幼儿园教职工、小学教师、公共机构的职员、大学生和军人。

(2)与发生严重疾病或并发症危险者的密切接触者,如卫生工作者、儿童白血病及其他免疫功能缺陷和接受类固醇类药物治疗的儿童和家属。

(3)非妊娠的育龄妇女。

(4)国际旅行者,如易感者接触感染后,可应注射免疫球蛋白。

#### (三)疫苗免疫效果

水痘的免疫持久性较好。在美国,对60名儿童和18名成人的调查表明,免疫5年后有93%的儿童和94%的成人具有VZV抗体,有87%的儿童和94%的成人对VZV具有细胞介导的免疫。关于成人接种疫苗的报告表明,在始于1979年的21年期间,突破性水痘的罹患率和严重性未增加,提示成人接种疫苗后免疫力没有明显衰退。国产Oka47水痘疫苗的免疫原性及免疫效果持久性的研究结果显示,免疫后1个月和免疫后5年仍保持很高的抗体水平。

早期在美国研究水痘疫苗是为了给医院中的白血病患儿用的,所以观察了白血病患儿是否复发带状疱疹。在美国观察67例白血病患儿,其中19例自然感染水痘后,19个患儿都复发了带状疱疹,48个白血病患儿接种水痘疫苗并没有复发带状疱疹。

预防带状疱疹疫苗于2006年5月获生产许可,美国的默克公司开发出高滴度水痘疫苗,滴度是正常疫苗的10倍以上。用来预防带状疱疹,其滴度达到24 000 PFU/mL。观察对象为60岁以上成年人,共38 546人。观察期5年。带状疱疹的发病率降低了51.3%,带状疱疹后神经痛的发病率降低了66.5%。

### (四)疫苗不良反应

Oka47自国内上市后,经临床研究,除接种疫苗后一般不良反应包括局部红肿、疼痛、全身反应偶有低热,未观察到异常不良反应。

Oka株水痘疫苗在临床试验期间,众多临床研究资料证明疫苗安全性良好。为11 000多名儿童、青少年和成人接种水痘疫苗,具有良好耐受性。对水痘已具有免疫力的人未造成不良反应的增加。1991年,Kuter等在对914名健康易感儿童和青少年进行双盲有对照剂研究中,与对照组相比较,接种部位疼痛和发红是疫苗试验组中更经常发生的唯一不良反应($P<0.05$)。

在年龄为12个月至12岁儿童中,对约8 900名健康儿童进行了无控制临床试验,他们接种1剂疫苗,然后连续监测42天。其中14.7%出现发热(口腔温度为39 ℃),通常与偶发性疾病有关。共有19.3%的疫苗受种者主诉注射部位的反应(如疼痛、溃疡、肿胀、红斑、皮疹瘙痒、血肿、硬结);3.4%的疫苗受种者在注射部位有轻度水痘样皮疹,并且在接种后5~26天出现高峰;在不到0.1%的儿童中出现接种后热性癫痫发作,尚未确定因果关系。

在年龄为23岁的人群中,对接种1剂水痘疫苗的约1 600名受接种者和接种两剂水痘疫苗的955名受接种者开展的无控制研究,持续42天监测不良事件。在第1剂和第2剂接种后,分别有10.2%和9.5%的受种者出现发热,通常与偶发性疾病有关;在1剂或2剂接种后,分别有24.4%和32.5%的受种者主诉注射部位的反应;分别有3%和1%的受种者在注射部位出现水痘样皮疹。

关于可能不良反应的数据可从疫苗不良反应报告系统获得,在1995年3月至1998年7月期间,在美国总共分发970万人份水痘疫苗。在这一期间,疫苗不良反应报告系统收到6 580份不良反应报告,其中4%为严重不良反应,约2/3的报告涉及年龄在10岁以下的儿童,最经常报告的不良反应是皮疹。聚合酶链反应分析确认,在接种后两周内出现的大多数皮疹反应是由野病毒引起。

### (五)异常(严重)不良反应

美国1974年批准水痘上市后,疫苗不良反应报告系统和疫苗生产厂家严重不良反应报告,不管因果关系如何,均包括脑炎、运动失调、多形性红斑、肺炎、血小板减少症、癫痫发作、神经病和带状疱疹。关于已知基础发病率数据的严重不良反应,疫苗不良反应报告系统报告的发病率,低于天然水痘发生后预期的发病率或社区中疾病的基础发病率。但是,由于漏报和报告系统的未知敏感性,疫苗不良反应报告系统的数据是局限的,使之难以将疫苗不良反应报告系统报告的接种后不良反应发生率与天然疾病后并发症引起的不良反应发生率进行比较。然而,这些差别的量值使接种后严重不良反应发生率有可能显著低于天然疾病后的发生率。在极少情况下,已确认水痘疫苗与严重不良事件之间的因果关系。在某些情况下,水痘-带状疱疹野病毒或其他致病生物已经查明。但是,在大多数情况下,数据不足以确定因果关联。在向疫苗不良反应报告系统报告的14例死亡中,8例对死亡有其他明确的解释,3例对死亡有其他可信的解释,另3例的信息不足以确定因果关系。由天然水痘引起的一例死亡发生在一名年龄为9岁的儿童,在接种后20个月死于水痘-带状疱疹野病毒的并发症。

**(六)禁忌证与疫苗贮运**

(1)禁忌证:有严重疾病史、过敏史及孕妇禁用;一般疾病治疗期、发热者暂缓使用;成年妇女接种后3~4月应避孕;接受免疫球蛋白者,应间隔1个月再接种水痘疫苗。

(2)疫苗贮运:疫苗应在2~8℃贮存和运输。

(王春花)

# 第六节 风 疹

## 一、概述

风疹又名德国麻疹,是由风疹病毒引起的急性呼吸道传染病,4~10岁儿童为高发年龄,成人也可发病。其临床症状轻微,以发热、皮疹及耳后、枕下、颈部淋巴结肿大和疼痛为特征,30%~50%的病例为亚临床感染或隐性感染,易被人们忽视,成为潜在的传染源。人是风疹病毒唯一宿主,病毒经呼吸道侵入,在上呼吸道增殖,潜伏期12~14天。早期出现头痛、咳嗽、咽痛等症状,之后面部首先出现浅红色斑丘疹,迅速遍及全身,传染期从发病前1周到出疹后4周,风疹皮疹比麻疹轻微且不发生融合。在成人中常出现关节痛和关节炎。

风疹并发症儿童罕见,成人比儿童多见,主要并发症为关节炎。成年女性70%可有关节疼痛,常与皮疹同时发生,且可持续1个月,由于发病多呈良性经过,并不为人们所重视。自1940年风疹大范围流行后,1941年澳大利亚眼科医师 Norman Gregg 报道了78例母亲在怀孕早期感染风疹,发生了婴儿先天性白内障,这是首次对先天性风疹综合征(congenital rubella syndrome,CRS)的报告。此后,经对风疹病毒学与先天性婴儿畸形的研究,发现妇女孕期感染风疹病毒与所生婴儿畸形密切相关,从而确定了CRS。在风疹疫苗应用之前,估计全球每年有30万例CRS,我国每年约有4万例CRS,从而推动了对风疹的免疫预防。

## 二、病原学

风疹病毒于1962年由 Parkman 和 Weller 首次分离,风疹病毒属于 rubivirus 属的披盖病毒。它与A组虫媒病毒,如东方和西方马脑炎病毒密切相关;它是一种单股正链RNA病毒;单独抗原类,不与其他披盖病毒产生交叉反应;在电镜下多呈球形,有时呈多形态,中度大小(50~70 nm),核壳体呈螺旋状结构,病毒最外层有脂蛋白包膜,包膜表面有短的刺突。Irey 观察到,除了复杂的脂包膜外,风疹病毒由3种蛋白组成,2个在外膜(E1和E2),1个在核心(C)。E1是一种含有中和血凝抗原决定簇的糖蛋白。风疹病毒的RNA具有传染性,3种蛋白是由病毒在感染细胞内产生的,但并不合成病毒颗粒。风疹病毒只有1个血清型,在偶然分离的病毒株系列变异分析中显示氨基酸结构变化较大(0~3.3%),国际合作组证实,与来自20世纪60年代的流行株彼此相关,具亚洲基因型,而且在近几年未发现抗原漂移。

该病毒可在许多不同哺乳动物的原代或传代细胞上生长。在人羊膜细胞中产生敏感的细胞病变效应,在传代细胞系中可形成足够的空斑。风疹病毒相对不稳定,可被脂质溶液、胰蛋白酶、福尔马林、紫外线、过高或过低的pH和加热所灭活。

### 三、流行病学

**(一)传染源**

人类是风疹病毒唯一的宿主。风疹传染源主要有临床患者,先天性风疹患儿及亚临床感染的儿童。儿童感染后25%~50%不表现临床症状,但能从其鼻咽部分离到病毒。妊娠期妇女感染后,不论是显性还是隐性,均可使胎儿感染,导致CRS。患者和先天感染的婴儿随其唾液、尿液及其他分泌物排出病毒。尽管患有CRS的婴儿排毒时间可达数年之久,但真正的状态还未见报道。

**(二)传播途径**

主要是空气飞沫微滴传播,家庭内有高度传播性。风疹病毒还可在母子间垂直传播,即孕期母体内的病毒通过胎盘侵犯胎儿。

**(三)易感人群**

人对风疹普遍易感。据血清学调查表明,世界上大部分国家,通常在儿童2岁时开始出现风疹抗体,6~10岁儿童的抗体阳性率约为50%,至20岁时可达80%~90%。感染风疹后可获得较牢固的免疫,甚至提供终身保护。但抗体水平低,特别是呼吸道局部抗体水平低者,易发生再感染。再感染一般无病毒血症,仅出现特异性IgG,其出现时间早,效价高,消失快,一般在2~3个月迅速降低。

**(四)流行特征**

风疹是世界上广泛流行的传染病。在风疹疫苗问世之前,由于风疹易感人群的积累,可发生周期性流行。风疹感染后可获得牢固的免疫,甚至提供终身免疫保护。保护性抗体水平低,特别是呼吸道局部抗体水平低,易发生再感染;再感染不产生病毒血症,仅产生IgG。

### 四、CRS

**(一)CRS的发病机制**

导致CRS的母体-胚胎感染中,有连续性发展步骤。先是母体原发感染产生病毒血症,导致胎盘感染,感染扩散到胚胎组织,其后果视母体受感染孕期的早晚而不同。病毒不破坏早期合子细胞,而随胚胎发育损害胚胎分化的某一组织或器官。

**(二)CRS的临床综合征**

CRS发生多器官的损伤,有暂时性的,更多是永久性的。发病时间有先天的,也有出生后多年才呈现临床症状。有的出生后4年才发现耳聋和智力发育不全,有的7年后才发现智力低下,无学习能力。国外曾报告4例CRS,11年后神经系统的功能发生进行性损害,并从脑组织中分离出风疹病毒。美国对376例患先天性风疹感染儿童的前瞻性调查结果,总病死率在头5年内为16%,发生新生儿血小板减少症的病死率为35%,到10岁时证实主要临床表现有耳聋(87%)、心脏病(46%)、智力低下(39%)、白内障或青光眼(34%)。估计全球每年有30万例

CRS,我国每年约4万例CRS。参照美国Morbidity and Mortality Weekly Report,2001年CRS诊断标准如下。

1.CRS的常见体征
(1)白内障或青光眼,先天性心脏病,听力损害,视网膜色素变性病。
(2)紫癜,肝脾大,黄疸,小头,发育迟缓,脑膜脑炎,骨质疏松。

2.CRS分类
(1)可疑病例:有临床体征,但不典型。
(2)复合病例:具有临床体征,但缺乏实验室依据。
(3)确诊病例:具临床体征并有实验室依据。
(4)风疹先天性感染:缺乏CRS体征,但实验室证明有先天感染。

3.CRS临床分型
(1)婴儿畸形。
(2)出生非畸形弱小婴儿型。
(3)出生婴儿正常型,可从身体不同部位分离出病毒,2~3月龄发生肺部、中枢神经系统感染、听力缺陷等。
(4)婴儿生长正常型,但长期排毒,入学可发现听力障碍。

## 五、免疫预防

### (一)风疹疫苗

1.疫苗发展简史

1969年后,曾有人用HPV-77风疹病毒株分别以鸭胚、狗肾、兔肾三种细胞制备的风疹疫苗在美国得到使用许可。由于接种后有很多的相关不良反应,从市场上退出。1979年1月,RA27/3株(Meruvax-Ⅱ)得到许可,其他疫苗株被停止使用。此外,国外尚有Cendehill是原代兔肾细胞疫苗;TO-336疫苗是日本于1957年研发的风疹疫苗。自从1997年欧洲RA27/3株风疹疫苗成功后,几乎取代了世界上所有其他株的风疹疫苗。

RA27/3风疹疫苗是一种减毒活疫苗,它是1965年首次由Wistar研究所从一个感染风疹流产的胎儿体内分离的。这种病毒通过25~30代人双倍体纤维原细胞减毒培养,制备成疫苗。虽然接种风疹疫苗后可以从被接种者鼻咽部培养出疫苗病毒,但疫苗病毒无传染性。风疹疫苗可制备成单抗原,也可与麻疹、腮腺炎制成联合疫苗。美国免疫咨询委员会推荐,在任何个人需要时,接种麻腮风三联疫苗。我国北京生物制品研究所从一名风疹患儿鼻咽部分离并命名为D毒株,经人二倍体细胞传代减毒,研制成BRDⅡ减毒活疫苗。经临床研究,安全性与免疫原性都与RA27/3处于同一水平。

2.风疹疫苗的免疫原性

在临床试验中,大于12月龄儿童接种单剂风疹疫苗后,95%以上的儿童产生风疹抗体。90%以上的风疹疫苗受种者可抵抗临床风疹和病毒血症,免疫保护至少15年。研究表明,1剂风疹疫苗能够提供长时间保护,甚至终身。

一些报告表明,接种风疹疫苗产生低水平抗体的人,在暴露后可再感染,产生病毒血症。这种现象的原因和发生率不清楚,但它被认为是少有的。在接种疫苗产生免疫的妇女中,罕见的临床再感染和胎儿感染已被报告。CRS病例已在怀孕前有风疹血清抗体阳性记录母亲所生的婴儿中发现。

我国研发的 BRDⅡ风疹疫苗和法国巴斯德生产的 RA27/3 株风疹疫苗（市售产品）临床比较试验结果显示，两种疫苗的免疫原性处于同一水平。将 BRDⅡ株风疹疫苗（市售）作 10 倍系列稀释至 10 000 倍时，疫苗仍有 61.7% 的阳转率，BRDⅡ株风疹疫苗免疫原性非常好。

### （二）风疹疫苗的应用

由于 CRS 的危害巨大，同时人类的优生优育被人们所重视，因此风疹疫苗在世界范围内广为应用。将风疹疫苗纳入国家免疫规划的国家从 1996 年的 65 个增加到 2006 年的 119 个。在未应用过风疹疫苗的地区，推荐在 1~12 岁儿童中普遍接种第 1 剂单价风疹疫苗或 MMR 三价疫苗，这样就可阻断风疹在儿童中的传播。第 2 剂风疹疫苗可在 18 岁时接种，以保护育龄期（18~30 岁）女性免于风疹病毒感染，减少 CRS 发病率。我国风疹疫苗是用 BRDⅡ株病毒接种人二倍体细胞，经培育，收获病毒液，加入适当保护剂冻干制成。为乳酪色疏松体，复溶后为橘红色澄明液体。每一人用剂量为 0.5 mL，疫苗用于 8 月龄以上易感人群。

### （三）疫苗的安全性

**1. 风疹疫苗一般不良反应**

风疹疫苗接种后无局部不良反应，在接种 6~11 天，有一过性发热，一般不超过 2 天可自行缓解。成年人接种后 2~4 周可出现关节反应，一般无须处置，必要时对症治疗。

**2. 风疹疫苗异常反应**

风疹疫苗是一种非常安全的疫苗，报告的大多数 MMR 免疫接种不良反应可归因于麻疹疫苗成分（如发热和皮疹）。接种风疹疫苗后最常见的主诉是发热、淋巴结病和关节痛。这些不良反应仅发生在易感者中，特别是妇女更多见。接种 RA27/3 疫苗后，儿童急性关节痛和关节炎很罕见，与此对比，接种 RA27/3 疫苗后，25% 的易感青春期女性发生急性关节痛，大约 10% 有急性关节炎症状。有极少的短暂周围神经炎，如感觉异常和上下肢疼痛病例报告。

### （四）免疫接种禁忌证及慎用证

（1）接种第 1 剂风疹疫苗有严重过敏史的人或对疫苗成分有过敏史的人应不予接种。

（2）已怀孕或即将怀孕的妇女不应接受风疹疫苗，虽然没有风疹疫苗引起胎儿损害的证据，但接种风疹疫苗或 MMR 疫苗 4 星期内应避免怀孕。

（3）由白血病、淋巴瘤、恶病质、免疫缺陷疾病或免疫抑制治疗引起的免疫缺陷或免疫抑制者应不予接种疫苗。使用类固醇进行免疫抑制治疗，停药 1 个月（治疗 3 个月）以上可以进行免疫接种，无症状或轻微症状的 HIV 感染者应考虑接种风疹疫苗。

（4）患有中、重度急性疾病的人应不予接种疫苗。

（5）接受含有抗体的血液产品的人应不予接种疫苗。

### （五）疫苗的贮存和管理

MMR 疫苗在任何时候都必须在 10 ℃ 以下冷藏运输，都应避免光线直接照射，疫苗必须在 2~8 ℃ 条件下贮存，可以冻结。稀释液既可贮存在冷藏温度也可置于室温。拆开包装后，MMR 必须保存在冷藏温度下并避免阳光照射。稀释后的疫苗必须尽快使用，如果超过 4 小时，必须丢弃。

（王春花）

# 第七节 狂 犬 病

## 一、概述

狂犬病患者遇水或闻流水声即加剧痉挛,故又称"恐水病",是由狂犬病毒所致的一种自然疫源性疾病,全世界都有流行。病毒一旦侵入中枢神经,病死率极高,发病者几乎100%死亡,故引起人们的重视。目前,该病在我国仍然位列法定传染病病死率之首。人及所有温血动物都可被感染,被感染的动物唾液中含有大量病毒,人患狂犬病主要是被动物咬伤,病毒由咬伤伤口入侵机体,经过长短不同的潜伏期,沿神经纤维传至中枢神经,出现烦躁、痉挛等临床症状,直至中枢神经麻痹而死亡。

## 二、病原学

狂犬病毒在病毒分类学上属弹状病毒科,狂犬病毒属,为RNA病毒;形似子弹,大小为180 nm×75 nm;其内为40 nm的核心,是单股不分节片的RNA;外有致密包膜,外膜有许多7~8 nm血凝素槌状突出物;包膜内为右旋单股核壳体,由膜蛋白组成,病毒颗粒含有5种蛋白。病毒在人或其他易感动物中枢神经细胞内复制时,在胞质内形成包涵体。1903年,内基氏在感染动物脑细胞内发现一种呈嗜酸性球形单个或多个小体,称内基氏小体。该包涵体对狂犬病病理诊断有意义。

狂犬病病毒有2种主要抗原,一种是存在于外膜的蛋白抗原,此抗原可刺激机体产生保护性中和抗体;另一种抗原为病毒颗粒内部核蛋白抗原,此抗原刺激机体产生非保护性补体结合抗体。狂犬病病毒有两种类型,从人与病兽分离出的狂犬病街毒,有嗜神经和嗜唾液腺的特性,人或动物感染后,患者临床症状以疯狂为主,称狂躁型狂犬病;另一种是在中、南美洲吸血蝙蝠分离出的狂犬病街毒,感染人和动物后,患者临床症状以瘫痪为主,称为瘫痪型狂犬病,这种病毒既嗜神经又嗜内脏,侵袭性比前一型弱,但可经气溶胶传播。

## 三、流行病学

### (一)传染源

狂犬病是一种自然疫源性疾病,几乎所有温血动物都敏感,但敏感程度不一。野生动物为本病主要储存宿主,人、畜为偶然宿主,野生动物狼、豺、熊、臭鼬、蝙蝠以及一些啮齿类动物均可成为传染源。野生动物传播给家畜后,特别是犬,由于犬与人生活最接近,在临床症状前3~5天及发病期都具有很强的传染性,狂犬咬伤其他家畜,如马、牛、羊等,也成为重要传染源。

### (二)易感者

人对狂犬病病毒普遍易感。人被狂犬咬伤后不一定全部发病,在狂犬病疫苗未使用以前,被可疑狂犬病动物咬伤后,一般发病率为15%左右,被确诊为狂犬病动物咬伤后,发病率可高达70%左右。被狂犬病动物咬伤后发病率的高低,取决于咬伤部位距中枢神经的距离、创面大小与深浅、伤及部位是否覆盖衣服等因素。一般咬伤手、面部发病率高。自1998年后,我国狂犬病发病率大幅度上升;2006年,发病达到3 303例。

### (三)传播途径

狂犬病的传播主要是通过发狂动物或带毒动物咬伤时,将唾液内的病毒带入新的动物机体。带毒动物通过牙齿咬伤或抓伤人的皮肤、黏膜,也可通过宰杀受染动物接触传染,亦可经呼吸道气溶胶传播,吸血动物(蝙蝠)传播狂犬病在我国未见报道。

50%~90%的发病动物唾液内含狂犬病病毒,一般症状发作7天唾液内可带毒,但有的在发生症状之前较长时间病毒已在唾液内出现,这时已有传染性。近些年我国南方一些省、市发现带狂犬病病毒的"健康"狂犬,其携带率为5%~10%。这些所谓健康带狂犬病病毒犬,在流行病学方面的意义尚缺乏研究。

### (四)地理分布

自古以来,狂犬病在世界各地广泛存在。近年,由于大众饲养犬类增多,狂犬病发病有增多趋势。自1967年后,WHO进行了10次调查,全世界有狂犬病的国家占67.6%,少数无狂犬病的国家或地区分两种情况,一是历来无狂犬病的南美洲、大洋洲的澳大利亚、新西兰和斐济等国,但澳大利亚1978年发生1例输入狂犬病;二是早年消灭了狂犬病的斯堪的纳维亚诸国,如挪威自1885年、瑞典自1879年先后消灭了狂犬病,这些国家采取了严格的动物检疫制度。晚期消灭狂犬病的国家和地区有日本、英国、新加坡等,近期控制狂犬病的国家有葡萄牙、以色列、荷兰、意大利等国。我国是狂犬病高发地区,以南方及东北居多,近些年每年有数千例病例。

## 四、发病机制

狂犬病病毒存在于病畜唾液腺内,可经多种途径感染。但最常发生的是以皮肤破伤处为入侵门户,病毒进入伤处的肌肉细胞内复制,复制到一定的量则排出到细胞间隙,进而侵入附近的神经、肌肉、肌腱的接头部,再感染周边的神经轴索,病毒在神经轴索中复制,并产生子代包涵体。

狂犬病病毒沿神经向脑脊髓的移行速度约每小时3 mm,病毒到达脊髓背侧神经根(与咬伤部位相应的神经节)便开始大量复制,然后侵入脊髓有关背段,在24小时内可遍布于中枢神经系统。这时,在中枢神经组织及脑脊液中可查到病毒,并侵犯多处神经元,最后死亡。狂犬病病毒侵入大脑后,临床症状严重,中枢神经系统可发生广泛病理变化,特别是大脑海马角、延髓、基底神经节与脑桥、小脑最为严重。

## 五、临床特征

### (一)潜伏期

狂犬病的潜伏期波动范围极大,从几天到10余年,潜伏期长短与咬伤部位、伤口的深浅及创面大小、伤者年龄等因素有关。一般情况下,近中枢的潜伏期短于远中枢的;创面大而深的潜伏期短于小而浅的;儿童的潜伏期短于成人,为18~60天。

### (二)前驱期

初期常诉头痛、烦躁、失眠,有的病例有呕吐、体温略升高,有80%病例伤口已愈合处的伤痕处有麻木刺痛、瘙痒、蚁走感。此后,咽喉部有紧迫感,厌饮、厌食,咽喉部可现痉挛,尚能吞咽。这些症状持续2~3天。

### (三)暴躁期

兴奋症状逐步发生,前驱期的症状加重。每当饮水时,因咽喉部剧烈痉挛而怕饮水,声门呼吸肌受累而致呼吸困难,恐水症状突出,对声、光、风敏感,痉挛加剧。患者常伴有全身性痉挛,颈项强硬,呈阵性发作。随着病情发展,症状逐步加重,发作越来越频繁,惊恐不安,暴躁异常,愤怒咆哮。患者神志清楚,唾液分泌增多,不时喷吐,瞳孔散大,脉快,体温升高可达39~40 ℃,1~3天进入麻痹期。

### (四)麻痹期

由暴躁转为安静,皮肤对冷、热、痛刺激的敏感性减退,肌肉痉挛停止,似乎病情好转,但很快心力衰竭,呼吸浅表不规则,有时出现潮式呼吸,最后麻痹而死亡。此期一般经历2~18小时。

## 六、免疫预防

### (一)自动免疫

**1.疫苗的研发**

狂犬病疫苗是用于免疫预防的最悠久的疫苗之一。1882年,法国巴斯德用连续传代的方法减弱病毒的毒力,以适应制备疫苗。他以"街毒"连续传90代,改变了病毒某些生物学特性,使之成为"固定毒"以制备疫苗,用于被狂犬咬伤的人的免疫预防,获得成功。

狂犬病疫苗的发展历程大致分为三个阶段,神经组织疫苗、禽胚(鸡、鸭)疫苗和细胞培养疫苗。由于疫苗的安全性和保护效果欠佳,前两种疫苗被淘汰。目前采用不同细胞培养方法制备的疫苗,有人二倍体细胞疫苗和Vero细胞疫苗。人二倍体细胞疫苗是公认的安全性和效果最好的疫苗,现今在有些工业化国家的部分人群中应用。

原代地鼠肾细胞疫苗曾是我国及加拿大、俄罗斯等国应用最广的狂犬病疫苗,如今仍有此种产品市售。Vero细胞疫苗有其固有的优点,有取代原代地鼠肾细胞疫苗的趋势。此类疫苗是将狂犬病病毒固定毒接种于单层细胞上,经培养收获病毒液,灭活病毒、浓缩、纯化,加适宜的稳定剂和防腐剂(硫柳汞,不超过0.1 mg/mL),用于预防狂犬病。该类疫苗既往有加佐剂型和无佐剂型冻干剂两种,使用方法相同(现今我国均无佐剂)。

**2.疫苗的应用**

凡被疯动物咬伤、抓伤时,不分年龄、性别应立即处理伤口并及时按暴露后免疫程序接种疫苗。凡有接触狂犬病病毒危险的人群(如兽医、动物饲养员、林业人员、屠宰工人、狂犬病病毒实验室工作人员等),按暴露前免疫程序预防接种疫苗。狂犬病疫苗每1剂1.0 mL,效价≥2.5 IU。注射于上臂三角肌内,幼儿可注射于大腿外侧肌内。

(1)暴露前免疫程序:于0天、7天、28天各接种疫苗1剂,全程共接种3剂。

(2)暴露后免疫程序:被狂犬咬伤后,立即0天(第1天)、3天(第4天)、7天、14天、28天各接种疫苗1剂,共5剂,儿童和成人用量相同。下列情况之一者,建议首剂疫苗剂量加倍。①接种疫苗前1个月内注射过免疫球蛋白或抗血清者;②先天性获得性免疫缺陷患者;③接受免疫抑制剂(包括抗疟药)治疗的患者、老年人及慢性病患者;④于暴露后48小时或更长时间才接种疫苗的人。

暴露后免疫程序按下述伤情及程度分级处理。①Ⅰ级暴露:触摸动物,被动物舔及无损皮肤,一般不需处理,不必注射疫苗。②Ⅱ级暴露:未出血的皮肤咬伤、抓伤,破损的皮肤被舔及,应按暴露后免疫程序接种疫苗。③Ⅲ级暴露:一处或多处出血性咬伤或被抓伤出血,可疑或确诊疯动物唾液污染黏膜,应立即按暴露后免疫程序接种疫苗及注射抗血清或免疫球蛋白。抗狂犬病血清按40 IU/kg注射,或人特异抗狂犬病免疫球蛋白按20 IU/kg注射,将尽可能多的抗狂犬病血清或抗狂犬病特异免疫球蛋白做咬伤局部浸润注射,剩余的做肌内注射。

(3)对曾经接种过狂犬病疫苗的人群需再接种疫苗的建议:①1年内进行过全程疫苗接种(5剂),被可疑动物咬伤者,应于0天和3天各接种1剂疫苗。②1年前进行过全程疫苗接种(5剂),被可疑动物咬伤者,则应进行全程疫苗再接种。③3年内进行过全程疫苗接种,并且进行过加强免疫,被可疑动物咬伤者,则应于0天和3天各接种1剂疫苗。④进行过全程疫苗接种,并且进行过加强免疫,但超过3年,被可疑动物咬伤者,则应进行全程疫苗再接种。

3.疫苗的保护效果

疫苗的保护效果取决于疫苗的使用是否即时(咬伤后注射疫苗的时间),伤口创面是否按流程清洗,是否与抗狂犬病血清同时注射,咬伤部位与中枢神经的距离等因素。一般应在咬伤后立即按疫苗规定程序注射疫苗,若能与抗血清同时注射则效果更佳。

疫苗的保护效果还与疫苗的效价和剂型有关,既往市售原代地鼠肾细胞疫苗含有氢氧化铝佐剂,虽然可提高疫苗的免疫应答,但延迟了抗体的产生时间,无疑对免疫保护不利。学者曾临床研究市售含铝佐剂原代地鼠肾细胞疫苗和法国无铝佐剂 Vero 疫苗,证明前者产生抗体时间迟于后者,且抗体滴度也低于后者。学者采用小鼠中和试验检测血清抗体,以抗体水平$\geqslant$0.5 IU/mL作为保护水平,按0、3、7、14、28天5针免疫程序免疫。从初免后0天(第1剂)到初免后10天,已注射3剂疫苗,完成了0、3、7程序;再到初免后30天,已注射5剂疫苗并完成了全程免疫。

4.疫苗的不良反应

接种地鼠肾细胞疫苗后,一般不良反应与疫苗中是否含有铝佐剂有关。含铝佐剂者反应轻微,局部红肿、硬结发生率为10%~20%,偶有过敏性皮疹,无须医疗处置,可自愈。经浓缩后无铝佐剂者,发生率高于有铝佐剂者。异常反应主要是变态反应,临床表现有过敏性皮疹、荨麻疹、血管性水肿、过敏性紫癜、过敏性休克。报道其发生率悬殊,为0.68%~1%。

5.疫苗禁忌证

由于狂犬病病死率极高,暴露后的免疫不考虑禁忌。暴露前免疫,遇有发热、急性疾病、严重慢性病、神经系统疾病、过敏性疾病或既往对抗生素、生物制品有过敏史者慎用;对哺乳期、孕期妇女推迟使用。

(二)被动免疫预防

1.抗血清

抗血清是用抗原(灭活狂犬病病毒固定毒)免疫马、骡等大动物,待抗体滴度达高峰时取其血浆,提纯、精制提取 IgG,即为抗血清。

2.抗血清的应用

被狂犬咬伤后,尽早按0.1~0.5 mL/kg(体重)肌内注射,必要时取一半剂量抗血清在伤口周围作浸润注射。

抗血清应用前需做常规过敏试验。过敏试验方法:用1:10或1:100稀释血清0.1 mL注射前臂屈侧皮内。有过敏者,注射部位于10~20分钟显示红肿,并可能不断扩大,反应强烈者,可现伪足样隆起条痕,是为阳性;无过敏者,不显红肿,是为阴性。可按上述方法将抗血清一次注射完。

皮试阳性者,必须采用脱敏方法。脱敏原则是将抗血清总量分为若干小剂量份,按一定顺序注射。由皮下注射小剂量高度稀释的血清,注射后15分钟内,若不出现红肿或其他不良反应,可以双倍量作第2剂注射。此后进行第3次、第4次以至更多次注射。如果其中一次发生不良反应,需等 15 分钟后退回到上一次注射的量(出现不良反应那次以前的一次),重新循序进行。脱敏的具体操作方法如下。

(1)0.05 mL 稀释 20 倍的抗血清,皮下注射。

(2)0.05 mL 稀释 10 倍的抗血清,皮下注射。

(3)0.1 mL 不稀释抗血清,皮下注射。

(4)0.2 mL 不稀释抗血清,皮下注射。

(5)0.5 mL 不稀释抗血清,皮下注射。

(6)剩余未稀释的抗血清,全部由肌内注射。

3.抗狂犬病免疫球蛋白(HRIG)

采集高抗狂犬病抗体者的血浆,抗体滴度不低于 100 IU/mL。将提取的抗体分别以 100 IU、200 IU、500 IU、1 000 IU 的剂量分装,备用。WHO 推荐,被可疑疯动物咬伤、抓破皮肤流血,都应按 20 IU/kg 体重注射 HRIG(血清抗体保护水平为 0.5 IU/mL)。HRIG 是人源性 IgG,不存在过敏问题,无须做过敏试验。

4.抗狂犬病血清或 HRIG 和疫苗联合使用

因为疫苗接种后第 7 天尚检测不到抗体,故对严重咬伤,如头、面、颈、手指深度咬伤者用抗血清可延长疾病潜伏期,使疫苗得以发挥作用。但抗血清和疫苗联合使用时,抗血清有抑制疫苗的作用,为此,应控制抗血清的用量,并增加疫苗接种剂次。

(王春花)

# 第十三章 公共卫生护理

## 第一节 医疗机构公共卫生基本职能

医疗机构种类繁多，有综合医院，也有专科医院。医疗机构的级别也不尽相同，有三级甲（乙）医院，也有二级甲（乙）等医院，还有一级医院、门诊等。不同类型的医疗机构所承担的公共卫生职能不尽统一，根据国家有关法律法规及我国医疗机构开展公共卫生工作的实际，医疗机构的公共卫生基本职能主要包括以下几方面：突发公共卫生事件的报告及应急处理；食物中毒的发现报告与救治；传染病的发现报告及预防控制；预防接种服务；主要慢性病的发现报告与管理；职业病的发现与报告；精神病的发现与报告；医院死亡病例的报告；妇女儿童保健服务；健康教育与健康促进；放射防护和健康监测；医院感染与医疗安全管理。

### 一、突发公共卫生事件的发现报告及应急处理

突发公共卫生事件发现，无论是重大传染病，还是食物中毒和职业中毒，当患者感到身体不适时，首先就诊地点为医疗机构，医疗机构医师根据诊疗规范、诊断标准和专业知识，进行疑似或明确诊断。

（一）突发公共卫生事件报告

医疗机构发现突发公共卫生事件或疑似突发公共卫生事件，医院应及时启动突发公共卫生事件处置应急程序，逐级汇报。

（二）患者救治或转诊

医疗机构在报告的同时要做好患者救治工作，特殊情况需要转诊者，应做好相应转诊工作。

### 二、食物中毒发现报告与救治

患者食用了被生物性（如细菌、病毒、生物毒素等）、化学性（如亚硝酸钠等）有毒有害物质污染的食品，出现急性或亚急性中毒症状。

（一）食物中毒的发现

患者到医疗机构就诊，医疗机构医师根据食物史、患者症状，结合相关诊断标准确认食物中毒或疑似食物中毒。

## (二)食物中毒的报告

医疗机构发现群体性食物中毒,应及时启动疑似食物中毒事件处置应急程序,逐级汇报,并协助疾病预防控制机构进行事件的调查及确证工作。

## (三)食物中毒患者救治

医疗机构在报告的同时做好中毒患者的救治工作。

## 三、传染病的发现报告及预防控制

传染病的预防控制是医疗机构主要工作内容之一,包括传染病的发现、报告、监测、预防控制、救治及转诊工作。

### (一)传染病的发现

医疗机构医师接诊疑似传染病患者,应按《传染病诊断标准》对疑似传染病例进行诊断,必要时请会诊予以明确诊断。

### (二)传染病的报告

医疗机构发现疑似或确诊传染病后,要按《中华人民共和国传染病防治法》规定的内容及时限,录入中华人民共和国国家疾病预防控制信息系统进行网络直报。

### (三)传染病监测

医疗机构应按公共卫生专业机构要求,开展传染病的监测工作,报送相关监测信息。做好传染病阳性标本留样,传送给疾病预防与控制中心实验室复核。

### (四)传染病预防控制

在医疗机构中实施传染病的预防与控制,如预防控制艾滋病乙肝梅毒母婴传播项目,孕产妇进行筛查、随访、治疗,都需在医疗机构内实施。

### (五)传染病的救治

传染病治疗和重症传染病的救治都需依赖医疗机构。

### (六)慢性传染病患者的转诊

有些传染病发现后需转至专门机构进行随访治疗,如疑似麻风患者(临床诊断为主)、疑似肺结核患者(临床诊断和胸部X线片结果为主)医疗机构除报告外,还要转诊至辖区慢性病防治院或传染病医院进行治疗。

## 四、预防接种服务

预防接种是最有效、最经济的预防控制疾病的措施,预防接种服务主要在社区健康服务中心完成,医疗机构主要承担新生儿疫苗接种,犬伤后狂犬疫苗接种及冷链的管理。

### (一)新生儿疫苗接种

孕妇在医院生产后,医院应及时为新生儿免费接种乙肝疫苗、卡介苗,接种时应严格按疫苗接种规范操作。

### (二)狂犬疫苗接种

对动物咬伤的就诊者,医疗机构应根据狂犬病暴露预防处置工作规范处理伤口及接种狂犬疫苗,必要时注射狂犬免疫球蛋白。

### (三)冷链管理

医疗机构应严格按预防用生物制品保存要求执行存放(在冷藏或冷冻区)、领取、运输等。

临床常见疾病护理程序

### 五、主要慢性非传染病的发现报告与管理

主要慢性非传染病是指高血压、糖尿病,以及恶性肿瘤、脑卒中和冠心病等,医疗机构承担患者发现、报告、治疗及转诊工作。

**(一)患者的发现**

医疗机构要积极主动发现高血压、糖尿病患者,落实首诊测血压措施。

**(二)病例的报告**

医疗机构一旦发现高血压、糖尿病患者,以及恶性肿瘤、脑卒中和冠心病病例,按要求报告给公共卫生专业机构。

**(三)患者的治疗**

一旦明确诊断,医疗机构应采取合适的措施对患者进行治疗。

**(四)患者的转诊**

医疗机构待患者病情稳定后转诊至所在的社区健康服务中心,由社区健康服务中心进行随访管理。

### 六、职业病的发现与报告

医疗机构对有职业接触的疑似职业病的病例,应结合职业接触史和临床表现进行诊断和鉴别诊断,必要时邀请职业病防治机构的专家会诊,一旦发现疑似的职业病,应及时按要求进行报告,必要时转诊至相应的专业机构进行治疗。

### 七、重症精神病的发现与报告

医疗机构对疑似精神病患者应进行诊断和鉴别诊断,必要时邀请精神病专科医院专家会诊,一旦发现疑似精神病患者,按要求进行报告,必要时转诊至精神病专科医院进行明确诊断和治疗。

### 八、死亡病例的报告

医疗机构出现死亡病例,应按要求及时、准确填报死亡医学证明,专人定期收集全院死亡医学证明信息,组织病案管理室给予规范编码,录入国家死因登记信息报告系统并网络上传。

### 九、妇女儿童保健服务

具有相应资质的医疗机构提供孕产妇保健服务和儿童保健服务,并管理出生医学证明和妇幼保健信息。

**(一)孕产妇保健**

医疗机构为育龄期妇女开展孕前妇女保健检查和咨询,对孕期妇女提供定期产检服务和相关疾病的筛查,以及适宜的生产技术,指导母乳喂养,发现与报告孕产妇死亡情况。

**(二)儿童保健**

医疗机构提供新生儿疾病筛查、儿童保健服务,发现与报告新生儿和 5 岁以下儿童死亡情况。

### (三)出生医学证明管理
专人管理、核发出生医学证明,并及时上报。
### (四)妇幼信息管理
医疗机构负责管理妇幼保健信息系统和母子保健手册,准确录入妇幼保健相关内容,按权限完成相应工作,按期完成妇幼保健报表的统计、核实、报送等工作。

## 十、健康教育与健康促进
医疗机构根据其特殊性提供健康教育宣传、健康处方、健康指导,并带头做好控烟工作。
### (一)健康教育
各医疗机构各专业科室应根据自身专业特点,定期制作健康教育宣传栏,宣传相关知识。
### (二)健康处方
各专业科室编写本专业诊治疾病的健康处方,对就诊者进行宣传,普及相关专业知识。
### (三)健康指导
医务人员适时对患者或家属进行健康指导,住院部医务人员应对患者进行健康教育指导并在病历记录。
### (四)控制吸烟
禁烟标识张贴、劝止吸烟行动、医院内吸烟现况监测,带头控烟。

## 十一、放射防护与健康监测
医疗机构为了疾病的诊断和治疗配备了许多带有放射性的装置,如 X 线机、CT 等,因而要加强辐射防护,并做好医护人员和就诊者的保护。
### (一)放射防护
对带有放射性的装置,其选址、布局及防护设计要合理,设计方案应报批,竣工后要通过专业部门验收,场所要进行防辐射处理。
### (二)放射人员防护
放射工作人员要做好个人防护,上班时佩戴个人放射剂量仪,定期进行健康体检。
### (三)患者的防护
医疗机构在给患者进行带有放射线装置检查或治疗时,要做好防护,尤其是敏感部位务必采取有效的防护措施。

## 十二、医院感染与医疗安全管理
医院内感染控制是医疗机构的重要职责,包括医院感染的报告与处理,医院消毒效果监测,医疗废弃物管理,实验室感染控制,以及感染性职业暴露处置等工作内容。
### (一)医院感染的报告与处理
医务人员按《医院感染诊断标准(试行)》发现院内感染个案时,应及时报告。如果发生医院感染暴发,要按医院感染暴发处理程序进行调查、报告,必要时请专业机构协助处理,提出感染控制措施并部署实施。
### (二)医院消毒效果监测
医院感染管理部门应定期对消毒剂、消毒产品、医务人员的手、空气、物体表面等进行消毒效果监测,并向当地专业公共卫生机构报告,接受公共卫生机构督导检查。

#### (三)废弃物管理

医院机构应按《医疗废物管理条例》要求做好医院污水处理,定期监测污水处理后的卫生指标,定期检查医疗废物处理是否规范。如果发生医用废物的流失、泄漏、扩散等意外事故应及时报告并做好相应处理。

#### (四)实验室感染控制

医疗单位实验室,尤其是感染性实验室要严格按照实验室生物安全要求进行规范操作,做好个人防护、菌种保藏、运输等安全防范工作。

#### (五)感染性职业暴露处理

医务人员要严格执行各项诊疗操作规范,发生感染性职业暴露要及时报告、评估并给予医学处理,根据职业暴露给别定期随访。

(杨玉銮)

## 第二节 公共卫生与社区护理

### 一、公共卫生

#### (一)公共卫生护理的定义

美国耶鲁大学公共卫生教授温斯乐早在1920年即指出:"公共卫生是一种预防疾病、延长寿命、促进身心健康和工作效能的科学与艺术。通过有组织的社会力量,从事环境卫生、传染病控制及个人卫生教育;并组织医护事业,使疾病能获得早期预防及诊断治疗;进而发展社会机构,以保证社会上每一个人都能维持其健康的生活;使人人都能够实现其健康及长寿的权利。"

公共卫生的定义是:"公共卫生是通过有组织的社会力量,以维持、保护和增进群众健康的科学和艺术。它除了提供特殊团体的医疗服务和关心疾病的防治外,对需要住院的群众,尤其贫穷的群众更是如此,以此保护社会。"

#### (二)目的及重要性

公共卫生的目的主要是保护和促进整个社区人群的健康、预防疾病、早期发现、早期诊断和早期治疗疾病,如遇不可避免的残障及某些疾病,寻求最有效的措施,并争取服务对象的参与,以发挥每个人最大的潜能。因此,社区医疗与社区护理应运而生。自解放尤其是改革开放以来,我国的政治、经济、文化、教育等方面均有长足发展,社区卫生从死亡率的降低、平均寿命的延长、急性传染病的有效控制、医疗人力资源的增长及医疗设施的不断提高等方面,更显示出社区医疗和社区护理工作的成效及重要性。

#### (三)目标

公共卫生的目标是减少不应发生的死亡、残障、疾病和不适,同时要保护、维持和促进人们的健康,以保证整体社区的福利。

## 二、公共卫生与社区护理

### (一)公共卫生的业务范围

公共卫生业务是为解决大众健康问题而设的,它随时代的不同而异,可概分为"环境问题"与"卫生服务"两大类。

1.公共卫生的范围

自温斯乐及世界卫生组织的定义来分析公共卫生的范围如下。

(1)以"人"为对象:包括孕产妇、婴幼儿、托儿所、幼稚园学童、学生、员工等。

(2)环境:如环境卫生、安全用水、食物、营养、农药污染、噪音等。

(3)法规:如传染病防治条例、医疗法、护理人员法等法规的制定。

(4)医护人员训练、流行病学等调查、各项研究、卫生计划的执行及评价、生命统计、电脑化等。

(5)其他:如法律、政治体制、经济生活、生物环境、农业、工业、住宅、交通、教育等。

2.亨伦将公共卫生工作归纳为七类

(1)需以社区为基础来处理的活动。

(2)防范易引起疾病、残障或夭折的疾病因子或环境因子。

(3)综合性健康照顾活动。

(4)生命统计资料的收集、保存、分析和管理。

(5)开展个人及社区民众的卫生教育。

(6)从事卫生计划及评估。

(7)从事医学、科学、技术及行政管理的研究工作。

我国的业务范围:预防、医疗、保健、康复、健康教育、计划生育、技术服务。

综合以上可知,凡是能够促进健康、维护健康、预防疾病、早期诊断、早期治疗、加强复健及安宁照护等医学及与健康息息相关的非医学部门的业务,都是公共卫生的业务范围。

### (二)社区护理的业务范围

社区保健服务中心是直接提供群众公共卫生护理的服务单位,而其护理人员亦是公共卫生团体中与群众接触最频繁的人员,以下就护理人员在社区保健服务中心的业务介绍如下。

1.医疗

门诊、转介服务,如在山区等医疗资源缺乏的边远地区另设有观察床及急救设施。

2.预防及传染病管理

各项预防接种、性病防治、肝炎防治、寄生虫防治、结核病控制、慢性病(高血压、糖尿病、精神病、脑卒中)防治。

3.家庭计划

应加强两性平等平权教育、家庭咨询、组织家庭的意义及功能、降低离婚率、单亲家庭子女的辅导。目前的工作着重在优生保健及有偶妇女的生育管理与宣导,并将低收入户、身体功能障碍(智障、残障)、精神科患者、不孕夫妇等列入优先服务对象。

4.妇幼卫生

将孕产妇、婴幼儿有遗传疾病等高危险群列为优先服务,并作子宫颈癌、乳癌筛检、婴幼儿发展测验等服务。

5.卫生教育

对预防、保健、医疗、复健、营养、视力保健、减少抽烟和嚼槟榔等,制定每个月宣导活动的主题,并透过义工、社区事业促进委员会的宣导,使群众获得足够的知识,改变态度,进而影响个人及家庭成员的行为,达到自我照顾的目的。

**6. 社区评估**

评估社区年龄、疾病、十大死因、教育程度、性别、职业、交通等情形,另借由门诊、地段管理、转介及居家护理服务来评估个人、家庭、社区人口的卫生问题。

**7. 卫生行政**

各项资料的搜集、统计、分析,并配合研究、流行病调查开展各项活动,推行政府卫生政策。

## 三、社区护理的特性、功能、目标与执行方法

### (一)社区护理的特性

(1)社区护理的特性随着卫生所设立的宗旨而有所不同。一般而言,卫生所以防疫、传染病管制、促进健康、维持健康及预防保健为主,医疗为辅,对辖区所有群众提供服务。

(2)运用社区护理专业知识、技术、理论、方法及评价方式来开展工作。

(3)以"家庭"为基本服务单位。

(4)服务对象为社区整体,包括健康与疾病、残障或临终者、家庭、团体、各年龄层及各社会阶层的人群。

(5)提供具有就近性、连续性、方便性、主动性、政策性、综合性、独立性及初级医疗性服务。

(6)运用社区组织力量,如妈妈教室、社区事业促进委员会、家政班等,以及群众的参与来推展工作。

### (二)社区护理的功能

(1)控制传染病的发生及蔓延。

(2)发现除个人以外家庭、社区的共同性健康问题,并予以彻底治疗,解决卫生问题。

(3)以最少的预算达到最大的效果,即以预防保健为主,医疗为辅,达四两拨千斤之功能。

(4)以卫生教育的教导方式普及保健常识,群众能达到自我照顾的能力。

(5)社区评估,以社区群众的需求为导向,更切合社区群众的实际需要。运用流行病学的概念,及早发现疾病开始流行前的征兆,以抑制其扩大。

### (三)社区护理的目标

公共卫生护理的立足之本是预防疾病,促进和维护健康,它的主要目标是培养社区群众解决健康问题的能力,进而能独立实行健康生活。

**1. 启发及培养保健观念**

公共卫生护理工作步骤中以健康教育最为重要,而健康教育又以学校为基础。"世界卫生组织对学校健康教育主要强调保健教育普及,以及健康行为的养成"。一般公共卫生护理人员在筛检或团体活动时所做的护理指导或保健教育,其效果远不及家庭访视这种一对一的、密集的、针对个案专门问题的服务来得大。在中老年病服务中,年龄大的个案行为改变非常慢,若不经常家访并改变家人的观念,其饮食及行为改变将更加困难。培养群众正确的保健观念,不仅可减少疾病发生率,更可使人们获得高度的健康状态。

**2. 协助群众早期发现疾病、早期治疗**

公共卫生护理人员接触群众的次数多、时间久,如有基本身体评估技巧及高筛检率,对潜在罹患疾病的个案能及早发现,所获得早期治疗的效果最佳。平时妇女防癌抹片检查、乳房自我检

查、量血压、验血糖及个案的一些早期表现(如蜘蛛痣为肝硬化的先兆)等,均为协助群众早期发现疾病并能早期治疗,以及早去除不健康行为,而减少许多疾病的发生及不幸。

3.帮助群众建立健康的生活方式

生活习惯自幼即养成,父母教育及托儿所、幼儿园及其他就学期间培养健康行为较容易。影响健康生活的因素甚多,重要是要辅导群众自助助人,成立志愿者团体或运用社区促进委员会、家政班、妇女会发挥力量,做到保健人人一起来,使社会更健康。

### 四、社区护理的实施方式

公共卫生护理的执行方式可分为二大类。

**(一)综合性的社区护理方式**

综合性的公共卫生护理方式采取"社区管理"的不分科护理方式。此种护理方式即由社区护理人员负责该区域与健康有关的一切问题,包括社区的护理需要评估、诊断、计划、执行及评价;而其服务的对象则包括各年龄层、各社会阶层的人口群体,以及各种潜在或已存在的健康问题。

1.优点

(1)护理人员容易与家庭建立专业性人际关系,并取得家庭的信任。

(2)由于对该社区有较深入的了解,因此社区护理人员容易发现群众的真正问题,而所提供的服务也能满足群众的健康需求。

(3)可减少对社区、家庭的干扰。

(4)可减少护理人力的浪费。

(5)社区护理人员可以做到以"家庭"整体为中心来考虑健康需要。

2.缺点

护理人员不可能样样专精,因此当其遇到无法解决的问题时,必须有能力去寻求社会资源,并作转介。

**(二)分科的社区护理方式**

分科的社区护理方式依护理业务的特性来分配工作,每一个护理人员均负责某一特定的业务,如家庭计划、结核病防治等。

1.优点

由于护理人员容易对其所负责的业务专精而成为该方面的专家。

2.缺点

分科的社区护理方式的缺点即为无法达到综合性的社区护理方式的优点。

(蔡秀芬)

## 第三节　居民健康档案

健康档案是社区卫生机构和乡村卫生院为城乡居民提供社区卫生服务过程中的规范记录,是以居民个人健康为核心、家庭为单位、社区为范围,贯穿整个生命过程、涵盖各种健康相关因素的系统化文件记录。是居民享有均等化公共卫生服务的重要体现,也为各级政府及卫生行政部门制定卫生服务政策提供重要的参考依据。基层医务人员以健康档案为载体,为城乡居民提供

临床常见疾病护理程序

连续、综合、适宜、经济的公共卫生服务和基本医疗卫生服务。

## 一、居民健康档案的建立及内容

### (一)建立居民健康档案的意义

居民健康档案是开展基本公共卫生服务和基本医疗服务的重要记录资料,在保证服务质量、科研教学等方面均有十分重要的作用,其意义在于以下方面。

(1)掌握居民一般状况,包括健康水平、危险因素、家庭问题以及可以利用的家庭和社区资源;为制订治疗方案、预防保健计划提供依据。

(2)及时汇总医疗卫生服务信息、更新健康档案,动态记录居民健康状况评价居民、家庭健康状况。

(3)评价社区卫生服务质量和技术水平的工具之一。

(4)系统而规范的居民健康档案为医学教学、科研提供实践依据。

### (二)居民健康档案的建立方法

1.建档对象

以辖区内常住居民,包括居住半年以上的户籍及非户籍居民,以0～6岁儿童、孕产妇、老年人、慢性病患者和重性精神疾病患者等人群为重点。

2.建档方法

为居民建立健康档案的方法很多,入户建档是常用的方法,尤其是为上班族建档,但更应该充分利用各种机会首先为重点人群建立健康档案。比如辖区居民到乡镇卫生院、村卫生室、社区卫生服务中心(站)接受服务时,或通过入户服务(调查)、疾病筛查、健康体检时等,应及时宣传建档的意义,并为之建立健康档案。

3.建档原则

首先应以政策引导、居民自愿为原则,其次要突出重点、循序渐进。优先为老年人、慢性病患者、孕产妇、0～6岁儿童等建立健康档案。建档时更应资源整合、信息共享,以基层医疗卫生机构为基础,充分利用辖区相关资源,共建、共享居民健康档案信息,逐步实现电子信息化。

4.建档流程

居民在利用社区卫生服务常规门诊时建立健康档案,并进行建档后的第一次健康体检。

### (三)居民健康档案的内容

在我国,健康档案内容分成3个部分,即居民健康档案、家庭健康档案、社区健康档案。从下面案例中可以了解到居民健康档案、家庭健康档案内容。规范的健康档案应包括以下基本内容。

1.居民健康档案

个人健康档案的内容包括个人基本信息、健康体检、重点人群健康管理记录和其他医疗卫生服务记录。

(1)个人基本情况。①人口学资料:姓名、年龄、性别、住址、电话、受教育程度、职业、婚姻、种族、经济状况、身份证号、医疗保险号等。②健康行为资料:吸烟、饮酒、饮食习惯、运动、就医行为等。③临床资料:疾病史、心理状况和家族史等基础信息。

(2)健康体检:周期性健康体检,含一般物理检查及部分辅助检查项目,了解健康状况,进行健康评价,目的是早期发现常见的疾病及危险因素及时采取防治措施,提高生活质量。

(3)重点人群健康管理:包括国家基本公共卫生服务项目要求的0～6岁儿童、孕产妇、老年人、慢性病和重性精神疾病患者等各类重点人群的健康管理记录。

(4)其他医疗卫生服务记录:包括上述记录之外的其他诊疗、会诊、转诊记录等。

总之与居民健康管理有关的资料均应归入居民健康档案中,如非药物干预记录、老年自理评估记录、老年居家环境安全评估记录等均应归入居民健康档案中。

2.家庭健康档案

家庭健康档案是以家庭为单位,记录其家庭成员和家庭整体有关健康基本状况、疾病动态、预防保健服务利用情况的系统资料。

包括家庭基本资料、家系图、家庭生活周期、家庭主要问题目录、问题描述等。

(1)家庭基本资料:包括家庭住址、电话、人数及家庭其他成员基本信息,与户主关系,按照年龄大小依次填写。

(2)家系图:以绘图的方式表示家庭结构及各成员的关系、健康状况等,是简单明了的家庭评价综合资料。

(3)家庭生活周期:从建立家庭至家庭成员死亡,通常家庭生活经过8个阶段,每个阶段包含了正常和可预见的转变,但还会遇见不可预见的危机,如夭折、离婚、失业、患上慢性病等,因此会使家庭生活的阶段发生变异,如离婚、再婚、独生子女离家上学、工作使家庭立即进入空巢家庭等。

(4)家庭主要问题目录:记录家庭生活周期各个阶段存在或发生的重大生活压力事件。记载家庭生活压力事件及危机的发生日期、问题。按发生的年代顺序逐一编号记录。

3.社区健康档案

社区健康档案是以社区为基础的卫生保健服务的必备工具,是了解社区卫生工作状况、确定社区中主要健康问题及制订卫生保健计划的重要资料。

通过居民卫生调查、现场调查和现有资料收集等方法记录反映社区主要环境特征、影响居民健康问题以及解决问题可利用的资源,确定社区的疾病防治重点和健康优先解决的问题。

社区健康档案包括社区基本资料、卫生服务资源、卫生服务状况、居民健康状况等几个部分。

## 二、健康档案的应用与管理

### (一)健康档案的应用

按照国家基本公共卫生服务规范要求,下列情况均应使用健康档案。

(1)已建档居民到乡镇卫生院、村卫生室、社区卫生服务中心(站)复诊时,应持居民健康档案信息卡(或医疗保健卡),在调取其健康档案后,由接诊医师根据复诊情况,及时更新、补充相应记录内容。

(2)入户开展医疗卫生服务时,应事先查阅服务对象的健康档案并携带相应表单,在服务过程中记录、补充相应内容。已建立电子健康档案信息系统的机构应同时更新电子健康档案。

(3)对于需要转诊、会诊的服务对象,由接诊医师填写转诊、会诊记录。

(4)利用健康档案中提供的信息进行生活方式、家庭存在问题等干预,并记录于健康档案中。

### (二)健康档案的管理

健康档案应统一存放于城乡基层医疗卫生机构。根据有关法律法规,城乡基层医疗卫生机构提供医疗卫生服务时,应当调取并查阅居民健康档案,及时记录、补充和完善健康档案。做好健康档案的数据和相关资料的汇总、整理和分析等信息统计工作,了解和掌握辖区内居民健康动态变化,并采取相应的适宜技术和措施,对发现的卫生问题有针对性地开展健康教育、预防、保健、医疗和康复等服务。以居民健康档案为平台,促进基层医疗卫生机构转变服务模式,实现对城乡居民的健康管理。

基层医疗卫生机构应建立居民健康档案的调取、查阅、记录、存放等制度,明确居民健康档案管理相关责任人,保证居民健康档案的正确使用和保管。

居民健康档案的管理要遵守档案安全制度,不得损毁、丢失,不得擅自泄露健康档案中的居民个人信息以及涉及居民健康的隐私信息。除法律规定必须出示或出于保护居民健康目的,居民健康档案不得转让、出卖给其他人员或机构,更不能用于商业目的。

**(三)社区护士对健康档案的利用**

在开展社区护理工作中,社区护士通过利用社区居民健康档案,为居民提供及时、有效的护理。

1.社区护士对个人健康档案的利用

(1)建立、完善健康档案:在社区居民首次就诊时,社区护士收集个人的一般资料、健康状况、健康问题等信息,为社区居民建立个人及家庭档案。如果是儿童,应记录免疫接种情况,以便查漏补种;如果是孕妇,应记录孕期检查时间、内容等;慢性病患者的记录内容包括就诊时状态、医疗史、家族史、病情及治疗用药效果、饮食及运动习惯、嗜好等。当个人、家庭的基本情况(如住址、电话等)发生变动时,根据情况及时修订,以完善档案记录。

(2)追踪、补充随访记录:将社区居民接受护理照顾或疾病监测等动态信息及时录入健康档案,使个人健康信息动态、完整,为全科医师的诊疗提供依据。

2.社区护士对家庭健康档案的利用

(1)家庭健康评估:社区卫生服务是"以家庭为单位"的管理,通过对家庭健康档案的信息查询,使社区护士了解家庭的基本特征,家庭内、外环境,家庭结构和功能,从而对家庭的健康状态及影响健康的因素做出整体的评估,制订出护理管理计划。

(2)协助家庭成员适时调整角色,促进家庭支持:通过家庭健康档案,了解家庭成员的特点,动员家庭成员调整内、外资源来改善家庭功能,对慢性病患者在情感、经济、平衡膳食、合理运动等方面给予支持,缓冲慢性病患者的精神压力,解决健康问题。

3.社区护士对社区健康档案的利用

(1)社区健康评估:通过社区卫生诊断,评估社区人口群体特征,包括人口数量、构成、健康状况、职业和医疗保障等,掌握社区资源,根据社区健康问题,为制订社区健康教育计划、社区护理计划提供参考。

(2)对特殊人群进行干预管理:利用社区健康档案中的信息,对特殊群体进行健康管理,可以使工作效率显著提高。通过对健康档案中的慢性病高危人群、空巢老人、低保人群、职业人群等标识的检索,了解特殊人群的特点、生活方式、存在的躯体、心理等方面的问题,追踪、记录特殊人群的身体功能及精神变化,以便提供持续性的照顾和护理。

(3)开展流行病学调查,进行科学研究:健康档案可以提供完整、详尽、客观的居民健康资料,是流行病学调查和护理研究的重要参考资料。

(杨玉銮)

# 第四节 社区慢性病患者的自我管理

慢性病患者的自我管理是指患者学会管理自身所患疾病必需的一些技能之后,在卫生专业人员的支持下,承担一些管理慢性病的医疗和预防性保健活动。慢性病自我管理的主要内容包括:①所患疾病的医疗和行为管理:如按时服药、加强锻炼、就诊、改变不良饮食习惯等;②角色管理:即患者应维持日常的角色,像正常人一样,要承担一些任务,如工作、做家务并进行一定的社会交往等;③情绪的管理,应如何控制自己的情绪等心理方面的护理。有效的自我管理,能够使慢性病患者积极主动地参与到自己的健康管理中,借助互动式的帮助使参与者成功地树立管理自我健康和保持主动及充满意义的生活能力的信心,在卫生保健专业人员的协助下,依靠自己解决慢性病给日常生活带来的各种躯体和情绪方面的问题,从而改善患者的生活质量和提高他们独立生活能力,以达到促进人群健康的目的。

## 一、社区慢性病患者的自我管理过程

在自我管理过程中,护士的责任是进行患者自我管理的指导,并监督患者自我管理过程中,对疾病的系统观察、反应的处理和疗效评价等。另外护理人员还应研究激发患者自我管理的动机和积极性。自我管理方法的实施者是患者,所涉及的有关知识和技能需要护士进行讲授、训练和反复强化。

**(一)评估阶段**

1.健康体检

定期健康体检可以全面了解各器官功能,为早期健康行为干预提供科学依据。体检的次数和项目根据个人的身体状况和医疗条件决定。自我管理要求慢性病患者通过阅读体检报告知道自己哪项检查正常,哪项检查处于边缘状态,哪项检查不正常,通过与社区卫生服务人员沟通,了解自己的患病情况,目前存在的危险因素有哪些等。此外,应指导慢性病患者对自身所患疾病的自我监测方法,如糖尿病患者的自测血糖、高血压患者自我监测血压等,以提高患者对自我健康管理的信心。

2.健康危险因素

评估自身存在哪些慢性病危险因素,包括不健康的生活习惯、环境因素、精神心理因素和个体固有因素等。

**(二)制订计划阶段**

1.制订计划的方法

社区护士应指导慢性病患者通过健康评估,了解自己的身体状况,根据其严重程度,明确哪些问题是最先需要解决的,哪些问题是最容易解决的,哪些问题是需要观察的。然后按照主次的优先次序进行排序。如果护士发现患者对自己的能力持怀疑态度,应指导其将最容易解决的问题放在前面,通过对问题的解决过程来提高自我管理的信心;如果发现其自我管理能力较强,就将最迫切需要解决的问题放在首位。然后,可将健康问题分类,如营养、运动、心理等,找出生活中需要改变的不利于健康的行为,根据掌握的预防保健知识,结合个人的饮食习惯、生活方式和健康意愿,制订出适合患者的健康计划。

2.制订计划的原则

(1)切合实际的原则:在制订计划时,社区护士要指导患者结合自身情况,制订出通过努力可以实现的目标,避免制订脱离实际、无法做到的计划。如让每天吸一盒烟的患者突然完全戒烟,多数人很难做到,其戒烟计划应该是每天吸烟量逐渐减少,直到彻底戒除。

(2)循序渐进的原则:改变多年的不良生活习惯不是一蹴而就的。如果平时不喜欢运动的患者,应逐渐增加运动量,以达到应有的主动运动标准。

(3)持之以恒的原则:开始自我管理慢性病时会遇到一些困难,社区护士应帮助患者认识到,为了改善其健康状况,实施健康计划是贯穿一生的行为,只有坚持下去形成习惯,才能达到促进健康和提高生活质量的目的。

(4)相互支持的原则:社区护士指导慢性病患者的家庭成员,在患者改变不良生活习惯的过程中,应及时给予支持和鼓励,切忌责怪抱怨。对正在戒烟的患者不能责备"你怎么还吸烟?",而应鼓励患者"你这阶段吸烟量减少了,下一步的计划一定能顺利完成"。有了家庭的支持和帮助,自我管理计划才能圆满完成。

### (三)实施阶段

**1.社区动员**

与街道有关领导、社区卫生服务中心领导面谈及会议讨论,以获得社区领导、社区卫生部门的参与和支持。可聘请有关专家分别对社区卫生干部和社区医务工作者培训有关"慢性病自我管理"的内容。使他们对这部分工作内容深入了解,并能积极参与和支持患者的自我管理活动。动员活动包括人际之间的口头宣传,社区居委卫生干部对慢性病患者的动员,以及发放慢性病自我管理宣传单等。

**2.开展培训和授课**

对社区慢性病患者进行慢性病自我管理知识和技能的培训和指导,授课内容包括学习如何进行慢性病自我管理,指导慢性病患者完成自我管理的任务,照顾好自己所患的疾病(按时服药、加强锻炼、就诊、改变饮食习惯);完成自己的日常活动(做家务、工作、社会交往等);管理自己因患病所致的情绪变化等。

### (四)效果评价阶段

自我管理是一个漫长的过程,社区护士应指导慢性病患者通过写日记的方式,把自己日常生活中已经改变的行为,有待改变的行为分别记录下来,以督促自己按计划完成。每次查体后进行小结,重新修订其自我管理计划。对目前的自我管理效果评价。国内外研究将效果评价分成患者疾病控制和医疗服务利用两大方面,评价因疾病不同往往采用其中一种或多种指标。

**1.患者疾病控制的评价指标**

包括临床和实验室评价(如糖化血红蛋白、肺功能测定等)、自觉症状评价(如疼痛、气短等)、自我功能评价(如健康评估和日常活动能力评估等)、心理状态评价(如抑郁、焦虑、生活质量中有关心理方面的内容)、生活质量和行为评价(如锻炼、饮食、预防措施等)。

**2.医疗服务利用的评价指标**

主要指是否减少卫生资源的利用,如患者急诊就诊次数减少、住院时间缩短、住院次数减少等。

**3.患者生活质量的评价指标**

健康调查简表,广泛用于评价慢性病患者与健康相关的生活质量改善情况,包括总分和9个项目分,分别是躯体功能、身体状况、躯体疼痛、总体健康、生命活力、社会功能、情绪状况、心理健康和自述健康状况。总分越高表明健康状况越好。SF-36用于评定与多种慢性疾病相关的生活质量,具备较好的信度及效度。大量研究表明,慢性病患者由于病症对躯体和心理的长期影响,与健康相关的生活质量受到相应影响和降低,加之活动减少、心理抑郁、治疗和控制疾病等诸多生活限制等,加重患者日常生活的负担和内容,扰乱患者的生活秩序。

## 二、社区慢性病患者疾病自我监测与就医指导

慢性病的治疗是一个长期、连续和动态的过程。为了提高慢性病患者的自我管理能力,社区护士应指导他们主动与医务人员配合做好自身所患疾病的监测,合理安排日常生活,并依病情变化及时就诊。

**(一)慢性病患者的疾病自我监测**

1.用药的监测

慢性病患者通常需要长期服用某些药物,社区护士应指导患者将用药的时间、药名、剂量、效果等情况记录下来。因为患者即使是严格"遵医嘱服药",由于长期服药后体内产生的耐药性或抗药性各自差异很大,如果患者能够通过自己长期而细心的监测,把服药的情况提供给医务人员,就能达到安全用药和提高疗效的目的。

2.临床表现和体检结果的监测

指导患者监测慢性病的临床表现,如糖尿病的"三多一少"、全身乏力、低血糖症状等。因为许多慢性病的体征都会在生理的各方面得到表现,它是医师对症治疗的重要依据。在家庭环境中,患者自己可以监测的生理项目,如心率、体温、排便与排尿等。有些项目需要通过医院的技术与设备才能获得监测结果,如定期到医院做心电图、肝功能、血常规、尿常规等检查。这些资料积累起来,就是非常详细的有依据的病史,正确地向医师提供病情变化对医师的诊断和治疗有很大帮助。

3.生活方式的监测

指导患者每天记录饮食量、营养量、工作量、活动量等。对一些反常气候造成的身体不舒服,也应予以记录在案。饮食起居、生活方式往往是反映疾病的一面镜子。患者通过对生活内容的监测,可以及时判断自己的身体状况和病情,以便医师采取相应的治疗措施。

**(二)慢性病患者的就医指导**

1.慢性病患者就诊时的注意事项

(1)要备用一份当地各大医院相关科室、专家门诊时间表、预约挂号电话以及相关网上信息等,以了解各大医院专家出诊的时间,有目的性地进行咨询、电话预约及网上预约等。

(2)慢性病患者一般病情比较稳定,可以自主选择就诊时间,避开门诊上午以及每周一、二的高峰时间,可选择周三下午的时间看病;而且没有必要非得选择专家门诊,除非病情出现大的变化。

(3)既然慢性病患者初诊已在大医院诊断明确,可以选择社区医院继续诊治、检查、复查,带上在大医院专家诊治的病历。

(4)在平日诊疗过程中,向医师汇报自己的健康情况,如疾病的诊断、药物剂量、效果、饮食习惯等,使医师加深了对自己病因、病情的了解,还能得到他们及时、正确的指导和帮助。

2.慢性患者急诊就医指征

慢性病在某些因素的影响下,可以出现一些急诊指征,护士指导患者一旦发现应及时去医院急诊就医。

(1)糖尿病患者:当患者发生感染、手术、心肌梗死、脑血管意外(脑卒中)、暴饮暴食、中断或突减胰岛素等降糖药治疗时,均可诱发病情危重的酮症酸中毒,需要及时抢救。指导患者认识酮症酸中毒的特征:①软弱无力、精神极差、表情淡漠、嗜睡;②病情突然加重,多饮、多尿;③原来食

欲较好,突然食欲下降,并有轻度恶心、呕吐;④患者出现高热;⑤少数患者腹痛剧烈,酷似急腹症。

(2)高血压患者:患者在情绪波动、酒后、饱餐、劳累、寒冷刺激等影响下,可能会出现高血压危象,需要及时抢救。指导患者认识高血压危象的特征:①明显头晕,剧烈头痛;②鼻出血、视物模糊;③短暂意识不清;④一侧肢体麻木,活动障碍;⑤语言混乱;⑥恶心、呕吐等。

(3)冠心病患者:指导患者认识下列冠心病危急情况的特征。①睡眠中突然呼吸困难;②不能平卧,坐起症状稍缓解;③喘息伴咳嗽;④咳泡沫样痰或粉红色泡沫样痰(左心衰竭);⑤持续性胸前区绞痛、压榨感,伴呼吸困难、出冷汗、脉律不齐(急性心肌梗死)等。当出现上述症状之一时,及时去医院急诊就医。

(4)慢性肾炎患者:指导患者认识下列慢性肾炎危急情况的特征。①头痛剧烈,血压明显升高;②水肿加重,尤其是全身水肿明显,伴呼吸困难,多为心力衰竭;③患者高烧,呼吸急促;④消化道症状加重,频繁恶心、呕吐、厌食、呃逆;⑤尿量显著减少,每天尿量400 mL以下;⑥皮肤出现瘀斑、鼻出血、牙龈出血等;⑦精神极差,神志朦胧或不清。当出现上述症状之一时,及时去医院急诊就医。

(5)慢性阻塞性肺疾病患者:指导患者认识下列慢性阻塞性肺疾病危急情况的特征。①发热;②咳嗽加剧,咳脓样痰;③气促加重;④下肢水肿;⑤精神极差,嗜睡等。当出现上述症状时,及时去医院急诊就医。

### 三、社区慢性病患者的用药指导

社区护士在指导慢性病患者进行服药自我管理时,重点要帮助患者理解服药的种类越多其不良反应和危险性越大,患者切记按医嘱服药,不能擅自服药。服药时要记住自己服用药物的名称,包括商品名称和化学名称,了解服用药物的机制和不良反应,正确进行自我服药的管理。

**(一)慢性病患者服药特点**

慢性病患者往往服用多种药物,而且服药的时间较长,所以容易产生药物的不良反应及药物中毒等不良反应,因而患者难以坚持连续服药,或忘服、漏服以及不能按要求时间服药等现象。此外,由于药物种类复杂,含有同种成分的药物较多,如果自行购买药物服用,不注意药物成分,很有可能导致重复用药,使累加用药量增大,这样会产生更大的不良反应,严重时甚至会威胁患者的生命。总之,社区护士要评估慢性病患者服药存在的问题,帮助患者认识这些问题,以提高患者用药的依从性和安全性。

**(二)慢性病患者服药的注意事项**

1.服药与饮水

任何口服药物无论是片剂、胶囊、丸剂等,都要溶解于水中才易于吸收产生药效。特别是长期卧床的患者和老年人,应指导在服药时和服药后多饮水(不少于100 mL),以防止药物在胃内形成高浓度药液而刺激胃黏膜。有的患者行动不便,服药不喝水或喝水很少,如入睡前或深夜采用这种方法服药就更危险,因为药物会黏附在食管壁上或滞留在食管的生理狭窄处,而食管内的黏液可使药物部分溶解,导致药物在其一局部的浓度过高,有些药物在高浓度时对黏膜有很大的刺激和腐蚀作用。慢性病患者常用的药物,如阿司匹林、维生素C、碳酸氢钠等,如黏附于食管壁的时间过长,轻者刺激黏膜,重者可导致局部溃疡。

2.抗酸药物与某些药物的相互作用

胃酸分泌过多者常服用的抗酸类药物,如复方氢氧化铝片、碳酸氢钠等,不能与氨基糖苷类抗生素、四环素族、多酶片、乳酶生、泼尼松、地高辛、普萘洛尔(心得安)、维生素C、地西泮(安定)、铁剂等合用,因为合用后有的可使药物疗效降低甚至丧失药效,有的会增强药物的毒性作用。

3.服药间隔

服药时间间隔不合理也会对疗效产生不良影响,要做到延长药效,保证药物在体内维持时间的连续性和有效的血药浓度,必须注意合理的用药间隔时间。尤其是抗生素类药物,如口服每天3次或4次,应安排为全天24小时均匀分开,以8小时给药1次为例,可将用药时间定在早7时,下午3时及晚上11时(或睡前)。

4.口服药物与食物的关系

一般服用西药不用忌口,但有的食物中的某些成分能与药物发生反应,会影响药物的吸收和利用,应给予指导。如补充钙剂时不宜同时吃菠菜,因菠菜中含有大量草酸,后者与钙剂结合成草酸钙影响钙的吸收,而使药物疗效降低。更不能单纯依赖药物,忽视生活调节。

## 四、社区慢性病患者的运动指导

生命在于运动。规律的运动可增强心肺功能,抑制血栓的形成,促进骨骼的健康,加快脂肪代谢,缓解紧张、焦虑和抑郁等不良情绪,以及增强机体的抵抗力。国内外多项研究表明,积极的运动对健康具有诸多益处,包括减少过早死亡的危险,降低各类慢性病的患病风险,如心血管疾病、脑卒中、2型糖尿病、高血压、癌症(如结肠癌、乳腺癌)、骨质疏松和关节炎、肥胖、抑郁等。因此,加强体育锻炼,提高人群健康水平,也是慢性病患者自我健康管理的重要内容。

### (一)慢性病患者运动的种类及特点

慢性病患者运动锻炼选择有氧运动,主要分为三种类型,其一是侧重于身体柔软性的运动锻炼,身体柔软性是指关节和肌肉在正常活动领域内灵活运动的能力。这种运动锻炼常见的有体操、舞蹈、打太极拳、五禽戏等。其二是侧重于增强肌力的运动锻炼,如果坚持锻炼,低下的肌力能逐渐恢复。常见的运动锻炼有举杠铃、仰卧起坐、腰背肌练习等。其三是增强机体耐力的运动锻炼,这种锻炼可通过增加肺活量,来维持活动的能力。常见的运动锻炼有慢跑、快步行走、骑车、游泳等。

### (二)慢性病患者运动的指导

1.选择适合慢性病患者的运动项目

社区护士应指导慢性病患者依据自己的年龄、身体状况、爱好、经济文化背景等选择适宜的有氧运动项目,如步行、慢跑、爬楼梯、骑自行车、游泳、健身操、打太极拳、跳交谊舞、扭秧歌等。下面介绍几种常见的运动项目。

(1)步行:步行是一种既简便易行又非常有效的有氧运动。步行可在上下班或工作之余进行,步行的动作柔和,不易受伤,非常适合慢性病患者,一般速度应控制在80~100 m/min。

(2)慢跑:有运动基础者,可以参加慢跑锻炼。一般慢跑的速度为100 m/min比较适宜,锻炼时步幅要小,要放松,尽量采用使全身肌肉及皮下组织放松的方式跑步,不主张做紧张剧烈的快跑。运动时间在30分钟以上,跑步和走路可以交替进行。

(3)爬楼梯:每天爬楼梯不但能增强心肺功能,而且能增强肌肉与关节的力量,还能提高髋、膝、踝关节的灵活性。这是由于爬楼梯时加强了心肌的收缩,加快了血液循环,促进了身体的新陈代谢。另外,静脉血液回流的加快,可以有效防止心肌疲劳和静脉曲张。以正常的速度爬楼梯,其热量消耗是静坐的10多倍,比散步多3倍,因此,爬楼梯也是值得推荐的运动方式。

(4)打太极拳:是一种合乎生理规律轻松柔和的健身运动。练习太极拳除全身各个肌肉群和关节需要活动外,还要配合均匀的呼吸,以及横膈运动。在打太极拳时还要求尽量做到心静,精力集中,这样可对中枢神经系统起到积极的放松作用,同时由于有些动作比较复杂,需要有良好的支配和平衡能力,从而提高了大脑和神经的调节功能。慢性病患者可依据自身的具体情况选择拳术动作的快慢和重心的高低。

2.慢性病患者参加体育锻炼应掌握的原则

(1)在参加体育锻炼前,要进行体格检查,以了解身体发育和健康情况,尤其是心血管系统和呼吸系统功能状况和疾病的组织器官情况。

(2)在制订体育锻炼计划时,要根据自己的年龄、性别、身体健康状况、兴趣爱好、体格检查结果、锻炼基础以及气候条件等选择运动的种类,适当安排运动方式和运动量,有条件时请专业人员帮助设计。

(3)必须遵守循序渐进的原则,体育锻炼的运动量要由小到大,动作由易到难,使身体逐渐适应。运动量应在自己的承受能力之内,运动结束后,有轻松爽快的感觉。如果突然做大运动量的活动,容易损害患者的身体功能,甚至加重病情。

(4)坚持锻炼,持之以恒。长期坚持,规律进行,建立良好的锻炼习惯,才能使疗效逐渐积累,以恢复和提高自理能力。

(5)慢性病患者应当按照运动处方锻炼或在医务人员的监督指导下进行锻炼;在锻炼时要特别注意自身疾病征象的变化,发现不良反应,应立即停止运动并及时咨询医务人员改变锻炼方法或调整运动量;还要接受定期检查,以了解和评定治疗效果。

3.慢性病患者运动锻炼的要求

(1)自由选择有氧运动,有效而简便易行的运动方式有步行、慢跑、爬楼梯、骑自行车、打太极拳等。身体活动量的调整应循序渐进,逐渐增加活动量,如每两周增加一定的活动量。定期检查身体,以观察锻炼的效果或是否有不良影响。

(2)运动场地要平坦,运动环境中要保持一定的空气对流,一般选择在空气新鲜的室外。避免在过冷或过热环境中运动,注意补充水分。一般选择在进餐后30~60分钟进行运动,避开饥饿或饱餐后的运动。

(3)运动前热身,做5~10分钟的准备活动。运动结束时至少有5~10分钟的放松运动,做舒展动作如散步等。在运动时要注意穿松颈、宽袖、宽身和棉织物等有利于散热的衣裤,选择适合于步行、慢跑的运动鞋。

(4)运动持续时间可自10分钟开始,逐步延长至30~40分钟。运动频率和时间为每周至少150分钟,如1周运动5天,每次30分钟。运动强度为110~130步/分,心率110~130次/分。运动过程中如果身体感到不适,应立即停止运动。参与某项运动时,遵守该项运动的基本规则,掌握运动的基本技术,如出现运动损伤时,及时处理。

## 五、社区慢性病患者的饮食指导

合理的膳食和营养是预防和治疗慢性病的重要手段之一。社区护士应指导慢性病患者科学地调配饮食,帮助他们依个人的疾病情况、饮食习惯、经济状况等制订合理的膳食计划。

**(一)甲状腺病患者的饮食指导**

1.甲状腺功能亢进症患者的饮食指导

(1)高热量和高蛋白饮食:结合临床治疗需要和患者进食情况而定,一般总热量约为12 550 kJ/d,蛋白质供给量为1.5~2.0 g/(kg·d)。

(2)少食多餐、饮食搭配合理:注意补充B族维生素和维生素C,钾、镁、钙等矿物质;适当控制高纤维素食物,尤其腹泻时。补充充足的水分,每天饮水量2 500 mL左右。忌暴饮暴食,忌烟酒、咖啡、浓茶、辛辣食物等。

(3)禁食含碘高的食物:禁食海带、紫菜、海鱼、海蜇皮、海参、虾等海产品。对于含碘食盐,由于碘在空气中或受热后极易挥发,故只需将碘盐放在空气中或稍加热即可食用。

2.甲状腺功能低下患者的饮食指导

(1)补充适量碘:食用碘盐,国内一般采用每2~10 kg盐加1 g碘化钾的浓度用以防治甲状腺肿大,使发病率明显下降,适用于地方性甲状腺肿流行区。此外,对生育妇女更要注意碘盐的补充,防止因母体缺碘而导致子代患克汀病。

(2)供给足量蛋白质:保证充足的蛋白质摄入量,才能维持机体蛋白质平衡,氨基酸是组成蛋白质的基本成分,甲状腺功能低下的患者消化吸收功能下降,酶活力下降,故应补充必需氨基酸,供给足量蛋白质,改善病情。

(3)膳食调配合理:选用适量海带、紫菜,可用碘盐、碘酱油。炒菜时要注意,碘盐不宜放入沸油中,以免碘挥发而影响碘摄入。蛋白质补充可选用蛋类、乳类、肉类、鱼类;优质植物蛋白,如各种豆制品等。摄入新鲜蔬菜及水果补充维生素。有贫血者应摄入富含铁的饮食、补充维生素$B_{12}$,如动物肝脏、瘦肉、绿色蔬菜等,必要时还要供给叶酸等。

(4)限制和忌选食物:甲状腺功能低下患者常伴有高脂血症,故应限制脂肪摄入。每天脂肪供给量占总热量20%左右,并限制富含胆固醇的饮食,如动物内脏、鱼子、蛋黄、肥肉等。忌食生甲状腺肿物质,如卷心菜、白菜、油菜、木薯、核桃等。

**(二)痛风患者的饮食指导**

1.限制嘌呤类食物的摄取

禁用高嘌呤食物,每100 g食物含嘌呤100~1 000 mg的高嘌呤食物有肝、肾、心、脑、胰等动物内脏;肉馅、肉汤、鲤鱼、鲭鱼、鱼卵、小虾、蚝、沙丁鱼等;限用含嘌呤中等量的食物,每100 g食物含嘌呤90~100 mg中等量嘌呤的食物有牛肉、猪肉、绵羊肉、菠菜、豌豆、蘑菇、扁豆、芦笋、花生、豆制品等。

2.鼓励摄入碱性食物

增加碱性食品摄取,可以降低血清尿酸的浓度,甚至使尿液呈碱性,从而增加尿酸在尿中的可溶性,促进尿酸的排出。应鼓励患者多摄入蔬菜和水果等碱性食物,既能促进排出尿酸又能供给丰富的维生素和无机盐,以利于痛风的恢复。

3.避免烟酒及刺激性食物

乙醇可刺激嘌呤合成增加,升高血清和尿液中的尿酸水平。辣椒、咖喱、胡椒、芥末、生姜等食品调料,浓茶、咖啡等饮料均能兴奋自主神经,诱使痛风急性发作,应尽量避免应用。

4.摄入充足水分,保持足够尿量

如患者心肺功能正常,应维持尿量每天2 000 mL左右,以促进尿酸排泄。伴肾结石者最好能达到每天尿量 3 000 mL,痛风性肾病致肾功能不全时应适当控制水分。因此,一般患者每天液体摄入总量应达 2 000～3 000 mL。液体应以普通开水、茶水、矿泉水、汽水和果汁为宜。

#### (三)慢性肾脏病患者的饮食指导

1. 控制蛋白质的摄入

慢性肾脏病应根据肾功能减退程度决定蛋白质的摄入量及性质。肾功能正常时,蛋白质一般不宜超过 1 g/(kg·d);轻度肾功能减退,蛋白质 0.8 g/(kg·d);中重度肾功能减退,蛋白质摄入严格限制,0.4～0.6 g/(kg·d)左右。在低蛋白饮食中约 50% 蛋白质应为优质蛋白,如鸡蛋、牛奶、鱼及精肉。低蛋白饮食时,可适当增加糖的摄入,以满足机体能量需要。低蛋白饮食是慢性肾脏病治疗的重要手段,低蛋白饮食可以改变慢性肾脏病的病程,延缓慢性肾脏病的进展速度,减少并发症。

2. 限制盐和脂肪的摄入

摄入盐过多会使血压增高,而高血压是慢性肾脏病及肾功能不全进展的主要原因。有高血压或水肿的患者应限制盐的摄入,建议低于 3 g/d,特别注意食物中含盐的调味品,少食盐腌食品及各类咸菜。高脂血症是促进肾脏病变加重的独立危险因素,慢性肾脏病易出现脂质代谢紊乱,因此应限制脂肪摄入,尤其应限制含有大量饱和脂肪酸的肥肉、脑、蛋黄等。

3. 适当补充维生素及叶酸

补充维生素尤其是 B 族维生素、维生素 C 以及叶酸等,每天饮食中摄入足够的新鲜蔬菜和水果等。

#### (四)骨质疏松症患者的饮食指导

1. 补充钙质

指导患者从膳食中补充钙,每天摄取钙不少于 850 mg,以满足机体骨骼中钙的正常代谢。含钙丰富的食物有牛奶、酸奶及其他奶制品,饮用牛奶不但钙含量丰富、吸收率高,而且还可提供蛋白质、磷等营养成分,是一种良好的补钙方法。牛奶最好饮用脱脂奶或低脂奶,因为饮食中热量和脂肪过量会干扰钙的吸收。其次,排骨、脆骨、豆类、虾米、芝麻酱、海藻类、深绿色蔬菜也是钙的良好来源。

2. 饮食结构合理

应荤素搭配、低盐为准。蛋白质是组成骨基质的原料,可增加钙的吸收和贮存,应摄入足够的蛋白质如肉、蛋、乳及豆类等。多食碱性食物,如蔬菜、水果,保持人体弱碱性环境可预防和控制骨质疏松症。不吸烟、不饮酒,少饮咖啡、浓茶,不随意用药,均可避免影响机体对钙的吸收。

3. 补充维生素 D

维生素 D 能促进食物中钙磷的吸收,促进骨骼的钙化。含维生素 D 较高的食物有鱼肝油、海鱼、动物肝脏、蛋黄、奶油等。

### 六、社区慢性病患者压力应对的指导

由于社会竞争的日趋激烈,生活节奏的不断加快,人们受到的心理、社会因素的挑战也明显增加,各种类型压力在慢性病的发生、发展及控制过程中具有重要的影响。压力一方面引起慢性病患者的心理痛苦,另一方面通过影响神经内分泌的调节和免疫系统的功能等,使机体产生器官结构改变和功能障碍。社区护士应帮助慢性病患者认识压力并有效应对压力,以维护和促进其心理健康。

### (一)慢性病患者常见的压力源种类

一切使机体产生压力反应的因素均称为压力源,包括生理、心理、环境和社会文化因素等多方面。慢性病患者常见的压力源有三类,其一是与生活环境改变相关的压力源,如患病打乱了家庭正常的生活节奏、患病不得不改变的饮食习惯等;其二是与医护行为相关的压力源,如不清楚治疗的目的和效果而对预后的担心、侵入性操作带来的恐惧以及对医务人员过高的期待等;其三是与疾病相关的压力源,如长期用药、需要经常监测病情、医疗费用使家庭支出增加、不清楚疾病的预后、疾病致自我概念变化与紊乱等。

### (二)压力对慢性病患者的影响

**1.生理影响**

由于压力源的影响,慢性病患者机体产生一系列的生理变化,肾上腺释放大量的肾上腺素进入血液,表现为心跳加快、血压升高、呼吸加快、血糖增加、胃肠蠕动减慢、肌张力增加、敏感性增强等。如机体持久或重复地面临压力源,又不能很好地适应,导致器官功能更加紊乱,机体抵抗力进一步下降,加重原有疾病或产生新的不适或疾病。

**2.心理影响**

压力对心理的影响,由于个体的遗传、个性特征、年龄、文化、健康和情绪的不同,其对压力产生的心理反应和应对也不同,大致可分为两类:有的患者具有坚定的意志品质能够面对现实,采取适当对策,改变对压力的认识,稳定自己的情绪,从而较快适应患者角色,并积极配合治疗。而有的患者出现消极的心理反应,表现为焦虑、震惊、否认、怀疑、依赖、自卑、孤独、羞辱、恐惧、愤怒等,常采取无效的应付行动。由于神经-体液调节的作用,生理反应必然影响到情绪,而人的情绪又影响生理反应,生理反应所引起的躯体症状,反过来又加重情绪的恶化,两者互为因果并形成恶性循环,导致疾病更加复杂。

### (三)帮助慢性病患者正确应对压力的指导策略

应对是人们持续地通过意识和行为的努力去应付某些来自内部和/或外部的、超过了个人原有储备能力的特殊需求的过程,是处理问题或缓解由问题带来的情绪反应的过程。当人们面对某种压力时,总要采用各种方式来缓解自身的压力感。社区护士要首先评估慢性病患者所承受压力的程度、持续时间、过去所承受压力的经验以及可以得到的社会支持等,协助其找出具体的压力源,然后指导其采取有效的应对措施。

**1.协助适应患者角色**

社区护士不仅自身做到也要指导其家属对患者表现出接纳、尊重、关心和爱护。患者通常容易对自身所患疾病有很多顾虑和担忧、害怕和不安,或将疾病看得过于严重,看不到希望。社区护士要向患者详细介绍病情,要设法了解患者的真实感受,倾听他们的诉说,并给予适当的解释、诱导和安慰。通过心理疏导,启发患者接受现实,找出对自己有利的方面,劝导患者以积极的态度和行为面对疾病,还可以介绍成功战胜疾病的真实案例,以促进其积极主动地进行自我健康管理。当患者理解并积极去做时,其焦虑程度会减轻、自信心也会逐渐提升,并由依赖向独立转变。同时,还应鼓励患者自立,对过度安于"患者角色"者,社区护士要启发其对生活与工作的兴趣,逐渐放松保护,使患者感受到医务人员及家人对他的信任和鼓励。

**2.协助患者保持良好的自我形象**

慢性病患者经常处于不舒适的状态,其穿着、饮食、活动等受到一定限制,由于疾病影响不能自我照料时,更会使患者感到失去自我而自卑。社区护士应尊重患者,主动真诚地与患者交谈,了解他们的需求,帮助患者改善自我形象。如协助患者保持整洁的外表,适当照顾患者原来的生活习惯和爱好,使患者身心得到一定的满足,从而使患者获得某种自尊和自信。

3.尊重患者的选择

慢性病患者在患病过程中,总会面临各种问题和困境,在不断应对各种压力因素的活动中,每个人都有自己的经验和教训。当患者再次面临疾病所带来的压力时,他们仍然会针对自己的身心状态和环境条件做出选择。社区护士有责任评估患者采取措施的有效性,并尊重患者的选择。还应帮助患者认识到人生中的压力是不可避免的,促使患者坚定而自信地采取行动,在成功地应对压力的过程中积累经验,进而增强自身的压力管理能力。

4.指导患者采用积极的应对方式

患者所采取的措施有积极和消极两种,乐观、积极面对、寻求支持、依赖自我等都是积极的应对方式,而逃避、听天由命、掩饰等都是消极的应对方式。研究表明,积极的应对方式更有利于身心健康。因此,社区护士应指导和帮助患者充分认识自身的状况,提供治疗、护理、疾病预后等方面的相关信息,增强患者的自我控制感。同时,帮助患者保持乐观的心态,采取积极的应对方式,以获得更大的应对有效性。

(蔡秀芬)

# 第五节　高血压患者的健康管理

## 一、全社区人群卫生诊断

社区卫生诊断,借用临床诊断一词,是指社区卫生工作者运用社会学、流行病学和管理学等研究方法对社区人群健康问题及社区资源进行调查,发现和分析社区人群的主要健康问题及其影响因素的一种调查研究方法。社区诊断的目的是确定社区的主要公共卫生问题;寻找造成这些公共卫生问题的可能原因和影响因素;确定本社区综合防治的健康优先问题与干预重点人群及因素;为社区综合防治效果的评价提供基线数据。社区医疗卫生服务部门是高血压防治的第一线,通过对所辖全社区15岁以上的人群进行高血压患病率调查,建立居民健康档案的过程,了解全社区人群的高血压患病率及具体的患病个体,了解全社区人群中的各种高危因素,为社区居民所患高血压的状况做出正确的本社区卫生状况做出诊断和整体评价,建立并实施以医学科研证据为基础、以服务质量与结局为指标、以全社区的高血压患者血压控制、尽快恢复正常生活和工作为目标的管理方法。

## 二、高血压的社区检出和社区筛选

### (一)高血压的社区筛选

1.有计划地测量成人血压

有计划测量辖区全部成年人的血压,建议正常人至少每2年测量1次血压;利用各种机会将高血压监测出来。

2.机会性筛查

在日常诊疗过程中检测发现血压异常升高者;利用各种公共活动场所,如老年活动站、单位医务室、居委会、血压测量站等测量血压;通过各类从业人员体检、健康体检、建立健康档案、进行基线调查等机会筛查血压;在各类公共场所安放半自动或自动电子血压计,方便公众自测血压。

3.重点人群筛查

在各级医疗机构门诊对35岁以上的首诊患者应测量血压;高血压易患人群(如血压、肥胖症)筛查,建议每半年测量血压1次。

4.初次发现血压增高的评估

对首次发现收缩压≥18.7 kPa(140 mmHg)和/或舒张压≥12.0 kPa(90 mmHg)者应进行评估处理,如收缩压≥24.0 kPa(180 mmHg)和/或舒张压≥14.7 kPa(110 mmHg)者,立即考虑药物治疗并建议加强随访监测血压,应在2周内多次测量血压;如可疑高血压急症,社区卫生中心立即转上级医院诊治。如收缩压18.7~23.9 kPa(140~179 mmHg)和/或12.0~14.5 kPa(90~109 mmHg)者,建议随访观察,至少4周内隔周测量血压2次。

5.高血压的社区诊断及临床评估

高血压的病史、症状和检查项目如下。

(1)应全面详细了解患者病史、家族史:询问患者有无高血压、糖尿病、血脂异常、冠心病、脑卒中或肾脏病的家族史。

(2)病程:患高血压的时间,血压最高水平,是否接受过降压治疗及其疗效与不良反应。

(3)症状及既往史:目前及既往有无冠心病、心力衰竭、脑血管病、外周血管病、糖尿病、痛风、血脂异常、支气管哮喘、睡眠呼吸暂停综合征、性功能异常和肾脏疾病等症状及治疗情况。

(4)有无提示继发性高血压的症状:如肾炎史或贫血史,提示肾实质性高血压;有无肌无力、发作性软瘫等低血钾表现,提示原发性醛固酮增多症;有无阵发性头痛、心悸、多汗等提示嗜铬细胞瘤。

(5)生活方式:膳食脂肪、盐、酒摄入量,抽烟支数,体力活动量以及体重变化等情况。

(6)药物引起的高血压:是否服用使血压升高的药物,如口服避孕药、类固醇、非甾体抗炎药、促红细胞生长素、环孢素以及中药甘草等。

(7)心理社会因素:包括家庭情况、工作环境、文化程度及有无精神创伤史。

(8)体格检查:仔细的体格检查有助于发现继发性高血压线索和靶器官损害情况,体格检查包括正确测量血压和心率,必要时测量立、卧位血压和四肢血压;测量BMI、腰围及臀围;观察有无库欣面容、神经纤维瘤性皮肤斑、甲状腺功能亢进性突眼征或下肢水肿;听诊颈动脉、胸主动脉、腹部动脉和股动脉有无杂音;触诊甲状腺;全面的心肺检查;检查腹部有无肾脏增大(多囊肾)或肿块;检查四肢动脉搏动和神经系统体征。

(9)实验室检查基本项目:血液生化(钾、空腹血糖、总胆固醇、甘油三酯、高密度脂蛋白胆固醇、低密度脂蛋白胆固醇和尿酸、肌酐);全血细胞计数、血红蛋白和血细胞比容;尿液分析(蛋白、糖和尿沉渣镜检);心电图。

(10)评估靶器官损害:高血压患者靶器官损害(心、脑、肾、血管等)的识别,对于评估患者心血管风险,早期积极治疗具有重要意义。从患高血压到最终发生心血管事件的整个疾病过程中,亚临床靶器官损害是极其重要的中间环节,在高血压患者中检出无症状性亚临床靶器官损害是高血压的社区诊断和临床评估的重要内容,也为高血压社区分级管理和社区随访制定合适计划提供准确的医学依据。

**(二)高血压的建档**

1.社区医疗卫生人员的职责

高血压是最常见的慢性病,是终身性疾病,常伴有其他并发症,或是其他疾病的基础。2000年全球疾病负担调查结果显示,50%的心血管疾病并发症及风险是由高血压引起的。但高血压是可防可治的,因此被纳入社区公共卫生基本服务内容之一。

社区医疗卫生人员的职责,就是要通过首诊测血压,或通过健康体检筛查,或建立居民健康档案,或患者主动上门就诊等各种方式,及早地发现患者,对存在潜在健康危险因素的一般人群实行以健康教育和控制健康危险因素(抽烟、膳食不合理、酗酒、缺乏运动、精神压力与紧张)为主的一级预防措施;对高危人群(高血压、高血脂、高血糖、体重过重及肥胖)实施以早发现、早诊断、早治疗为主的二级预防措施;对已出现临床症状和诊断为高血压的患者实施以"防止病残、促进健康"为主的三级干预措施。

2.高血压健康档案

高血压健康档案是高血压个人健康为核心,贯穿整个生命过程,涵盖各种健康相关因素、实现多渠道信息动态收集,满足高血压自我保健、健康决策需要的信息资源。从高血压慢性病管理防治的工作出发,为每一位高血压患者、特别是重点人群建立起一个标准的、规范的、科学的、以电子信息平台为基础的健康档案。通过健康筛查建立档案和记录整个治疗过程,使诊疗医师和居民本人都能够直接了解本人的健康状况、疾病进展情况,易于医师对症下药和提供健康指导,也有利于患者提高自我防控意识,控制病情发展。

3.建立高血压的居民档案内容和方法

通过社区高血压筛查和诊断检出,对辖区内35岁及以上常住居民,每年在其第一次到社区卫生服务机构、镇卫生院就诊时为其测量血压,并做好记录。对第一次发现收缩压≥18.7 kPa(140 mmHg)和/或舒张压≥12.0 kPa(90 mmHg)的居民在去除可能引起血压升高的因素后预约其复查,非同日3次血压高于正常值的,建议转诊到上级医院确诊,2周内随访转诊结果,对已确诊的原发性高血压患者纳入高血压患者健康管理。对可疑继发性高血压患者,应及时转诊。对工作中发现的高血压高危人群进行有针对性的健康教育,指导其每半年至少测量1次血压,并进行生活方式指导和行为干预,督促其进行自我保健管理。

(1)测量体重、心率,计算体重指数(BMI)。

(2)对所有患者进行有针对性的健康教育,详细了解患者症状和生活方式,包括体育锻炼、摄盐情况、饮食、抽烟、饮酒、慢性疾病常见症状和既往所患疾病、治疗及目前用药等情况的基础上,进行生活方式和健康状况评估,与患者一起制订生活方式改进目标并在下一次随访时评估进展,同时详细告知患者出现哪些异常时应立即就诊。

(3)根据患者血压控制情况和症状体征,对患者进行评估和分类干预。对血压控制满意、无药物不良反应、无新发并发症或原有并发症无加重的患者,预约进行下一次随访时间;对第一次出现血压控制不满意,即收缩压≥18.7 kPa(140 mmHg)和/或舒张压≥12.0 kPa(90 mmHg),或出现药物不良反应的患者,结合其服药依从性,必要时增加现用药物剂量、更换或增加不同类的降压药物,2周时随访;对连续两次出现血压控制不满意或药物不良反应难以控制以及出现新的并发症或原有并发症加重的患者,建议其转诊到上级医院,2周内主动随访转诊情况。

(4)健康检查:在高血压患者知情选择的情况下,每年为患者进行1次健康检查。可预约患者到社区卫生服务机构、镇卫生院健康检查,对行动不便、卧床居民可提供预约上门健康检查。主要要求如下:①体格检查:包括体温、脉搏、呼吸、血压、体重、皮肤、浅表淋巴结、心脏、肺部、腹部等检查以及口腔、视力、听力和活动能力的一般检查;②辅助检查:血尿常规、大便潜血、空腹血糖、血脂、眼底和心电图检查。

#### (三)高血压的社区分级管理

1.高血压的危险分层

高血压患者按危险因素、靶器官损害及临床疾病综合评估,危险分层简化分为低危、中危、高危,并依此指导医师确定治疗时机、策略与估计预后。

2.高血压分级管理

高血压一旦发生,就需要终身管理。社区高血压防治要采取面对全人群、高血压易患(高危)人群和患者的综合的防治策略。最终形成一级预防、二级预防与三级预防相结合的综合一体化的干预措施。

高血压分级随访管理的内容。根据危险分层:低危、中危和高危,将高血压患者分为一级、二级、三级管理。

#### (四)社区定期随访的方式

高血压社区随访可采用多种方式同时进行,常用的方式有患者到医院的诊所随访、定期到居民比较集中的社区站点随访、患者自我管理教育后的电话随访、对行动不便患者的入户随访以及对中青年高血压人群的网络随访。

#### (五)社区高血压患者的双向转诊

1.双向转诊原则

确保患者的安全和有效治疗;减轻患者经济负担;最大限度的发挥基层医师和专科医师各自的优势和协同作用。

2.双向转诊的条件与内容

(1)社区高血压转出的条件:合并严重的临床情况或靶器官的损害;患者年轻且血压水平达3级;怀疑继发性高血压的患者;妊娠和哺乳期妇女;可能有白大衣高血压存在,需明确诊断者;因诊断需要到上一级医院进一步检查。

(2)社区随诊高血压转出条件:按治疗方案用药2~3个月,血压不达标者;血压控制平稳的患者,再度出现血压升高并难以控制者;血压波动较大,临床处理有困难者;随访过程中出现新的严重临床疾病;患者服降压药后出现不能解释或难以处理的不良反应;高血压伴发多重危险因素或靶器官损害而处理困难者。

(3)上级医院转回社区条件:高血压的诊断已明确;治疗方案已确定;血压及伴随临床情况已控制稳定。

### 三、高血压社区健康教育方式

(1)根据社区人群特点,利用各种渠道(如讲座、健康教育画廊、专栏、板报、广播、播放录像、张贴和发放健康教育材料等),宣传普及健康知识,提高社区人群对高血压及其危险因素的认识,提高健康意识。

(2)根据不同场所(居民社区、机关、企事业单位、学校等)人群的特点,利用各种社会资源,开展生活/工作/学习场所的健康教育活动。

(3)开展社区调查,发现社区人群的健康问题和主要目标人群;针对社区人群对高血压的认知程度,确定相应的健康教育内容;针对不同目标人群,制定相应的健康教育策略。

(4)对社区的不同目标人群,提供相应的健康教育内容和行为指导。

### 四、高危人群健康教育

通过社区宣传相关危险因素,健康促进策略,提高高危人群识别自身危险因素的能力;提高对高血压及危险因素的认知;改变不良行为和生活习惯。提高对定期监测血压重要性的认识,利用社区卫生服务机构对高危个体进行教育,给予个体化的生活行为指导。

(杨玉銮)

## 第六节 妊娠期妇女的管理

### 一、妊娠分期

临床上将妊娠分为 3 个时期,即早期妊娠(未达 14 周)、中期妊娠(第 $14\sim27^{+6}$ 周)、晚期妊娠(第 28 周及其后)。

#### (一)早期妊娠

1.症状与体征

(1)停经:育龄妇女,若平时月经规则,月经过期 10 天以上,应考虑妊娠可能,进行常规尿妊娠试验。应当注意的是,某些情况下(如内分泌疾病、哺乳期、服用口服避孕药等药物)妇女可能在月经本来就不规则、稀发甚至无月经来潮的情况下发生妊娠,均应首先进行妊娠试验,明确是否妊娠后进行后续检查和治疗。

(2)早孕反应:有半数以上妇女在妊娠 6 周左右开始出现食欲缺乏、偏食、恶心、晨起呕吐、头晕、乏力、嗜睡等症状,此为早孕反应。可能与血清人绒毛膜促性腺激素(HCG)水平增高、胃肠道功能紊乱、胃酸分泌减少等有关。症状严重程度和持续时间各异,多在孕 12 周后逐渐消失。严重者可持续数月,出现严重水、电解质紊乱和酮症酸中毒。在末次月经不详的病例,早孕反应出现的时间可协助判断怀孕时间。

(3)尿频:早期妊娠增大的子宫可能压迫膀胱或造成盆腔充血,出现尿频的症状,但不伴尿急、尿痛等尿路刺激症状,应与尿路感染相鉴别。随着妊娠子宫逐渐增大,一般妊娠 12 周后子宫上升进入腹腔,不再压迫膀胱,尿频症状消失。直到临产前先露入盆压迫膀胱,尿频症状再次出现。

(4)乳腺胀痛:妊娠后由于雌孕激素、垂体催乳素等妊娠相关激素的共同作用,乳腺管和腺泡增生,脂肪沉积,使乳腺增大。孕妇自觉乳房胀痛、麻刺感,检查可见乳头、乳晕着色变深,乳头增大、易勃起。乳晕上皮脂腺肥大形成散在结节状小隆起即蒙氏结节。

(5)妇科检查:双合诊可触及子宫增大、变软。随着妊娠进展,子宫体积逐渐增大,孕 8 周时子宫增大至未孕时的 2 倍;孕 12 周时为未孕时的 3 倍,超出盆腔,可在耻骨联合上方触及。孕 6 周左右由于宫颈峡部极软,双合诊时感觉宫颈与宫体似乎不相连,称为黑加征。孕 8~10 周时由于子宫充血，阴道窥视可见宫颈充血、变软，呈紫蓝色，此为Chadwick征。

2.辅助检查

(1)实验室检查：许多激素可用于妊娠的诊断和检测，最常用的是人绒毛膜促性腺激素β亚单位(β-HCG)。其他还包括孕酮和早孕因子。

(2)超声检查：是诊断早孕和判断孕龄最快速准确的方法。经腹壁超声最早能在末次月经后6周观察到妊娠囊。阴道超声可较腹壁超声提早10天左右，末次月经后4周2天即能观察到1~2 mm妊娠囊。

正常早期妊娠的超声检查：首先能观察到的是妊娠囊，为宫内圆形或椭圆形回声减低结构，双环征为早期妊娠囊的重要特征。囊外层的低回声环则可能为周围的蜕膜组织。随着妊娠的进展，妊娠囊逐渐增大，内层强回声环逐渐厚薄不均，底蜕膜处逐渐增厚，形成胎盘。强回声环其余部分逐渐变薄，形成胎膜的一部分。末次月经后5~6周阴道超声可见卵黄囊，为亮回声环状结构，中间为无回声区，位于妊娠囊内。卵黄囊是宫内妊娠的标志，它的出现可鉴别宫外妊娠时的宫内的假妊娠囊。卵黄囊大小为3~8 mm，停经10周时开始消失，12周后完全消失。妊娠囊大于20 mm却未见卵黄囊或胎儿时，可能为孕卵枯萎。阴道超声在停经5周时可观察到胚芽，胚芽径线超过2 mm时常能见到原始心血管搏动。6.5周时胚芽头臀长约与卵黄囊径线相等。7周多能分出头尾，8周时肢芽冒出。孕5~8周期间，可根据妊娠囊径线推断孕龄。孕6~18周期间根据头臀长推断孕龄。妊娠11~14周时可准确测量颈部透明带。颈部透明带的厚度联合血清标志物检查是筛查胎儿染色体非整倍体的重要方法。在多胎妊娠中，早孕期超声检查对发现双胎或多胎妊娠，超声观察多胎妊娠绒毛膜囊、羊膜囊的个数对判断单卵双胎或双卵双胎有重要作用。

(二)中、晚期妊娠

随着妊娠进展，子宫逐渐增大，可感知胎动，腹部检查可及胎体，听到胎心音。此时，除通过宫底高度、超声检查等方式推断胎龄、胎儿大小和预产期外，重要的是通过各项筛查排除胎儿畸形、妊娠并发症等异常，早期诊断、早期治疗，确保母儿安全。

1.症状与体征

孕妇经历早孕期各种症状，自觉腹部逐渐增大，孕16周后开始感知胎动。

(1)子宫增大：随妊娠进展，子宫逐渐增大，可根据宫底高度初步推断妊娠周数。晚期妊娠可根据宫底高度和腹围推算胎儿体重。

(2)胎动：胎儿在子宫内的活动即为胎动，是活胎诊断依据之一，也是评估胎儿宫内安危的重要指标之一。一般孕16周起部分孕妇即可感知胎动。随着孕周增加，胎动逐渐增多，孕32~34周达峰值，孕38周后逐渐减少。

(3)胎心音：孕10周起可用多普勒听到胎心音，18~20周能通过听诊器经腹壁听到胎心音。胎心音呈双音，正常胎心频率为110~160次/分。胎心率低于或超过此范围均提示胎儿宫内异常可能。临床上胎心率检测是判断胎儿宫内安危的重要方法之一。胎心音应与子宫血管杂音、母体心率、脐血管杂音等相鉴别。

(4)胎体：孕20周后可于腹壁触及胎体，甚至可看到胎儿肢体在子宫前壁上造成的小隆起。胎头通常呈球状，质硬而圆，有浮球感；胎背宽而平坦；胎臀宽、软，形状略不规则；胎儿肢体小而有不规则活动。可通过腹部触诊判断胎产式和胎方位。

2.辅助检查

(1)超声检查:在中、晚期妊娠中,超声检查能随访胎儿生长发育情况,估算胎儿体重,筛查胎儿畸形,评估胎儿宫内安危,及时发现和诊断产科异常,包括胎盘、羊水、脐带、宫颈等的异常,以便及时采取相应治疗措施。另外对于致死性或存活率低的胎儿畸形,如严重神经管缺陷、α-地中海贫血纯合子、致死性骨骼畸形、18-三体综合征、13-三体综合征等,以及严重影响出生后生活质量的畸形如严重解剖结构异常、21-三体综合征、β-地中海贫血纯合子等可在孕 28 周前进行诊断,及时终止妊娠,降低围产儿死亡率,减少先天缺陷儿的出生,有效提高人口质量。另外,对于合并各种并发症的异常妊娠,超声检查可通过生物物理评分等方式密切监测胎儿宫内健康状况,以助选择最佳治疗方案和最佳分娩时机,降低围产儿死亡率和发病率,提高产科质量。

(2)胎儿心电图(FECG):是通过将电极分别接在孕妇宫底、耻骨联合上方等体表部位,通过间接检测的方式描记出胎儿心电活动的非侵袭性检测方法。一般于妊娠 12 周以后即可检测出。正常 FECG 诊断标准:胎心率 110～160 次/分,FQRS 时限 0.02～0.05 秒,FQRS 综合波振幅 10～30 μV,FST 段上下移位不超 5 μV。

## 二、胎儿姿势、胎产式、胎先露及胎方位

### (一)胎儿姿势

在妊娠晚期,胎儿身体在宫内形成特定的姿势,称为胎儿姿势。通常为适应胎儿生长和宫腔形态,胎儿身体弯曲成与宫腔形态大致相似的椭圆形。胎儿整个身体弯曲,胎背向外突出,头部深度屈曲,下巴贴近前胸,大腿屈曲至腹部,膝部屈曲使足弓位于大腿前方。所有头位胎儿的上肢交叉或平行置于胸前。脐带位于上下肢之间的空隙内。某些情况下,胎儿头部仰伸导致胎儿姿势由屈曲形态改变为仰伸形态,导致异常胎儿姿势的出现。胎儿姿势与是否能够正常分娩以及一些产科并发症,如脐带脱垂等密切相关。

某些情况下,胎儿头部仰伸导致胎儿姿势由屈曲形态改变为仰伸形态,导致异常胎儿姿势的出现。胎儿姿势与是否能够正常分娩以及一些产科并发症,如脐带脱垂等密切相关。

### (二)胎产式

胎体纵轴与母体纵轴的关系成为胎产式。两纵轴平行者为纵产式,占妊娠足月分娩总数的 99.75%;两纵轴垂直者称为横产式,占妊娠足月分娩总数的 0.25%。横产式无法自然分娩,临产后如不能及时转为纵产式或剖宫产终止妊娠,会导致子宫破裂、胎死宫内等严重后果。两纵轴交叉成角度者称为斜产式,为暂时性,在分娩过程中多转为纵产式,偶转为横产式。

### (三)胎先露

最先进入骨盆入口的胎儿部分称为胎先露。纵产式有头先露和臀先露。横产式有肩先露。头先露时因胎头屈伸程度不同又分为枕先露、前囟先露、额先露及面先露。前囟先露和额先露多位暂时性的,在分娩过程中通过胎儿颈部屈曲或仰伸转变为枕先露或面先露分娩。如始终保持前囟先露和额先露可导致难产发生。臀先露因下肢屈伸程度不同分为混合臀先露、单臀先露、足先露(包括单足先露和双足先露)。偶尔头先露或臀先露与胎手或胎足同时入盆,称复合先露。正常阴道分娩胎儿多为枕先露。其他胎先露方式如不能及时纠正可能造成难产或意外。

### (四)胎方位

胎儿先露部的指示点与母体骨盆的关系称为胎方位,简称胎位。枕先露以枕骨、面先露以颏

骨、臀先露以骶骨、肩先露以肩胛骨为指示点，根据指示点与母体骨盆前后左右的关系描述胎方位。

### 三、妊娠期护理评估

#### (一)健康史评估

1. 社会人口学资料

年龄小于18岁者容易发生难产，年龄35岁以上的高龄初产妇容易并发妊娠期高血压疾病、产力异常等；妊娠早期接触放射线、铅、汞、苯及有机磷农药者可发生流产、胎儿畸形；孕妇的受教育程度、婚姻状况、经济状况、宗教信仰、住址等均应进行评估。

2. 目前健康状况

询问孕妇有无早孕反应，以及对饮食的影响程度；休息与睡眠情况、排泄情况、日常活动与自理情况；有无病毒感染史及用药情况；胎动开始时间；妊娠过程中有无阴道流血、头痛、心悸、下肢水肿等症状。

3. 既往史

了解有无高血压、心脏病、糖尿病、甲状腺功能亢进、肝肾疾病、血液病等疾病史，有无手术史及手术名称；询问家族中有无高血压、糖尿病遗传性疾病史；询问月经初潮的年龄、月经周期和月经持续时间，有助于准确推算预产期；了解既往的孕产史及其分娩方式，有无流产、早产、难产、死胎、死产、产后出血史。

4. 配偶健康状况

重点了解有无烟酒嗜好及遗传性疾病。

#### (二)推算预产期

询问末次月经(LMP)的日期，推算预产期(EDC)。计算方法为：末次月经第一天起，月份减3或加9，日期加7。如为阴历，月份减3或加9，日期加15。实际分娩日期与推算的预产期可以相差1～2周。如孕妇记不清末次月经，可根据早孕反应出现的时间、胎动开始时间、子宫底高度和B超检查的胎囊大小(GS)、胎头双顶径(BPD)及股骨长度(FL)值等推算预产期。

#### (三)身体评估

1. 全身检查

观察发育、营养、精神状态、身高及步态。测量身高和体重，计算体质指数(BMI)。测量生命体征，正常孕妇血压不超过18.7/12.0 kPa(140/90 mmHg)，或与基础血压相比，升高不超过4.0/2.0 kPa(30/15 mmHg)。协助检查心肺有无异常、乳房发育情况、脊柱及下肢有无畸形。

2. 产科检查

包括腹部检查、骨盆测量、阴道检查、肛诊和绘制妊娠图。检查前告知孕妇检查目的，注意保护隐私。

3. 腹部检查

排尿后，孕妇仰卧于检查床上，头部稍抬高，露出腹部，双腿略屈曲分开，放松腹肌。检查者站在孕妇右侧。

(1)视诊：注意腹部大小及形状，有无妊娠纹、手术瘢痕。腹部过大者，应考虑双胎、羊水过多、巨大儿的可能；腹部过小、宫底过低者，应考虑胎儿生长受限、孕周推算错误等；如孕妇腹部向前突出(尖腹，多见于初产妇)或向下悬垂(悬垂腹，多见于经产妇)，应考虑有骨盆狭窄的可能。

(2)触诊:注意腹壁肌肉的紧张度,有无腹直肌分离,注意羊水量的多少及子宫肌的敏感度。用手测宫底高度,用软尺测耻骨上方至子宫底的弧形长度及腹围值。用四步触诊法检查子宫大小、胎产式、胎先露、胎方位及先露是否衔接。在做前3步手法时,检查者面向孕妇,做第4步手法时,检查者应面向孕妇足端。

(3)听诊:胎心音在靠近胎背侧上方的孕妇腹壁听得最清楚。枕先露时,胎心音在脐下方右或左侧;臀先露时,胎心音在脐上方右或左侧;肩先露时,胎心音在脐部下方听得清楚。当腹壁紧、子宫较敏感、确定胎背方向有困难时,可借助胎心音及胎先露综合分析判断胎位。

4.骨盆外测量
了解骨产道情况,以判断胎儿能否经阴道分娩。

5.阴道检查
确诊早孕时即应进行阴道检查,妊娠最后一个月以及临产后应避免不必要的检查。

6.肛诊
以了解胎先露部、骶骨前面弯曲度、坐骨棘及坐骨切迹宽度,以及骶骨关节活动度。当难以确定胎先露是胎头或胎臀时,可进行肛诊以协助判断。

7.绘制妊娠图
将各项检查结果如血压、体重、宫高、腹围、胎位、胎心率等填于妊娠图中,绘制曲线图,观察动态变化,及早发现并处理孕妇或胎儿的异常情况。

(四)心理-社会评估

1.孕妇心理评估
妊娠早期,评估孕妇对妊娠的接受程度,有哪些影响因素,妊娠以后与家人和配偶的关系等。妊娠中、晚期,评估孕妇对妊娠和分娩有无焦虑、恐惧心理。妊娠中、晚期,子宫明显增大,孕妇负担加重,行动不便,甚至可出现睡眠障碍、腰背痛等症状,大多数孕妇急切盼望分娩。随着预产期的临近,孕妇又因对分娩疼痛而焦虑,担心能否顺利分娩、分娩过程中母儿安危等。

2.家庭支持系统评估
配偶对此次妊娠的态度最为重要。妊娠对准父亲也是一种心理压力,他会经历与孕妇同样的情感冲突,他为妻子在妊娠过程中的身心变化而感到惊讶,要适应妻子多变的情绪。因此,评估准父亲对妊娠的感受和态度,可帮助他成为孕妇强有力的身心支持者。另外,还需评估孕妇的家庭经济、居住环境、宗教信仰等状况。

(五)高危因素评估
重点评估孕妇是否存在下列高危因素:年龄<18岁或≥35岁;残疾;遗传性疾病史;既往有无流产、异位妊娠、早产、死产、死胎、难产、畸胎史;有无妊娠合并症如心脏病、肾病、肝病、高血压、糖尿病等;有无妊娠并发症如妊娠期高血压疾病、前置胎盘、胎盘早剥、羊水异常、胎儿生长受限、过期妊娠、母儿血型不符等。

(六)辅助检查

1.常规检查
血常规、尿常规、血型(ABO和Rh)、肝功能、肾功能、空腹血糖、乙型肝炎表面抗原(HBsAg)、梅毒螺旋体、人类免疫缺陷病毒(HIV)筛查等。

2.超声检查
妊娠18~24周时进行胎儿系统超声检查,筛查胎儿有无严重畸形;超声检查可以观察胎儿生长发育情况、羊水量、胎位、胎盘位置、胎盘成熟度等。

3.妊娠期糖尿病检查

直接行 75 g OGTT,诊断标准为空腹血糖 5.1 mmol/L,1 小时血糖 10.0 mmol/L,2 小时血糖为 8.5 mmol/L。

### 四、妊娠期营养管理

**(一)妊娠期增强营养的重要性**

妊娠期是生命早期 1 000 天的起始阶段,营养作为最重要的环境因素,对母儿双方的近期和远期健康都将产生至关重要的影响。孕期胎儿的生长发育、母体乳腺和子宫等生殖器官的发育,以及为分娩后乳汁分泌进行必要的营养储备,都需要额外的营养。因此,妊娠各期妇女膳食应在非孕妇女的基础上,根据胎儿生长速度及母体生理和代谢的变化进行适当调整。

**(二)妊娠期营养评估与计划实施**

1.妊娠期营养评估

(1)询问孕妇过去的饮食习惯,包括饮食形态、内容及摄入量。

(2)询问孕妇有无胃肠道疾病史;有无甲状腺功能亢进或糖尿病等内分泌疾病史;有无食物过敏史。

(3)妊娠后孕妇饮食习惯有无改变,有何改变,早孕反应对孕妇饮食的影响程度等。

(4)身体评估:测量体重,结合身高和妊娠前体重,判断孕妇体重的增长是否在正常范围内;定期产检,测宫高、腹围,判断胎儿在宫内的生长发育情况。

(5)心理和社会因素评估:评估有无影响孕妇膳食的心理或社会文化因素,如宗教信仰对饮食的限制(如回族),经济拮据限制孕妇的购买力等。

(6)诊断检查:必要时做血常规检查测孕妇血红蛋白值以了解其营养状况。

2.妊娠期营养计划实施

在全面评估孕妇营养状况的基础上,制定个性化的孕妇营养管理计划,可提高健康教育效果,促进孕妇采取有利于自身和胎儿健康的膳食行为和生活方式。

(1)补充叶酸,常吃含铁丰富的食物,选用碘盐。叶酸对于预防神经管畸形和高同型半胱氨酸血症、促进红细胞成熟和血红蛋白合成极为重要。孕期叶酸应达到 600 μgDFE/d,除经常吃含叶酸丰富的食物外,还应补充叶酸 400 μgDFE/d。孕期应常吃含铁丰富的食物,铁缺乏严重者可在医师指导下适量补铁。此外,碘是合成甲状腺素的原料,是调节新陈代谢和促进蛋白质合成的必需微量元素,除了选用碘盐外,每周应摄入 1~2 次含碘丰富的海产品。

(2)妊娠呕吐严重者,可少量多餐,保证摄入含必要量碳水化合物的食物。妊娠早期无明显早孕反应者可继续保持孕前平衡膳食,孕吐较明显或食欲不佳的孕妇不必过分强调平衡膳食,可根据个人的饮食嗜好和口味选用清淡适口、易于消化的食物,少量多餐,尽可能多地摄入食物,特别是含碳水化合物的谷薯类食物。进餐时间和地点亦可依据个人反应特点而异,具体可采取以下饮食措施:①早晨可进食干性食品,如馒头、面包干、饼干、鸡蛋等。②避免油炸及油腻食物和甜品,以防胃液逆流而刺激食管黏膜。③可适当补充维生素 $B_1$、维生素 $B_2$、维生素 $B_6$ 及维生素 C 等以减轻早孕反应的症状。

(3)孕中晚期适量增加奶、鱼、禽、蛋、瘦肉的摄入。孕中期开始,胎儿生长速度加快,可在孕前膳食的基础上,增加奶类 200 g/d,动物性食物(鱼、禽、蛋、瘦肉)孕中期增加 50 g/d,孕晚期增加125 g/d,以满足对优质蛋白质、维生素 A、钙、铁等营养素和能量增加的需要。建议每周食用2~3次鱼类,以满足对胎儿脑发育有重要作用的不饱和脂肪酸的需要。

(4)适量身体活动,维持孕期适量增重。体重增长是反映孕妇营养状况的最实用的直观指标,与胎儿出生体重、妊娠并发症等妊娠结局密切相关。为保证胎儿正常生长发育,应使孕期体重增长保持在适宜范围。

身体活动有利于愉悦心情和自然分娩。若无医学禁忌,多数活动和运动对孕妇都是安全的。孕中、晚期每天应进行 30 分钟中等强度的身体活动。常见的中等强度运动包括快走、游泳、打球、跳舞、孕妇瑜伽等。孕妇应根据自身情况和孕前运动习惯,结合主观感觉选择活动类型,量力而行,循序渐进。

(5)禁烟酒,愉快孕育新生命,积极准备母乳喂养。烟草、酒精对胚胎发育的各个阶段都有明显的毒性作用,容易引起流产、早产和胎儿畸形。有吸烟饮酒习惯的妇女必须戒烟禁酒,远离吸烟环境,避免二手烟。

## 五、妊娠期常见症状的护理

### (一)恶心与呕吐

1.原因

妊娠期恶心、呕吐的原因和机制尚不明确,一般认为与孕妇体内 HCG 增多、胃酸分泌减少及胃排空时间延长有关,也有人认为与孕妇的精神状态、心理压力、家庭经济状况等也有一定的关系。

2.临床表现

(1)恶心与呕吐特点:约半数孕妇在妊娠 6 周左右出现,尤其于清晨起床时更为明显;一般于妊娠 12 周左右消失。

(2)伴随症状:除了恶心、呕吐外,还可伴有头晕、疲乏、嗜睡等不适,食欲与饮食习惯也有所改变,如食欲缺乏、厌油腻等。孕妇虽有晨吐,但体重会随着妊娠进展而增加,一般不会出现脱水。

(3)妊娠剧吐:妊娠剧吐与普通呕吐有所不同,主要表现为频繁恶心呕吐,不能进食,以致发生体液失衡及新陈代谢障碍,甚至危及孕妇生命。

3.护理措施

(1)起床时宜缓慢,避免突然起身。

(2)每天进食 5~6 餐,少量多餐,避免空腹状态;清晨起床时可先吃几块饼干或面包;两餐之间进食液体;食用清淡食物,避免油炸、难消化或引起不舒服气味的食物。

(3)给予精神鼓励与支持,以减少困扰和忧虑。

(4)若妊娠 12 周以后仍继续呕吐,甚至影响孕妇营养时,应考虑妊娠剧吐的可能,需住院治疗,以纠正水、电解质紊乱。

(5)对偏食的孕妇,在不影响饮食平衡的情况下,可不做特殊处理。

### (二)尿频

1.原因

(1)尿量增加:妊娠以后,母体的代谢产物增加,胎儿的代谢产物需由母体排出,因而大大增加了肾脏的工作量,使尿量增加。

(2)膀胱受压:在妊娠初期和晚期,骨盆腔内的器官位置发生相对改变,导致膀胱承受的压力增加,容量减少,即便有很少的尿也会使孕妇产生尿意,进而发生尿频。妊娠3个月内,子宫尚未超出盆腔,在盆腔占据大部分位置,直接压迫膀胱;妊娠晚期,胎头衔接进入骨盆,再次压迫膀胱,孕妇出现尿频。

2.临床表现

(1)小便次数增多:白天超过7次,晚上超过2次,且两次间隔在2小时以内。

(2)尿色正常:不浑浊,没有血尿。

(3)无其他伴随症状:不伴有尿急、尿痛、发热、腰痛等现象。

3.护理措施

(1)若无任何感染征象,可给予解释,不必处理。

(2)孕妇无须通过减少液体摄入量的方式来缓解症状,有尿意时应及时排空,此现象产后可逐渐消失。

(三)白带增多

1.原因

妊娠以后,黄体分泌大量雌激素和孕激素,以维持孕卵的着床和发育;12周后,胎盘逐渐替代黄体继续合成大量雌激素和孕激素,致阴道上皮增厚、血管充血、渗出液和脱落细胞增多,宫颈肥大、柔软、充血,腺体分泌旺盛,分泌物和阴道渗出液以及脱落细胞混在一起形成白带,不断排出体外。

2.临床表现

于妊娠初3个月及末3个月明显,是妊娠期正常的生理变化,但应排除假丝酵母菌、滴虫、淋球菌、衣原体等感染。从阴道流出的白带增多,颜色呈乳白色、清澈透亮、鸡蛋清样,无味或稍有腥味,无其他不适。

3.护理措施

(1)嘱孕妇每天清洗外阴或经常洗澡,以避免分泌物刺激外阴部,保持外阴部清洁,但严禁阴道冲洗。

(2)指导穿透气性好的棉质内裤,经常更换。分泌物过多的孕妇,可用卫生巾并经常更换,增加舒适感。

(四)便秘

1.原因

(1)激素水平的变化:妊娠以后,孕妇血中孕激素增加、胃肠激素下降,致胃酸分泌减少、胃肠道肌肉张力下降及蠕动能力减弱,食物在胃肠道停留时间延长,食物残渣中的水分被肠壁细胞重吸收,粪便变得干而硬,排出困难。

(2)生活方式的改变:妊娠早期,孕妇卧床时间增多,运动相对减少,肠蠕动减慢;孕妇的膳食结构中粗粮减少,缺少膳食纤维,粪便量减少,缺乏对肠壁的刺激和推进作用。

(3)其他因素:增大的子宫压迫肠道,使粪便运转速度减慢;痔核引起的疼痛等。

2.临床表现

(1)伴随症状:孕妇有便意却不能排出,可致腹胀和食欲下降;经常排便用力,还可引发或加重原有的痔疮。

(2)影响胎儿发育:长期便秘可增加孕妇体内的毒素,可出现皮肤色素沉着、瘙痒、毛发枯干等。若毒素重新被回收至血液,可致食欲减退、精神萎靡、头晕乏力,甚至影响胎儿发育。

3.护理措施

(1)嘱孕妇养成每天定时排便的习惯。

(2)多吃水果、蔬菜等含纤维素多的食物,同时增加每天饮水量。

(3)适当增加活动。

(4)未经医师允许不可随便使用大便软化剂或泻剂。

**(五)水肿**

1.原因

(1)醛固酮分泌增多:妊娠以后,孕妇体内醛固酮分泌增多,机体对钠和水的吸收作用增强,易引起水肿。

(2)下肢静脉受压:随着孕妇子宫的逐渐增大,子宫压迫下肢静脉,引起下肢静脉血液回流不畅而产生水肿,这是孕期水肿发生的主要原因。

(3)血容量增加:妊娠以后,孕妇的血容量增加,体内水分也增加。妊娠期增加的血液中,血浆所占的比例更大,血液相对变稀,血浆胶体渗透压降低,水分移向组织间隙而水肿。

(4)不健康的生活方式:包括摄取的盐分过多、长时间站立步行或久坐等。摄取盐分过多加重水、钠潴留。下肢长时间处于较低位置,因重力作用,下肢静脉血液回流困难加重下肢水肿。

2.临床表现

多见于妊娠晚期。初期表现为活动后的双侧足部或手指肿胀,休息后或晨起后水肿减轻或消退。随着子宫的增大,压迫更加明显,水肿可扩散至两侧小腿,一般产后一周逐渐恢复。

3.护理措施

(1)指导孕妇采取左侧卧位,解除增大的子宫对下腔静脉的压迫,下肢稍垫高,避免久站久坐。

(2)对需长时间站立的孕妇,可采取两侧下肢轮流休息,收缩下肢肌肉,以利于血液回流。

(3)适当限制孕妇对盐的摄入,但不必限制水分。

(4)如下肢明显凹陷性水肿或经休息后不消退者,应及时诊治,警惕妊娠期高血压疾病的发生。

**(六)腰背痛**

1.原因

随着子宫的增大,孕妇的身体重心逐渐前移,在站立或行走时,为保持重心平衡,头部及肩部后仰,腹部前凸,这种姿态容易造成腰部脊柱的过度前凸,从而引起腰背酸痛。妊娠期分泌的激素使支撑关节之间的韧带松弛,增加了腰背痛的风险。腰背痛是正常的生理现象,但如果同时伴有尿频、尿急等症状,应考虑肾盂肾炎的可能。

2.临床表现

多发生于妊娠后期,由于孕妇为保持身体平衡而重心前移,体态改变等,部分孕妇感觉腰背部疼痛或不适。

3.护理措施

(1)指导孕妇穿低跟鞋,在俯拾或抬举物品时,保持上身直立,弯曲膝部,用两下肢的力量拾起。

(2)如因工作需要长时间弯腰,妊娠期以后应调整工作岗位。
(3)疼痛严重者,需卧床休息,局部热敷。

(杨玉銮)

## 第七节 分娩期妇女的管理

### 一、影响分娩的因素

(一)产力

产力是指胎儿及其附属物由子宫排出的动力,包括子宫收缩力、腹肌、膈肌收缩力、肛提肌收缩力。

1.子宫收缩力

子宫收缩力起主导作用,具有节律性、对称性、极性、缩复作用四大特点。

(1)节律性:不随意、有规律的阵发性收缩伴疼痛。

(2)对称性:正常宫缩时,宫缩由两侧宫角底集中向下段扩散,然后均匀、协调的宫缩遍及全子宫。

(3)极性:宫缩时宫底部肌肉收缩最强、最持久,向下逐渐变弱。

(4)缩复作用:子宫纤维每次收缩后变短变粗,不能恢复至原来的长度。缩复作用可使宫腔逐渐变小,从而使胎儿先露逐渐下降。宫颈管慢慢展平,有利于产后子宫复旧。

2.腹肌和膈肌的收缩力

第二产程时,先露下降压迫骨盆底及直肠,反射性引起肌肉收缩,出现排便感及屏气。

3.骨盆肛提肌收缩力

宫口开全后,帮助完成分娩机制及胎盘娩出,有助于胎儿内旋转、胎头仰伸。

(二)产道

产道是胎儿娩出的通道,可分为骨产道和软产道。

1.骨产道

骨产道由有骶骨、两侧髂骨、耻骨、坐骨及其相互连接的韧带组成。骨产道各平面径线、骨盆倾斜度、骨盆类型均对分娩有影响。骨盆任一平面或任何一径线异常将导致难产,严重时危及母儿生命。

2.软产道

软产道由子宫下段、子宫颈、阴道和骨盆底软组织组成。子宫峡部未孕时长 1 cm,妊娠后逐渐拉长,至妊娠末期形成子宫下段。临产后,因子宫缩复作用,下段可达 7~10 cm,成为软产道的一部分。

(三)胎儿

在分娩过程中,胎儿能否顺利通过产道,除产力和产道因素外,还取决于胎儿大小及有无畸形。

1.胎儿大小

胎儿大小是决定分娩难易的重要因素之一。胎头是胎体最大部分,是胎儿通过产道最困难的部分,胎儿过大致胎头径线大时,尽管骨盆正常大,也可引起相对性头盆不称形成难产。

2.胎儿畸形

胎儿某一部分发育异常,如脑积水、连体儿等。由于胎头或胎体异常,通过产道常发生困难,影响胎儿顺利娩出。分娩前对胎儿能否阴道分娩时应及时评估。

**(四)精神、心理因素**

分娩对产妇来说是一种持久而强烈的应激原,产妇精神、心理因素能够影响机体内平衡、适应力等,使机体产生一系列变化。

## 二、产程分期与护理

**(一)第一产程与护理**

第一产程是宫颈扩张期,是产程的开始。第一产程时间长,可发生各种异常,需严密观察。

1.护理评估

(1)健康史:查看产妇产前检查记录了解孕期情况,重点了解年龄、身高、体重、有无不良孕产史、有无合并症等;了解孕期是否产前定期检查,有无阴道流血或流液;心理状况;B超等重要辅助检查的结果。

(2)专科评估。①子宫收缩:产程开始时,出现伴有疼痛的子宫收缩,俗称"产痛"或"阵痛"。开始时宫缩持续时间较短且弱,间歇时间较长。随着产程进展,持续时间变长,且强度不断增强,间歇时间渐短。护士在产程中需重视观察并记录子宫收缩的情况,包括宫缩持续时间、间歇时间及强度,临床常用触诊观察法和电子胎儿监护。②胎心:胎心是产程中极为重要的观察指标,正常胎心率为110~160次/分。临产后更应严密监测胎心的频率、规律性和宫缩后胎心有无变异,注意与孕妇的脉搏区分。③宫口扩张和胎头下降:宫口扩张和胎头下降的速度和程度是产程观察的两个重要指标,通过阴道检查可了解宫口扩张及胎头下降情况,胎头下降程度是决定胎儿能否经阴道分娩的重要观察指标。④胎膜破裂:正常破膜时间多发生于宫口近开全时,若破膜,推动先露部可见羊水流出。确定破膜时间,羊水颜色、性状及量。破膜后宫缩常暂时停止,产妇略感舒适,随后宫缩重现且较前增强。

2.护理措施

(1)一般护理。①生命体征监测:临产后,宫缩频繁致产妇出汗较多,加之阴道血性分泌物及胎膜破裂羊水流出,易导致感染。因此在做好基础护理的同时,应注意监测体温。宫缩时,血压会升高0.7~1.3 kPa(5~10 mmHg),间歇期复原。产程中应每4~6小时测量1次,若发现血压升高或高危人群,应增加测量次数并给予相应的处理。②饮食指导:临床过程中,长时间的呼吸运动和流汗,孕妇体力消耗大。为保证顺利分娩,应鼓励孕妇在宫缩间歇期少量多次进食高热量、易消化、清淡的食物。③休息与活动:临床后,应鼓励产妇在室内活动,可采取站、蹲、走等形式,利于产程的进展。④排尿及排便:临床后,鼓励产妇每2~4小时排尿1次,以免膀胱充盈影响宫缩及胎先露下降。⑤人文关怀:对产妇的陪伴和心理支持非常重要,待产过程中,改变产妇对分娩的认识,通过按摩来镇痛等,都有利于分娩。

(2)专科护理。①胎心监测:胎心监测应在宫缩间歇期完成,潜伏期每小时听胎心音1次,活跃期每15~30分钟听诊胎心音1次,每次听诊1分钟。②观察宫缩潜伏期:应每2~4小时观察

1次,活跃期每1~2小时观察1次,一般需要连续观察至少3次。若产程进展慢、子宫收缩欠佳,应及时处理。处理方法是没有破膜的产妇,可行人工破膜,使胎先露充分压迫宫口,加强子宫收缩;对于已破膜但宫缩欠佳的产妇,可以遵医嘱静脉滴注缩宫素以促进宫缩。③观察宫颈扩张和胎头下降程度:通过阴道检查来判断。如果胎膜已破,则应上推胎头了解羊水和胎方位。若胎方位异常、产程进展好,则可继续观察到宫口开全。若产程进展慢,应了解宫缩情况,宫缩好可改变产妇体位以助改变胎方位;宫缩差,应加强宫缩。④胎膜破裂的处理。一旦胎膜破裂,应立即听诊胎心,并观察羊水性状和流出量。有无宫缩,同时记录破膜时间。若羊水粪染,胎心监测正常,宫口开全或近开全,可继续观察,给予产妇吸氧等待胎儿娩出。若胎儿已出现宫内缺氧征象,应用产钳或胎头吸引术助产。

(3)分娩期疼痛护理:分娩期疼痛是一种很独特的疼痛,有别于其他任何一种病理性疼痛。疼痛多为痉挛性、压榨性、撕裂样,由轻、中度疼痛开始,随宫缩增强而逐渐加剧,部位不只限于下腹部,会放射至腰骶部、盆腔及大腿根部。护士可协助产妇采取舒适体位,及时补充热量和水分,定时督促排尿,减少不必要的检查。也可采用药物性、非药物性方法减轻疼痛。

(二)第二产程与护理

第二产程又称胎儿娩出期,是从宫口开全至胎儿娩出的全过程。

1.护理评估

(1)生命体征及临床表现:观察产妇的生命体征,有无不适主诉;评估有无尿潴留,询问有无便意感。评估产妇及家属精神状态,是否有焦虑、急躁、恐惧等情绪反应,家属是否紧张,是否配合。

(2)专科评估。①子宫收缩增强:进入第二产程后,宫缩的频率和强度达到高峰。宫缩持续时间1分钟或以上,间歇期仅1~2分钟。②胎儿下降及娩出:当胎头将至骨盆出口压迫骨盆底组织时,产妇有排便感。宫缩时,产妇不自主地向下屏气。宫缩时胎头露出于阴道口,露出部分不断增大,宫缩间歇期胎头又缩回阴道内,称胎头拨露。当胎头双径线越过骨盆出口,宫缩间歇时胎头也不再回缩,称胎头着冠。此时会阴极度扩张,产程继续进展,胎头枕骨以耻骨弓下方为支点,出现仰伸动作,胎头娩出。接着出现复位及外旋转,随后胎儿前肩和后肩相继娩出,胎体很快顺利娩出,后羊水随着涌出,第二产程结束。

2.护理措施

(1)心理护理:第二产程时,护士应陪伴在产妇身旁,及时提供产程进展信息,给予安慰、鼓励和支持,协助其完成进食、擦汗、排尿等生活需求。

(2)产程观察。①宫缩观察:观察宫缩的强度和持续时间,有无宫缩减弱或强直性宫缩,产程进展缓慢时应注意观察子宫的形状及有无压痛,排除先兆子宫破裂的可能。②胎心监测:此期应密切监测胎心,仔细观察胎儿有无急性缺氧等情况。应每5~10分钟听胎心1次,若发现胎心减慢,需持续胎心监测,及时评估、采取措施。③判断胎先露下降程度:判断胎先露下降程度及胎方位,注意有无头盆不称。避免胎头长时间受压。④生命体征监测:每小时测量产妇血压、脉搏,每4小时测量体温、呼吸,如有异常或产妇有不适,随时监测。

(3)指导产妇屏气用力:正确使用腹压是缩短第二产程的关键。宫口开全后,指导产妇在宫缩时正确运用腹压,宫缩间歇期休息,保持体力。

(4)接产准备:当初产妇宫口开全、经产妇宫口扩张4~5 cm,且宫缩规律有力时,应做好接产准备工作。

(5)接产:接产前要评估胎儿宫内情况、评估产妇会阴条件,护士配合医师,做好助产工作。新生儿娩出后注意保暖,必要时清理口腔、咽部及鼻腔内的黏液。之后对新生儿进行全身检查,注意新生儿外观有无畸形,系好脚腕带和手腕带,印足印,测量身长,称体重等。在分娩记录单上需详细记录产妇姓名、各产程时间、出血量、会阴情况、特殊情况等。新生儿病历单需记录新生儿性别、出生时间、身长、体重、Apgar评分、新生儿外观检查结果等。

(三)第三产程与护理

第三产程又称胎盘娩出期,从胎儿娩出至胎盘胎膜娩出需5~15分钟,不应超过30分钟。

1. 护理评估

(1)了解第一、第二产程的经过及其处理。①生命体征监测:监测产妇的生命体征,观察有无不适主诉。②心理-社会状况:评估产妇的情绪状态,对新生儿性别、健康及外形等是否满意,能否接受新生儿。有无进入母亲角色等。

(2)专科评估。①子宫收缩:胎儿娩出后,子宫底将至脐平,产妇略感轻松,宫缩暂停数分钟后再次出现。②胎盘娩出:胎儿娩出后,由于宫腔容积突然明显缩小,胎盘不能相应缩小,胎盘附着面与子宫壁发生错位而剥离。剥离面出血形成胎盘后血肿;子宫继续收缩,增大剥离的面积,直至胎盘完全剥离而娩出。③阴道流血:胎盘娩出后,子宫迅速收缩,子宫底下降与脐平,经短暂间歇后,子宫再次收缩成球形,宫底上升。注意评估阴道流血的时间、颜色和量,常用的评估方法有称重法、容积法和面积法。④会阴伤口:仔细观察软产道,注意有无宫颈裂伤、阴道撕裂及会阴裂伤。

2. 护理措施

(1)新生儿分娩护理:①清理呼吸道,以免发生吸入性肺炎;②处理脐带。

(2)协助胎盘娩出:正确处理胎盘娩出,能够减少产后出血的发生。接产者不应在胎盘尚未完全剥离时用力按揉、下压宫底或牵拉脐带,以免引起胎盘部分剥离而出血或拉断脐带,甚至造成子宫内翻。胎盘娩出后应仔细检查胎盘的母体面,确定没有胎盘成分残留。胎盘胎膜排出后,按摩子宫刺激其收缩以减少出血,同时注意观察并测量出血量。

(3)产后护理。①会阴伤口护理:教会产妇尽量健侧卧位,利用体位引流,减少恶露污染伤口的机会,并注意保持伤口的清洁、干燥以防感染。同时产妇诉会阴及肛门部疼痛、坠胀不适且逐渐加重时,要及时告知医护人员排出阴道血肿。伤口轻度水肿多在产后2~3天自行消退,可嘱其适当抬高臀部,以利血液回流而减轻水肿。②排空膀胱:告知孕妇排空膀胱的必要性和重要性,产后4~6小时要及时解小便。因分娩过程中膀胱受压使其黏膜充血、水肿,肌张力降低;加之产妇会阴伤口疼痛不敢用力排尿和不习惯卧床排尿等原因,使产妇容易发生排尿困难,导致尿潴留。对于排尿困难的产妇,可给予小腹部湿热敷,或听滴水声诱导等方法进行排尿,必要时导尿。③母婴皮肤接触:告知产妇母婴皮肤接触、早吸吮、早开奶对母亲和新生儿的重要性,以及母乳喂养成功的意义。新生儿出生后1小时内协助产妇进行母婴皮肤接触,并帮助新生儿吸吮母亲的乳头。④生活指导:告知产妇充分的睡眠和休息的重要性。教会产妇采取舒适卧位,及时更换会阴垫、衣服,并注意保暖。产妇进食流质或清淡半流质食物,饮食宜富营养、易消化、有足够热量个水分,以利于产妇恢复体力。⑤新生儿护理:教会产妇如何保持新生儿于正确卧位,防止发生呛咳或窒息;注意保暖,同时告知产妇如果发生新生儿面色发紫、哭声异常、吸吮能力差或脐部有渗血等,及时告知医护人员。

## 三、分娩后最初阶段的护理

产妇分娩后2小时为分娩后最初阶段,有学者称为"第四产程"。此期产妇和新生儿情况不稳定,可能随时发生变化或出现异常,需要密切关注。

### (一)护理评估

1.健康史

评估产妇第一、第二、第三产程及新生儿出生情况。

2.身心状况

(1)产妇情况。①生命体征:测量产妇血压、脉搏,观察是否有异常,如有异常应及时处理;为产妇保暖,询问是否有不舒适的主诉,如头晕、头痛、视物不清等症状。②子宫收缩:为预防产后出血,应观察是否有子宫收缩乏力的现象,同时按压子宫观察阴道流血的情况。③阴道流血:宫腔出血可能由子宫收缩不好导致,若子宫收缩好,阴道持续流血,应考虑是否有软产道裂伤。④膀胱充盈:观察膀胱充盈情况,避免膀胱过度充盈影响宫缩。⑤阴道血肿:询问产妇是否有会阴或肛门坠胀。

(2)新生儿情况:①观察新生儿呼吸、肤色、肌张力是否有异常,脐带有无渗血等。②协助新生儿与母亲进行皮肤接触,完成三早,并保证新生儿安全。③当新生儿出现觅食反射时,帮助新生儿正确地含接母亲乳房,观察新生儿吸吮能力。

### (二)护理措施

(1)产妇分娩后,为产妇安置舒适体位,盖好被子或毯子保暖。

(2)产后第一小时内,每15分钟1次,然后30分钟1次,至产后2小时观察产妇。按摩产妇子宫,按压宫底,观察流血情况,有异常及时报告医师处理。

(3)每小时测量产妇血压、脉搏1次,必要时可使用心电监护监测产妇生命体征。

(4)如在耻骨联合上方触到充盈的膀胱,应督促和协助产妇排尿;若产妇疲劳,应为其提供床上便器排尿,避免下床排尿造成体位性晕厥甚至发生跌倒。也要注意产后协助产妇适当饮水,争取产后6小时内自行排尿。

(5)为产妇提供湿度适宜的饮水和易消化饮食,满足产妇生理需求和补充体力消耗。

(6)母婴生命体征稳定,无异常情况时,核对母婴手腕带信息无误后,送母婴回到母婴同室病房继续休养。

(杨玉銮)

# 第八节 产褥期妇女的管理

从胎盘娩出至产妇全身各器官恢复或接近正常未孕状态所需的一段时间为产褥期。一般是6周左右。

## 一、产褥期妇女的生理与心理变化

### (一)产褥期妇女的生理变化

**1.生殖系统的变化**

(1)子宫:变化最大,自胎盘娩出后逐渐恢复至未孕状态的全过程,称为子宫复旧。①宫体肌纤维缩复:胎盘娩出后宫体逐渐缩小至脐平或以下,产后一周在耻骨联合上方可触及,产后10天降至盆腔,腹部触及不到,产后6周恢复到孕前大小。②子宫内膜增生:产后3周除胎盘附着部位外的宫腔表面均有新生内膜覆盖,产后6周,胎盘附着部位内膜全部修复。③子宫血管变化:随着胎盘的娩出,子宫复旧使开放的螺旋动脉和静脉窦压缩变窄,可形成出血。④子宫下段和宫颈变化:产后2~3天,宫口可容纳2指,产后1周宫口闭合,宫颈管复原,产后4周宫颈恢复至非孕形态。分娩时可导致宫颈外口的裂伤,使初产妇由产前的圆形变为产后横裂。

(2)阴道:分娩导致阴道壁松弛和肌张力降低,产褥期逐渐恢复,产后3周阴道黏膜皱襞重现出现,阴道腔逐渐缩小,使阴道紧张度在产褥期不能恢复到未孕期。

(3)外阴:产后2~3天外阴水肿逐渐消失,分娩时因处女膜撕裂而形成残缺的处女膜痕。

(4)盆底组织:分娩可导致盆底肌及筋膜弹性减弱,常伴有肌纤维撕裂,产褥期若能坚持做产后康复可能恢复至产前状态。若严重盆底肌或筋膜撕裂导致盆底组织松弛,加上产褥期过重体力活动或短期内多产,则很难恢复,是导致阴道壁脱垂和子宫脱垂的重要原因。

**2.乳房变化**

主要变化是泌乳,孕妇体内激素的作用,以及新生儿吸吮乳头的刺激导致乳腺不断泌乳。产妇的营养、睡眠、情绪和健康状况与乳汁的分泌量密切相关。

**3.循环和血液系统变化**

产后72小时内产妇循环血量增加,易诱发心力衰竭。产褥早期血液呈高凝状态,有利于子宫胎盘剥离面血栓形成,减少产后出血,纤维蛋白原、凝血酶、凝血酶原于产后2~4周恢复正常水平,血红蛋白于产后1周回升,白细胞总数产褥早期仍较高,于产后1~2周恢复正常。

**4.消化系统变化**

产后1~2周胃张力和蠕动力逐渐恢复,产后1~2天产妇常有口渴感,喜进流质或半流质食物。产褥期活动减少,腹肌和盆底肌松弛易引起便秘。

**5.泌尿系统变化**

产褥期膀胱肌张力降低,对膀胱内压敏感性降低,加上会阴部的疼痛、麻醉等可导致尿潴留,尤其在产后24小时内。

**6.内分泌系统变化**

产后雌、孕激素水平急剧下降,于产后1周降至未孕水平。月经复潮及排卵时间受哺乳时间的影响,不哺乳产妇一般在产后6~10周月经复潮,10周左右恢复排卵,哺乳产妇一般在产后4~6周恢复排卵,哺乳期可不复潮,通常首次来经前多有排卵,故哺乳期月经未复潮仍有受孕可能。

**7.腹壁变化**

下腹正中线的色素沉着逐渐消失,初产妇腹壁出现的紫红色妊娠纹逐渐变成银白色的陈旧妊娠纹,腹壁紧张度在产后6~8周恢复。

## (二)产褥期妇女的心理变化

产褥期妇女经历妊娠、分娩,到新生儿诞生,接纳新成员的心理调适过程。影响产妇心理调适的原因很多:妊娠的心理状态、对分娩的态度、所处的社会文化环境、产妇的性格倾向、生活背景,以及丈夫的态度等可使产妇表现出精力充沛、兴奋、热情幸福感和满足感,也可表现出不同程度的焦虑、抑郁、悲观的不良情绪。

**1.依赖期**

给予周到的生活照顾,鼓励进食,保证休息,注意产妇主诉,加强宣教,注意调适生活节奏,帮助转换母亲角色,协助指导喂哺。

**2.依赖-独立期**

加倍关心产妇,提供新生儿喂养和护理知识,耐心指导和鼓励产妇参与照护新生儿的工作,鼓励亲子接触,增进情感交流,鼓励产妇表达自己的内心感受,提高自信心和自尊感,促进角色转换。

**3.独立期**

积极帮助产妇和丈夫正确应对家庭模式的转换、角色的转换、生活方式的改变,积极鼓励夫妻共同参与照护新生儿,培养和谐关系,共同承担责任,互相体贴,尤其是丈夫更应积极主动。

## 二、产褥期妇女护理

### (一)适当活动及产后康复

经阴道自然分娩的产妇,应于产后6~12小时起床稍事活动,于产后第2天可在室内随意走动,行产后康复锻炼。行会阴后-斜切开或行剖宫产的产妇,可推迟至产后第3天起床稍事活动,待拆线后伤口不感疼痛时,也应做产后康复锻炼。尽早适当活动及做产后康复锻炼,有助于体例恢复,避免腹部皮肤过度松弛。

### (二)优生优育指导

产褥期内禁忌性生活。产后不哺乳者,通常在产后6~10周月经复潮,产后10周左右恢复排卵。产后哺乳者,月经延迟复潮,甚至哺乳期不来潮,平均在产后4~6个月恢复排卵。产后较月经复潮者,首次月经来潮前多有排卵,故于产后42天起应采取避孕措施,原则是哺乳者以工具避孕为宜,不哺乳者可选用药物避孕。

### (三)产后检查

产后检查包括产后访视和产后健康检查。产后访视至少3次,第1次在产妇出院后3天,第2次在产后14天,第3次在产后28天,了解产妇及新生儿健康状况。内容包括了解产妇饮食、大小便、恶露及哺乳情况,并做妇科检查,观察盆腔内生殖器官是否已恢复至非孕状态,同时最好带婴儿来医院做1次全面检查。

## 三、正常新生儿护理

新生儿期是指出生后脐带结扎开始到产后28天。此时新生儿发育尚不够成熟,仍需继续适应,护理仍很重要。

### (一)新生儿生理特点

**1.生命征象**

(1)体温:出生时与母体体温相同或稍高,很快降低,故应注意保暖。

(2)呼吸:平均30~40次/分,应在出生后30秒内建立。若有呼吸窘迫的征象,应注意观察。

(3)血压:平均8.0~10.7/5.3~6.7 kPa,2周后血压增至13.3/6.77 kPa。

2.循环系统

婴儿出生时,心脏血管系统会发生许多变化,但这些变化不是立即完成的,有一个过渡时间。

3.消化系统

新生儿肠道容量较胃容量大,胃蠕动较快;吸吮母乳后易发生溢乳;消化蛋白质能力强,消化淀粉的能力弱;足月儿24小时内排胎便,2~3天排完,如果新生儿出生后24小时不排胎便,应排除肛门闭锁或其他消化系统畸形。

4.泌尿生殖系统

新生儿出生时肾脏已具有正常数目的肾单位,但尚不成熟,仅能适应正常的代谢。出生后12~24小时新生儿应第一次排尿。当新生儿尿量达15 mL时,膀胱会不自主地排出尿液,导致一天排尿次数达20次之多。

新生儿由于肾功能不足,血氮及乳酸含量较高,人工喂养者血磷、尿磷均高,易引起钙磷平衡失调,产生低血钙症。

(二)新生儿日常护理

1.生命体征监测

每天测1次体温,于腋下或颈下测,测量时不要翻动新生儿。新生儿照射阳光时注意避免阳光直射,夏季避免烈日直射,冬季注意保暖。

2.皮肤护理

24小时后每天沐浴、清洁,尤其是皮肤皱褶处(颈部、腋下、腹股沟、手心、指缝等)要清洁到位,同时检查全身皮肤有无皮疹破损发生,每天给予阳光照射。

3.脐部护理

沐浴后用棉签消毒,每天2~3次,脐部保持干燥。

4.臀部护理

两便后擦拭干净,肛门周围可适当涂护臀膏。

5.室温、环境、衣着

保持室温在22~24 ℃,恒定,空气清新,阳光充足。房间每天宜通风2次,衣服以棉质、透气为好,款式以宽松、方便穿脱为好。

6.疫苗接种

遵医嘱接种疫苗。

7.新生儿出生检查

出生后采集新生儿足跟内外侧血,做新生儿疾病筛查,注意无菌操作、严格核对、采血量足、符合要求。进行听力测试要保持环境安静,新生儿也要处在安静状态。如没有通过,产后42天需复查。

8.体重监测

每天沐浴时称重,监测有无生理性体重下降。

(三)新生儿喂养

新生儿出生后必须通过自身的胃肠道来摄取和消化营养物质,以促进生长发育,维持身体健康。因此,合理喂养对新生儿非常重要。

1.新生儿母乳喂养

(1)母乳喂养对新生儿的益处。①提供营养及促进发育:母乳中所含的营养物质很适合婴儿的消化吸收,生物利用率高。②提高免疫功能,抵御疾病:母乳中含有丰富的免疫球蛋白,母乳喂养可明显降低婴儿腹泻、呼吸道和皮肤的感染。③有利于牙齿的发育和保护:吸吮时的肌肉运动有助于面部正常发育,且可预防因奶瓶喂养引起的龋齿。④促进心理健康发育:母乳喂养时,通过母婴皮肤接触,有利于母婴情感的建立和婴儿心理、情感的发展。

(2)母乳喂养对母亲的益处。①有助于防止产后出血:吸吮刺激催乳素的分泌。②哺乳期闭经:哺乳者的月经复潮及排卵较不哺乳者延迟,利于产后恢复。同时,闭经有利于延长生育间隔。

(3)母乳喂养的原则和方法。①尽早开始:母乳喂养应在出生后尽早开始。②按需哺乳:一般按照婴儿的需要量,每天多次哺乳,两侧乳房交替喂养,至喂饱为止。③保持正确的喂奶姿势:母乳喂养的姿势有坐、侧卧、俯卧等,不论哪种姿势,以婴儿能含住乳头,且母亲舒适、婴儿安全为宜。当奶流过急,婴儿有呛、溢乳时,母亲可用中指和示指轻轻夹住乳房,控制奶的流量,以免婴儿呛奶并防止乳房堵住婴儿鼻孔。喂完后可将婴儿竖直抱起,轻拍其背部,让胃里的空气排出,然后将婴儿右侧卧,头稍抬高。

2.新生儿人工喂养

当因为种种原因导致新生儿不能进行母乳的时候,可以选择配方奶或牛奶进行人工喂养。

(1)喂奶时间:新生儿生后 2 小时可试喂 5%的糖水,如吸吮好,无其他异常,生后 6 小时开始喂奶。

(2)配方奶粉摄入量估计:一般市售婴儿配方奶粉 100 g 供能 2 093 kJ,根据介绍的新生儿能量需要可计算大致的奶粉需要量。实际喂养量应按每个新生儿的吸吮、胃容量、体重等具体情况增减,按需喂养。

(3)正确的喂养技巧:首先选择合适的奶瓶和奶嘴,奶液的温度以滴到手背或手腕处不烫为宜,喂养时将大部分的奶嘴放入新生儿口中,且奶嘴中充满奶液防止新生儿吸入空气,注意奶瓶、奶嘴的清洁和消毒。

(蔡秀芬)

## 第九节　高危妊娠妇女的管理

### 一、高危因素的评估与监护

#### (一)高危妊娠因素

高危妊娠是指妊娠期孕妇由于个人或社会不良因素及某种并发症、合并症,导致孕妇、胎儿的健康受到威胁或造成伤害。具有高危因素的孕妇,称为高危孕妇。

1.个人或社会因素

孕妇年龄<18 周岁或≥35 周岁,身高<145 cm,BMI>25 或<18.5,受教育时间<6 年,未婚或独居,有吸烟、酗酒、吸毒史,长时间接触有害物质或放射线,家族中有明显遗传性疾病,孕妇及丈夫职业稳定性差、收入低下,居住条件差,未规范做或晚做产前检查者。

2.疾病因素

(1)产科病史:有不良妊娠分娩史,如自然流产、异位妊娠、早产、死胎、死产、剖宫产史或阴道助产史,新生儿死亡、畸形、巨大,有产后出血、产褥感染等。

(2)妊娠合并症:妊娠合并内外科疾病等。

(3)妊娠并发症。

### (二)高危妊娠监护

1.人工监护

(1)确定孕龄:根据末次月经、早孕反应、胎动出现时间及子宫大小推算孕龄。

(2)宫底高度及腹围:根据子宫底高度及腹围数值可估算胎儿大小,简单、易记的胎儿体重方法为宫底高度(cm)×腹围(cm)+200,以了解胎儿宫内的发育情况。

(3)高危妊娠评定:可在第一次产前检查时,根据产妇的病史及体征,评定早期妊娠是否有高危妊娠,并对孕妇进行动态观察。属于高危妊娠的孕妇应给予高危监护,随着妊娠进展,可随时再重新评定。

2.妊娠图

妊娠图是反映胎儿在宫内发育及孕妇健康情况的动态曲线图。将每次产前检查测得的体重、子宫底高度、腹围及胎头双径值记录下来,绘制成标准曲线,动态观察其变化,即妊娠图。同时记录血压、水肿、尿蛋白、胎心率和胎位等数值,以了解母儿情况。

3.B超检查

B超能显示胎儿数目、胎位、有无胎心搏动以及胎盘位置,亦能测量胎头的双顶径、股骨长度、胸径和腹径,以估计孕周及预产期,并可估计胎儿体重、胎盘成熟度及有无胎儿体表畸形等。通常将双顶径≥8.5 cm作为胎儿成熟的标志。

4.胎心听诊

用听诊器或多普勒监测,应注意胎心的强弱及节律,每次听诊1分钟,有疑问时应延长听诊的时间。胎儿听诊可判断胎儿是否存在宫内缺氧,缺点是不能分辨瞬间变化,不能识别胎心率的变异。

5.电子胎心监护

电子胎心监护可以连续记录胎心率的变化,并能同时观察胎动和宫缩对胎心率的影响。胎心监护有内、外监护两种形式。电子胎心监护可监测胎心率及预测胎儿宫内的储备能力。外监护室将宫缩描绘探头和胎心率探头直接放在孕妇的腹壁上,操作方便,临床应用广泛。内监护是在宫口开大1 cm以上后,将单级电极经宫口与胎头直接连接进行监测,在破膜后操作监测记录较准确,但会增加感染的机会。

(1)胎心率监测:指用胎儿监护仪记录胎心率,有基线胎心率及周期性胎心率两种基本变化。

基线胎心率:指在无胎动、无宫缩时,正常胎心率在110～160次/分,如持续＞160次/分或＜120次/分,历时10分钟,为心动过速或心动过缓。胎心率的基线摆动包括胎心率的变异振幅及变异频率。变异振幅为胎心率波动范围,一般在6～25次/分,变异频率为1分钟内胎心率波动的次数,正常为≥6次/分。

周期性胎心率:指与子宫收缩有关的胎心率变化,有加速和减速两种情况。加速是指胎动时胎心基线率增加15次以上,持续时间＞15秒,是胎儿状况良好的表现。减速可分为3种。①早期减速:与子宫收缩几乎同时开始,宫缩后即恢复正常。减速的开始到胎心率最低点的时间

≥30秒。这是由于宫缩时胎头受压,导致脑血流量一时性减少的表现,不因体位或吸氧而改变。②变异减速:由于宫缩时脐带受压兴奋迷走神经,导致宫缩开始后胎心率减慢,虽然减速与宫缩的关系不恒定,但减速出现后下降幅度>70次/分,持续时间长短不一,恢复迅速。③晚期减速:宫缩开始一段时间(一般在高峰后)出现胎心率减慢,减速的开始到胎心率最低点的时间≥30秒,持续时间较长,恢复缓慢,可能是胎儿缺氧的表现。

(2)预测胎儿宫内储备能力:观察胎动、自然宫缩或因药物刺激引起的宫缩对胎心率有无影响,包括无应激试验、缩宫素激惹试验。①无应激试验(NST):观察胎动时胎心率的变化,是以胎动时伴有一过性胎心率加速为基础,判断胎儿宫内储备能力的试验。20分钟内有2次或2次以上胎心率加速,加速幅度超过15次/分,持续时间超过15秒,称 NST 有反应。如无意外,胎儿在一周内是安全的。如缺少足够的胎心率加速超过40分钟,称 NST 无反应,被视为异常。对于低危孕妇,NST 可以从妊娠34周开始监护,高危妊娠孕妇应提前,可从妊娠26~28周开始。②缩宫素激惹试验(OCT):通过用缩宫素诱导宫缩进行的暂时性的缺氧负荷试验,检查宫缩对胎心率的影响。观察孕妇10分钟无宫缩后,静脉滴注稀释的缩宫素。如宫缩时或宫缩后胎心变异正常或无晚期减速者为 OCT、阴性。如多次宫缩后重复出现晚期减速,变异减少,胎动后无胎心率增快,为 OCT 阳性。

(3)胎儿心电图:根据胎儿心电图可推测胎儿宫内情况,如胎位、是否多胎、孕周及胎盘功能等。

(4)羊膜镜检查:使用羊膜镜经宫颈在胎膜处观察羊水性状及颜色,判断胎儿安危,达到监测胎儿的目的。

6.实验室检查

一般包括雌三醇测定、孕妇血清胎盘生乳素及缩宫素酶值的测定、阴道脱落细胞检查、羊水检查等。

## 二、高危妊娠的护理

### (一)护理评估

1.病史

了解产妇年龄、生育史、疾病史,了解早期妊娠时是否用过对胎儿有害的药物或接受过放射性检查、是否患过病毒性感染等,确定高危因素是否存在。

2.身体状况

(1)测身高、体重,身高<145 cm 者,可能有头盆狭窄,步态异常者注意骨盆有无不对称;体重过轻(<45 kg)或超重(>90 kg),注意有无头盆不称。

(2)测量宫高、腹围,判断子宫大小是否与停经周数相符。

(3)检查血压、胎位测量血压,听诊母亲心脏情况,评估心功能。检查胎位有无异常,检查阴道出口有无狭窄,外阴部有无静脉曲张。

(4)分娩评估:评估有无胎膜早破。破膜时估计羊水量及性状,如头位时羊水中混有胎粪或羊水呈黄绿色则提示有胎儿宫内发育迟缓的可能。

(5)正确估计胎龄描绘妊娠图。

(6)胎动计数。

3.心理-社会状况

高危妊娠孕妇在妊娠早期常担心流产及胎儿畸形,在妊娠28周以后则担心早产、胎死宫内或死产。孕妇可因为前次妊娠失败而对此次妊娠产生恐惧;由于需要休息而停止工作,变得烦躁不安。要认真评估高危孕妇的应对机制、心理承受能力及社会支持系统。

### (二)护理目标

(1)孕妇安全,胎儿健康。

(2)孕妇恐惧感减轻或消失。

(3)孕妇维持良好的自尊。

(4)孕妇正确面对自己及胎儿的危险。

### (三)护理措施

1.指导孕妇采取正确的方式和手段

减轻和转移孕妇的焦虑和恐惧情绪,鼓励和指导孕妇的家人参与和支持。提供有利于孕妇倾诉和休息的环境,避免不良刺激。在做各种检查和操作之前向孕妇解释,提供指导。

2.一般护理

增加孕妇的营养以保证胎儿的发育需要,尊重孕妇的饮食嗜好。对胎盘功能减退、胎儿发育迟缓的孕妇给予高蛋白、高能量饮食,补充维生素、铁、钙及多种氨基酸,对妊娠合并糖尿病者要控制饮食。注意休息,保持正确卧位。注意个人卫生,勤换衣裤。保持室内空气清新、通风良好、温度适宜。

3.病情观察

对高危孕妇做好观察记录。观察一般情况,如孕妇的心率、脉搏、血压、活动耐受力,有无阴道流血、高血压、水肿、心力衰竭、腹痛、胎儿缺氧等症状和体征,及时报告医师并记录处理经过。产时严密观察胎心率及羊水的色、量,做好母儿监护及监护配合。

4.检查及治疗

认真执行医嘱并配合处理。为妊娠合并糖尿病孕妇做好尿糖测定,正确留置血、尿标本等;对妊娠合并心脏病者按医嘱正确给予洋地黄类药物,做好用药观察;间歇吸氧;宫内发育迟缓者给予静脉治疗;前置胎盘患者做好输液、输血准备;如需人工破膜、阴道检查、剖宫产术,应做好用物准备及配合工作;同时做好新生儿的抢救准备及配合,如为早产儿或极低体重儿还需准备好暖箱,并将高危儿列为重点护理对象。

## 三、高危妊娠的预防

### (一)做好产前检查

产前检查为预防高危妊娠发生的主要措施,可对高危妊娠孕妇实施系统管理,对部分妊娠合并疾病进行治疗,从而提高妊娠结局,保障母婴安全。

1.加强产前检查宣传

产前检查重要性在社会中宣传力度不够不能引起孕妇重视,认为妊娠无明显临床表现即为正常。应定期对高危妊娠孕妇进行宣教,提升孕妇自身的保健意识,从而使其对各类危险因素提高警觉,并进一步提升对医护工作的依从性。鼓励产妇规律进行产前检查。提高孕妇认知度是保障产前检查有效进行的前提。

## 2.针对高危人群进行教育

对高龄、文化程度低、经济收入低家庭,应重点予以关注。对确诊具有妊娠期高危症状的孕妇,则必须告知其家属,并开展针对性的治疗措施。在早期检查阶段,医护人员也需要指导孕产妇进行自我检查,一旦发现可疑问题必须立刻通知医师,以求在最短时间内确定危险因素的种类。

### (二)规范高危妊娠管理

(1)充分了解高危妊娠产妇的实际情况,真正地做好筛选、随访以及跟踪等各项工作,为住院的孕产妇建立保健档案,详细记录其相关检查数据,对具有高危妊娠因素的孕产妇进行重点标记,并开展后续的干预和治疗工作。对出院后的孕产妇需继续跟踪随访,并记录相应的实际情况,以完善高危孕产妇医护工作。

(2)日常生活中保暖、防寒;注意用药情况;合理安排孕妇的饮食,营养要符合胎儿和孕妇的需求,要注意维生素和蛋白质的摄入,注重粗粮和细粮的搭配,以保证胎儿的正常发育。

### (三)做好高危妊娠孕妇的心理保健工作

医护人员要全面了解高危妊娠孕妇的心理情况,积极有效地与其进行沟通交流,还要与家属做好指导工作,使孕妇能够充分感受到关怀与呵护,以有效缓解其焦虑、不安情绪,从而积极配合治疗,预防难产等现象的发生。

(蔡秀芬)

# 参考文献

[1] 肖芳,程汝梅,黄海霞,等.护理学理论与护理技能[M].哈尔滨:黑龙江科学技术出版社,2022.

[2] 戴波,薛礼.康复护理[M].武汉:华中科技大学出版社,2020.

[3] 吴宣,朱力,李尊柱.临床用药护理指南[M].北京:中国协和医科大学出版社,2022.

[4] 杨青,王国蓉.护理临床推理与决策[M].成都:电子科学技术大学出版社,2022.

[5] 张晓艳.临床护理技术与实践[M].成都:四川科学技术出版社,2022.

[6] 崔杰.现代常见病护理必读[M].哈尔滨:黑龙江科学技术出版社,2021.

[7] 任丽,孙守艳,薛丽.常见疾病护理技术与实践研究[M].陕西:陕西科学技术出版社,2022.

[8] 潘红丽,胡培磊,巩选芹,等.临床常见病护理评估与实践[M].哈尔滨:黑龙江科学技术出版社,2022.

[9] 李艳.临床常见病护理精要[M].西安:陕西科学技术出版社,2022.

[10] 李素霞.心内科临床护理与护理技术[M].沈阳:辽宁科学技术出版社,2020.

[11] 王芳,白志仙,赵蓉.肿瘤患者放疗护理指导手册[M].昆明:云南科技出版社,2022.

[12] 李庆印,张辰.心血管病护理手册[M].北京:人民卫生出版社,2022.

[13] 邓雄伟,程明,曹富江,等.骨科疾病诊疗与护理[M].北京:华龄出版社,2022.

[14] 张翠华,张婷,王静,等.现代常见疾病护理精要[M].青岛:中国海洋大学出版社,2021.

[15] 王泠.护理管理学[M].北京:国家开放大学出版社,2022.

[16] 华苓.产前产后护理百科[M].成都:四川科学技术出版社,2022.

[17] 刘巍,王爱芬,吕海霞.临床妇产疾病诊治与护理[M].汕头:汕头大学出版社,2021.

[18] 王玉春,王焕云,吴江,等.临床专科护理与护理管理[M].哈尔滨:黑龙江科学技术出版社,2022.

[19] 赵衍玲,梁敏,刘艳娜,等.临床护理常规与护理管理[M].哈尔滨:黑龙江科学技术出版社,2022.

[20] 王静.老年健康护理与管理[M].北京:中国纺织出版社,2021.

[21] 刘爱杰,张芙蓉,景莉,等.实用常见疾病护理[M].青岛:中国海洋大学出版社,2021.

[22] 张红芹,石礼梅,解辉,等.临床护理技能与护理研究[M].哈尔滨:黑龙江科学技术出版社,2022.

[23] 陈荣珠,朱荥荣.妇产科手术护理常规[M].合肥:中国科学技术大学出版社,2020.
[24] 李和军.急诊护理实用手册[M].哈尔滨:黑龙江科学技术出版社,2020.
[25] 纪欢欢,孟萌,侯涛.神经外科疾病护理常规[M].北京:化学工业出版社,2022.
[26] 王林霞.临床常见病的防治与护理[M].北京:中国纺织出版社,2020.
[27] 宋鑫,孙利锋,王倩,等.常见疾病护理技术与护理规范[M].哈尔滨:黑龙江科学技术出版社,2021.
[28] 张俊英,王建华,宫素红,等.精编临床常见疾病护理[M].青岛:中国海洋大学出版社,2021.
[29] 窦超.临床护理规范与护理管理[M].北京:科学技术文献出版社,2020.
[30] 秦寒枝.临床医用管道护理手册[M].合肥:中国科学技术大学出版社,2022.
[31] 王伟,梁津喜,杨明福.骨科临床诊断与护理[M].长春:吉林科学技术出版社,2020.
[32] 万霞.现代专科护理及护理实践[M].开封:河南大学出版社,2020.
[33] 于翠翠.实用护理学基础与各科护理实践[M].北京:中国纺织出版社,2022.
[34] 张振香,许梦雅,陈素艳,等.失能老人生活重建康复护理指导[M].郑州:河南科学技术出版社,2022.
[35] 王雪菲,彭淑华,邹永光.临床危重患者护理常规及应急抢救流程[M].武汉:华中科技大学出版社,2022.
[36] 杨莉,叶红芳,孙倩倩.临床护士循证护理能力现状及影响因素分析[J].护士进修杂志,2023,38(2):108-113.
[37] 姜安丽.我国护理科研发展现状与分析[J].解放军护理杂志,2021,38(10):1-3.
[38] 赵昱.循证护理在急性心肌梗死并发心律失常患者中的应用价值分析[J].基层医学论坛,2023,27(3):54-56.
[39] 蔡晓芳,胡斌春,戴丽琳,等.心内科疾病诊断相关组权重与护理工作量的相关性研究[J].护理学杂志,2021,36(11):56-59.
[40] 肖丹,熊晓云,刘佳文,等.序贯式循证护理教学方案制订及应用效果评价[J].护理研究,2021,35(23):4270-4273.